國醫年鉴

孫光榮 敬題

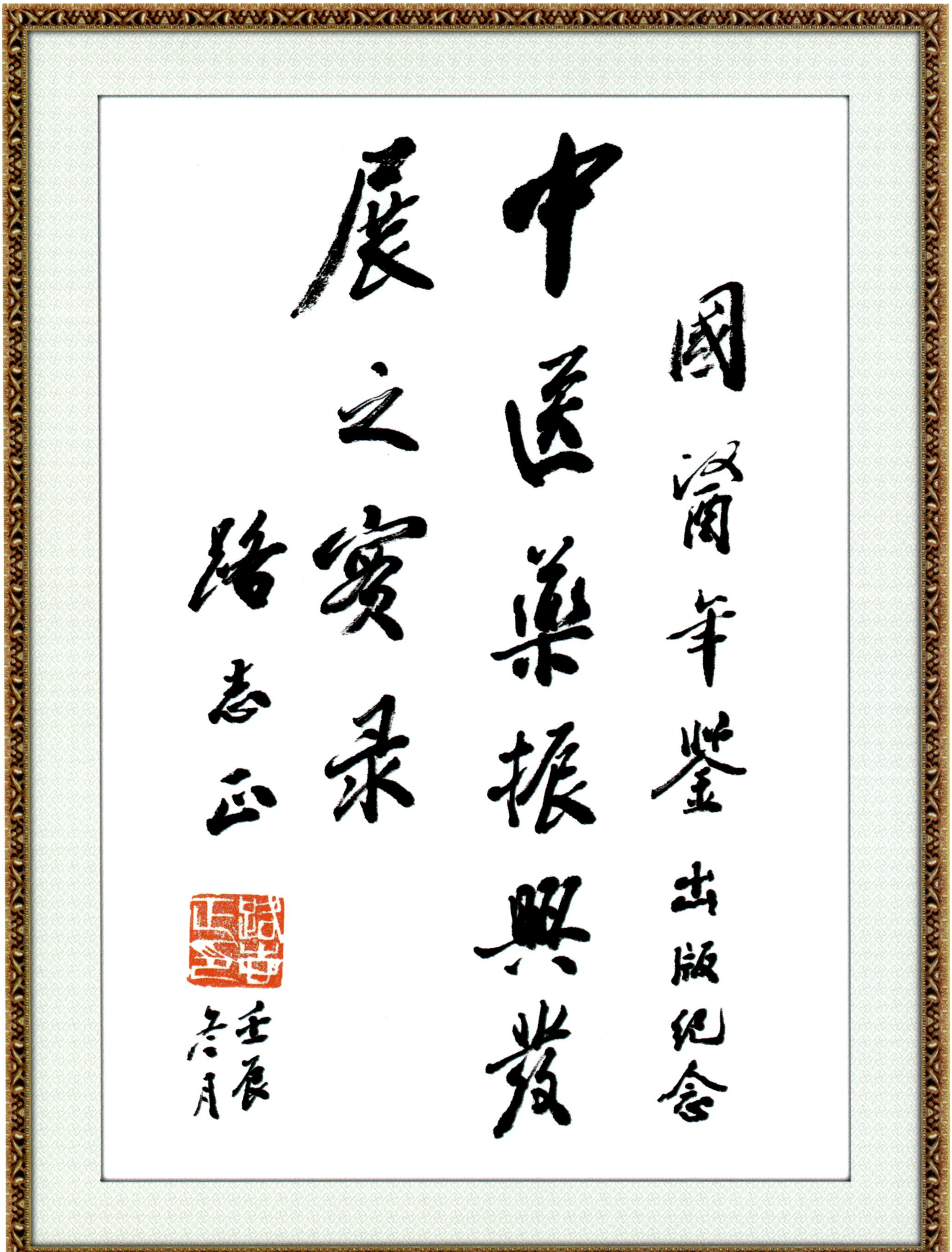
國醫年鉴出版紀念
中医藥振興發
展之實录
路志正
壬辰冬月

史以記實　文以載道

國醫年鑒　醫家頌禱

賀國醫年鑒梓行四周年

九六叟朱良春拜題

癸巳秋書

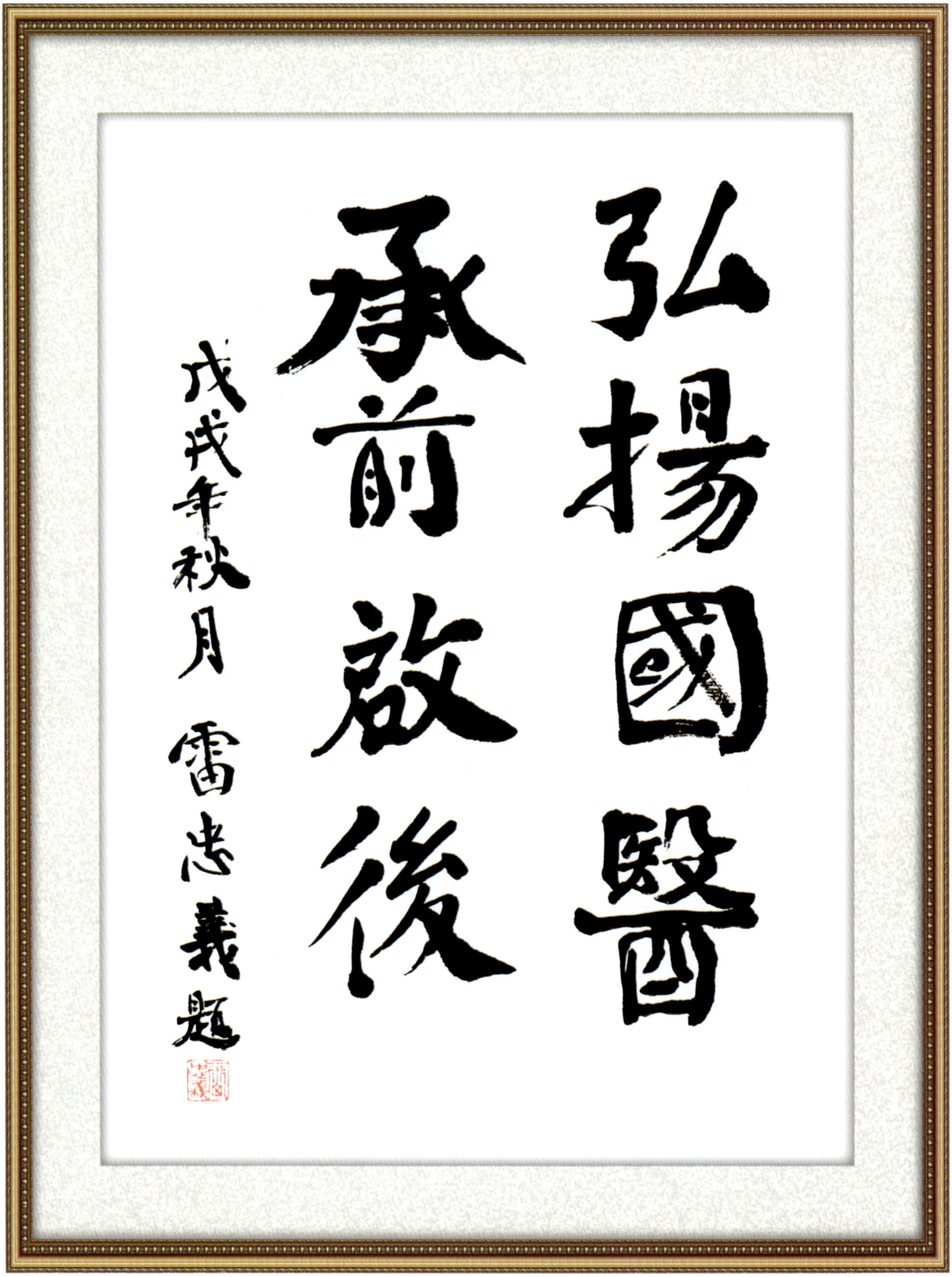
弘揚國醫
承前啟後
戊戌年秋月
雷忠義題

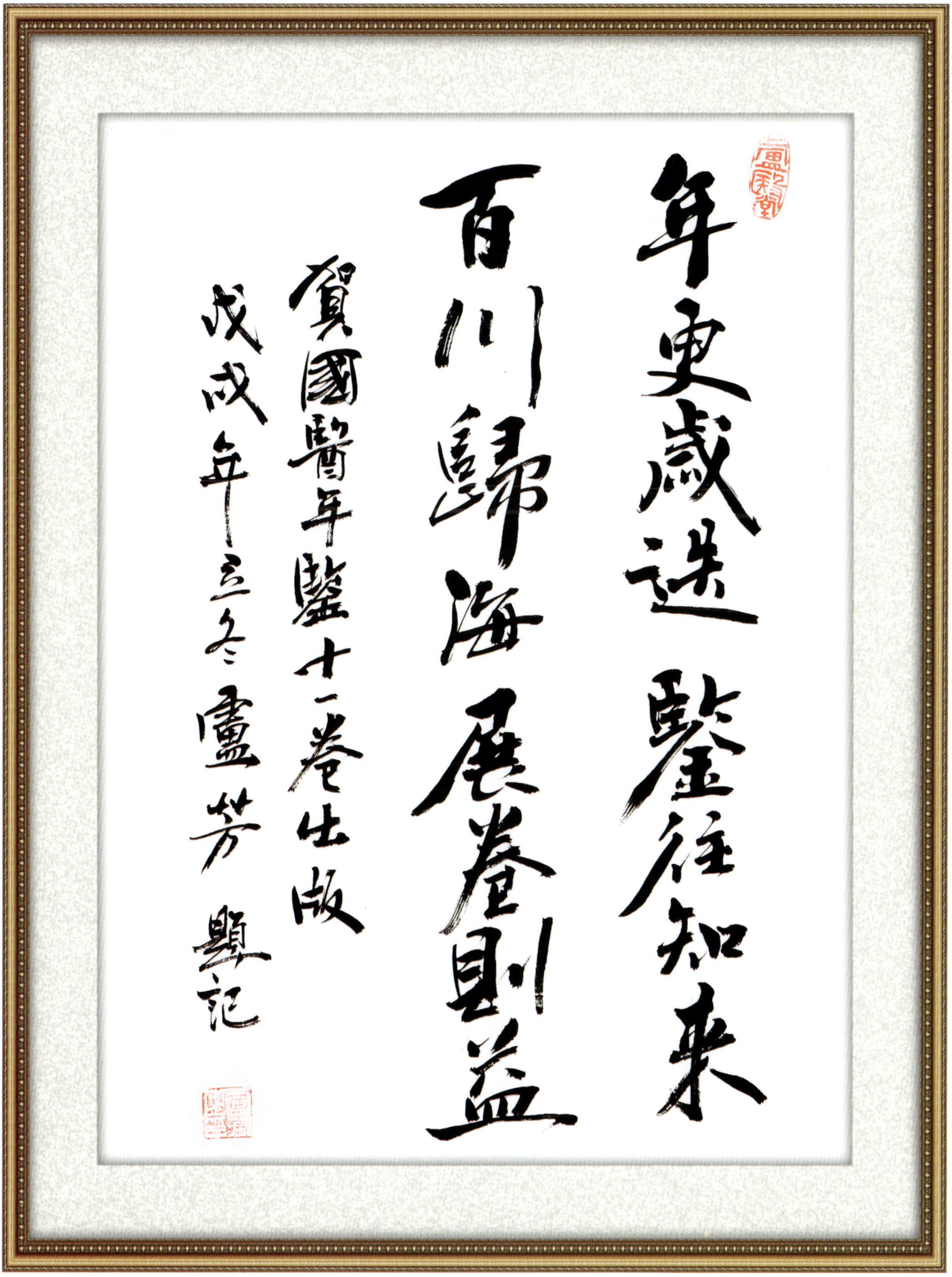
年更歲迭 鑒往知來
百川歸海 展卷則益
賀國醫年鑒十一卷出版
戊戌年立冬 盧芳 題記

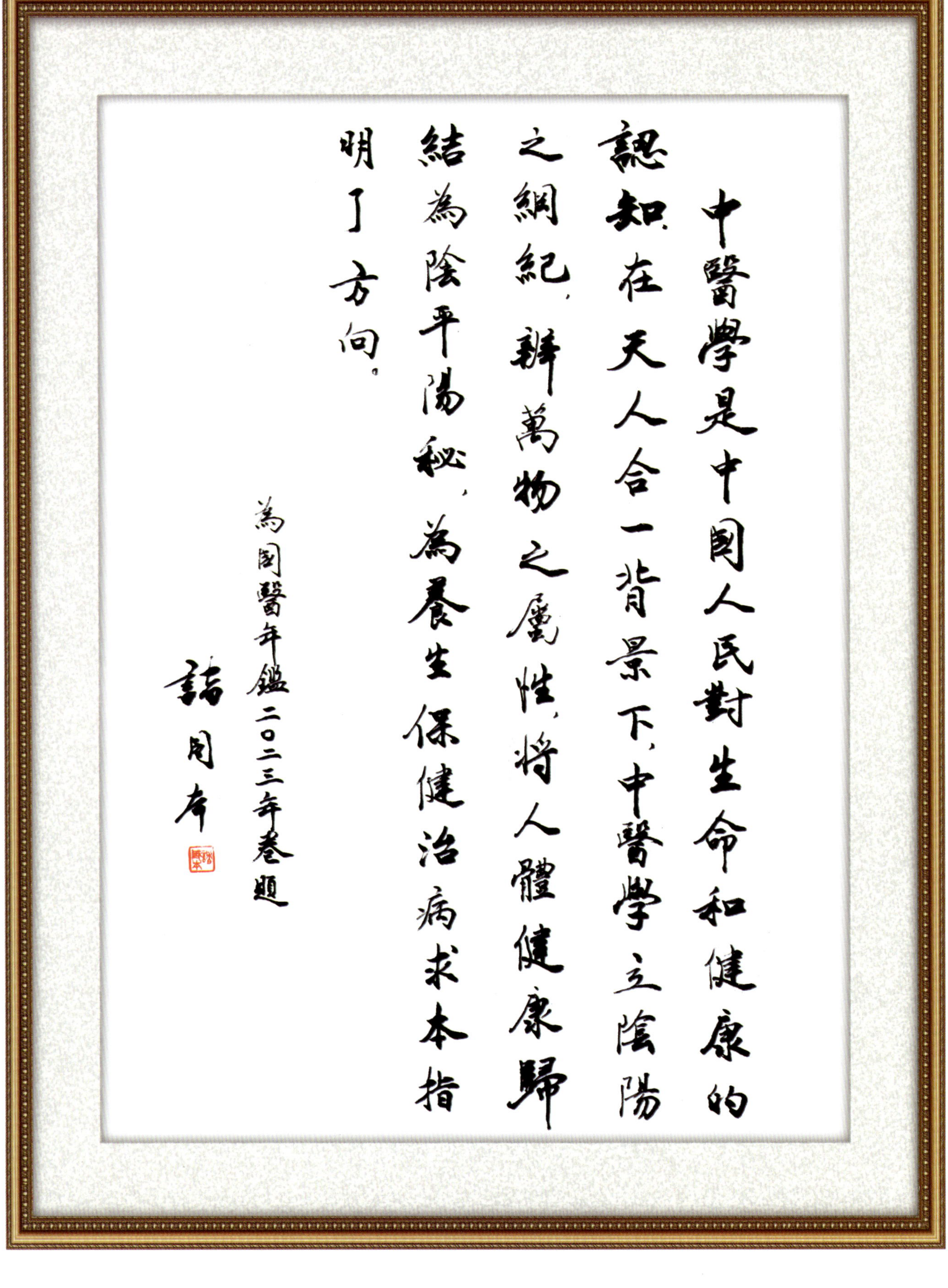
中醫學是中國人民對生命和健康的認知，在天人合一背景下，中醫學立陰陽之綱紀，辨萬物之屬性，將人體健康歸結為陰平陽秘，為養生保健治病求本指明了方向。
為國醫年鑑二〇二三年卷題
諸國本

图书在版编目（CIP）数据

国医年鉴. 2024 卷/孙涛，朱嵘，何清湖主编. --北京：中医古籍出版社，2024.12

ISBN 978-7-5152-2937-9

Ⅰ. R2-54

中国国家版本馆 CIP 数据核字第 2024RB1650 号

《国医年鉴》2024 卷

孙　涛　朱　嵘　何清湖　主 编

策划编辑　刘　婷

责任编辑　刘　婷

封面绘画　胡春福

封面设计　张东东

出版发行　中医古籍出版社

社　　址　北京市东城区东直门内南小街 16 号（100700）

电　　话　010-64089446（总编室）　010-64002949（发行部）

网　　址　www.zhongyiguji.com.cn

印　　刷　天津市鹏鑫印务有限公司

开　　本　889 mm×1194 mm　1/16

印　　张　24.5 印张

字　　数　650 千字

版　　次　2024 年 12 月第 1 版　　2024 年 12 月第 1 次印刷

书　　号　ISBN 978-7-5152-2937-9

定　　价　365.00 元

《国医年鉴》编撰委员会

（以姓氏笔画为序）

序

《国医年鉴》第十六卷（2024卷）与大家见面了。我们可以欣喜地看到，这一卷中医药事业的年轮非常丰满。这种丰满体现在，多个栏目都收录了具有顶层设计战略意义的指导性力作，从政策法规、行业规范，到教育科研、特色医案，既有可读性，又有实用性。比如，《国务院办公厅关于印发中医药振兴发展重大工程实施方案的通知》，目标明确，方案具体，凡是有志于中医药事业的各级机构、企业、个人，均有适宜的深耕领域。国家中医药管理局印发的《中医诊所基本标准（2023年版）》《中医药专业技术人员师承教育管理办法》等，为中医药普及传承提供了组织保障。由国家卫生健康委办公厅、国家中医药局综合司、国家疾控局综合司联合发布的《居家和社区医养结合服务指南（试行）》，为民心所向而又方兴未艾的健康养老社会体系夯实了基础。

随着中国综合实力的不断提升，中医药作为历史悠久的中国原创学术体系，被越来越多的人接受，被越来越多的学科研究。在这样承前启后的历史时期，中医药自身的开放与继承、创新与发展，就更有举足轻重的意义。本卷收录了中国中医药报“中医大讲堂”发布的“王琦：中医理论现代化的定义、框架与内涵”，不论中医药业内、业外，都值得研读。王琦院士指出：“对于中医理论现代化，定义性表述是：中医理论现代化是在体现原创思维，保持主体和特色优势的前提下，明确学科前沿，建立概念体系和现代话语体系，形成多学科兼容的开放体系，纳入证伪研究，形成自我更新系统，转型升级促进创造性转化、创新性发展，形成符合科学范式，具有现代品质的理论体系。”这一论述，不论是研究探索中医药的现代发展和表达，还是解读古代中医药的底蕴和内涵，都可以找到具有引领意义的关键词。

本卷著作、论著栏目收录的《中医药行业发展蓝皮书》《2022 国家中药监管蓝皮书》，对 2024 年行业高质量统筹发展起到风向标的作用，其中“医保个人账户”，“中药材与中药饮片行业”等，虽然是陈述行业规范，实则与每个人切身利益密切相关。这种可读性还表现在本卷特色医案，既有国医大师们基于深厚学养治疗疑难病的范例，也有基层村医实时实践经验的展示；特色调理技术栏目，既有传统技艺的传承应用，又有创新产品的开发推广；还有新学术流派、传统医药非物质文化遗产项目，都是可以学以致用的实用技艺。

百家学说是国医年鉴专为各类学科、各界人士研究中医药学术特别开设的栏目，如果将来有国医年鉴精粹结集，这里一定是富矿。本卷百家学说收录的“中医自律发展伦理之道——国医大师孙光荣所倡《医师规》解读”，由国医大师孙光荣的高徒解读老师的《医师规》，作者力陈：

《医师规》瞄准人民群众深恶痛绝的行业伦理缺失的四大弊端，针锋相对，力求杜绝常见多发的不良现象：一是拒绝收治病人，“不准由于种族、国籍、信仰、性别、出身、地位、病种、病情及经济状况等因素歧视甚至拒诊、拒治病人”；二是过度医疗，“不准在非诊疗必需时为炫耀医术或为谋取利益而开具大处方、大检查”；三是谋取不正当收益，“不准以任何方式接受企业及其中介为推销其产品而提供的赞助、提成、宴请、礼品、旅游、休闲等利益输送”；四是同行相轻，“不准在患者、学生中诋毁、贬低、打击、讥讽同行”。这四种常见多发的行业不正之风，有违基本的医德要求，不仅祸害行业的良性发展、阻碍医患之间的信任形成，也事实上常常是构成恶性医患冲突的导火线，务必令行禁止，最好能杜绝其发生，而促进行业风气的净化。

这种高站位、大视野的《医师规》，整肃行风、匡正时弊，堪为座右铭。

本卷百家学说第二篇，中国科学技术信息研究所张超中研究员所撰“中医一技之长的新概念及其全球发展”，为大家带来新视野、新思路。文中指出：“中医不是一个一成不变的概念，其内涵也会随着时代变化丰富和发展。”我非常推崇大家去阅读和理解这篇文章倡导的“中医一技之长”。文章指出：

从中国和全球发展的实践经验上看，越来越多的部门已经自觉参与到中医一技之长的普及和传播。2022 年新修订的《中华人民共和国体育法》就将原本第 2 章“社会体育”章名修改为“全民健身”，明确国家实施全民健身战略，促进全民健身与全民健康的深度融合。那些体育健将在竞技比赛时表现出专业水平，平时则是指导群众健身的能手，做到“确有专长”和“一技之长”的顺利转换。联合国教科文组织提倡非物质文化遗产保护，其中就有“传统医学”一类，既是对 WHO 工作的有效补充，同时又开辟了新的发展方向。由此可见，医学既有边界，又浩瀚无涯，苟得其技，苟得其人，则纵横驰骋，不为陈迹所限，从而实现中医药创造的自由和自由的创造。

作为国医年鉴第一主编，我愿意与社会各界一起见证“越来越多的部门已经自觉参与到中医一技之长的普及和传播”。在此，与大家相约明年！

2024年11月28日

编撰说明

1. 编撰主体

《国医年鉴》编辑工作是在《国医年鉴》编委会指导下，由《国医年鉴》编辑办公室负责具体实施。《国医年鉴》编委会是由中和亚健康服务中心、中华中医药学会亚健康分会、中华中医药学会治未病分会、世界中医药学会联合会亚健康专业委员会、中国中医药研究促进会治未病与亚健康分会推荐的中医药与亚健康领域专家、社会知名人士、企业经营管理专家等组成。

2. 编撰主旨

实录中医药行业年度法规、重大事件；记录中医药学术科研成果、教育文化和民间特色经验；编录中医药世家方药技艺传承发展脉络；中医药名人成长经历、医学感悟；辑录中医药年度人物重大影响，学术成就；选录国内外中医药文化史实、趣文。搭建一切有志、有成就中医药事业者的展示平台。

3. 编撰原则

以传承、传播中医药文化为目标、摈弃门户之见，力求客观、真实、多元。

4. 篇章结构

政策法规选编

重大事件

世家传承

中医药名人榜

中医药传人

中医药特色个人秀

岐黄卫士

新学术流派

传统医药非物质文化遗产

治未病与亚健康

知名国医堂馆

百家学说

中医药教育与文化

年度成果

特色医案

杏林纪事

海外中医药

警示台

附录

5. 组稿途径

之一：年鉴编委[2023]02 号文件——关于组织编纂《国医年鉴》2024 卷通知，下发各行政单位、《国医年鉴》工作站征稿。

之二：政府信息网站正式发布的资讯 。

之三：行业主要媒体公开刊发的资讯 。

之四：国家中医药管理局、各级中医药行政机构、一级学会、科研机构、医疗机构等评选出来的优秀人员征稿。

《国医年鉴》编辑委员会

目　录

政策法规选编

重大事件

世家传承（按姓氏笔画排序）

中医药名人榜（按姓氏笔画排序）

中医药传人（按姓氏笔画排序）

中医药特色个人秀（按姓氏笔画排序）

岐黄卫士（按姓氏笔画排序）

新学术流派

传统医药非物质文化遗产（按名称笔画排序）

治未病与亚健康

一、治未病健康工程进展

二、亚健康产业推动者

三、特色调理技术

知名国医堂馆

百家学说

中医药教育与文化

一、教育

二、文化

年度成果

一、规范

二、科研

三、著作·论著

四、合作交流

特色医案

杏林纪事

海外中医药

警示台

附录：

2024

国医年鉴

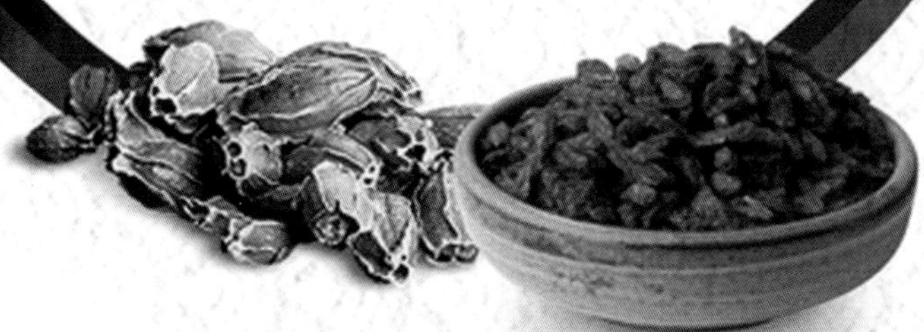

大医精诚　医者仁心

政策法规选编

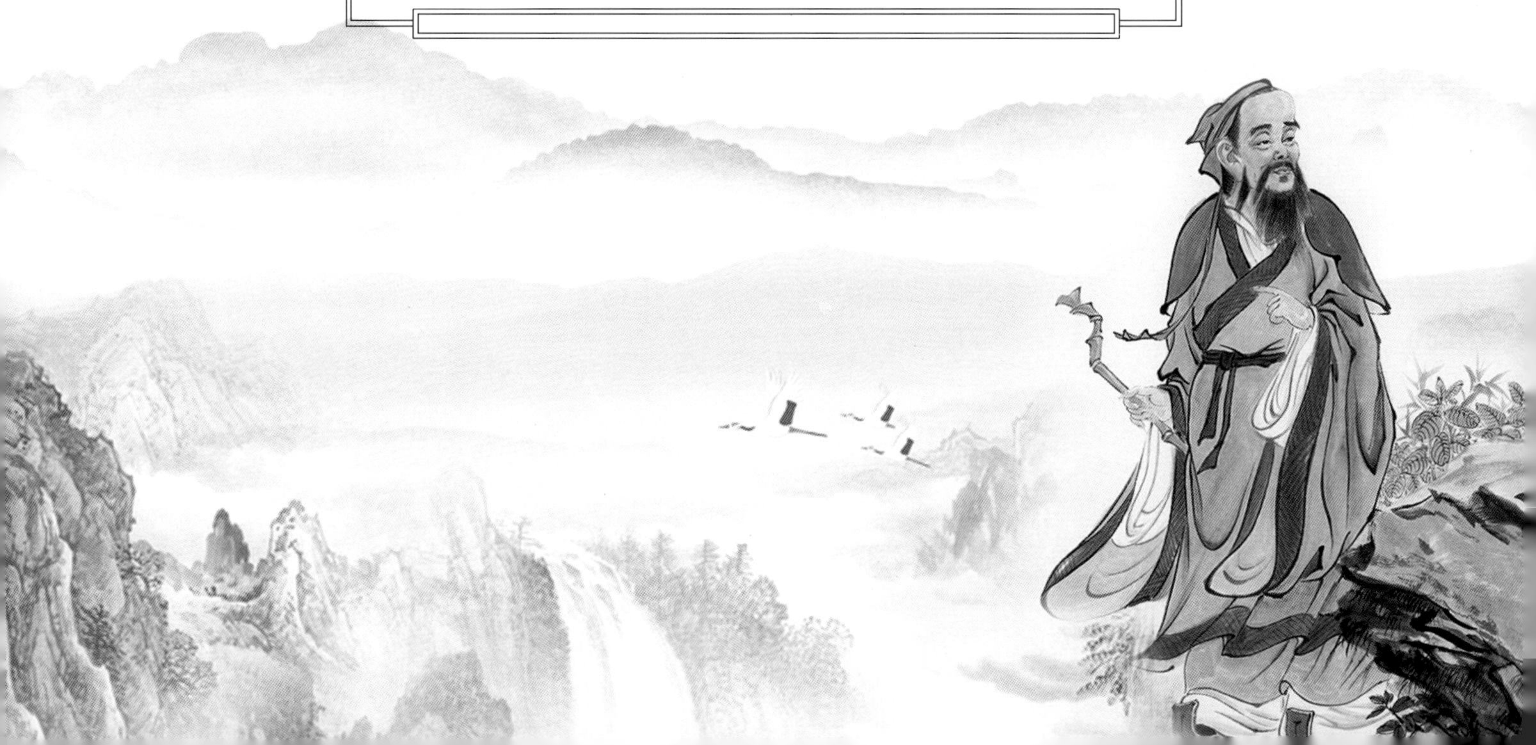

【法规名称】国务院办公厅关于印发中医药振兴发展重大工程实施方案的通知
【发文机关】国务院办公厅
【发文字号】国办发〔2023〕3号
【发文字号】2023年2月10日
【颁布时间】2023年2月28日
【效力属性】有效

国务院办公厅关于印发中医药振兴发展重大工程实施方案的通知

国办发〔2023〕3号

各省、自治区、直辖市人民政府，国务院各部委、各直属机构：

《中医药振兴发展重大工程实施方案》已经国务院同意，现印发给你们，请认真贯彻执行。

国务院办公厅

2023年2月10日

中医药振兴发展重大工程实施方案

中医药是我国重要的卫生、经济、科技、文化和生态资源，传承创新发展中医药是新时代中国特色社会主义事业的重要内容，是中华民族伟大复兴的大事。为贯彻落实党中央、国务院决策部署，加大“十四五”期间对中医药发展的支持和促进力度，着力推动中医药振兴发展，制定本实施方案。

一、总体要求

（一）指导思想

以习近平新时代中国特色社会主义思想为指导，深入贯彻党的二十大精神，统筹推进“五位一体”总体布局，协调推进“四个全面”战略布局，认真落实党中央、国务院决策部署，坚持稳中求进工作总基调，立足新发展阶段，完整、准确、全面贯彻新发展理念，构建新发展格局，坚持以人民健康为中心，加大投入与体制机制创新并举，统筹力量集中解决重点领域、重要环节的突出问题，破除制约高质量发展的体制机制障碍，着力改善中医药发展条件，发挥中医药特色优势，提升中医药防病治病能力与科研水平，推进中医药振兴发展。

（二）基本原则

增强能力，服务群众。加大支持力度，加快发展覆盖全生命周期的中医药健康服务，促进中西医协同发展，统筹推进中医药医疗、教育、科研、产业、文化等发展，满足人民群众日益增长的中医药需求。

遵循规律，发挥优势。坚持守正创新，继承不泥古，创新不离宗，遵循中医药自身发展规律，充分利用现代科学成果和技术方法，巩固和发扬中医药特色优势，推进中医药现代化、产业化，推动中医药走向世界。

提高质量，均衡发展。推进高素质人才队伍和优质高效中医药服务体系建设，健全中医药协同创新体系，促进中药质量提升和产业高质量发展。提升基层中医药服务水平，促进中医药优质资源扩容和区域均衡布局。

创新机制，激发活力。在实施重大工程的同时，配套完善符合中医药特点的体制机制和政策措施，充分调动各方积极性，形成合力，激发中医药振兴发展的巨大潜力和活力。

（三）建设目标

到 2025 年，优质高效中医药服务体系加快建设，中医药防病治病水平明显提升，中西医结合服务能力显著增强，中医药科技创新能力显著提高，高素质中医药人才队伍逐步壮大，中药质量不断提升，中医药文化大力弘扬，中医药国际影响力进一步提升，符合中医药特点的体制机制和政策体系不断完善，中医药振兴发展取得明显进展，中医药成为全面推进健康中国建设的重要支撑。

二、中医药健康服务高质量发展工程

着力彰显优势、夯实基层、补齐短板，健全中医药服务体系，促进优质中医医疗资源均衡布局，发挥中医药整体医学优势，提供融预防保健、疾病治疗和康复于一体的中医药健康服务。

（一）中医药服务体系“扬优强弱补短”建设

1. 建设目标。推进建设优质高效中医药服务体系，基本实现县办中医医疗机构全覆盖，显著提升中医药重大疾病防控救治和应急处置能力，推动优质医疗资源扩容和均衡布局，更好满足群众就近享有高质量中医医疗服务需求。

2. 建设任务。一是在国家医学中心和国家区域医疗中心建设项目总体布局中，依托现有资源，择优遴选建设若干国家中医医学中心；支持高水平中医医院作为输出医院，在优质中医医疗资源短缺、转外就医多的地区，依托当地现有资源，院地合作、省部共建，实施若干国家区域中医医疗中心建设项目。二是建设一批国家中医优势专科，强化设备配备，优化完善中医诊疗方案，提升中医临床疗效。三是以地市级中医医院为重点，建设 130 个左右中医特色突出、临床疗效显著、示范带动作用明显的中医特色重点医院。四是依托现有资源，建设一批中医康复中心，推动地方加强中医康复科建设，提升中医药康复服务能力和水平。五是布局 35 个左右国家中医疫病防治基地，开展中医医院传染病防治能力建设。六是加强县级中医医院“两专科一中心”建设，每个县级中医医院建成 2 个中医特色优势专科和 1 个县域中医药适宜技术推广中心；在县级医院提标扩能项目中，支持脱贫地区、“三区三州”、原中央苏区、易地扶贫搬迁安置地区县级中医医院基础设施建设；依托基础条件比较好的乡镇卫生院，在“三区三州”建设 64 个中医县域医疗中心。七是加强基层医疗卫生机构中医馆建设，实现全部社区卫生服务中心和乡镇卫生院设置中医馆、配备中医医师，提升中医馆服务能力。八是实施名医堂工程，按照品牌化、优质化、规范化、标准化的建设要求，分层级规划布局建设一批名医堂，推动名医团队入驻，服务广大基层群众。

3. 配套措施。一是各级中医药主管部门要会同卫生健康部门、疾控部门进一步健全中西医协同疫病防治机制，确保中医药第一时间参与传染病防治和突发事件卫生应急处置，深度介入预防、治疗和康复全过程。二是各地要切实履行建设主体责任，落实土地、规划等建设条件，加强土地节约集约利用，严格土地使用标准，统筹考虑当地中医药发展基础和建设条件，因地制宜开展建设。三是各地要统筹加大政策支持力度，推进管理体制改革，支持中医医院建立健全现代医院管理制度，落实“两个允许”要求，深化人事薪酬制度改革，完善医院补偿机制，落实中医药服务价格、医保支付倾斜政策，鼓励在中药制剂和中医技术应用等方面制定更加灵活的政策。

4. 部门分工。国家发展改革委、国家中医药管理局、财政部、国家卫生健康委、人力资源社会保障部、自然资源部、住房城乡建设部、国家医保局、国家疾控局、国家药品监督管理局等负责，排第一位的为牵头单位，下同。

（二）中医治未病能力建设

1. 建设目标。结合实施健康中国行动，通过实施区域中医治未病中心试点建设和重点人群中医药健康促进项目，总结探索中医治未病理念融入健康维护和疾病防治全过程的方式，形成可推广的中医治未病健康工程升级模式。

2. 建设任务。一是推动若干地级市开展区域中医治未病中心试点建设，探索相关政策机制，推广适宜技术，普及健康知识，进一步带动提升区域中医治未病服务能力。二是实施重点人群中医药健康促进项目，开展中医适宜技术防控儿童青少年近视试点、妇幼健康中医适宜技术推广试点。

3. 配套措施。制定落实健康中国行动中医药健康促进专项政策措施。各地要积极实施中医药健康促进行动，加大支持力度，积极探索发挥中医治未病价值作用的政策机制。区域中医治未病中心建设试点城市和重点人群中医药健康促进项目单位要创新思路，探索积累有益经验。

4. 部门分工。国家中医药管理局、财政部、国家卫生健康委、国家疾控局等负责。

（三）中医药老年健康服务能力建设

1. 建设目标。积极应对人口老龄化，发展中医药老年健康服务，发挥中医药在老年人慢性病、重大疑难疾病治疗和疾病康复中的重要作用和优势，增加中医药老年健康服务供给，创新服务模式，建成老年医学中医药高地。

2. 建设任务。一是推动有条件的省份依托现有资源，开展老年中医药健康（治未病）中心试点，探索完善中医药老年健康服务模式，提升临床、康复、护理、慢性病管理、科学研究、健康管理能力。二是推动二级以上中医医院加强老年病科建设，增加老年病床数量，开展老年病及相关慢性病防治和康复护理。

3. 配套措施。国家中医药管理局要进一步完善中医医院老年病科建设标准，制定省级老年中医药健康（治未病）中心建设指南。各地要将中医药老年健康服务纳入本地区健康服务或养老服务相关规划，加大对中医药老年健康服务的支持力度。在中医药老年健康人才培养、学科建设、岗位管理、薪酬分配等方面给予更灵活的政策支持。加强中医药健康、养老服务模式和服务内容探索创新，形成好的经验和做法。

4. 部门分工。国家中医药管理局、国家卫生健康委、人力资源社会保障部、民政部等负责。

（四）中医药数字便民和综合统计体系建设

1. 建设目标。基本建成国家中医药综合统计体系、中药质量信息数据标准和统计体系，实现公立中医医院信息互联互通标准化成熟度测评、电子病历系统应用水平分级评价达到国家要求，利用现代信息技术，改善患者就医体验。

2. 建设任务。一是围绕“互联网+医疗健康”“五个一”服务要求，开展智慧中医医院建设，支撑便民惠民服务。二是制定国家中医药综合统计制度，依托现有资源建设国家、省级两级平台，构建统一规范的数据标准和资源目录体系，基本建成国家中医药综合统计体系。三是开展中医医院信息化基础达标建设，推进中医医院通用电子信息系统的开发和试点应用。四是制定国家中药质量信息统计制度，依托现有资源建设国家、省级两级平台，构建统一规范的中药质量信息数据标准和统计体系。

3. 配套措施。国务院有关部门要统筹规划国家中医药综合统计体系，加强部门协调，建设国家级工作平台。各地要将综合统计、信息化工作纳入规划，落实主体责任，配备专职人员，加大实施保障力度，有针对性地开展区域综合试点和各类专项试点。项目单位要高度重视中医药综合统计、信息化建设工作，加强人才队伍建设。

4. 部门分工。国家中医药管理局、国家药品监督管理局、国家统计局牵头负责，财政部、科技部、教育部、国家卫生健康委、农业农村部、国家林草局、工业和信息化部等负责。

三、中西医协同推进工程

建立中西医协同长效机制，健全中西医临床协同体系，提升中西医协同攻关水平，“宜中则中、宜西则西”，为人民群众提供更高水平的中西医结合医疗服务。

（一）中西医结合医疗模式创新建设

1. 建设目标。建设推广“有机制、有团队、有措施、有成效”的中西医结合医疗模式，提高中西医结合临床水平。

2. 建设任务。建设 50 个左右中西医协同“旗舰”医院、一批中西医协同“旗舰”科室，辐射带动提升区域中西医结合整体水平。

3.配套措施。各地要支持组建区域中西医协同医疗联合体，将中西医结合工作纳入医院等级评审和绩效考核。项目单位要把建立中西医协同机制和多学科诊疗体系纳入医院章程，将中西医联合查房、会诊纳入医院管理制度，在各主要临床科室配备中医医师，打造中西医协同团队。

4.部门分工。国家中医药管理局、国家发展改革委、国家卫生健康委等负责。

（二）重大疑难疾病中西医临床协同建设

1.建设目标。促进中西医医疗资源有效整合和中西医医疗技术优势互补，推进诊疗模式改革创新和医学领域创新发展，显著提高部分重大疑难疾病的临床疗效，形成一批独具特色的中西医结合诊疗方案和专家共识。

2.建设任务。聚焦癌症、心脑血管病、糖尿病、感染性疾病等重大疑难疾病、慢性病和传染性疾病，以提高临床疗效为重点，遴选一批项目单位开展中西医联合攻关。

3.配套措施。国家中医药管理局要统筹实施好重大疑难疾病中西医临床协作项目。各地要在人力、物力等方面加大支持力度，结合本地实际，开展省级重大疑难疾病中西医临床协同试点。项目单位要围绕解决重大疑难疾病治疗难点，整合资源、协同攻关，创新诊疗模式。

4.部门分工。国家中医药管理局、国家卫生健康委、中央军委后勤保障部、财政部、国家疾控局等负责。

四、中医药传承创新和现代化工程

重点围绕国家战略需求及中医药重大科学问题，布局一批中医药科技创新重点项目和关键技术装备项目，加强中医药科技创新体系建设，提升传承创新能力，加快推进中医药现代化。

（一）中医药科技创新平台建设

1.建设目标。跨领域、跨行业整合多学科资源，完善以国家中医药传承创新基础研究、临床研究、技术创新平台为主要支撑的中医药科技创新体系，优化中医药领域科技布局。

2.建设任务。依托现有资源，建设若干中医药相关多学科交叉融合的全国重点实验室、中医类国家临床医学研究中心和30个左右国家中医药传承创新中心、100个左右国家中医药管理局重点实验室，提升中医药科技服务能力及协同创新能力。依托国家和省级药品检验机构，建设30个左右国家药品监督管理局中药市场质量监控和评价重点实验室、30个左右国家药品监督管理局中药安全监测和风险评估重点实验室，整体提升药品检验机构的中药质量评价能力。

3.配套措施。各地要加大实施保障力度，在运行管理、岗位管理、人才聘用、职称晋升等方面创新机制。支持国家中医药传承创新中心按照有关规定自主开展职称评审。在省级科研项目中加大对中医药科技创新平台的支持力度。注重培育省级中医药科技创新平台，功能互补、错位发展。

4.部门分工。国家中医药管理局、科技部、国家发展改革委、中央军委后勤保障部、国家卫生健康委、国家药品监督管理局、人力资源社会保障部等负责。

（二）中医药古籍文献传承

1.建设目标。提升中医药古籍原生性、再生性保护能力，提高中医药古籍资源的利用效率。

2.建设任务。一是依托现有数字平台建设中医药古籍数字图书馆，建立中医药古籍人工智能技术应用平台和中医药知识服务系统，推动中医药古籍数字化挖掘，打造中医药古籍数字化服务应用产品。二是依托现有机构，改善中医药行业古籍保护条件，全面开展中医药古籍文物定级、建档、备案工作，加大濒危珍贵古籍保护修复力度，提升中医药古籍保护及利用能力。

3.配套措施。各地要发挥高等院校和科研院所、中医医疗机构等在古籍保护和现代化应用方面的资源和人才优势。项目单位要把古籍保护工作摆上重要日程，纳入重点工作计划，落实建设经费，加强专业团队建设，改善古籍保护条件。

4.部门分工。国家中医药管理局、文化和旅游部、国家文物局、财政部等负责。

（三）中医药科技重点项目研究

1. 建设目标。布局一批中医药科研项目，系统化诠释中医药科学问题，提升重大疾病临床疗效、中药质量水平，科学阐释中医药机理，完善中医药现代化研究体系。

2. 建设任务。一是开展中医药防治重大疑难疾病临床方案优化研究、中医药疗效与作用机制研究、临床循证研究及评价研究，组织筛选 50 个中医优势病种。二是开展中医药基础理论研究，推动中医理论的原始创新，阐明作用机制，助力临床精准诊疗。三是研发一批临床疗效好、科技含量高、创新性强、拥有自主知识产权的中药新药。

3. 配套措施。各地要加强政策保障，建立完善多学科联合攻关的中医药科技创新机制。项目单位要加强科研人才培养，完善激励机制，推动产学研医政深度融合。

4. 部门分工。国家中医药管理局、科技部、人力资源社会保障部、国家药品监督管理局等负责。

（四）中医药关键技术装备研究

1. 建设目标。推动实施中医药现代化关键技术装备项目，提升中医药技术装备水平、产业创新能力及产业化水平，在关键技术装备方面取得突破，为科学研究和产业发展提供支持和保障。

2. 建设任务。一是开展中医特色诊断治疗装备研究，研发中医数字化辅助诊断装备、中医特色疗法智能化装备、中医治未病现代化装备。二是开展中药品质智能辨识与控制工程化技术装备研究，研发推广中药材生产与品质保障、中药饮片智能炮制控制与调剂工程化、中成药制造核心工艺数字化与智能控制等技术装备。三是开展中医药技术装备共性标准等可度量技术规范体系建设和应用转化，研发中医现代“铜人”，开展中医药技术装备在慢性病防控中的应用示范。

3. 配套措施。各地要加强政策保障，引导社会资本参与关键技术装备研发。项目单位要落实知识产权与成果转化收益分配制度，完善激励机制，调动广大中医药科技人员参与关键技术装备研究开发的积极性。

4. 部门分工。国家中医药管理局、科技部、工业和信息化部、国家卫生健康委、国家药品监督管理局等负责。

（五）做大做强中国中医科学院

1. 建设目标。建设形成布局合理、优势明显的学科体系，发挥中国中医科学院示范引领作用，打造成为中医药科技创新核心基地和创新人才高地。

2. 建设任务。一是调整优化中国中医科学院科技发展布局，加大对基础研究、弱势和小众学科的支持力度，做强一批在国内外有影响力的优势学科。二是加强青蒿素研究中心、中国中医药循证医学中心、中医药疫病防控中心等建设，形成具有行业领先水平的科技创新高地。三是实施中国中医科学院人才强院计划，加强中医药教育教学和人才培养。四是指导省级中医药科研院所加强能力建设。

3. 配套措施。中国中医科学院要深化体制机制改革，创新科研组织模式，赋予科研人员更大的自主权，在岗位设置、薪酬等方面建立更加灵活的政策机制。

4. 部门分工。国家发展改革委、国家中医药管理局、财政部、教育部、科技部、人力资源社会保障部、国家卫生健康委、国家疾控局等负责。

五、中医药特色人才培养工程（岐黄工程）

加强中医药高层次人才、基层人才队伍建设和人才培养平台建设，建立符合中医药特点的人才培养体系，创新中医药人才发展体制机制，建设以领军人才为引领，青年优秀人才、骨干人才、基层实用人才为主体的高素质中医药特色人才队伍。

（一）高层次人才培养计划

1. 建设目标。培养具有较大社会影响力和国际竞争力的中医药领军人才、学科团队，搭建高层次人才梯队。

2. 建设任务。一是实施中医药领军人才支持项目，遴选培养 50 名岐黄学者和 200 名青年岐黄学者，组建 10 个国家中医药多学科交叉创新团队和一批国家中医药传承创新团队。二是实施中医药优秀人才研修项目，培养 1200 名中医临床、少数民族医药、西医学习中医等方面的优秀人才。三是实施中医药骨干人才培养项目，遴选一批全国老中医药专家学术经验继承指导老师和继承人，培养一批中医药骨干师资和中药、护理、康复、管理等方面骨干人才，规范化培训一批中医医师。四是实施综合医院中医药高层次人才支持项目，开展西医学习中医高级人才培养和全国老中医药专家学术经验继承工作，建设一批传承工作室，培养一批中医药骨干人才。

3. 配套措施。国家中医药管理局负责制定项目实施方案，完善相应的遴选、评价、管理、投入等机制，负责开展终期评价，做好不同层次人才项目衔接，搭建高层次人才发展平台。各地负责过程管理，加强政策等配套衔接，在重大项目建设、评选表彰等方面予以优先支持，形成支持合力。项目单位负责项目日常管理，保证培养对象培训期间的工资及福利待遇。

4. 部门分工。国家中医药管理局、财政部、国家卫生健康委、人力资源社会保障部、教育部、中央军委后勤保障部等负责。

（二）基层人才培养计划

1. 建设目标。基层中医药人才队伍规模不断扩大，素质逐步提升，更好适应群众就近享受中医药服务的需求。

2. 建设任务。一是实施基层中医药人才培养项目，招录 7500 名左右中医专业农村订单定向免费培养医学生，支持 1.25 万名中医类别全科医生开展规范化培训、转岗培训，培养 5000 名中医助理全科医生，为中医馆培训一批骨干人才。二是实施革命老区中医药人才振兴项目，在革命老区、国家乡村振兴重点帮扶县等地区，加大中医专业农村订单定向免费培养医学生的培养力度，支持建设全国基层名老中医药专家传承工作室。

3. 配套措施。国务院有关部门负责制定项目实施方案，不定期组织开展考核评估。各地负责过程管理，完善培养使用、待遇保障等政策，落实农村订单定向免费培养医学生就业安置和履约管理相关要求，积极引导人才向基层流动，确保项目实施效果。项目单位负责项目日常管理，保证培养对象培训期间的工资及福利待遇。

4. 部门分工。国家中医药管理局、财政部、国家卫生健康委、人力资源社会保障部、教育部等负责。

（三）人才平台建设计划

1. 建设目标。推进中医药学科发展，建设形成一批高水平的人才培养平台，中医药人才培养能力不断提升。

2. 建设任务。一是建设一批重点学科和中医药类一流本科专业。二是建设一批中医临床教学基地。依托已建成的各类机构，遴选若干标准化的中医医师规范化培训实践技能考核基地。三是为第四届国医大师、第二届全国名中医建设传承工作室，新增建设一批老药工、全国名老中医药专家和全国基层名老中医药专家传承工作室。

3. 配套措施。国务院有关部门负责制定项目实施方案，完善相应的遴选、评价、管理、投入等机制，组织项目的实施和评估，集聚高层次人才参与平台建设。各地要加强政策保障，负责过程管理。项目单位要落实团队、场地、设施等软硬件要求，建立管理制度，进行定期评估和报告。

4. 部门分工。国家中医药管理局、财政部、国家卫生健康委、教育部、中央军委后勤保障部等负责。

六、中药质量提升及产业促进工程

围绕中药种植、生产、使用全过程，充分发挥科技支撑引领作用，加快促进中药材种业发展，大力推进中药材规范种植，提升中药饮片和中成药质量，推动中药产业高质量发展。

（一）中药材种业质量提升

1. 建设目标。中药材种质资源收集保存、鉴定评价、优良品种选育与良种繁育能力进一步提升，优质种子种苗大规模推广应用，中药资源监测能力明显提高，从源头保障中药材质量。

2. 建设任务。一是支持国家药用植物种质资源库建设。二是引导地方建设一批中药材种子种苗专业化繁育基地，推动制定种子种苗标准。三是依托第四次全国中药资源普查工作成果，健全中药资源动态监测体系。

3.配套措施。出台中药材种子管理办法，从法规层面规范中药材种子种苗生产经营资质和经营行为，打击种业违法行为。加强部门协同，形成中药资源管理合力。

4.部门分工。国家中医药管理局、农业农村部等负责。

（二）中药材规范化种植

1.建设目标。道地药材生产布局更加优化，珍稀濒危中药材人工繁育技术取得突破，中药材生产先进适用技术实现有效转化和示范推广，进一步推动中药材资源可持续利用。

2.建设任务。一是引导地方建设一批道地药材生产基地。二是建设一批珍稀濒危中药材野生抚育、人工繁育基地。三是制定常用300种中药材种植养殖技术规范和操作规程。四是广泛开展中药材生态种植、野生抚育和仿野生栽培，开发30—50种中药材林下种植模式并示范推广。五是统一中药材追溯标准与管理办法，依托现有追溯平台，建立覆盖主要中药材品种的全过程追溯体系。六是依托现有药品监管体系，搭建一批中药材快速检测平台。

3.配套措施。国务院有关部门出台全国道地药材目录，推进实施中药材生产质量管理规范（GAP），加强道地药材产区规划和规范化种植。各地要强化道地药材资源保护和生产管理，在项目、政策等方面予以倾斜，建立部门协同机制，统筹力量协同推进中药材质量提升。

4.部门分工。农业农村部、国家中医药管理局、国家林草局、国家药品监督管理局等负责。

（三）中药炮制技术传承创新

1.建设目标。深入研究中药炮制理论和技术，阐释中药炮制机理，完善中药饮片质量标准，保证饮片质量。

2.建设任务。一是建设一批中药炮制技术传承基地，挖掘与传承中药炮制理论和技术。二是开展一批常用中药饮片的质量标准、生产工艺等研究。

3.配套措施。国务院有关部门出台全国中药饮片炮制规范，完善中药饮片质量控制体系。各地要加强对区域特色饮片和炮制技术的挖掘、整理、传承。

4.部门分工。国家中医药管理局、财政部、国家药品监督管理局等负责。

（四）中成药综合评价体系建设

1.建设目标。涵盖临床有效性安全性评价、质量标准、生产工艺、制剂技术等的中成药综合评价体系基本建成，符合中医药特点的中药新药审评体系进一步完善。

2.建设任务。一是建立健全中成药临床综合评价方法，系统开展100种中成药的临床综合评价，丰富中成药在用药指征、目标人群、最佳剂量等精准用药信息方面的内涵。二是针对100种中成药建立系统完善、适应发展需求、覆盖生产全流程的标准体系，形成多层次的现代质量控制体系。三是初步建立中医药理论、人用经验和临床试验相结合的审评证据体系，构建符合中药特点的安全评价方法和标准体系。四是开展中成药质量评价方法研究，建立常用中成药质量优劣评价标准。五是完善中药警戒制度，加强中药不良反应监测“哨点”建设。

3.配套措施。国务院有关部门制定中成药生产质量管理规范，优化完善以《中华人民共和国药典》为核心的中药国家标准的制修订工作机制，协调推动中成药综合评价结果运用和转化。

4.部门分工。国家中医药管理局、国家药品监督管理局等负责。

七、中医药文化弘扬工程

重点支持中医药博物馆体系建设，深入挖掘和传承中医药精华精髓，推动中医药文化融入群众生产生活、贯穿国民教育始终，实现中医药文化创造性转化、创新性发展。

（一）中医药博物馆建设

1.建设目标。国家中医药博物馆及其数字博物馆基本建成并投入试运行，形成布局合理、特色鲜明、功能完备的中医药博物馆体系，更好展示中医药藏品所蕴含的历史价值与文化内涵。

2. 建设任务。加快推进国家中医药博物馆选址立项、基础建设和数字化建设。支持中医药博物馆创建国家一、二、三级博物馆。开展中医药相关文物、史料及代表性见证物的征藏工作，充实完善中医药收藏体系，建设中医药博物馆资源共享平台，构建中医药博物馆数字资源共建共享机制。推动建设一批中医药主题文化园，推出一批精品中医药展览，开发一批具有鲜明中医药特色的文化创意产品。

3. 配套措施。国务院有关部门要在国家中医药博物馆立项、选址、建设方面加大支持力度。各地要将中医药博物馆纳入当地公共文化服务重点项目建设，建立多部门共建共商机制。项目单位要拓展相关经费渠道，提高建设水平，丰富馆藏藏品。引导和鼓励社会力量通过多种方式支持博物馆建设。

4. 部门分工。国家中医药管理局、国家发展改革委、文化和旅游部、国家文物局、自然资源部、住房城乡建设部等负责。

（二）中医药文化建设

1. 建设目标。中医药文化传播体系建立健全，形成一批中医药文化精品，中小学中医药文化教育进一步丰富，公民中医药健康文化素养水平在“十四五”末提升至25%左右。

2. 建设任务。一是提炼中医药文化精神标识，挖掘阐释并推广普及名医名家、医籍名方等中医药文化经典元素。二是支持创作高质量的中医药图书、纪录片、影视剧以及各类新媒体产品，打造有代表性的中医药文化节目和中医药动漫作品。三是实施中医药文化传播行动，推动建设一批中医药文化宣传教育基地并达到国家级建设标准，推动建设若干中医药文化体验场馆，支持建设中医药健康文化知识角，广泛开展中医药文化主题活动。四是中小学进一步丰富中医药文化教育，开展中医药文化专题教育活动，建设校园中医药文化角和学生社团。五是培养建立中医药文化传播工作队伍。

3. 配套措施。国家中医药管理局要组织中医药文化有关研究工作，协调有关部门加大实施保障力度。各地要把中医药文化工作纳入中华优秀传统文化传承发展工程总体框架，对本地区中医药文化资源进行调查整理、挖掘研究，将中医药文化纳入中华优秀传统文化进校园总体安排，有条件的地方积极探索将中医药文化纳入中小学教育教学活动。积极引导社会力量参与中医药文化建设工作。

4. 部门分工。国家中医药管理局、财政部、国家卫生健康委、中央宣传部、文化和旅游部、国家文物局、教育部、广电总局等负责。

八、中医药开放发展工程

重点支持中医药产学研用开放发展，提升中医药国际影响力，推动中医药传播、应用与发展，助力构建人类卫生健康共同体。

（一）中医药开放发展平台建设

1. 建设目标。中医药机构参与全球中医药各领域合作的平台更加多样，机制更加灵活，中医药海外认可度和接受度进一步提升。

2. 建设任务。鼓励社会力量持续建设一批高质量中医药海外中心。依托国内中医药机构，拓展建设一批高水平中医药国际合作基地。鼓励和支持社会力量采取市场化方式，与有合作潜力和意愿的国家共同建设一批友好中医医院、中医药产业园。支持中国中医药循证医学中心与世界卫生组织合作，建设传统医学领域的国际临床试验注册平台。

3. 配套措施。指导和鼓励社会资本设立中医药“一带一路”发展基金，参与平台建设工作。各地要明确派出人员晋升、待遇的激励保障政策，对开展中医药领域对外投资合作的企业给予支持。

4. 部门分工。国家中医药管理局、国家发展改革委、商务部、国务院国资委、国家卫生健康委等负责。

（二）中医药国际影响力提升计划

1. 建设目标。中医药对外交流合作更加广泛，国际影响力进一步提升。

2. 建设任务。培育世界一流多语种中医药学术期刊，加强与境外知名期刊合作，支持在国际知名学术期刊发表中医药研究成果，在跨国科研合作计划中加大中医药参与力度。建设粤港澳大湾区中医药高地，推动粤港澳大湾区中医药创新发展。

3. 配套措施。国务院有关部门要支持中医药参与相关国际科技创新合作，支持有关高等院校和科研院所建设“一带一路”联合实验室，推动出台中医药传统知识保护条例，建立中医药传统知识保护数据库。

4. 部门分工。国家中医药管理局、外交部、科技部、商务部、国家卫生健康委、国家药品监督管理局等负责。

（三）中医药国际贸易促进计划

1. 建设目标。中医药服务出口基地在探索外贸新业态新模式中发挥积极作用，中医药国际贸易体制机制不断完善，中医药产品和服务国际贸易总额以及中医药行业贸易便利化水平持续提升。

2. 建设任务。高质量建设中医药服务出口基地，探索中医药服务出口新业态新模式，培育中医药服务国际知名品牌。巩固中医医疗保健、教育培训等传统服务贸易优势，发展“互联网+中医药贸易”。鼓励有实力、信誉好的企业在共建“一带一路”国家构建中医药跨国营销网络，建设中医药产品物流配送中心。支持中医药企业通过中国进出口商品交易会、中国国际服务贸易交易会等平台“走出去”。

3. 配套措施。在中国进出口商品交易会、中国国际服务贸易交易会等开展中医药“走出去”相关活动并探索设立中医药相关展示板块。持续开展中医药服务贸易统计试点工作，完善中医药服务贸易统计方法和指标，进一步优化进出口管理与服务，研究调整中药产品税则号列，提升中医药产品和服务通关便利化水平。各地要完善对中医药服务出口企业的金融等支持政策。

4. 部门分工。国家中医药管理局、商务部、国家药品监督管理局、海关总署、财政部等负责。

（四）中医药国际抗疫合作计划

1. 建设目标。中医药在新型冠状病毒感染等重大传染病防控国际合作中的参与度显著提升，更多抗疫类中药产品在海外注册和应用。

2. 建设任务。积极推进中医药参与新型冠状病毒感染等重大传染病防控国际合作，组织中医药抗疫国际学术交流活动。建设高水平的中医疫病防治团队，加强抗疫技术和产品国际合作。加强抗疫类中药产品海外注册公共服务平台建设。

3. 配套措施。国务院有关部门要积极组织各地和中医药机构参加有关国际性高级别论坛，推动中医药防治重大传染病合作，完善中医药参与国际关注的公共卫生紧急事件应对机制。各地要出台鼓励企业开展抗疫类中药产品海外注册和应用的政策措施，明确对参与国际抗疫合作人员的激励保障政策。

4. 部门分工。国家中医药管理局、外交部、国际发展合作署、国家卫生健康委、国家药品监督管理局等负责。

九、国家中医药综合改革试点工程

充分调动地方积极性、主动性和创造性，先行先试，以点带面，为全面深化中医药改革探索途径、积累经验。

（一）国家中医药综合改革示范区建设

1. 建设目标。通过改革体制机制，鼓励在服务模式、产业发展、质量监管等方面先行先试，加快建立健全中医药法规、发展政策举措、管理体系、评价体系和标准体系，提升中医药治理体系和治理能力现代化水平，打造一批中医药事业和产业高质量发展高地，发挥示范带动作用。

2. 建设任务。以省（自治区、直辖市）为主体，分批规划建设 10 个左右国家中医药综合改革示范区。一是系统落实国家重大战略和中医药传承创新发展任务，加快推动省域中医药高质量发展。二是重点推进综合改革和制度创新在不同领域形成示范。三是在中医药管理体制、服务体系、服务模式、评价体系、人才培养、科技创新、产业发展、文化传播等方面，针对亟需突破的重点难点问题，深化改革，形成经验。

3. 配套措施。国务院有关部门要积极推进示范区布局，强化统筹指导，沟通协调解决问题，在项目、政策等方面予以倾斜，定期开展评估，总结推广经验。各省（自治区、直辖市）要承担主体责任，将示范区建设作为重点工作积极推进，健全示范区建设机制，明确工作职责，完善配套措施，加强改革探索，及时总结经验。

4. 部门分工。国家中医药管理局、国家发展改革委、国家卫生健康委、工业和信息化部、国家药品监督管理局等负责。

（二）医保、医疗、医药联动促进中医药传承创新发展试点建设

1. 建设目标。遴选部分城市开展试点，鼓励地方发扬首创精神，加快推进有利于促进中医药传承创新发展的医保、医疗、医药联动改革，完善更好发挥中医药特色优势的医改政策。

2. 建设任务。以国家中医药综合改革示范区、综合医改试点省份为重点，在全国选择若干地级市开展试点，优先考虑基层中医药工作示范市。支持试点城市加快健全完善中医药服务体系，制定实施医疗保障支持中医药发展政策措施，建立健全现代医院管理制度，实施中医药健康促进活动，探索形成有利于发挥中医药特色优势的医改政策体系，总结并推广好的经验和做法。

3. 配套措施。国家中医药管理局要会同有关部门制定试点工作总体方案，加强指导，及时发现并推广各地经验。各试点城市要结合本地实际制定工作方案，健全工作机制，积极组织实施，深入探索体制机制创新，形成典型经验和有益做法。

4. 部门分工。国家中医药管理局、国家卫生健康委、国家发展改革委、财政部、国家医保局、人力资源社会保障部、国家药品监督管理局、国家疾控局等负责。

十、保障措施

（一）强化项目实施

国家中医药管理局、国家卫生健康委、国家发展改革委要牵头建立跨部门工作机制，各有关地方、部门和单位要按照职责分工，协同做好落实工作。国务院中医药工作部际联席会议有关成员单位要将重大工程实施纳入本单位重点工作，明确工作任务，加强组织协调，抓好落地落实。各有关地方和项目单位要强化主体责任，精心实施项目。

（二）做好资金保障

各地各有关部门要完善投入保障机制，建立持续稳定的中医药发展多元投入机制。科学界定政府和市场投入责任，鼓励引导社会资本参与中医药振兴发展，各级政府在卫生健康投入中统筹安排中医药事业发展经费并加大支持力度。合理划分中央与地方财政事权和支出责任，形成合理投入机制。加强项目统筹规划和预算申报管理，避免资金安排分散重复，优先保障重大专项和重点项目。依法依规加强资金使用管理，保障财政资金专款专用。完善内控机制，提高项目管理水平。强化项目实施的事前事中事后监管，建立绩效评价机制，提高资金使用绩效。

（三）加强监测评估

国家中医药管理局、国家卫生健康委、国家发展改革委要牵头组织成立专家组，制定评估方案，开展重大工程实施动态监测、中期评估和总结评估。充分发挥第三方评估作用，强化全周期监测，增强评估的客观性、准确性和科学性。加强评估结果应用，建立动态调整机制，对评估中发现的问题，立行立改、即知即改。

（四）注重宣传解读

要加强政策解读，大力宣传中医药振兴发展特别是重大工程实施的进展和成效，宣传中医药维护健康的特色和优势。及时总结提炼地方好的经验和做法，加强典型报道，发挥示范引领作用。及时回应社会关切，提升对中医药的认可度，营造全社会关心和支持中医药发展的良好氛围。

【法规名称】国家中医药管理局关于印发《中医诊所基本标准（2023 年版）》的通知
【发文机构】国家中医药管理局
【发文字号】国中医药医政发〔2023〕2 号
【颁布时间】2023 年 3 月 10 日
【效力属性】有效

国家中医药管理局关于印发《中医诊所基本标准（2023 年版）》的通知

国中医药医政发〔2023〕2 号

各省、自治区、直辖市中医药主管部门，新疆生产建设兵团卫生健康委：

根据国务院《关于深化“证照分离”改革进一步激发市场主体发展活力的通知》要求，为保障中医类诊所备案工作顺利实施，国家中医药管理局在广泛征求社会各界意见的基础上，对现行中医诊所基本标准进行了修订，形成了《中医诊所基本标准(2023 年版)》。现印发给你们，请遵照执行。

《中医诊所基本标准(2023 年版)》自本通知印发之日起施行，经商国家卫生健康委同意，原国家卫生计生委和国家中医药管理局 2017 年 12 月联合印发的《关于印发中医诊所基本标准和中医(综合)诊所基本标准的通知》(国卫医发〔2017〕55 号)同时废止。

国家中医药管理局
2023 年 3 月 10 日

中医诊所基本标准(2023 年版)

中医诊所是指在中医药理论指导下，运用中药和针灸、拔罐、推拿等非药物疗法开展诊疗服务，以及提供中药调剂、汤剂煎煮等中药药事服务的诊所，中医药治疗率 100%。

一、诊疗科目

限于中医科、民族医学科。配备中医(专长)医师的，应在诊疗科目下明确中医(专长)医师的执业范围。

二、人员

(一)身体健康，能够胜任相关工作。

(二)至少具有 1 名符合下列条件之一的执业医师：

1. 具有中医类别《医师资格证书》并经注册后在医疗机构中执业满 5 年；

2. 具有《中医(专长)医师资格证书》，经注册依法执业。

(三)开展中药饮片调剂活动的，至少有 1 名中药专业技术人员。

三、设备

(一)基本设备。诊桌、诊椅、脉枕、体温计、紫外线消毒设备、污物桶等。

(二)有与开展诊疗范围相适应的其他设备(包括中医诊疗设备)；开展中医微创类技术、中药注射剂、穴位注射等存在一定医疗安全风险的技术，应配备必要的急救设备。

四、房屋

诊所的使用面积和建筑布局应满足诊疗科目医疗需求。

五、具有国家统一规定的各项规章制度和技术操作规范，制定诊所人员岗位职责。

六、具备门诊电子病历系统，与所在地诊所信息化监管平台对接。

【法规名称】国家中医药管理局关于印发《中医药专业技术人员师承教育管理办法》的通知
【发文机构】国家中医药管理局
【发文字号】国中医药人教函〔2023〕63号
【颁布时间】2023年4月17日
【效力属性】有效

国家中医药管理局

关于印发《中医药专业技术人员师承教育管理办法》的通知

国中医药人教函〔2023〕63号

各省、自治区、直辖市中医药主管部门，新疆生产建设兵团卫生健康委，中国中医科学院：

为贯彻落实《中华人民共和国中医药法》《中共中央国务院关于促进中医药传承创新发展的意见》《关于加快中医药特色发展的若干政策措施》，加强中医药专业技术人员师承教育管理，我局制定了《中医药专业技术人员师承教育管理办法》。现印发给你们，请结合实际认真贯彻执行。

国家中医药管理局
2023年4月17日

中医药专业技术人员师承教育管理办法

第一章　总　则

第一条　为贯彻落实《中华人民共和国中医药法》《中共中央国务院关于促进中医药传承创新发展的意见》《关于加快中医药特色发展的若干政策措施》，加强中医药专业技术人员的师承教育管理，制定本办法。

第二条　中医药师承教育与中医药院校教育、毕业后教育、继续教育相结合，贯穿于中医药人才培养全过程。主要包括与院校教育相结合、与毕业后教育相结合、与继续教育相结合的师承教育，以及以师承方式学习中医的师承教育。

第三条　国家发展中医药师承教育，支持有丰富临床经验和技术专长的中医、中药专业技术人员在执业、业务活动中带徒授业，传授中医药理论和技术方法，培养中医药专业技术人员。

第四条　本办法适用于与继续教育相结合的师承教育，主要用于中医、中药专业技术人员开展师承教育的管理。

第五条　国家中医药管理局负责全国中医药专业技术人员师承教育的管理和实施，负责组织和指导全国开展中医药专业技术人员师承教育工作。设立并组织开展中医药师承教育专项，持续实施全国老中医药专家学术经验继承、中医临床优秀人才研修、传承工作室建设等项目。

地市级及以上中医药主管部门负责本行政区域内的中医药专业技术人员师承教育管理和实施。设立并组织开展本行政区域的中医药师承教育专项。指导监督相关机构开展师承教育。

第二章　指导老师与继承人管理

第六条　指导老师和继承人是师承教育的主体。指导老师通过带徒授业，传授中医药理论和技术方法。继承人通过跟师学习，继承掌握指导老师学术观点和实践经验，提升理论水平和实践能力。

第七条　指导老师应爱国敬业，遵纪守法，恪守职业道德，具备较高的中医药学术水平、较为丰富的实践经验、相对独特的技术技能，在岗从事中医临床、中药实践工作，身体健康，且具备以下条件之一：

(一)具有中医类别执业医师，中医类副主任医师以上职称或累计从事中医临床工作 15 年以上。

(二)具有中药类副主任药师以上职称，或中药类别高级技师职业资格，或累计从事中药炮制、鉴定、制剂等中药实践工作 15 年以上。

第八条　继承人应爱国敬业，遵纪守法，恪守职业道德，有志于学习、传承、发展中医药，且具备以下基本条件：

(一)具有执业(助理)医师或中医(专长)医师资格，或具有实践工作经验的中药专业技术人员。

(二)具有指导老师认可的资历、学识、专长、能力和人品等。

(三)能够保证跟师时间，完成指导老师指定的跟师学习任务。

第九条　指导老师与继承人双向自愿选择，确立师承关系，签订省级中医药主管部门制定的《中医药专业技术人员师承教育协议》，明确师承学习时间、内容、双方职责及预期成效，经管理单位(指导老师所在单位)同意并备案，师承时间自备案之日算起。

第十条　指导老师、继承人师承期间经协商可解除师承关系。解除师承关系需提出书面申请，由双方或师承指导老师签字，经管理单位同意后终止备案。

第十一条　师承关系备案满三年，因客观原因无法完成师承学习任务或继承人未参加出师考核，备案自动终止。师承期间因违反职业道德、发生重大过失行为或医疗事故等造成不良影响者，备案予以终止。

第十二条　指导老师同时备案带教的继承人数量不得超过 4 人，鼓励带教基层中医药专业技术人员。

第三章　师承学习管理

第十三条　指导老师负责继承人的跟师学习质量和传承效果，根据继承人专业能力、资质水平确定师承学习期限，原则上不少于 1 年，平均每月带教时间不少于 8 个半天。

第十四条　指导老师负责对继承人传授大医精诚理念、中医药理论、学术观点、实践经验与专业技能，指导继承人加强中医药经典理论学习。

第十五条　指导老师根据学术特点、专长特色确定继承人跟师实践、理论学习的方式与内容，指定专业学习书籍，定期批阅继承人的学习记录等跟师学习资料。

第十六条　继承人应认真全面传承指导老师学术观点和实践经验，按照指导老师要求完成跟师学习任务，定期跟师实践，撰写跟师笔记、读书心得、典型医案等师承学习记录，学习掌握指导老师学术观点和实践经验。

第十七条　继承人师承期满，征得指导老师同意并签署出师意见后，可以向管理单位申请出师考核，管理单位组织开展出师考核。出师考核结果在本单位予以公示，并可发放相应的出师证书。

第十八条　出师考核内容主要包括跟师学习任务完成情况、指导老师学术观点和实践经验掌握情况以及中医药经典理论水平提升情况。

第四章　保障措施

第十九条 各级中医药主管部门应统筹利用政府、机构、社会、个人等各方面资源，建立健全多渠道筹措师承教育经费的机制。

第二十条 各级中医药主管部门应将中医医疗机构开展师承教育及投入情况，纳入大型医院巡查、绩效考核的必查内容，作为中医医院评审的重要指标。

第二十一条 各级中医药主管部门应优先支持表现优异的指导老师和继承人申报中医药人才培养项目、各级名中医评选表彰。将师带徒情况纳入中医药专业技术人员职称评审标准，鼓励相关机构对完成带教任务的指导老师、通过出师考核的继承人在同等条件下，优先评聘高一级职称。

第二十二条 中医药机构应大力开展师承教育，明确职能部门或专人管理，负责中医药师承教育的组织实施与全面管理，制定备案管理、出师考核、出师证书发放等相关制度。将指导老师带徒工作量纳入绩效工资考核指标并适当倾斜，支持中青年中医药专业技术人员外出脱产跟师学习，合理保障其跟师时间及跟师期间的工资、福利等待遇，中医药专业技术人员开展师承教育不得以追求名利为目的。

第二十三条 各级中医药主管部门和中医药机构等应加强中医药师承教育管理的信息化建设。鼓励利用现代信息技术推动中医药师承教育发展。

第五章　附　则

第二十四条 中医药师承教育实行分类管理。与院校教育、毕业后教育相结合的师承教育和以师承方式学习中医的师承教育管理，分别按照相关规定执行。

第二十五条 省级中医药主管部门应根据本办法制定本地区实施细则。军队开展中医药师承教育活动，按照本办法结合军队卫生主管部门具体要求执行。

第二十六条 本办法自印发之日起施行。

【法规名称】国家中医药管理局 国家发展改革委 国家卫生健康委 关于全面加强县级中医医院建设 基本实现县办中医医疗机构全覆盖的通知
【发文机构】国家中医药管理局　国家发展改革委　国家卫生健康委
【发文字号】国中医药规财函〔2023〕68 号
【颁布时间】2023 年 4 月 21 日
【效力属性】有效

国家中医药管理局 国家发展改革委 国家卫生健康委
关于全面加强县级中医医院建设基本实现县办中医医疗机构全覆盖的通知

国中医药规财函〔2023〕68 号

各省、自治区、直辖市发展改革委、卫生健康委、中医药主管部门，新疆生产建设兵团发展改革委、卫生健康委：

为贯彻落实《中华人民共和国中医药法》《中共中央 国务院关于促进中医药传承创新发展的意见》《中医药发展战略规划纲要（2016—2030 年）》

《中共中央办公厅 国务院办公厅关于进一步深化改革促进乡村医疗卫生体系健康发展的意见》《“十四五”中医药发展规划》《中医药振兴发展重大工程实施方案》等文件精神，全面加强县级中医（含中西医结合、少数民族医，下同）医院建设，推动实现县办中医医疗机构全覆盖，现就有关事项通知如下。

一、充分认识加强县级中医医疗机构建设的重要意义

县办中医医疗机构是指县级卫生健康行政部门、中医药主管部门、其他行政部门举办的中医医疗机构，包括县级中医医院、中医门诊部等。县级中医医院是县办中医医疗机构的主体，占全国政府办中医医院的80%，是中医药服务体系的重要组成部分，对实现人人享有基本中医药服务具有重要作用。县级中医医院是县域内的中医医疗中心、乡村三级中医药服务网络的龙头，其诊疗量约占县域中医医疗机构总诊疗量的70%左右，是维护群众健康的重要阵地，同时在培训指导基层医疗卫生机构人员，参与乡镇卫生院、社区卫生服务中心中医馆建设，加强技术帮扶等方面发挥着重要作用。

截至目前，尚有约12.86%的县级行政区域（不含市辖区）未设置县级中医医疗机构，其中约一半为脱贫县和原深度贫困县，极大限制了中医药服务供给。以县级中医医院为重点，全面加强县级中医医疗机构建设，特别是填补脱贫县和原深度贫困地区空白，将有效提高基层中医药服务可及性。

二、以县级中医医院为重点，切实加强县级中医医疗机构建设

（一）完善县办中医医疗机构设置

1.各地要贯彻实施《中医药法》，县级以上人民政府应当将中医医疗机构建设纳入医疗机构设置规划，举办规模适宜的中医医疗机构，扶持有中医药特色和优势的医疗机构发展。不得在医联体等各类建设过程中，变相地取消、合并中医医院，改变其功能定位，不得以各种理由在事实上削弱中医医院。

2.未设置中医医疗机构的县级行政区域（不含市辖区）应设置1所政府举办的县办中医医疗机构，统筹考虑服务人口和服务半径、交通条件、就医需求等因素优先设置县级中医医院。鼓励各地在已有医疗机构基础上通过改变机构类别、转变隶属关系、经济转型等方式，加强县级中医医院设置。如暂不具备设置中医医院条件的，可以设置县办中医门诊部。

3.未设置中医医疗机构的县级市辖区或地级市人民政府驻地县（市）可根据本地区的区域卫生规划，结合区域面积、医疗机构分布、人口密度、居民需求等实际因素，按需设置县办中医医疗机构。

（二）加强县级中医医院基础设施建设

1.落实基础设施建设主体责任。各级人民政府要根据《医疗卫生领域中央与地方财政事权和支出责任划分改革方案》，重视并加大对县级中医医院建设的支持与投入。县级人民政府要切实履行主体责任，落实符合区域卫生规划的县级中医医院基本建设和设备购置等投入及相关保障措施。

2.科学规范开展建设。依据《中医医院建设标准》（建标106-2021），开展县级中医医院新建或改扩建工作，重点加强门急诊、感染性疾病科、呼吸科、医技、住院等基本业务用房以及中医综合治疗区、治未病科（中心）、康复治疗区、中药制剂室、高年资中医医师带徒示教室、名老中医药专家传承工作室等特色用房建设，完善医疗、信息化、医用车辆等设备配置和停车、医疗废弃物和污水处理等后勤保障设施，改善就医环境，强化服务功能。

（三）提升县级中医医院服务能力

1.加强医疗服务能力建设。开展“两专科一中心”建设，加强中医特色优势专科、中医适宜技术推广中心、医技科室等建设。强化治未病科规范化建设和科学管理，加强老年病科与康复科建设。推动省市优质中医医疗资源支持县级中医医院发展。落实乡村振兴战略要求，引导推动三级中医医院加强对口帮扶，补齐脱贫地区县级中医医院能力短板。

2.加强公共卫生防控救治能力。充分发挥县级中医医院哨点作用，二级及以上中医医院应加强发热门诊设置和管理，做到“应设尽设，应开尽开”，二级以下中医医院应设置发热哨点。加强县级中医医院感染性疾病科、急诊科、重症医学科等科室建设，提高新发突发传染病及公共卫生事件应急处置涉及的主要疾病的诊疗能力和重症救治能力。

3. 加强医疗服务信息化建设。落实《全国医院信息化建设标准与规范》《全国基层医疗卫生机构信息化建设标准与规范》要求，规范开展医院和基层医疗卫生机构信息系统建设，提升电子病历应用能力，鼓励医院信息系统云上部署，推进医学影像数据存储、互联网服务和应用信息系统分步上云，支撑县级中医医院、乡镇卫生院（社区卫生服务中心）、村卫生室实现信息共享和远程支持。加强中医医共体数字化建设，推进智慧中医医院和互联网中医医院建设，构建覆盖诊前、诊中、诊后的线上线下一体化中医医疗服务模式，让基层患者享有更加便捷、高效的中医药服务。

（四）深化体制机制改革

1. 积极建设紧密型县域医共体。加大支持力度，着力推动县级中医医院在县域内牵头组建紧密型医疗卫生共同体，按照县乡一体化、乡村一体化原则，加强县级中医医院对乡镇卫生院和村卫生室的统筹管理，整体提升县域中医药服务水平，提升基层慢性病中医诊疗服务能力，提供便民惠民服务。

2. 建立人才流动和培养机制。推进实施城市三级中医医院向县级中医医院轮换派驻医师和管理人员制度。推广“县聘县管乡用”和“乡聘村用”人才管理模式，鼓励县域医共体内人才柔性流动，逐步建立县级中医医院从人才、技术等多方面帮扶乡镇卫生院中医馆的机制，鼓励退休中医医师和中医专长医师在基层执业，加强县域中医药人才供给。每个二级以上县级中医医院建立 1-2 个传承工作室，培养基层中医药人才。实施革命老区中医药人才振兴项目，支持革命老区、国家乡村振兴重点帮扶县等加大中医药人才培养力度，加强中医专业农村订单定向免费培养医学生的培养。支持县级中医医院中医医师参加规范化培训。

3. 在县级公立医院综合改革工作中落实中医药补偿机制，加强中医药服务价格管理，将适宜的中药和中医医疗服务项目纳入医保支付范围，完善适合中医药特点的支付政策，推进中医医保支付方式改革。

三、统筹各方力量，加大实施力度

（一）加强组织领导

各级人民政府要切实加强对县办中医医疗机构建设工作的领导，列入政府的工作任务和考核目标。各地要尽快开展基线调查，明确目标责任，制定切实可行的实施方案，通过定期评估等方式，加强考核监督，严格落实责任制。

（二）强化投入保障

各级人民政府通过现有资金渠道积极支持县级中医医院发展，在医疗卫生服务体系规划中实施县级中医医院建设专项，切实落实县级中医医院的重点专科发展费用、符合规定的离退休人员费用、政策性亏损补偿以及承担公共卫生任务专项补助等投入。中央政府对符合条件的困难地区县级中医医院的基本建设和设备购置予以适当补助。

（三）协调相关部门形成合力

各地发展改革、卫生健康、中医药部门要加大与机构编制、教育、财政、人力资源社会保障、自然资源等部门沟通协调，争取多方支持，合力推进县办中医医疗机构建设发展。

国家中医药管理局　国家发展改革委

国家卫生健康委

2023 年 4 月 21 日

【法规名称】国家卫生健康委办公厅关于印发防控儿童青少年近视核心知识十条的通知
【发文机构】国家卫生健康委办公厅
【发文字号】国卫办妇幼函〔2023〕278号
【颁布时间】2023年7月21日
【效力属性】有效

国家卫生健康委办公厅关于印发防控儿童青少年近视核心知识十条的通知

国卫办妇幼函〔2023〕278号

各省、自治区、直辖市及新疆生产建设兵团卫生健康委：

为贯彻落实教育部、国家卫生健康委等8部门《综合防控儿童青少年近视实施方案》，倡导和推动家庭及全社会重视儿童青少年近视防控工作，做到早预防、早发现、早干预，我委组织编写了《防控儿童青少年近视核心知识十条》。现印发给你们，供参考使用。

国家卫生健康委办公厅
2023年7月21日

防控儿童青少年近视核心知识十条

当代少年儿童是实现第二个百年奋斗目标，建设社会主义现代化强国的生力军。当前，我国儿童青少年近视呈早发、高发态势，已经成为影响儿童健康和全面发展的突出问题。近视可防可控不可逆，要做到早预防、早发现、早干预。

一、预防近视从小从早做起

儿童眼球和视力是逐步发育成熟的。新生儿的眼球较小，眼轴较短，此时双眼处于远视状态，这是生理性远视，称之为“远视储备量”。随着儿童生长发育，眼球逐渐长大，眼轴逐渐变长，远视度数逐渐降低而趋于正视。远视储备量不足指裸眼视力正常，散瞳验光后屈光状态虽未达到近视标准但远视度数低于相应年龄段生理值范围。远视储备量不足容易发展为近视。儿童在1～3岁幼儿期、4～6岁学龄前期、7岁之后学龄期应当定期接受屈光筛查，监测远视储备量。家长要从孩子出生就树立近视防控意识，给孩子一个健康视觉环境，帮助孩子养成良好用眼习惯。

二、每天日间户外活动不少于2小时

户外活动接触阳光，能增加眼内多巴胺等活性物质释放，促进眼球正常发育并抑制眼轴变长，是防控近视有效、经济的方法。户外活动时间与屈光度数、眼轴长度等近视指标显著相关，儿童青少年应坚持每天日间户外活动不少于2小时，或者每周累计达到14小时。户外活动要避开午后高温强晒时段。即使阴天，户外活动也对近视有防护效果。

三、养成良好用眼习惯

长时间近距离用眼是诱导近视形成的关键因素，儿童青少年要养成良好用眼习惯。一是读写做到“三个一”，即“一尺一拳一寸”，眼离书本一尺，胸距书桌一拳，手离笔尖一寸，不可平躺、侧躺或趴在床上看书，不可边走边看书，或者在移动的车厢内看书。二是坚持“20-20-20”原则，即近距离用眼20分钟，向6米外远眺20秒以上。三是保持光线适度，白天充分利用自然光线进行照明，同时要避免阳光直射；晚上除开启台灯照明外，室内还应使用适当的背景光源。

四、分龄管控视屏时间

长时间近距离使用电子视屏类产品，易消耗儿童远视储备量，是儿童青少年近视早发、高发的重要原因。0～3岁婴幼儿不使用手机、平板、电脑等视屏类电子产品；3～6岁幼儿尽量避免其接触和使用手机、平板、电脑等视屏类电子产品；中小学生非学习目的使用电子屏幕单次时长不宜超过15分钟，每天累计时长不宜超过1小时。使用电子屏幕学习时，屏幕中心位置应在眼睛视线下方10厘米左右，距离为电子屏幕对角线长度的4～6倍，观看30-40分钟后，应休息远眺放松10分钟。

五、每天坚持做眼保健操

眼保健操是中医理论指导下的一种眼周围穴位按摩，可以刺激神经，放松眼部肌肉，促进眼部血液循环，缓解眼疲劳。在持续用眼后认真规范做眼保健操，可以让眼睛得到充分的休息，减少调节滞后，改善视疲劳症状，有助于防控近视。做操时应注意清洁双手，找准穴位，力度到位，以略有酸胀感为宜。

六、均衡营养充足睡眠

0～17岁是眼球和视觉功能发育的重要阶段，需要摄入均衡的营养，家长要引导儿童青少年多摄入鱼类、蛋类、乳类、豆制品等食物，多吃新鲜水果蔬菜，做到饮食多样化。正常昼夜节律和充足睡眠对儿童青少年的眼睛发育至关重要，幼儿、小学生每天睡眠应不低于10小时，初中生睡眠应不低于9小时，高中生睡眠应不低于8小时。家长应给孩子营造良好睡眠环境，引导孩子按时休息、按时起床、规律作息，培养良好的睡眠习惯。

七、遵医散瞳诊断近视

家长观察到孩子有视物凑近、眯眼等异常情况或筛查发现视力变差，应及时到医疗机构进行眼科检查。散瞳验光是使用睫状肌麻痹剂放松眼部调节作用后进行医学验光，为诊断近视的“金标准”。散瞳药物对健康的眼睛不会产生损伤，用药后可短期出现畏光、视近不清症状，停药后可恢复至正常状态。家长应对散瞳验光有正确的认知，遵医嘱进行检查，明确诊断。

八、确诊近视及时干预

一旦确诊近视应及时科学干预，通过配戴眼镜等进行矫正。配戴合适的眼镜可以有效矫正视物不清，延缓近视进展。对于戴镜视力正常者，学龄前儿童及小学生每3～6个月，初高中学生每6～12个月进行复查，根据具体情况决定是否更换眼镜。耳穴压丸等中医适宜技术经循证医学证实可控制近视进展，学生及家长在专业医师指导下规范应用。

九、重视高度近视及相关并发症

近视600度以上为高度近视。高度近视人群中，白内障、开角型青光眼、近视性黄斑病变、视网膜脱离、近视性视神经病变等致盲性眼病发病率明显高于其他人群。应采用及时、适宜的防控干预手段，推迟近视发病年龄，控制近视进展速度，减少高度近视相关并发症引起的不可逆性视功能损害。

十、多方合力共筑“防护墙”

防控儿童青少年近视需要政府、学校、家庭、儿童和医疗卫生机构等各方面共同努力，需要全社会共同行动，营造爱眼护眼的视觉友好环境，合力共筑近视“防护墙”，共同呵护好孩子的眼睛，让他们拥有一个光明的未来。

【法规名称】关于印发居家和社区医养结合服务指南（试行）的通知
【发文机构】国家卫生健康委办公厅　国家中医药管理局综合司　国家疾控局综合司
【发文字号】国卫办老龄发〔2023〕18 号
【颁布时间】2023 年 11 月 1 日
【效力属性】有效

关于印发居家和社区医养结合服务指南（试行）的通知

国卫办老龄发〔2023〕18 号

各省、自治区、直辖市及新疆生产建设兵团卫生健康委、中医药局、疾控局：

为认真贯彻党中央、国务院决策部署，落实国家卫生健康委等部门《关于进一步推进医养结合发展的指导意见》（国卫老龄发〔2022〕25 号）要求，进一步规范居家和社区医养结合服务内容，提高服务质量，国家卫生健康委、国家中医药管理局、国家疾控局研究制定了《居家和社区医养结合服务指南（试行）》（可从国家卫生健康委网站下载）。现印发给你们，请结合实际参照执行。

国家卫生健康委办公厅
国家中医药管理局综合司
国家疾控局综合司
2023 年 11 月 1 日

居家和社区医养结合服务指南（试行）

一、总则

为进一步规范居家和社区医养结合服务内容，提高服务质量，经调查研究，参考相关部门标准规范，遵循全面性、准确性、时效性和实用性的原则，制定本指南。

本指南所称居家和社区医养结合服务是指有条件的医疗卫生机构通过多种方式为居家养老和社区养老的老年人提供所需的医疗卫生服务，包括到老年人家中或社区养老服务设施或机构，为有需求的老年人提供医疗巡诊、家庭病床、居家医疗服务等医疗卫生服务。

本指南适用于提供居家和社区医养结合服务的各级各类医疗卫生机构，对医疗卫生机构在居家和社区环境下所提供的医养结合服务内容和服务要求作出了规范，医疗卫生机构可以根据机构类型、执业范围、服务能力和老年人需求确定服务内容。相关机构提供的医疗卫生服务应适用现行医疗卫生服务的规范、标准和管理规定。

二、基本要求

（一）机构资质、设施设备

1. 应当具备相应的资质和能力。医疗卫生机构应依法取得医疗机构执业许可或在卫生健康行政部门（含中医药主管部门，下同）备案。开展居家医疗服务的医疗机构还应具有与所开展居家医疗服务相应的诊疗科目并已具备家庭病床、巡诊等服务方式，重点是二级及以下医院，基层医疗卫生机构等。

2. 提供居家和社区医养结合服务的医疗卫生

机构，其科室设置、设施设备配备应符合医疗卫生机构国家和行业现行标准，确保服务质量和安全，为老年人提供优质、专业的服务。

（二）服务人员资质

1. 医务人员应当具有相关部门颁发的执业资格证书或相应的专业技术职称。提供居家医疗服务的医务人员应符合《关于加强老年人居家医疗服务工作的通知》有关要求。

2. 医疗护理员应当经相关培训合格后上岗，具有良好职业道德，掌握相应知识和技能。

3. 根据服务需要聘请的营养指导员、公共营养师、心理咨询师、健康管理师、社会工作者等人员应持有相关部门颁发的资格证书等证明材料。

三、服务内容与要求

居家和社区医养结合服务的服务对象是辖区内有医养结合服务需求的居家养老和社区养老的老年人，重点是失能（含失智，下同）、慢性病、高龄、残疾、疾病康复或终末期，出院后仍需医疗服务的老年人。服务内容包括健康教育、健康管理服务、医疗巡诊服务、家庭病床服务、居家医疗服务、中医药服务、心理精神支持服务、转诊服务等。

（一）健康教育

医疗卫生机构应利用多种方式和媒体媒介，面向老年人及其照护者广泛传播运动健身、心理健康、伤害预防、合理用药、生命教育等健康科普知识。有条件的医疗卫生机构可针对老年人举办健康知识讲座，开展老年健康宣传周、敬老月、重阳节等活动，制作发放健康教育宣传资料，引导老年人形成健康生活方式，提升老年人健康素养。

（二）健康管理服务

基层医疗卫生机构应按照国家基本公共卫生服务规范，为老年人建立健康档案，并根据老年人健康状况提供老年人健康管理、高血压患者健康管理、2 型糖尿病患者健康管理、中医药健康管理等基本公共卫生服务。有条件的基层医疗卫生机构可为老年人提供针对性保健咨询、营养改善指导等服务。

（三）医疗巡诊服务

有条件的医疗卫生机构可根据资源配置情况，为有需求的老年人提供医疗巡诊服务，包括居家上门巡诊和社区巡诊，主要为老年患者提供常见病多发病诊疗、诊断明确的慢性病治疗、应急救护等基本医疗服务。有条件的社区养老服务机构可与开展远程医疗服务的医疗卫生机构合作，为入住老年人提供远程会诊等服务。有条件的基层医疗卫生机构可利用便携医疗设备，结合基本公共卫生服务和家庭医生签约服务，定期开展社区巡诊服务。

（四）家庭病床服务

医疗卫生机构可根据资源配置情况，为符合条件的居家老年人和社区养老服务机构入住老年人提供家庭病床服务。服务对象应是行动不便、诊断明确、病情稳定、适合在家庭或社区养老服务机构进行检查、治疗和护理的老年患者。服务项目应为在家庭或社区养老服务机构条件下医疗安全能得到保障、治疗效果较为确切、消毒隔离能达到要求、医疗器械便于携带、非创伤性、不容易失血和不容易引起严重过敏的项目。

（五）居家医疗服务

有条件的医疗卫生机构应按照《关于加强老年人居家医疗服务工作的通知》的有关要求，为有需求的老年人提供诊疗、康复护理、安宁疗护等上门服务。原则上，以需求量大、医疗风险低、适宜居家操作实施的服务项目为宜。医务人员在提供相应服务过程中应遵循《老年护理实践指南（试行）》《安宁疗护实践指南（试行）》等，规范服务行为。

（六）中医药服务

医疗卫生机构可利用中医药技术方法，为老年人提供常见病、多发病、慢性病的中医诊疗服务，中医药康复服务及中医健康状态辨识与评估、咨询指导、健康管理等服务，推广使用针刺、推拿、刮痧、拔罐、艾灸、熏洗等中医适宜技术。有条件的医疗卫生机构可为老年人提供中医养生保健、中医护理、膳食营养指导等服务，对老年人个性化起居养生、膳食调养、情志调养、传统体育运动等进行健康指导。

（七）心理精神支持服务

有条件的医疗卫生机构可为有需求的老年人

提供环境适应、情绪疏导、心理支持、危机干预、情志调节等心理精神支持服务。了解和掌握老年人心理和精神状况，发现异常及时与老年人沟通并告知第三方，必要时请医护人员、社会工作者等专业人员协助处理或转至专业医疗机构。有条件的医疗卫生机构可定期组织志愿者为老年人提供服务，促进老年人与外界社会接触交往。

（八）转诊服务

对于居家或社区养老的有需求并符合转诊条件的疑难病、危急重症老年患者，巡诊的医疗卫生机构应积极响应及时将其转诊至综合医院或专科医院。对于经治疗出院在居家或社区养老的仍需要慢性病治疗、康复、护理的老年患者，负责辖区巡诊的医疗卫生机构可根据病情和医疗机构医嘱按规定开具处方，并提供必要的家庭病床、随访、病例管理、康复、护理等服务。

四、服务流程与要求

（一）服务流程

医疗卫生机构医护人员到老年人家中、社区养老服务设施或机构提供居家和社区医养结合服务，具体流程主要包括服务对象提出申请、医务人员开展评估、签署知情同意书、提供服务、做好记录、总结提升等。本服务流程为推荐性流程，具体可根据服务实际情况适当调整。

1.提出申请。确有居家和社区医养结合服务需求的老年人可通过现场、电话、网络等途径向相关医疗卫生机构提出服务申请，医疗卫生机构应向老年人简要介绍服务的相关内容，并登记留存老年人健康状况、需求及个人信息。

2.开展评估。工作人员可通过面对面、电话、视频、询问或实地考察等方式详细了解老年人的疾病情况、健康需求、服务环境、执业风险等情况，结合医疗卫生机构自身服务能力，综合判断能否为该老年人提供服务，以及可以提供的服务内容。经评估为可以提供服务的，则派出具备相应资质和技术能力的医护人员提供相关服务。

3.知情同意。相关医疗卫生机构在为居家和社区养老的老年人提供服务前，应先与老年人或其家属沟通，提前告知服务过程中可能存在的隐患与风险，签署知情同意书。

4.提供服务。工作人员到达服务场所后，根据相关要求开展服务，及时向老年人及其家属解释所做的必要操作，服务过程中要保证服务质量。

5.做好记录。服务完毕后及时、准确填写服务记录，保证服务提供相关信息的可追溯性与可追踪性，服务过程中形成的文件、档案等内容及时汇总、分类和归档，跟进老年人对服务的评价情况并记录入档。

6.总结提升。对开展居家和社区医养结合服务的情况进行总结，结合老年人对服务的评价情况及时改进服务，不断提升服务质量。

（二）有关要求

1.应尊重老年人的权利，维护老年人的尊严，保护老年人的隐私，为老年人提供服务以维持并更好地发挥其现有能力。

2.提供的医疗卫生服务应当符合相关法律法规和标准规范，落实各项医疗质量安全管理核心制度，确保医疗卫生安全。

3.医疗卫生机构应严格执行传染病防治法等法律法规及相关管理制度、操作规范，制定传染病应急预案，防止传染病的医源性感染和院内感染。发现有关传染病疫情时，应当按要求及时报告并采取相关必要措施。

4.为老年人提供医养结合服务的相关人员，如医护人员、医疗护理员等要加强信息沟通交流。有条件的地方要充分发挥社区工作者的作用，应当建立社区工作者与上述服务人员的联动工作机制，共同为老年人做好服务保障。居家、社区老年医疗护理员提供的服务可参照《居家、社区老年医疗护理员服务标准》（WS/T 803-2022）。

5.公立医疗卫生机构在内部绩效分配时，对完成居家医疗、医养结合签约等服务较好的医务人员给予适当倾斜。

6.医疗卫生机构应建立健全对提供居家医养结合服务人员的安全风险应对机制，如对服务对象身份信息、病历资料、家庭签约协议、健康档案等资料进行核验；提供居家服务时，要求应有具备完全民事行为能力的患者家属或看护人员在场；为服务人员提供手机 app 定位追踪系统，配置工作记录仪等装置，购买责任险、人身意外伤害险等，切实保障双方安全。

7. 医疗卫生机构如与社区养老服务机构签约合作，服务方式与内容参照《医疗卫生机构与养老服务机构签约合作服务指南（试行）》。

8. 医疗卫生机构在机构内提供的医养结合服务，内容和要求参照《医养结合机构服务指南（试行）》。

9. 生活照料、家庭养老床位等居家和社区相关养老服务适用养老服务有关标准规范。

2024

国医年鉴

大医精诚　医者仁心

重大事件

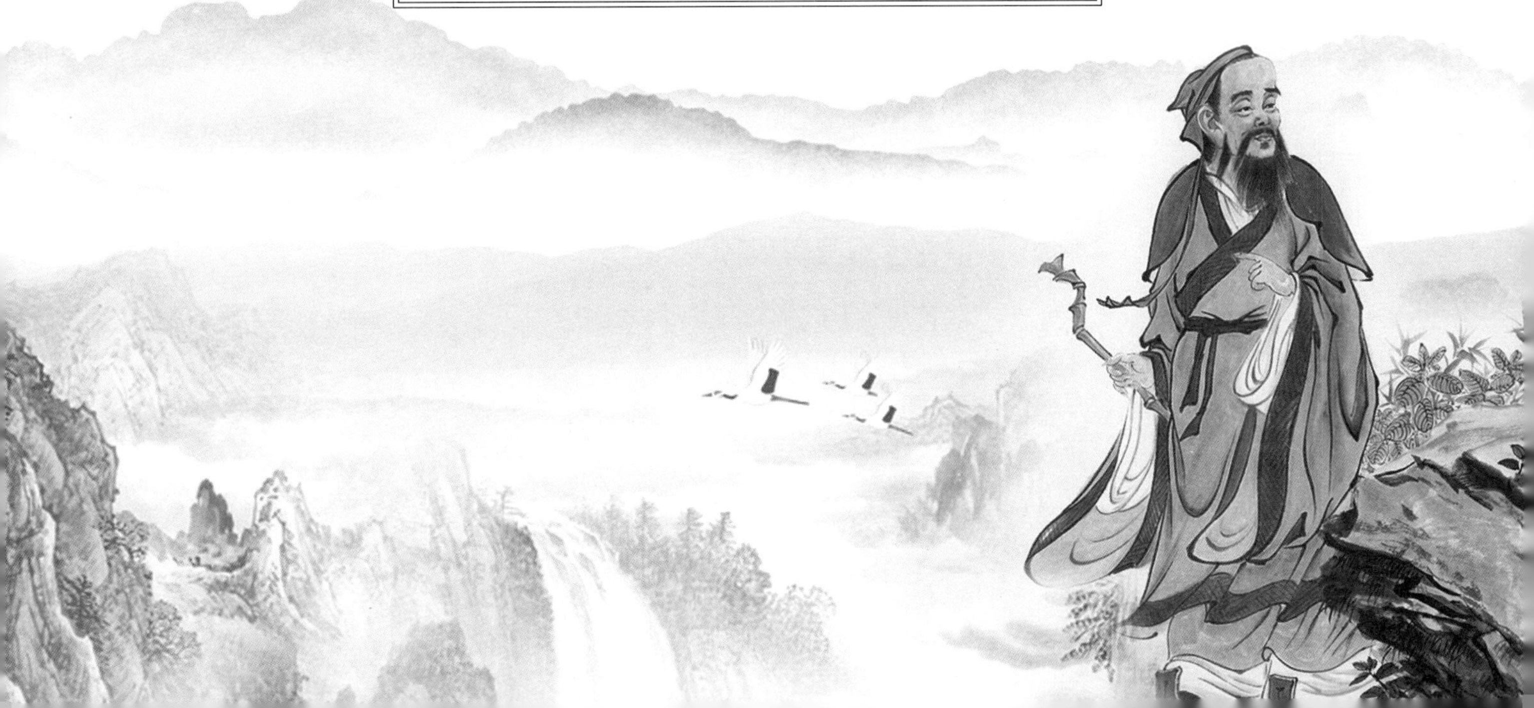

国家中医药管理局举办
学习贯彻习近平新时代中国特色社会主义思想主题教育专题党课

按照国家中医药管理局学习贯彻习近平新时代中国特色社会主义思想主题教育部署安排，2023年6月5日，国家卫生健康委党组成员、局党组书记余艳红以“以学铸魂、以学增智、以学正风、以学促干，加快推动新时代新征程中医药高质量发展”为题作专题党课。副局长、党组成员闫树江、秦怀金出席会议，副局长、党组成员、局直属机关党委书记黄璐琦主持。

余艳红强调，要深入学习领会习近平新时代中国特色社会主义思想，深学细悟笃行习近平总书记关于中医药工作的重要论述，牢牢把握主题教育的总体部署和实践要求，进一步坚定不移用党的创新理论统一思想、统一意志、统一行动，增强促进中医药传承创新发展的历史责任感、紧迫感和使命感，扎实推动主题教育走深走实。

中央第二十七指导组有关同志，国家卫生健康委妇幼健康司、局机关处级以上干部，离退休党员代表，直属各单位、局业务主管社会组织主要负责同志参加。（国文）

李强主持召开国务院常务会议审议通过《医药工业高质量发展行动计划（2023－2025年）》《医疗装备产业高质量发展2行动计划（2023－2025年）》和《关于规划建设保障性住房的指导意见》

新华社北京2023年8月25日电　国务院总理李强8月25日主持召开国务院常务会议，审议通过《医药工业高质量发展行动计划（2023－2025年）》《医疗装备产业高质量发展行动计划（2023－2025年）》和《关于规划建设保障性住房的指导意见》。

会议强调，医药工业和医疗装备产业是卫生健康事业的重要基础，事关人民群众生命健康和高质量发展全局。要着力提高医药工业和医疗装备产业韧性和现代化水平，增强高端药品、关键技术和原辅料等供给能力，加快补齐我国高端医疗装备短板。要着眼医药研发创新难度大、周期长、投入高的特点，给予全链条支持，鼓励和引导龙头医药企业发展壮大，提高产业集中度和市场竞争力。要充分发挥我国中医药独特优势，加大保护力度，维护中医药发展安全。要高度重视国产医疗装备的推广应用，完善相关支持政策，促进国产医疗装备迭代升级。要加大医工交叉复合型人才培养力度，支持高校与企业联合培养一批医疗装备领域领军人才。

会议指出，推进保障性住房建设，有利于保障和改善民生，有利于扩大有效投资，是促进房地产市场平稳健康发展、推动建立房地产业发展新模式的重要举措。要做好保障性住房的规划设计，用改革创新的办法推进建设，确保住房建设质量，同时注重加强配套设施建设和公共服务供给。

会议还研究了其他事项。

余艳红出席高质量建设中医药海外中心推进会

2023年3月14日，由国家中医药管理局主办的高质量建设中医药海外中心推进会在京召开，国家卫生健康委党组成员、国家中医药管理局党组书记、局长余艳红出席会议并讲话，国家中医药管理局副局长、党组成员黄璐琦主持会议。

余艳红表示，建设中医药海外中心是运用习近平外交思想指导工作的生动实践，是服务元首外交和促进民心相通的有效载体，是助力中医药高质量发展的重要举措。截至2023年，中医药海外中心累计服务外籍患者500余万人次，科普和培训外籍人士近100万人次，为提升当地民众健康福祉发挥了积极作用。她强调，要持续推进中医药海外中心高质量建设，坚持因地制宜、开放包容、合作共赢、统筹协调，加强组织引导、内涵建设、中医药国际化人才队伍建设，持续推动中医药在构建新发展格局、推动高质量发展、全面深化改革开放等方面贡献更多力量。

外交部、国家卫生健康委、中国人民银行等部门，国家中医药管理局国际合作司、规划财务司，相关地方中医药管理部门，以及中医药海外中心建设单位负责同志参加会议。（记者 徐 婧）

多项中医药工作纳入《健康中国行动2023年工作要点》

中国中医药报讯 （记者董俊彤）为进一步推动健康中国行动有关工作落实落地，健康中国行动推进委员会办公室日前印发《健康中国行动2023年工作要点》，其中国家中医药管理局分工负责多项中医药相关工作。

《工作要点》要求，国家卫生健康委、国家中医药管理局、国家疾控局按职责分工负责继续开展疫情防控和疫苗接种等健康科普，普及文明健康生活方式，增强群众自我防范意识和防护能力。国家发展改革委、国家卫生健康委、国家中医药管理局按职责分工负责针对新型冠状病毒感染、心血管、脑病、肿瘤、神志病、肺病、内分泌、康复等中医诊疗具有优势的专科专病，开展国家中医优势专科建设，提升专科临床疗效。推进国家中医医学中心和区域中医医疗中心建设，深入实施中医药康复服务能力提升工程。

《工作要点》提出，健康中国行动推进办、国家卫生健康委、国家中医药管理局按职责分工负责开展健康中国行动中医药健康促进专项活动。科技部、国家卫生健康委、国家中医药管理局等按职责分工负责，以2023年全国科普日活动、全国科技活动周为载体，结合卫生健康节日纪念日，持续推进健康科普行动；开展新时代健康科普作品征集大赛，开展全国大学生暑期“三下乡”健康专项等活动。

根据《工作要点》，国家中医药管理局还参与继续开展“好家风健康行”家庭健康主题推进活动，举办2023年中国家庭健康大会。

国家中医药管理局党组理论学习中心组传达学习习近平总书记重要讲话和全国两会精神

2023年3月15日，国家中医药管理局召开党组理论学习中心组（扩大）2023年第一次集体学习，专题传达学习习近平总书记在全国两会期间重要讲话和全国两会精神，深刻领悟“两个确立”的决定性意义，深化理解全面建设社会主义现代化国家的战略部署和要求，聚焦2023年中医药重点任务，研究部署贯彻落实举措。国家卫生健康委党组成员、国家中医药管理局党组书记余艳红主持会议，领学习近平总书记重要讲话和全国两会精神并作总结发言，副局长、党组成员王志勇、闫树江、秦怀金、黄璐琦结合分管工作，作交流发言。

会议指出，刚刚闭幕的全国两会全面贯彻党的二十大和二十届一中、二中全会精神，圆满完成了各项议程，作出了一系列重大决策部署，取得了一系列丰硕成果，是一次民主、团结、求实、奋进的大会。习近平总书记全票当选为国家主席、中央军委主席，充分反映了全党全军全国各族人民共同心愿，充分体现了党的意志、人民意志、国家意志的高度统一。习近平总书记在全国两会期间发表了一系列重要讲话，高瞻远瞩、视野宏阔、内涵丰富、意蕴深远，为我们做好各项工作提供了根本遵循、指明了前进方向。中医药系统各级党组织和广大党员干部要坚决拥护“两个确立”，自觉增强“四个意识”、坚定“四个自信”、做到“两个维护”，迅速把思想和行动统一到习近平总书记重要讲话精神和全国两会部署上来。

会议强调，要坚持以习近平新时代中国特色社会主义思想为指导，把学习贯彻习近平总书记重要讲话和全国两会精神，与深入学习贯彻党的二十大和二十届一中、二中全会精神结合起来，与深入贯彻落实习近平总书记关于中医药工作的重要论述结合起来，紧密联系实际，抓好学习宣传贯彻、抓好任务分解落实、抓好建议提案办理，确保各项工作取得实效，交出一份满意的答卷。

会议强调，要深入推进《中共中央国务院关于促进中医药传承创新发展的意见》进一步落实落地，全面实施中医药振兴发展重大工程，坚决把党中央决策部署贯彻好、落实好。要坚持发展第一要务，持续在补短板、强弱项、固底板、扬优势上下功夫，着力解决不平衡不充分问题，扎实推动中医药高质量发展。要抓细抓实“乙类乙管”常态化防控各项工作，切实保障群众就医用药需求。要加强党对中医药工作的全面领导，坚定不移推进全面从严治党，坚决打赢反腐败斗争攻坚战持久战，建设忠诚干净担当的中医药干部队伍。

局机关各部门、直属各单位主要负责同志，局业务主管社会组织党委负责同志参加学习。（国文）

国家中医药管理局党组召开会议传达学习贯彻习近平新时代中国特色社会主义思想主题教育工作会议精神

2023年4月4日，国家中医药管理局党组召开会议，传达学习习近平总书记在中共中央政治局第四次集体学习和在学习贯彻习近平新时代中国特色社会主义思想主题教育工作会议上的重要讲话精神，研究部署贯彻落实举措。

会议认为，在全党深入开展学习贯彻习近平新时代中国特色社会主义思想主题教育，是党中央为全面贯彻党的二十大精神、动员全党同志为完成党的中心任务而团结奋斗作出的重大部署，是深入推进新时代党的建设新的伟大工程的重大部署。习近平总书记的重要讲话，从新时代新征程党和国家事业发展全局的战略高度，深刻阐述开展主题教育的重大意义和目标要求，对主题教育各项工作作出全面部署，为开展主题教育提供了根本遵循，是一篇马克思主义纲领性文献。要深刻认识开展主题教育的政治意义、理论意义、实践意义，切实把思想和行动统一到党中央决策部署上来。

会议指出，开展好学习贯彻习近平新时代中国特色社会主义思想主题教育，要牢牢把握“学思想、强党性、重实践、建新功”的总要求，坚持学思用贯通、知信行统一，将理论学习、调查研究、推动发展、检视整改贯通起来，有机融合、一体推进。要全面系统掌握习近平新时代中国特色社会主义思想的基本观点、科学体系，坚持好、运用好贯穿其中的立场观点方法，从中汲取奋发进取的智慧和力量，切实做到以学铸魂、以学增智、以学正风、以学促干。要以党的创新理论指导中医药工作实践，大兴调查研究之风，聚焦中医药重点工作和改革发展中的关键问题，推动解决一批重点难点问题，着力解决群众在看中医、用中药等方面的急难愁盼问题，坚决反对和防止形式主义，以推动中医药传承创新发展取得新成效来检验主题教育的成果。

会议要求，要切实增强政治责任感和历史使命感，把谋划好、组织好学习贯彻习近平新时代中国特色社会主义思想主题教育作为事关全局的大事抓紧抓实。局党组要扛起主体责任，率先垂范、作出表率，先学一步、学深一层。要成立局主题教育领导小组，加强组织领导和统筹指导，认真制定实施方案，做好动员部署，走好“第一方阵”，高标准、严要求落实主题教育各项任务。要压紧压实领导责任，指导推动各级党组织结合实际谋划好、组织好、落实好本单位主题教育，确保主题教育取得实实在在的成效。（国文）

2023 年全国中医药学会工作会议在京召开

2023 年全国中医药学会工作会议在北京召开。国家中医药管理局副局长、党组成员，中华中医药学会副会长闫树江出席会议并讲话。

闫树江强调，学会要坚持以习近平新时代中国特色社会主义思想为指导，全面贯彻落实党的二十大精神，充分发挥学会在推动中医药振兴发展中的政治引领、学术引领作用，深入推进党建和业务深度融合，持续加强学会内部治理能力，铸造学风严谨、作风优良的会员队伍。要统筹谋划学会工作，带领中医药科技工作者更加团结一致，努力练就过硬本领，走出一条以科技为引领、符合中医药特点和规律的高质量发展之路。要建立行之有效的联动机制，形成全国中医药学会组织“一盘棋”工作合力，不断开创学会繁荣发展的新局面。

中华中医药学会学术委员会主任委员、中国工程院院士、国医大师张伯礼，中国科协、民政部有关部门负责同志等出席会议。会议听取了 2022 年学会工作总结和 2023 年重点任务，各地方中医药学会，中华中医药学会各分支机构、系列期刊代表分组进行了交流和讨论。（国文）

2023年中医药十大新闻

为更好地呈现2023年中医药传承创新发展的大事要事，《中国中医药报》社评选出了2023年度十条最具影响力和新闻价值的中医药新闻。

1. 主题教育成果服务人民群众方便看中医、放心用中药

2023年，国家中医药管理局扎实开展学习贯彻习近平新时代中国特色社会主义思想主题教育，推出一系列“方便看中医、放心用中药”举措，更好地服务百姓健康。研究制定中医药服务改善提升行动方案，实施一批改善服务、优化流程的措施，将“以患者为中心”贯穿于中医药服务各环节。聚焦“一老一小”，印发通知加强中医医院儿科和老年病科建设。推动60个试点县（市、区）开展中医适宜技术防控儿童青少年近视试点工作，累计干预3万余人。1390种中成药和892种中药饮片纳入新版国家医保药品目录。各地通过建设“智慧药房”“共享药房”等，保障中药材质量，打通中医药服务“最后一公里”，不断增强人民群众中医药服务的获得感、幸福感、安全感。

2. 学习贯彻习近平文化思想，中医药文化弘扬取得重要进展

以学习贯彻习近平文化思想为引领，国家中医药管理局、中央宣传部、教育部、商务部、文化和旅游部、国家卫生健康委、国家广电总局、国家文物局等八部门联合印发并实施中医药文化弘扬工程，中医药文化加快传承发展，成效显著。2023年12月，国家中医药管理局与中央广播电视总台联合推出大型文化节目《中国中医药大会》。中国国家博物馆首次举办以中医药为主题的大型展览“智慧之光——中医药文化展”。中国科技馆推出“医济苍生——古今中医药学家巡礼展”。《中华医藏》首批图书和《天回医简》出版，赓续中医血脉、传承国家瑰宝。杭州亚运会、成都大运会中医药体验馆掀起“中医热”，中医药文化影响力不断提升。

3. 中医药高质量融入共建“一带一路”，取得丰硕成果

2023年10月18日，第三届“一带一路”国际合作高峰论坛在北京举行，多项中医药项目列入“一带一路”高峰论坛务实合作项目清单。中医药高质量融入共建“一带一路”取得丰硕成果。2023年10月12日，中国—柬埔寨中医药中心在柬埔寨首都金边揭牌，这是我国建设的30个中医药海外中心之一。首批国家援柬中医医疗队队员获得柬埔寨骑士勋章，队长获我国援外医疗工作先进个人荣誉称号，顺利完成第二批医疗队派遣工作。目前，中医药已传播至196个国家和地区，建设了一批中医药国际合作基地和31个国家中医药服务出口基地，为中医药高质量国际合作打下了坚实基础，推动国际标准化组织成立中医药技术委员会（ISO/TC249），制定颁布了102项中医药国际标准。

4. 新冠疫情防控取得重大决定性胜利，中医药发挥独特优势和重要作用

自2023年1月8日起，我国对新型冠状病毒感染实施“乙类乙管”，疫情防控取得重大决定性胜利。2023年1月，国务院联防联控机制先后印发《关于在新型冠状病毒感染医疗救治中进一步发挥中医药特色优势的通知》《关于在综合医院、专科医院进一步加强新型冠状病毒感染中西医协同救治工作的通知》，强调应用中医药早期干预、中西医结合加强重症医疗救治，指导全国各地做好中医药救治工作。国家中医药管理局中医疫病防治专家委员会第一时间发布新型冠状病毒感染者居家中医药干预指引并推荐70种中成药，推广使用中药协定方和中药汤剂，中国中药协会积极做好相关中药材市场行情和供应情况监测等工作，为实现快速平稳过峰、夺取疫情防控决定性胜利贡献了中医药力量。疫情以来，国家中医药管理局推动中医药在疫情防控中全方位发力，筛选出“三药三方”等疗效确切方药，中西医结合、中西药并用成为我国疫情防控的一大特色和亮点。

5.《中医药振兴发展重大工程实施方案》印发并全面实施，中医药传承创新发展焕发新动能

2023 年 2 月 10 日，国务院办公厅印发《中医药振兴发展重大工程实施方案》，聚焦重点领域、重要环节部署实施 8 项重点工程以及 26 个建设项目，进一步加大“十四五”期间对中医药发展的支持和促进力度。国家中医药管理局、国家卫生健康委、国家发展改革委员会、财政部建立跨部门工作机制，2023 年中央财政共投入近 130 亿元，召开推进重大工程实施视频会，16 个省份印发了中医药振兴发展重大工程实施方案，协同推动各项重点措施落地，带动了“十四五”中医药发展规划加快实施。

6. “3 个 100”遴选完成，推动中医药科技创新和产业发展迈上新台阶

2023 年，以加强科技创新平台和评价机制建设为依托，国家中医药管理局圆满完成“3 个 100”遴选任务，共发布 50 个中医治疗优势病种、52 个中西医结合诊疗方案、100 项适宜技术和 100 个疗效独特的中药品种。国际传统医学临床试验注册平台正式被世界卫生组织临床试验注册平台接受为一级注册机构，成为全球首个以传统医学为主题的临床试验注册平台。通心络、化湿败毒方等多个中药研究新成果在国际顶级医学期刊发表。国家药品监督管理局发布《中药注册管理专门规定》，加快推进完善中医药理论、人用经验和临床试验相结合（“三结合”）的中药审评证据体系，加速中药新药研发和产业发展。

7. 全面加强基层中医药服务能力建设，让百姓在家门口看上好中医

2023 年 4 月 21 日，国家中医药管理局、国家发展改革委员会、国家卫生健康委员会联合印发《关于全面加强县级中医医院建设 基本实现县办中医医疗机构全覆盖的通知》，对基本实现县办中医医疗机构全覆盖作出部署，夯实基层中医药服务主阵地。召开县级中医医院建设推进会，支持 440 个县级中医医院建设“两专科一中心”，推进三级医院对口帮扶 699 个县级中医医院。建成 4 万多个基层中医馆，23 个省份中医馆基本实现全覆盖，出台中医馆服务能力提升建设标准和中医阁建设标准，提升基层中医药服务能力，让群众在家门口享有中医药服务。

8. 首批岐黄学者项目取得重大标志性成果，中医药领军人才队伍建设取得新突破

2023 年，国家中医药管理局以深入实施中医药特色人才培养工程（岐黄工程）为抓手，持续推动岐黄学者、创新团队、优秀中医临床人才等项目建设，新增确定 321 个高水平中医药重点学科，大力支持中医药领军人才脱颖而出。首批 98 名岐黄学者高质量完成培养任务，产出了一批标志性成果。11 月 22 日，中国工程院 2023 年院士增选结果公布，首批岐黄学者陈士林、朱立国当选为中国工程院院士。至此，岐黄学者中已产生院士 4 名，48 人次入选国家高层次人才特殊支持计划领军人才、长江学者等省部级以上人才项目，12 人入选全国名中医，32 人入选省级名中医。此外，2023 年中医药领域 9 人获得国家杰出青年科学基金、优秀青年科学基金项目支持。

9. 国家中医药综合改革示范区建设成效显著，形成全面发力、多点突破、纵深推进的良好局面

2023 年 7 月，国家中医药管理局、国家发展改革委员会、国家卫生健康委员会、工业和信息化部、国家药品监督管理局等五部门共同召开国家中医药综合改革示范区建设经验交流暨推进会，随后在 7 个示范区召开系列发布会，推广改革成果。国家中医药综合改革示范区建设两年来，五部门和试点的七省（市）协调联动、同题共答，着力在完善体制机制上求突破，在中医药管理体系、服务模式、产业发展、医保支付等方面先行先试，取得显著成效。23 个省份出台医保支持中医药发展的有关文件，22 个省份共有 178 个中医优势病种按病种付费，414 项中医项目纳入全国医疗服务项目技术规范（2023 年版）。其中，上海着力把社区打造为中医药服务主阵地，社区卫生服务中心 100%开设了中医科。浙江以“中医处方一件事”数字化改革为切入口，推动中医医院实现临床、科研、服务的系统性重塑和全过程监管。山东、湖南开展中医优势病种“按疗效价值付费”改革，中医医院特色优势不断彰显，次均住院费用明显下降。江西、四川强化标准化体系建设，中医药产业集群效应不断放大。广东推进港澳中医师到内地公立医疗机构执业，简化港澳已上市的传统外用中成药在内地注册审批流程，推进内地院内制剂获批跨境至澳门使用。

10. 中西医协同“旗舰”医院（科室）建设启动，打造中医药防病治病新优势

2023 年 3 月 17 日，国家发展改革委办公厅、国家卫生健康委员会办公厅、国家中医药管理局综合司联合印发《中西医协同“旗舰”医院建设试点项目储备库和试点单位名单》，正式启动中西医协同“旗舰”医院建设试点项目，遴选建设 62 个中西医协同“旗舰”医院。5 月 24 日，三部门联合印发《中西医协同“旗舰”医院建设试点项目管理办法》，进一步加强项目建设管理。8 月 22 日，国家中医药管理局综合司联合国家卫生健康委员会办公厅启动中西医协同“旗舰”科室遴选和建设工作，遴选建设 500 个左右“旗舰”科室。中西医协同“旗舰”医院、“旗舰”科室通过完善中西医结合硬件支撑条件，组建中西医结合临床研究平台和多学科团队，创新中西医结合医疗模式，促进中医和西医强强联合、优势互补。辐射带动全国中西医结合医疗水平提升，打造中西医协同发展的标杆和示范。新时代西医学习中医优秀人才培养项目启动，2023 年 9 月 5 日，全国西医学习中医优秀人才研修班在北京开班，着力培养和打造一批高层次中西医结合人才，更好地满足人民群众高质量健康服务需求。

2024
国医年鉴

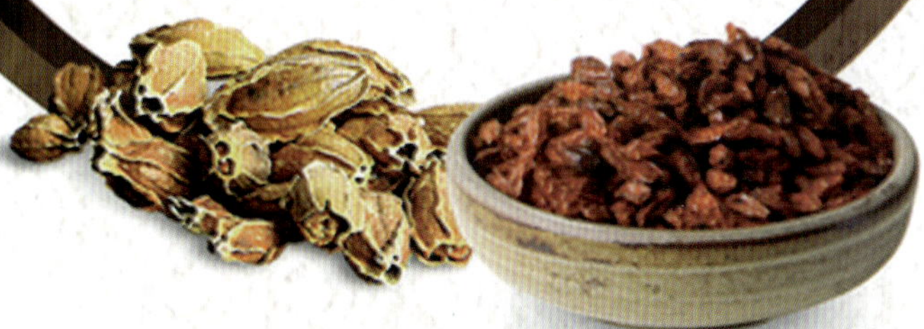

大医精诚　医者仁心

世家传承

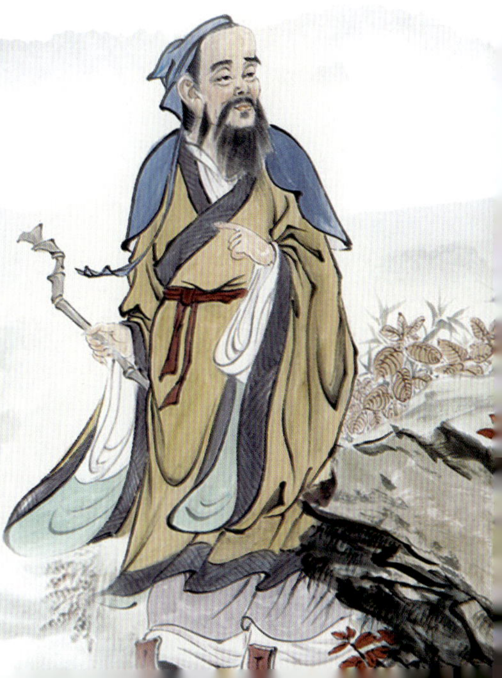

中 医 文 化

世 家 传 承

华 夏 传 统

江苏 王氏世家

世家传承

第一代　王其云（1868～1933年），江苏泗阳人，1884年继承中医摸骨法，精于传统中医疗法，行医乡里，后传艺于长子王述可。

第二代　王述可（1898～1962年）系王其云长子，因“传男不传女，传长不传幼”，子承父业，1913 年跟随父亲系统学习，是当地小有名气郎中。

第三代　王乃培（1933～2003年）系王述可三子，长子 、二子为私塾先生，只有三子于1950年继承中医摸骨法，并不断系统学习和传承其中医疗法，在本地区有着广泛的影响。

第四代　王昌典，男，1973年生。系王乃培四子，其余三子做其他工作。于1990年，跟着父亲王乃培学习“中医摸骨法”。在随父临床诊症的同时，刻苦攻读中医经典著作，如《黄帝内经》《伤寒论》《正体类要》《伤科补要》等，打下了坚实的基础。王昌典深知养骨就是养命，注重强调针对病因调理，实现人体阴阳平衡，气血通畅，让患者的身体能够应对内在和外在的各种问题，激发人体的骨骼自我修复潜能。为发挥中医摸骨法的绿色疗法特色，王昌典举办线上、线下大型公益讲学、游学等活动，累计超百万人次受益。

1993年高中毕业后即前往北京门头沟区工作。当时，许多人由于干体力活，劳累过度，致使腰疼腿疼、身体发生骨骼错位等问题，急需诊疗复位。王昌典悲天悯人的情怀促使他义不容辞地四处辛苦奔波，尽心尽力为人们做诊疗，充分发挥自己的中医优势，用祖传摸骨术为大家做调理，效果良好，受到当地百姓的欢迎和认可。王昌典在门头沟区以及附近地区一直从事中医诊疗工作至今，医德淳厚，摸骨技术高超，名声远扬。如今前来求医、登门拜访的人络绎不绝。互联网的迅速发展，加大了《中医摸骨法》的宣传力度，王昌典不忘初心，勤奋耕耘，不断发扬光大，使中医摸骨技术在更广泛的范围内传播，让更多人受益，重获健康和幸福。

学术成就

1. 中医摸骨法在中医骨系传输理论体系下经世代传承，逐步得到完善。骨系传输理论是以《易经》《黄帝内经》，辨证施治等理论为基础， 总结临床诊疗经验而产生的。骨系传输理论认为:由于各种原因(先天的、后天的、内伤、外伤等)造成骨骼断裂、错位、变形、变质、增生、畸形等病灶的出现，还会引起内脏疾病以及相应肢体部位的异常和疾病。中医摸骨法不需要医疗设备，仅凭一双手，快速为患者骨骼正位，减少疼痛，解救生命，还能“摸骨知病”诊断内病，辅助其他医术。“中医摸骨法”从古至今在永定河流域救死扶伤，为民诊伤疗疾立下了不朽功绩。

“中医摸骨法”骨伤诊疗：遵循疾患诊断第一位，调理思路第二位，调理手法第三位的原则，综合利用骨伤整复、固定和功能锻炼三大治疗方法。基本内容：①整体观念；②以气为主，以血为先，以调理气血为根本；③健脾胃、补肝肾，筋骨并重；④以 稳、准、巧的手法施以正骨：手摸心会、拔伸牵引、旋转屈伸、提按端挤、摇摆触碰、夹挤分骨、折顶回旋、按摩推拿；⑤动静结合；⑥导引练功辅助调理；⑦综合诊疗软伤疾病。“中医摸骨法”骨诊疗法：是纯粹手法诊疗的绿色疗法，是通过触摸人体骨骼位置与形态变化，来确定人体是否健康，以及发病部位、病情轻重、发病时间长短等，进而确定实施手法和推测疗愈程度，并以骨骼按摩手法加以调理。真正做到摸骨诊病，徒手治病的神奇效果。

2. 王昌典参与实施中华中医药学会中医养生保健服务（非医疗）技术操作规范技能培训，共有235名学员通过考试，获得证书。今后还会长期不断举办。

3. 王昌典2023年出版电子出版物《中医正骨学》由中国国家图书馆收藏。

河北 王氏世家

世家传承

第一代，王庆仁1785—1850年；第二代，王世民1809—1880年；第三代，王天熙1831—1914年；第四代人，王志宇1862—1932年；第五代人，王庭顺1885—1936年；第六代人，王德胜1912—1994年；第七代人，王秀菊1971年出生；第八代人，王维1989年出生、王克1986年出生。

第一代，王庆仁创立中医馆“永盛堂”，创立时间，嘉庆二十年（1815年），创始地点，山东济南，现地址河北石家庄鹿泉区及沧州青县。

永盛堂历史悠久，源远流长，历代传人在悬壶济世、耕耘杏林的过程中，在一术一方一药的基础上，使其不断发展，形成了今天完整的一套骨伤及筋骨神经痛的治疗体系，体现了中医药在济世惠民过程中不断丰满的发展模式。

永盛堂医术是世代口传心授，虽然是独门独创，但又汇聚了历代传人的经验智慧和长期的临床实践经验，形成了自有的学术思想和学术风格及积累的验方。永盛堂中医馆特色技法有：①风伤膏；②鼻渊散；③板击疗法；④摸骨术；⑤针灸术。治疗跌打损伤，倡导非创伤疗法，综合运用正骨推拿法，结合丸、散、膏、丹、汤，促进气血运行恢复生机。

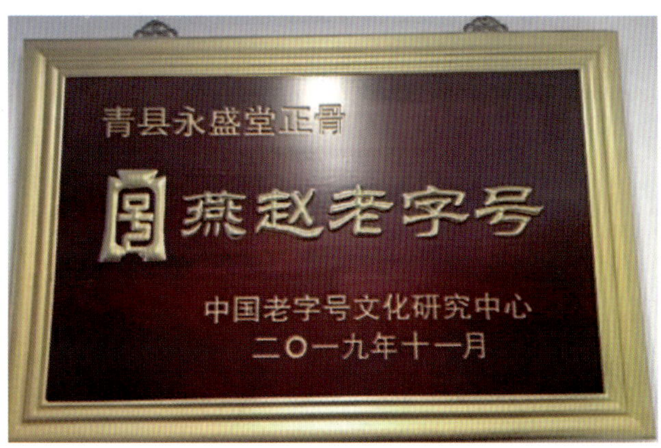

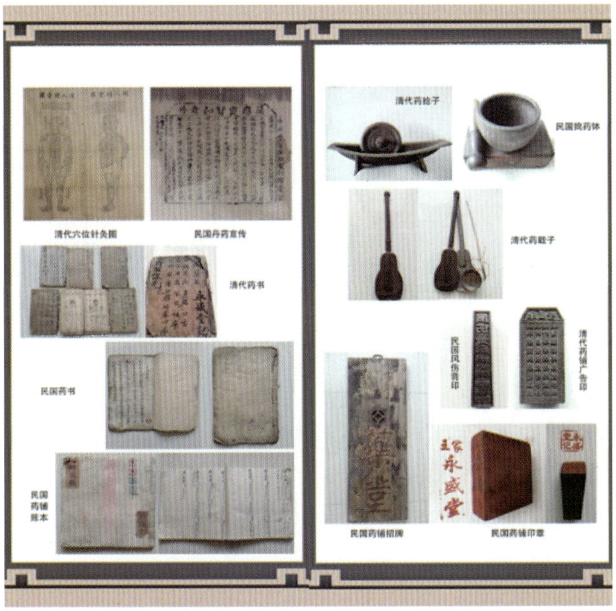

王家“永盛堂”药铺的骨伤筋骨痹症疗法及推拿正骨法传承发展是中医药发展的延续。王家永盛堂治疗各类骨伤病，以不破坏病灶部位肌肉、神经、神经元和穴位及气血运行为原则，倡导不开刀，不打石膏，不用金属物穿刺牵引，不伤元气。特点：疗程短，见效快，使骨伤患者免受手术痛苦。以经验进行诊疗，触摸患者病灶处了解病情，并形成了一整套治疗方法，包括板击治疗法、手推法、提拉法、对接法、按压法、叩击法、针灸法等。

主要代表人物

第七代传人:王秀菊，从13岁起跟随父亲学习医术，19岁独立行医看病，以诊治跌打损伤为主，遵循传承诊疗方法。

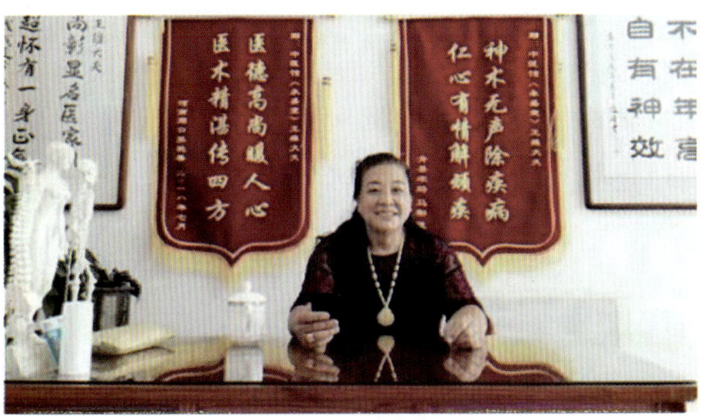

第八代传人:王克，提出了治疗骨折采用“手法接骨，手法复位和药物相结合，固定与功能锻炼相结合的诊疗理论和方法”。依循祖训，又将“板击法结合独创中药渗透疗法融为一体”，发展创新 。采用手法复位与接骨法，针灸及家传秘方配制的丸剂 、散、膏、汤应用，疗效良好。

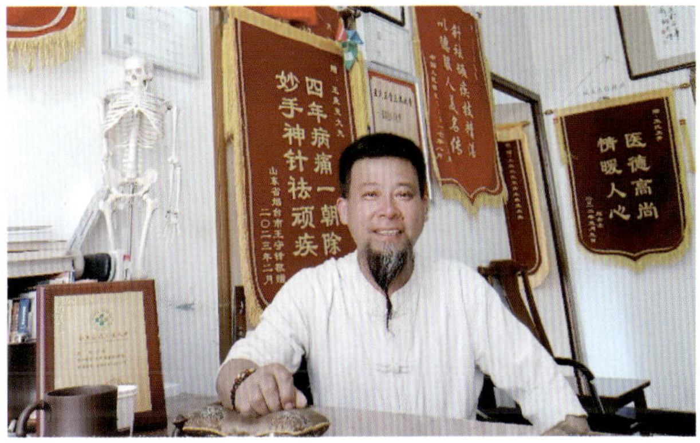

第八代传承人:王维，将祖传中医骨伤痹症疗法和现代西医神经学的理论相结合，总结了一套独特治疗法，弥补了西医“骨病压迫神经治疗上依靠药物和手术”观念。

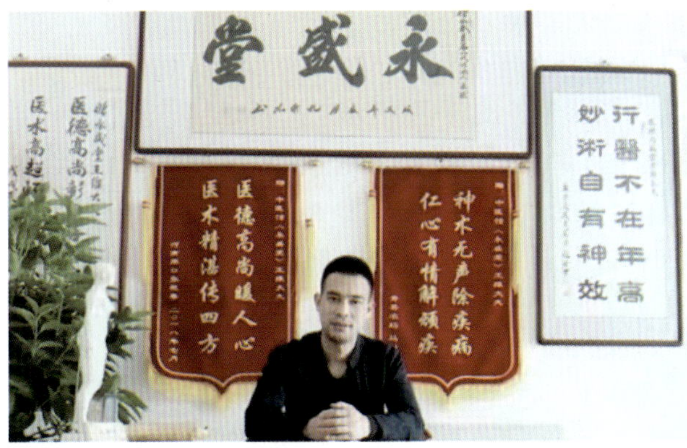

学术成就

1.2018年由中国医师协会、东南大学医学院、中国医学文摘内科学分册杂志社举办的《华佗杯》医学技能竞赛中，百年老药铺“永盛堂独家疗法”荣获一等奖。

2.永盛堂正骨2019年经中国老字号文化研究中心、河北省民间文化遗产抢救工程专家委员会、河北省文学艺术界联合会专家审核，认定为保护名录项目，评为《燕赵老字号》。

3. 在河北省中医药管理局、河北省中医药发展中心举办的《扁鹊杯》中医药创意大赛中，永盛堂王维参赛作品“中医—针灸《黄帝内经·灵枢·九针》”荣获二等奖。

陕西 王氏世家

世家传承

第一代 王益谋（1859－1926年），《勉县志》载，“（王益谋）勉县老道寺镇吴寨村人，以精通医理，乐善好施，为人称颂”。王益谋擅长内科杂病及妇科，崇尚养阴学说，师丹溪养阴法，有独到见解。治疗内科疑难杂症，屡起沉疴，医德高尚，方圆百里，人称“王善人”。晚年著《医方集解》28卷，有病论、药性、治验等。其育有三子：长子王舵、次子王卓、三子王慎。王舵、王慎从医，尤以王舵医术见称。

第二代 王舵（1880－1960年），字松柏，天资敦厚，质朴善良，谦恭好学，少时随父习文学医。王舵为人诚信，勤业精研，掌家生计，行医乡里。后患目疾，视物模糊，碍其仕途，然身疾志坚，志图医道，笃行范仲淹“不为良相、便为良医”之古训，克服目疾损读之误，仍孜孜以学，博闻强记，德技双馨，终成闻名乡里的郎中。1929年（民国18年），天降旱灾，民不聊生，大灾之后，疫病猖行，与其父共同支大锅熬药汤，免费为当地百姓施医救治，防疫赈灾，历时数月，百姓康复。

第三代 王复亨（1914－2006年），3岁丧父，6岁读私塾，就学于祖父王益谋，经典医籍，熟读牢记。12岁祖父辞世，乃随其伯父王舵习医侍诊。为博采众长，寻觅良方，精研医术，复拜汉中名医王世详、王德贤父子为师学医2年，广闻强记，尽得真传。出师后独掌门户，悬壶纪寨街，又邀其师爷王世详应诊，随其侍诊2年，朝夕侍服。因刻苦努力，勤奋好学，终成本地名医。他常言：“医者仁术也，非仁者不能为医。”王复亨行医无论贫富贵贱，男女老幼，一视同仁，待若亲人。贫困者就医，常分文不收，流浪落难者，均悉心照顾。当地穷苦百姓生病害疾，无钱医治，王复亨免费治病舍药，还常让他们拿着盖有自己印章的处方去药店取药，药费自己与药店结算，得其资助者不计其数。新中国成立后，积极响应党和政府号召，捐出自家房屋，于1954年成立纪寨联诊所，白天四处行医，夜间自制丸散膏丹，利用空闲自编快板，宣传防病知识，为儿童接种疫苗，减少疫病发生。王复亨在临床中对臌胀、中风、妇科疑难杂症等治疗很有造诣，屡起沉疴，自创的“神仙双丢拐”“龙马自来丹”秘方挽救了无数人的生命。他在家庭生活中，敬上爱下。母亲年老时得了中风，半身不遂，卧床多年，他亲奉汤药，无微不至，老人享寿92岁。王复亨教导子女“能吃苦、能吃亏、能忍让”。其6个子女皆勤劳善良，爱岗敬业，吃苦耐劳，使王氏家族的良好家教、家训、家风得以传承。王复亨晚年患病卧床，子女争相孝敬，享年93岁。

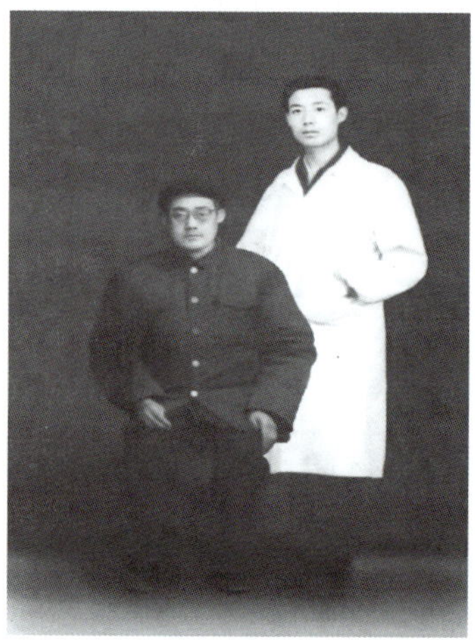

王贯中（右）与父亲王复亨（左）早期合影。（1980年）

王复亨是王氏中医养阴法流派传承代表人物，坚持“法宗岐黄，师承丹溪，重视先天，不薄后天”的理论观点，其养阴法理论由次子王贯中撰写的论文《王复亨老中医运用养阴法的经验》在《陕西中医》杂志1989年第3期发表，1993年荣获汉中地区行署自然科学优秀论文奖。

王复亨养育三子三女，三子：王意诚、王执中、王贯中；三女：王永秀、王永华、王纪鞠。

第四代 王意诚，1952年出生，中共党员，大学文化，主任医师，省、市中医学会理事，曾任勉县中医院院长。早年受父辈影响，立志做一名医生。1976年他如愿以偿，从陕西中医学院毕业，分配到勉县长沟河卫生院工作。1980年调入刚刚成立的勉县中医院，承担了“勉县首届中医提高班”“陕西中医学院函授大专班”和“汉中地区针灸提高班”的教学任务。在教学中，他编写了10万字的《“伤寒论”问答》一书，被勉县、南郑等县卫校作为教学参考用书，被《陕西中医函授》转载。1988年王意诚主持完成了“勉县中医临床经验整理与研究”科研项目，主持编纂内部版《勉县中医临床经验荟萃》一书，获勉县人民政府科研成果二等奖。1994年主持完成了“痹证康复系列产品的研制与开发”科研项目，获汉中地区行署科技成果二等奖。临床中，王意诚重用经方化裁治疗多种疑难杂症，尤其擅长治疗痹证、脾胃病。他担任勉县中医院院长期间，从严治院，下功夫抓医德医风教育，狠抓内部管理，努力推进基层中医药事业发展。1997年勉县中医院创建为二级甲等医院。其妻张菊莲，勉县中医院副主任医师，心脑血管病专家，医德淳朴，医术精湛，曾荣获汉中市“巾帼英才”称号。

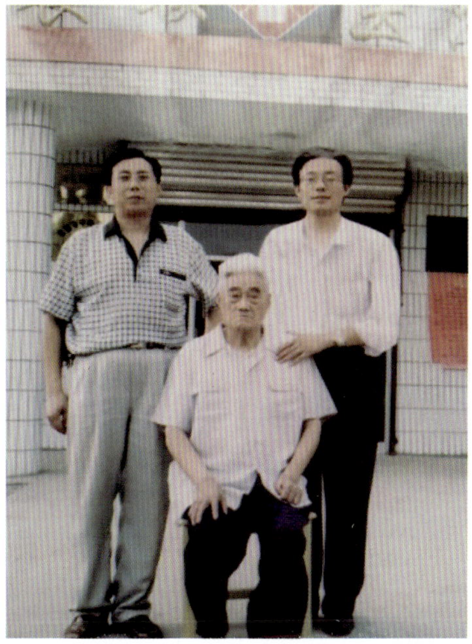

王贯中（右）与父亲王复亨（中）、长兄王意诚（左）合影（2000年6月）

王贯中，字三省，号半痴，1963年2月生，中共党员，陕西中医学院毕业，主任医师，全国基层名老中医、汉中市首届名中医。先后担任全国中医药适宜技术专业委员会委员，省、市中医学会理事，勉县第九、十届政协委员。原任勉县中医院党支部书记。获得汉中地区白求恩精神奖、勉县首届十佳道德模范标兵，全国优秀医务工作者，全国农村基层优秀中医、陕西省青年中医药科技工作者称号。汉中市优秀人才，汉中市突出贡献拔尖人才，勉县双十百千人才工程“行业领军人物”，勉县拔尖人才，首届勉县杰出人才贡献奖，勉县中医药特殊贡献奖等殊荣。

王贯中医德高尚，医术精湛，擅长管理，善谋实干。在担任勉县老道寺中心医院院长期间，带领全院职工励精图治，艰苦创业，发展特色专科，多种方式培养人才，使医院硬件、软件建设都迈上了新台阶。为了传承中国优秀文化，使中医惠及更多人群，王贯中把业余时间都用在了对中医的学习、研究、挖掘和整理上。四十余年来，先后记笔记100多万字，出版

《王贯中医论》《王贯中医案》《秉烛静思录》《养生与长寿》上下册、《王氏家藏验方秘录》等，著作188万字。

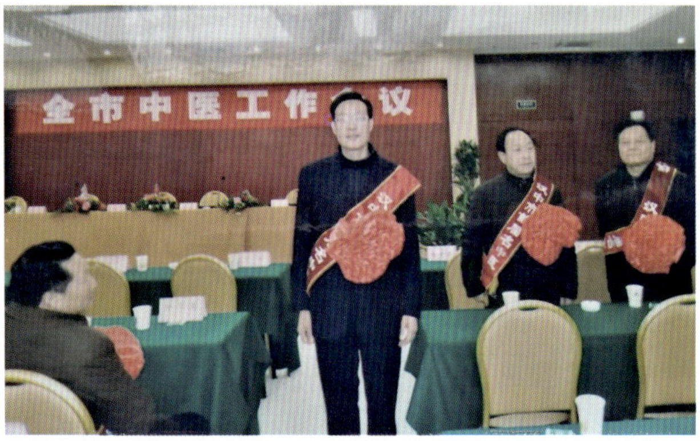

王贯中被评选为“汉中市首届名中医”现场照片

王贯中育有一子王一，王意诚育有一女王菲，王执中育有一女王珊，为五代中医世家第五代传人。

第五代 王菲，1978年出生，2000年毕业于延安大学，第四军医大学研究生，兰州军医总医院心内科主治医师，擅长冠状动脉支架术、心脏起搏器安装术、射频消融术等心内科手术，成为该医院业务骨干。

王一，1993年出生，毕业于陕西中医药大学中医临床专业，受先辈熏陶，自幼热爱中医事业，勤奋刻苦，好学上进，成为五代家族未来中医之希望。参与《秉烛静思录》《养生与长寿》（上下册）、《王氏家藏验方秘录》的编纂。现就职于汉中市中心医院。其妻徐萌莹，毕业于陕西中医药大学中医临床专业，热爱中医事业，参与《王氏家藏验方秘录》的编纂。现就职于汉中市中心血站。

学术经验

1. 王益谋擅长内科杂病及妇科，崇尚养阴学说，师丹溪养阴法，有独到见解。

2. 王贯中擅长内科、妇科等疑难杂病的诊治，尤其对慢性肺系病、肝病、脾胃病、消渴、不孕不育症、脱发、风湿骨病、肾病蛋白尿、肿瘤（鳞状细胞癌）等疑难杂症有一定的临床研究。据统计，救治患者40余万人次。他根据《黄帝内经》中“春夏养阳、秋冬养阴”理论的启发，开展“冬病夏治”。自制的“神仙双丢拐中药浸泡液”，在经络腧穴上使用离子导入仪进行导入治疗，有效率100%；自拟的参芪降糖汤治疗2型糖尿病效果显著，能有效控制并发症的发生，在观察的500例患者中有效率达100%；运用中医传统理论对肺癌（鳞状细胞癌）进行了8年临床观察和研究，《肺癌验案四则》论文在《陕西中医杂志》上发表；勤于钻研、总结疑难杂症临床经验，《王贯中治疗疑难顽症验案4则》在《中医杂志》发表。王贯中是王氏养阴法流派集大成者，尊崇朱丹溪之“阳常有余，阴常不足”的理论观点，对王氏养阴法理论有了更进一步的发掘和提高，在勉县中医院建立名中医工作室，对王氏养阴法流派进行传承和发扬，积极带培青年医师，累计培养学术传承人26名。

主要成果

1. 自拟配制“消喘膏”治疗慢性阻塞性肺疾病，2011年荣获汉中市政府科技成果三等奖。

2. 专题研究妇女血崩症的抢救课题，《自制乌七止崩散治疗血崩100例》在《中国乡村医生》杂志上发表，被评为汉中地区自然科学优秀论文二等奖。

3. 王贯中参与研制的2类5种“神威牌”系列保健品，获汉中地区行署科研成果二等奖。

4. 发表学术论文“知网数据库”收录约50篇，多篇被同道下载、引用。

王贯中家族五代人悬壶济世，德技双馨，名耀杏林；接济乡邻，乐善好施，造福社会。2005年6月，王氏亲友和乡亲筹资7万余元，修建了一条2000米、长8米宽的通村水泥路。纪寨村党支部、村委会为弘扬此举，镌刻碑石纪念。（注：此文原载《天汉百年百家》，由中共汉中市委文明办等联合编纂。2020年9月第1版。）

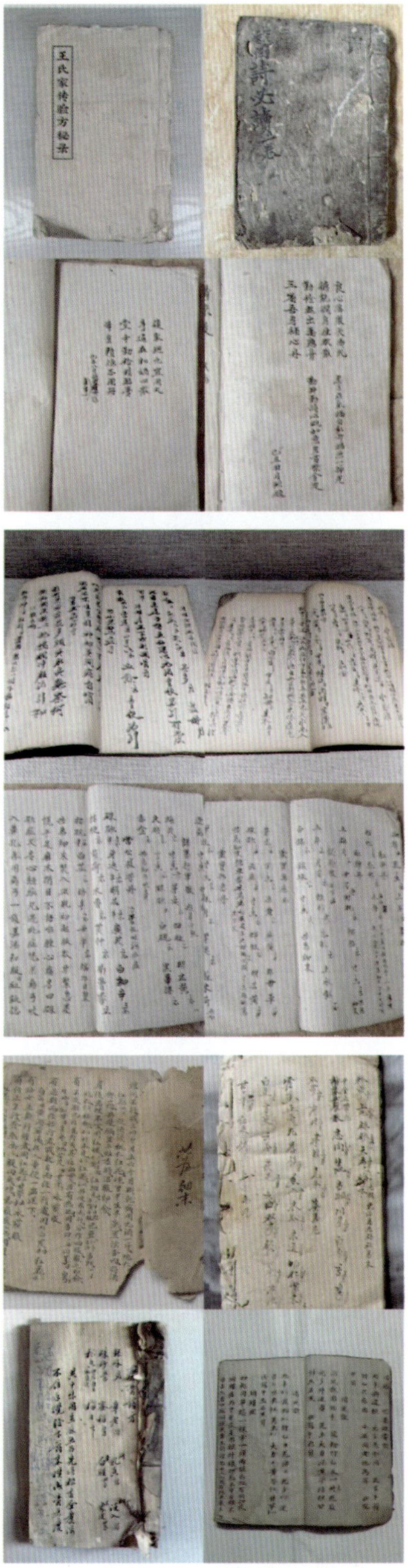

王氏家族先辈医籍手稿

湖南 尹氏世家

世家传略

古梅山是中华民族三族之一蚩尤部族的世居地，位于湖南中部新化。几千年来，他孕育了古朴清纯的梅山文化，其中梅山武术传承至今，尹氏分筋正骨导引术由此发源并世脉相承。

医武同宗，尹氏分筋正骨导引术成熟于清朝末年，传承至今已有六代。分筋正骨导引术是以尹氏家族武学结合古梅山武术体系形成的一套独特功法体系，是道家传承的内修外调的功法。分筋正骨导引术以道家丹道导引术结合传统武术手法，内修丹道桩功，通气扶阳，外则以经络穴位为点，结合关节调节，达到强筋健骨，通经活络，舒经散结，正骨节，通气血，扶阳气，平衡和调节五脏六腑功能，提升自我修复能力和免疫力的效果。

尹氏世家祖训：医武同宗，仁术悬壶，身正为范，立志当坚。

第一代：湖南尹氏礼和（尹氏鼎初公第二十代孙）生于清嘉庆十六年（1811年）、清道光年间秀才、六岁随族中长辈练习当地梅山古武术，并学习中草药知识。少年时期他偶遇当地一位梅山道家武师救治一位从山上跌下的樵夫，自此他对研习跌打损伤心生向往。礼和问之，武师曰：此乃跌打损伤关节错位，一牵一拉间便可复位。武师的医术让礼和心生敬仰，立志想跟随武师学医济世救人，武师观礼和老实忠厚，又有武术功底，敏而好学，遂收其为徒。传授礼和《大擒拿术》《铁指寸劲点穴秘法》《分筋错骨手》。师曰：医武同源，精益求精、当悬壶济世。礼和尊师命游历四方，悬壶济世。

礼和20岁时便运用所学悬壶济世，医武同修，技艺精湛，尤为擅长筋骨捏拿，他武艺医德高尚，功法勤学苦练，对于筋骨伤痛手到病除。传承大擒拿术和分经错骨手法。大擒拿术和分筋错骨手法均以寻筋摸骨见长，凡筋骨关节疼痛，均有气血瘀滞、骨痹、宫口不通。手法所到之处均可推宫过血，松筋正骨。

礼和后来总结出独有的手法，著有《分筋正骨导引术》一书。提出：骨正筋柔气血畅，宫开筋健气绵长。晚年后，入山修行。

第二代：芳裕(尹氏鼎初公第二十一代孙、礼和第五子)生于清咸丰七年（1857年），幼随父亲礼和学习分筋错骨手法和跌打伤痛膏制作，弱冠之年拜师当地名师南山老人学习卸骨术及封刀止血。晚年后研究《易经》风水、《黄帝内经》，尤为擅长大擒拿卸骨术和封刀止血。

第三代：德太(尹氏鼎初公第二十二代孙、芳裕次子)生于光绪十三年（1887年），幼承家训，学习大擒拿卸骨术和封刀止血，研习跌打损伤草药、梅山三十六路擒拿手法、梅山古武术猛虎下山拳、梅山板凳功，常年随父亲往返于云南、贵州等地。晚年后研究人体经络和穴位，成为当地著名的武术草医大师，他一生行侠仗义，精通武、易、医，常常救助有缘之士，并将家传秘术发扬光大。

第四代：明甫(尹氏鼎初公第二十三代孙、德太次子)生于1932年，明甫公，中国共产党党员，自幼聪慧，随父德太公学习各种跌打损伤药的制用及梅山古武学擒拿法，研究人体筋骨和关节疾病数十年，常年游走乡里和山林之间挖寻草药，为乡邻调理各种跌打损伤和传授梅山古武术，被

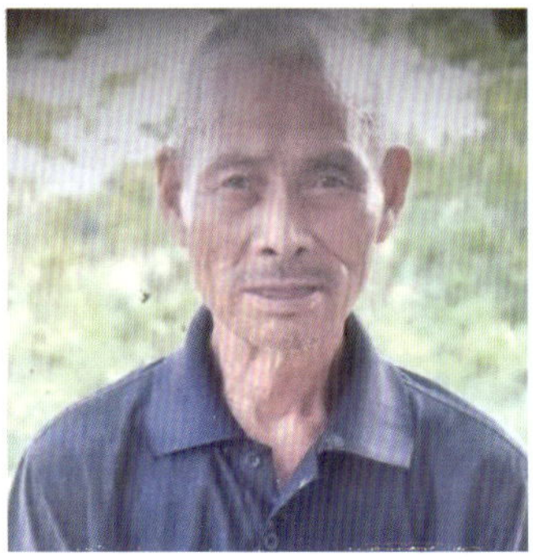

当地老百姓称其为明老爷。

第五代：友喜(尹氏鼎初公第二十四代孙、明甫长子)，幼随其父明甫公学习祖传正骨手法和梅山古武术猛虎下山拳、人体经络学，后又师从当地名师学习阴宅风水学 “寻龙点穴” 和八卦易经、太极拳，后随岳父刘应为练习峨眉气功。

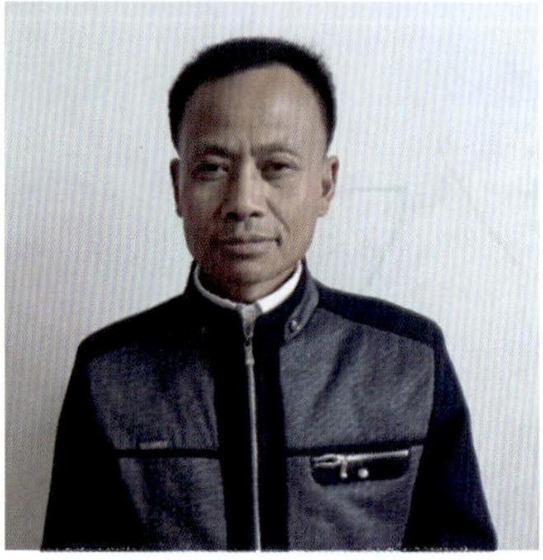

第六代：彦清(尹氏鼎初公第二十五代孙，友喜长子)，尹彦清在尹氏家族武学结合古梅山武术体系的基础上传承创新，内修丹道桩功，通气扶阳，外则以经络穴位为点，结合关节调节，达到强筋健骨，通经活络，疏经散结，正骨节、通气血、扶阳气、平衡和调节五脏六腑功能，提升自我修复能力和免疫力的效果。

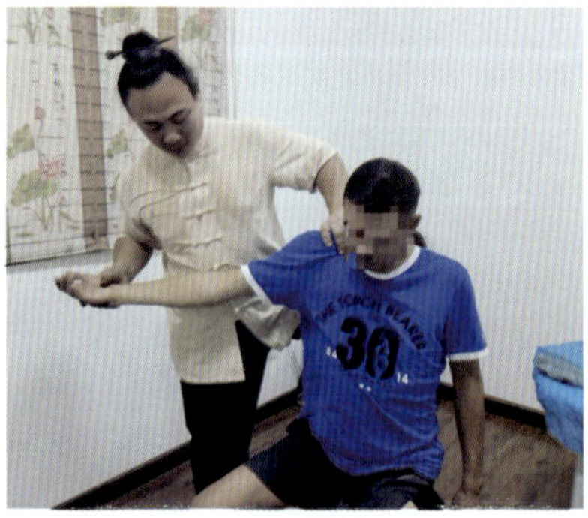

第六代：彦华(尹氏鼎初公第二十五代孙、友喜次子)，自幼学习家传正骨手法和梅山古武术。

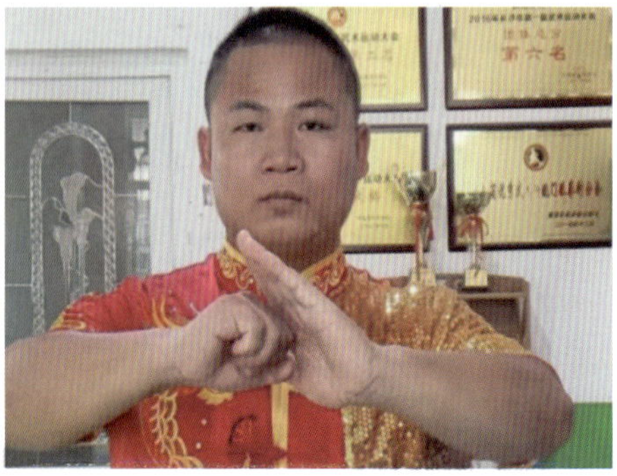

学术成果

分筋正骨有强筋健骨，通气扶阳，推宫过血的功能，可提高筋骨功能，匡扶体内正气，让邪气自除，强健体内脏腑功能。

2019年，向省中医药管理局申请为祖传中医绝技。

2021年，被评为亚健康百项中医技术。

2023年，入选为省卫健委培训基地中医特色技术培训项目。

趣闻轶事

顽劣少年结一生情义虽是家传医武，少年时期芳裕比较顽劣，活泼好动，那个时候的生活都比较穷苦，都是在地里抛食，穷苦人家的孩子早当家，尹芳裕8岁开始放牛、割草，跟随家中长辈踩草药、切药、晒药、习武，随着年龄的增长，识药和武术功底越来越扎实，有一次在山里放牛，为辨认一位车前草，就跟隔壁镇一同龄放牛娃起了争执，双方谁也不服气，最后学着大人们的样子，按照当地风俗，专门来了一场友好“切磋”、大擒拿对战梅山猛虎下山拳，势均力敌，最终均已鼻青脸肿收场，后来两人越想越是不服气，约好小伙伴第二天继续“切磋”，一边放牛一边切磋，几次下来，发现功法技艺居然还有所提升了，可谓不打不相识，两人从切磋慢慢地转变成了交流，后来居然成了至交好友，互通有无。

爷爷和祖爷爷在农忙之余都会用草药和手法去为别人治病，几乎都是不收钱的。有一次，家里的草药没有了，祖爷爷背着药篓子上山采药。可能是艺高人胆大，一个人在山中越走越深。中途累了，坐在一段长了青苔的树上面。坐着坐着就感觉不对劲了。感觉屁股下面的树在动，拿起药锄对着干树上挖了一锄头，不可思议的事情发生了。这一段“树”突然就动起来了，吓得祖爷爷一个纵身就远远地躲开了，回头看“干树”竟移往丛林深处。祖爷爷很侥幸，原来是一条停留在那里的巨蟒。回来后祖爷爷脑海中一直出现着巨蟒爬行的样子，慢慢地悟明白了：在治疗病症时，忽左忽右，时而柔，时而刚，刚柔相济，再结合调理手法也要刚柔相济，疗效才会更佳。

广西 李氏世家

在广西壮族自治区百色市田林县的一个大山里，李氏家族远近闻名，其家族擅用草药救助当地百姓，受益群众数不胜数。李氏家族也被赋予了很多称号，比如“华佗再世”“当代良医”等。

世家传承

李氏世家的源头是广西马家。

第一代：康熙年间，李氏祖师爷马家，在当时以跑马帮为业。因长期穿梭在深山丛林中，并且经常遇到土匪抢劫，在和土匪搏斗中难免受伤。据说由于祖师爷为人行侠仗义，经常走街串巷帮助穷苦百姓，看到祖师爷受伤，就有不少好心人把自己的医治良方告诉他，以便祖师爷疗愈身体。祖师爷就慢慢把这些良方记录下来。

第二代：雍正年间，祖师爷生下两儿一女，其中大儿子从小跟着祖师爷赶马。后来祖师爷年龄渐老，于是将一切手艺和事业传承给自己的大儿子掌管。

第三代：乾隆时期，第二代传承人马学文，也就是祖师爷的大儿子育有三儿一女，其中的三子，开朗勤奋，聪明好学，可谓文武双全。他继承家业成为第三代传承人。

几代人因常年以帮助大户人家驼运东西为生，也收集到一些民间偏方和医书，积累了一些治疗经验，有时为了生计也将治疗的经验给

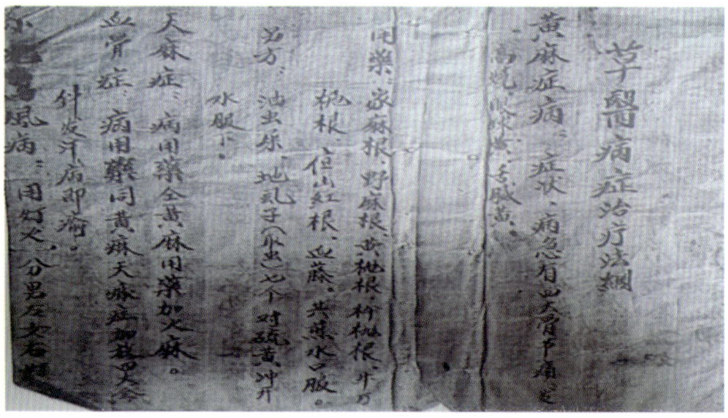
草医病症治疗法纲

别人使用，慢慢地就开始研究这些医理，逐渐认识到“气血”是人体最重要的元素，而阻碍“气血”运行的两大原因就是寒湿和结节（心结和身体结节）。于是以治疗寒湿和结节为主攻方向。

第四代：马道富，1796年出生。家人对他从小培养，尤其是医理方面的知识。在他18岁时，他的父亲因在一次押运中受别人暗害不幸离世，马道富就掌管了家业。

马道富尚未经过历练，就因为父亲突然横祸而不得不当家，因年轻气盛，爱打抱不平等原因，得罪了一些人，也犯了一些错误。他早年无心管教自己的儿子，祖上买下的千亩良田全部被儿子败光，儿子把自己的老婆都抵押出去，终身无后。马道富老年后收养了李正华为子。李正华祖籍江西，排名老七，幼年因兵荒马乱，几位哥哥用担子挑着老六和老七来到马道富的家乡。

第五代：李正华，出生于1848年江西大桥头十字街，其排行家中最小，从小身体欠佳，1856年太平天国起义，江西处于乱世中，七个兄弟离开家乡逃难到广西百色大山里。有一天，几个哥哥安抚弟弟在原地等待，说是去找食物，李正华等到傍晚一直不见哥哥们返回，因饥饿难耐，就跑到马道富家里讨要食物，当时马道富见他孤身一人，便将他收留。在帮李正华更换衣服时候发现他身上有两本书，一本家谱和一本《本草纲目》。

马道富结合自己所掌握的偏方，再加上《本草纲目》里面知识，医术得到不断地提高，在他去世前留下遗训：“行善积德，救死扶伤。”他立下了选择传承人的祖训，对后代传承者严格考核，考核不合格者不得选为传承人。1873年李正华经过严格考核，继承了马道富医术，成了第五代传承人。

第六代：马李宝。1870年，马李宝出生（因李正华为马道富领养，成家后有一子取名马李宝）。李正华从小没有进过学堂，学习知识基本上都是口传心授。他能吃苦耐劳、专心学习，在养父的栽培下，主攻“千寒易祛、一湿难除”的难题，成功地掌握了祛寒除湿的有效配方。

第七代：马玉成，1938年出生。他发现对身体大的结节需要牛角刮配合良方才能散开。但是长期实践中发现，长期接受牛角刮的话，毛孔会粗大。就开始继续研究，直到克服了牛角刮刮痧的缺点，用历代总结的良方（土道能量液）结合牛角刮，能达到祛湿排寒、通经活络、消炎止痛、散结生肌、活血化瘀良好效果。

第八代：李顺华（李马宝三子）。1949年李顺华便成为第八代传承人。可惜的是在一次火灾中，祖上医书被烧尽，幸亏传承都是口传心授，大部分医方并没有失传。

李顺华的儿子因出生在“文革”时期，没有上学读书，又因祖训传承人考核严格，李顺华的下一代无人通过考核，家族传承出现一代断层。李顺华晚年发现孙子李健民从小懂礼貌、有爱心，勤快好学，就在他5岁时候开始引导他接触医理和草药。

第九代：李健民。李健民10岁时，经过严格考核成为第九代传承人。

传承代系

①祖师爷1689年出生；②祖师爷大儿子1716年出生，1756年继承；③马学文1754出生，1776继承；④马道富1796出生，1814年继承；⑤李正华1848出生；1873年继承；⑥马李保1870出生；

1902年继承；⑦马玉成1893出生；1938年继承；⑧李顺华1928出生；1949年继承；⑨李健民1985出生；1995年继承。

学术经验

李健民在成为第九代家族传承人后，历经三十多年实践，苦心钻研并升级排寒湿配方，既保留原有配方中的精华部分，又结合现代化的制作工艺优化产品，获得成形产品——土道能量抑菌液，获得当地政府批准的“消”字批准文号。2019年在广西壮族自治区南宁市建成了工厂，目前可以达到每个月5万瓶的产量。

为强化土道能量液768功效，李健民融合刮痧和推拿，自创“刮拿”手法，用牛角刮配上土道能量液，调理亚健康人群。经过广大学员和土道能量液使用者的实践证明，刮痧和推拿手法加上土道能量液，可以调理以下病症：①肩周炎，②头胀痛，③颈椎病，④手指麻木，⑤甲状腺，⑥富贵包，⑦胸椎病，⑧心脏病，⑨腰椎病，⑩前列腺，⑪妇科病，⑫乳腺增生，⑬高血压，⑭膝关节疼痛，⑮痛风，⑯胃疼，⑰肾结石，⑱痔疮，⑲皮肤过敏，⑳耳鸣，㉑肺炎，㉒减肥，㉓眼部疾患，㉔面瘫，㉕鼻炎，㉖牙周炎，㉗咽喉炎，㉘扁桃体炎，㉙哮喘，㉚中风，㉛强直性脊柱炎，㉜排一身风寒湿邪。

从2018年开始，李健民将口传心授的家族传承医理编辑成为一套大道至简的课程，公诸于世。他还把祖辈传承下来的配方精心改良，做到

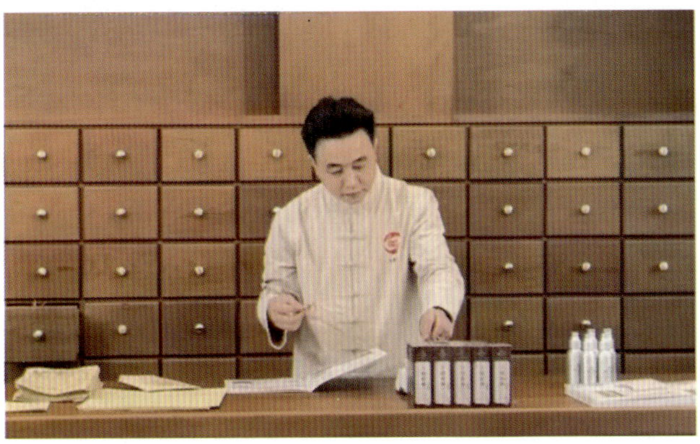

量化、规范化，使之成为合规合法的产品，服务于广大消费者。

主要成果

1. 家传药方改进产品——土道能量液。
2. 自创与土道能量液配套应用刮拿手法。

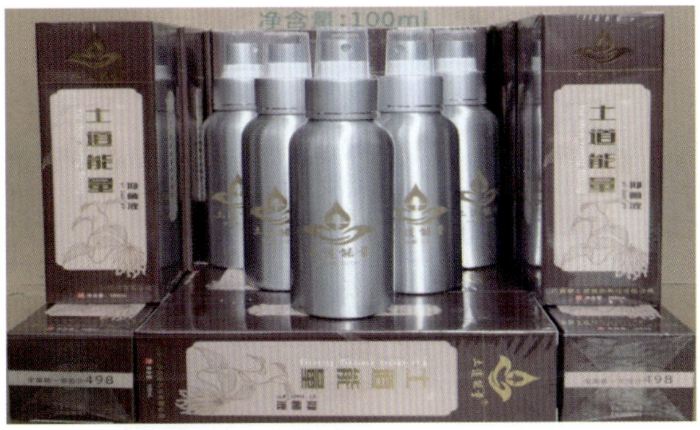

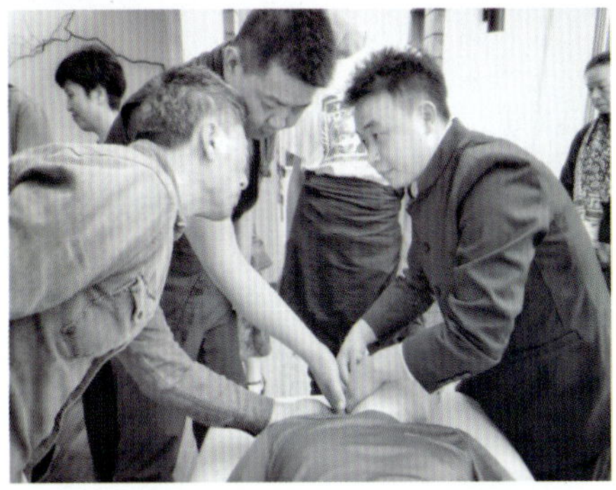

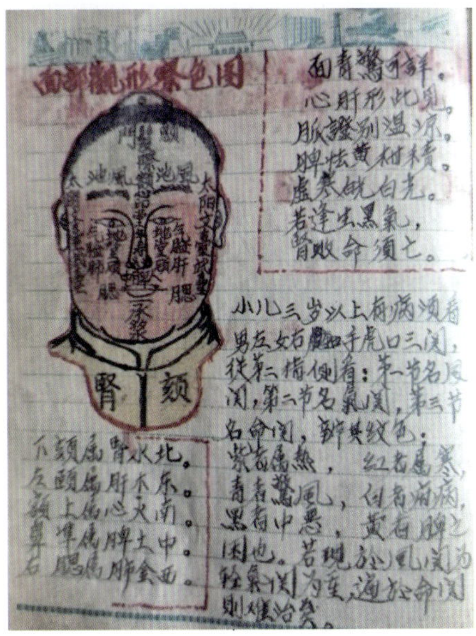

图一

图一文字内容（按原书记录，无修改）：面青惊可详，心肝形此见，脉证别温凉，脾怯黄疳积，虚寒皖白，若逢生黑气，肾败命须亡。小儿三岁以上有病须看，男左女右手，虎口三关。从第二指侧看：第一节名风关，第二节名气关，第三节名命关，辨其纹色：紫者属热，红者属寒，青者惊风，白者疳病，黑者中恶，黄者脾之困也。若现于风关为轻气关为重，遍于命关则难治矣。下颌属肾水北，左颐属肝木东，额上属心火南，鼻準属脾土中，右腮属肺金西。

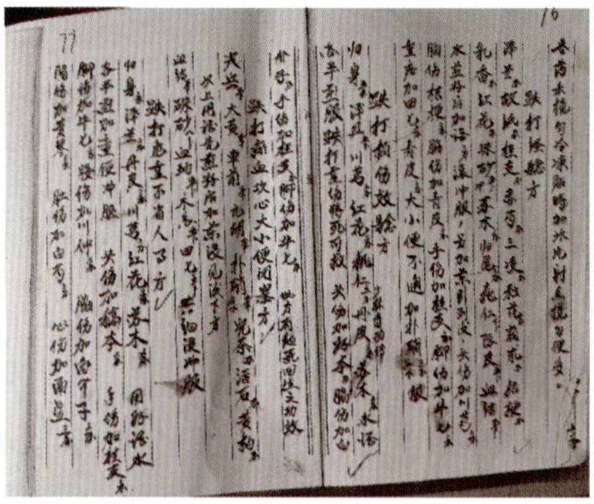

图二

图二文字内容（按原书记录，无修改）：各药来搅匀冷冻，贴时加冰片麝香搅匀便妥。跌打经验方：泽兰、补骨脂、桂枝、赤芍、三棱、粒花、莪术、桔梗、乳香、红花、朱砂、苏木、当归尾、桃仁、陈皮、血竭，水煎好后加酒，滚冲服。另加药引列没，头伤加川芎，胸伤桔梗，胁伤加青皮，手伤加桂枝，脚伤加牛膝，重症加三七、青皮，大小便不通加芒硝。跌打损伤效验方：当归身、泽泻、川芎、红花、桃仁、牡丹皮、苏木，水酒煎服。跌打重伤将死可救，头伤加好本，胁伤加白芥子，手伤加桂枝，脚伤加牛膝，此方有起死回生之功效。跌打瘀血攻心大小便闭塞方：尖岳、大黄、车前子、延胡索、芒硝、儿茶、礞石、黄柏，以上用酒先煎好后加药后见后下方。血竭、朱砂、血珀、木酒、三七，共细后冲服。跌打危重不省人事方：当归身、泽兰、丹皮、川芎、红花、苏木，用好酒水各半煎加童便冲服。头伤加藁本，手伤加桂枝，脚伤加牛膝，腰伤加川杜仲，胁伤加白芥子，肠伤加黄芩，肚伤加白芍，心伤加胆南星。

注解：此两张图片为李健民家族中第七代传人马玉成手写遗传资料部分。图一为面诊标注以及诊断常识；图二为祖传偏方中的一部分章节。由于年代久远，文献中夹杂有方言，又属于李氏家族中重要偏方，剂量单位使用与现代不同，所以就不便列举剂量。

湖北 夏氏世家

世家传承

夏氏世家源于1864年，历经六代传承，第一代李东仁，第二代李如意，第三代向三姑，第四代夏方清，第五代夏小中，第六代夏文沙。

夏氏世家主要以外科为核心，夏氏丹药制作技艺为国家级非物质文化遗产，是全国为数不多的以纯正中医外科外治法为主要治疗手段治疗各类疑难重症的中医药保护对象，是脉络清晰的正宗中医外科世家。已经建立了完善的学术思想和完整的临床治疗方案。其前身“方清愈本堂”是湖北省知名老字号中医品牌，尤其擅长治疗骨与关节感染、疮疡与创面、风湿与疼痛、妇科、皮

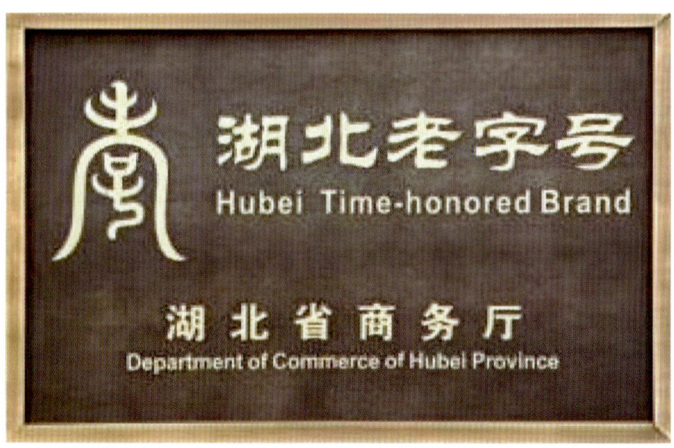

肤科、周围血管科等其他疑难疾病的中医世家。

主要传承人

第五代传承人夏小中，中医外科专家 、主任医师，夏氏秘方第五代传人 、发表医学论文80余篇，湖北省政府参事、享受国务院津贴，中国传统医药非物质文化遗产第一届副理事长，世界中医骨科联合会副秘书长、常务理事，《世界中医骨科杂志》社副总编，湖北省中医药学会理事，武汉市中医药学会理事。

夏小中在改革开放后，沿袭方清愈本老字号的理念创立湖北夏小中医院。坚守传统制药工艺，湖北夏小中医院制剂室生产膏、丹、丸、散、胶囊、片剂等多种剂型以满足各院区的临床药物使用。其总院地处九省通衢之华中腹地武汉核心区，汉口火车站西侧500米，江汉区发展大道181号。医院为全国异地医保定点单位、湖北省慈善总会定点医院、湖北中医药大学教学实践基地。

夏氏中医外科的核心，是数百种外科用药的制作工艺与六代传人百年积累的临床治疗经验。在延续先贤的中医思想基础之上不断地创新与发展，以“外之症，则必根于内”的学术思想，内外结合治疗，达到治病求本、标本兼职之功。成功攻克了诸多世界性难题，如：骨髓炎、骨结核、骨脓肿、骨不连、压疮、脉管炎、糖尿病足、臁疮腿、瘘管、窦道、各类创面与溃疡面、骨坏死等疡科疾病，达到了非手术、纯中医治愈的程度。在强直性脊柱炎、类风湿关节炎、风湿病、各类疼痛性疾病等方面也显著地提升了疗效，让患者得到更好的预后。最大限度地体现了中医外科外治法的特点与优势，彰显了祖国传统医学不可替代的疗效，丰富了祖国传统医学的治疗手段。为全国各地重症患者提供了优质的纯正中医药解决方案。

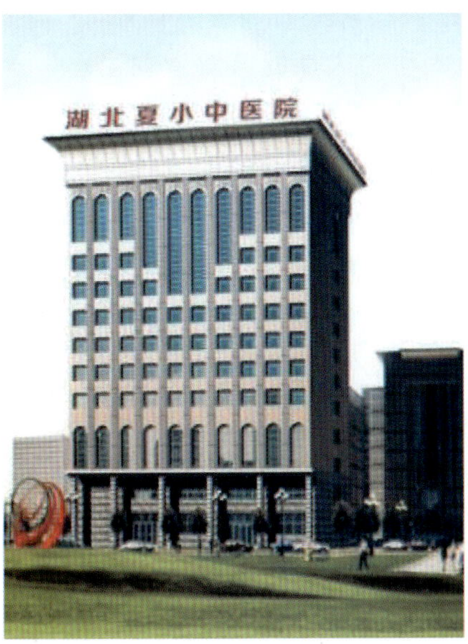

按照夏小中院长最朴实无华的话来说：“一切从患者利益出发，用尽医术和治疗方法，尽量保证患者的各功能健全，让患者疾病痊愈后，有劳动、生产、工作的能力，重新扬起生活的风帆，回归社会，为家庭，为社会建设做贡献”。湖北夏小中医院坚守“纯正中医思维，纯正中医中药”的原则，遵循“善者为医，仁心仁术，诚信为本，治病救人”的祖训，致力于推动中医外科的传承与发展，为全国广大病患提供优质纯正的中医药治疗。

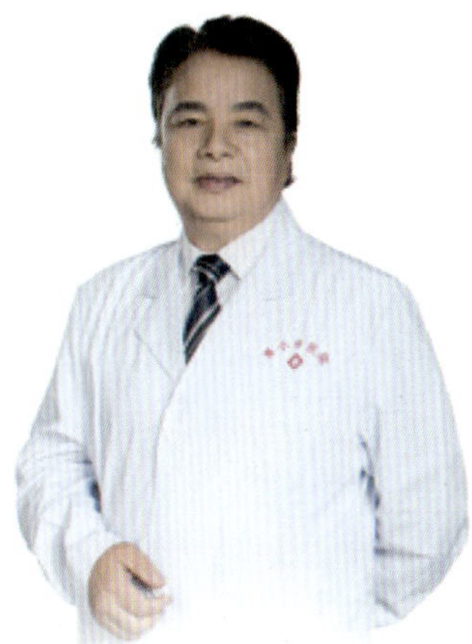

国家级非遗 夏氏丹药第五代传承人 夏小中院长

第六代传承人夏文沙，国家级非遗项目传承人，世界中联骨伤科专业委员会常务理事，中华中医药学会非遗传承推广平台常委，湖北老字号品牌“方清愈本”持有人，湖北夏小中医院院长，民建湖北省委人口医药卫生委员会副主任，湖北省中医药学会周围血管病专业委员会委员，加拿大注册针灸师。

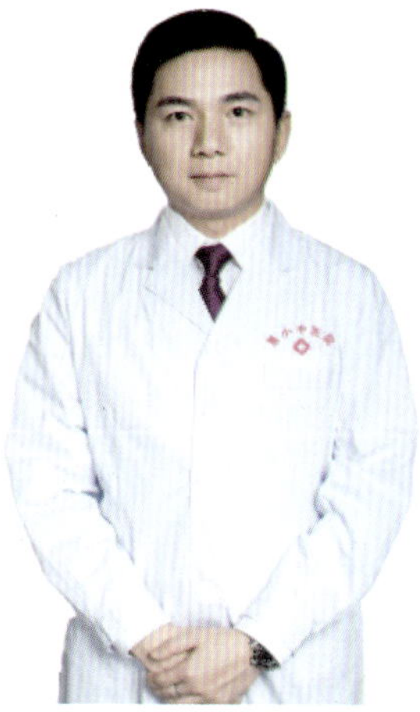

国家级非遗 夏氏丹药第六代传承人 夏文沙院长

山东 郭氏世家

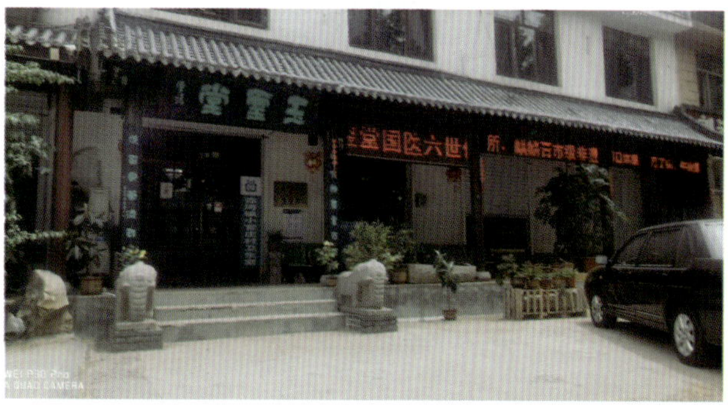

世家传承

第一代：郭德年（1832－1910年）。山东郭氏世家经营的“玉玺堂”，起源于山东省青州市弥河镇辛庄村郭德年老先生。郭德年青年时期到京城拜师学医，后因战乱回乡悬壶于世。行医五十余载，医患无数、誉满乡邻。

第二代：郭建孔（1861－1943年）。继父亲郭德年之后，成为当地名医。

第三代：郭玉玺（1901－2000年）。郭玉玺是郭建孔之子，继承医术，新中国成立后创办“育生堂国医馆”行医至百岁高龄，著书《心法解述》传于后世。

第四代：郭兆云（1925－2008年）自幼耳濡目染跟随父亲郭玉玺采药制药，熟读经典，1948年去张家口拜师游学，20世纪50年代回乡继续与父亲经营“育生堂”医馆，在中医外科、皮肤科颇有建树，辨证论治，运用如意三金丹治疗各种疮疡疖肿，运用威灵麻黄汤治疗各种皮肤癣痒，尤为神效。

第五代：郭宝臣，1951年出生，青年时代正值动荡年代备受冲击。在此期间，在父亲的言传身教下，郭宝臣凭借坚强的毅力自学成才，行医30余载。其对中药的采集、炮炙及各种膏方熬制技艺精炼纯熟。在“郭氏玉玺堂麒麟膏熬制技艺”的非遗传承项目保护中起了关键性的作用。

第六代：郭太伟，1978年出生，执业中医师，继承家学行医济世，并于2017年创建“玉玺堂”国医馆，弘扬祖业传承中医。他以不孕不育、中医妇科、中医内科及慢病调理、诊疗，以及皮肤病为主要的研究方向。他每年接诊人次过万，受益者遍布全国各地。

郭太伟先生作为六代中医传人，深知肩负传承中医优秀传统文化的历史使命，在行医二十多年的时间里一边临床诊病，一边不断地遍访名师大医拜师学艺。先后拜师于孟河医派传人吴大真教授成为入门弟子，研习中医妇科；师从北京301医院孟庆义教授，学习人体肠道微生态理论并与《易经》理论相结合运用于各种慢性疾病的调理及疑难杂症的治疗；跟随海派蔡氏妇科传人付金荣教授、朱氏妇科传人胡国华教授、上海曙光医院殷岫绮教授，学习中医妇科；跟随河南金超杰主任学习五行升降和扶阳医学理论；师从龙砂学派李宏教授学习五运六气理论。

郭太伟先生在医学知识上不断学习进取，同时，也没有忘记对家族中医产业的发展与振兴。2017年成立“青州玉玺堂医药科技有限公司”，依托公司平台将家传“麒麟膏”系列产品贡献社会，服务于大众。在他的推动下，郭氏“玉玺堂麒麟膏制作技艺”已被收入青州市非物质文化遗产保护项目名录。

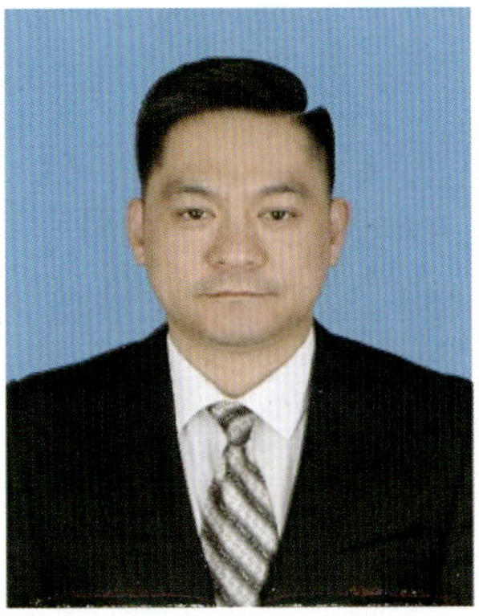

玉玺堂麒麟膏制作技艺非遗传承人 郭太伟

学术经验

郭太伟医师，行医二十多年，将家学技艺与中医经典紧密结合，形成了特有的诊疗经验和学术理论。运用月经调周法结合扶阳派理论治疗月经病、子宫腺肌病、子宫内膜异位症、不孕症等，疗效显著，解除无数人的痛苦。

他运用六经辨证结合五运六气理论治疗高血糖、高血脂、高血压、高尿酸等慢病，调理肺部疾病、甲状腺疾病、乳腺疾病及肝脏各种结节、囊肿，屡获奇效。

他深入挖掘总结家传中医膏方技艺，运用“麒麟膏”系列产品调理亚健康状态、更年期综合征、不孕不育、性功能减退等慢病，疗效显著确切。

主要成果

“玉玺堂麒麟膏”是青州郭氏中医家传统古法熬制的养生膏滋。中药膏滋又称膏方，应用已有千年历史，制作工艺复杂考究，食用后效果理想为老百姓广泛接受。“玉玺堂麒麟膏”是郭氏中医祖上创制的一款益气补血滋阴填精佳品，又是调整身体亚健康状态、备孕、防病增强体质的养生佳品。公司现已开发出麒麟膏系列产品。产品批号Q/SDZG 0011S。

郭太伟赋诗一首：

极目寰宇九州广，海岱青州居东方。
问君岐黄何所觅，龙门崮前弥水旁。
六世载道传非遗，麒麟种玉得子长。
医海无涯德为首，仁者一派聚明堂。

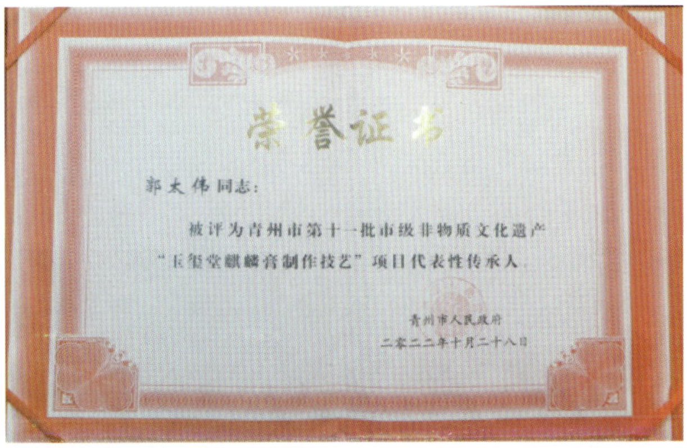
荣誉证书
郭太伟同志：
被评为青州市第十一批市级非物质文化遗产
“玉玺堂麒麟膏制作技艺”项目代表性传承人
青州市人民政府
二〇二二年十月二十八日

郭太伟：郭氏玉玺堂麒麟膏熬制技艺非遗项目传承人证书

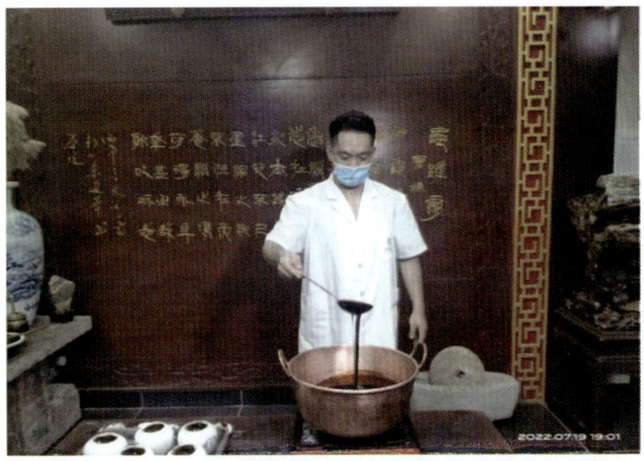

郭太伟展示麒麟膏非遗熬制技艺

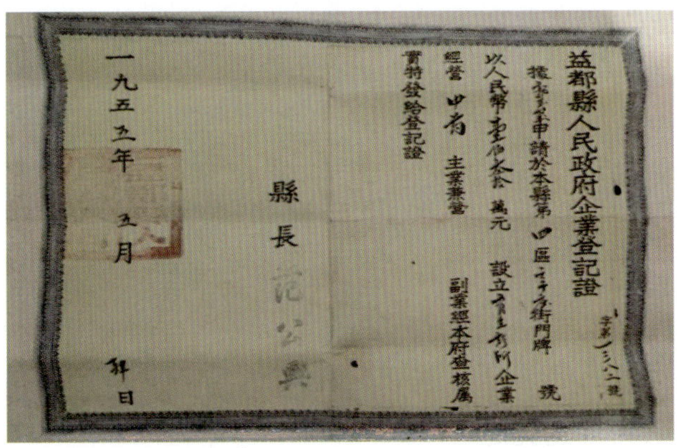

山东省潍坊市益都县人民政府颁发的企业登记证

湖北 樊氏世家

世家传承

樊氏中医起源于湖北省潜江市周矶镇章家。

第一代：创始人章诩成（1836－1920年），湖北潜江人。清代光绪年间举人。弃仕从医，在湖北潜江创办“寿春永医馆”，闻名当地。其对中医药的热爱与不倦钻研成为家学传承基石。

第二代：章铺志（1858－1938年），湖北潜江周矶镇人。随父章诩成习医，继经营其“寿春永医馆”，擅长救治危急重症，医名卓著，是当时县太爷的专诊医生。因膝下无子，只生二女，为传承家学，经人举荐收樊希福（又名福生）为徒，喜其聪慧勤奋，将其招为长女之婿改名为章士準。

第三代：章士準（樊希福）（1908－1994年），湖北潜江高场人。樊姓改章姓，医技得到章家岳父的真传，早年经营“寿春永医馆”，方圆百里皆知其医名。业医一生，擅长用中药、针灸治疗疑难重症，尤其对消化道恶性肿瘤的治疗有独特方法。亲传弟子樊明法等七人。

第四代：樊明法，1937年6月生于湖北省潜江市高场，7岁时因父母双双病故，随叔父章士準（下简称章老）生活。1954年特大水灾雪灾，他响应政府号召，成为医务人员救灾的代表性人物，把医药送到边远湖区的每家每户。当时大雪不停，乡间小路雪深没踝，樊明法挑着药担随章老行程十余公里，给村民查病送药，这年也是樊明法开始接受叔父传承医药真经的起点年。

1956年，公私合营，樊明法随章老加入周矶镇诊所执医。1957年，湖北省卫生厅首批行医资格证考试，樊医生取得行医资格证。同年学习西医近一年，进修医学化验半年。1960年，调援国家大炼钢铁的荆门集团医院执医，年底钢厂停办，调到国营后湖农场医院分场卫生所，任所长并坚持临床工作。1960年他高考，被华中农学院预科班录取，学习一年。1961年7月，回后湖农场分场卫生所继续担任所长。1962年，同药剂师的妻子熊纪征回潜江周矶卫生所，夫妻二人开展医药工作。1961－1966年，樊明法考入湖北中医学院（现湖北中医药大学）中医专业函授班，学习五年并获得毕业证书。1969年，他被下放到农村，他承办合作医疗工作。

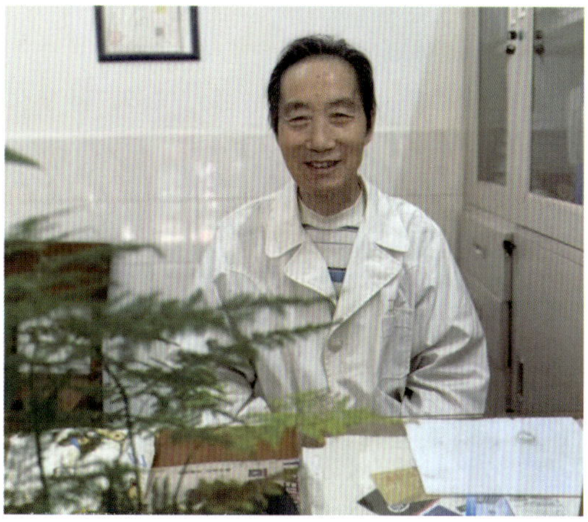

1985年，樊明法晋升为中医主治医师；1993年，晋升为中医副主任医师，同年在湖北省潜江市熊口医院退休。退休后受聘于深圳福田人民医院，在专家门诊及自己开设的医疗室执医近5年，1997年，在湖北荆州政府支持下成立了“樊氏中医诊所（樊氏国医馆）”，并创办了以蟒针疗法为主体，包括刺络疗法、耳针、小针刀、皮肤针、水针、指针等，成立“特种针法研究会”，专攻疑难杂症的治疗研究，致力于中医临床与传承。

熊纪征 （1941－2018年），1961年与樊明法结为伉俪，调入当时的潜江周矶卫生所任药剂师兼会计。在工作之余，她随樊明法等学习针灸疗法，向护士们学习静脉穿刺、常规护理等。在1969年和丈夫樊明法下乡承办合作医疗试点的一年中，身兼针灸医生、护士、司药、制剂师等。1987年，国家首次职称晋升考试，她获得省首批西药药剂师资格。1993年退休，她和丈夫樊医生到深圳打工近5年。后自成立荆州樊氏中医诊所，她又开始了系统的中医药学习。通读《本草纲目》等多种中医药典籍，随后写下十余本读书笔记。针对中药汤剂难服的问题，她把西药制剂的某些方法应用于中药膏方和丸药中浓缩精制；发掘传统中药的外用疗法，给不接受口服中药的患者和儿童用穴位敷贴和药袋外敷；她自主研发配制的系列植物护肤品，广受用户好评。

第五代：樊蓉，樊明法长女，1963年4月出生，15岁考入湖北中医学院中医系中医专业，20岁获中医学士学位，就职于中石化湖北江汉石油管理局中心医院（五七）中医科。历任主治医生、副主任医师、科主任。退休后，2016年开始，在湖北省荆州市接任荆州樊氏中医诊所工作至今。

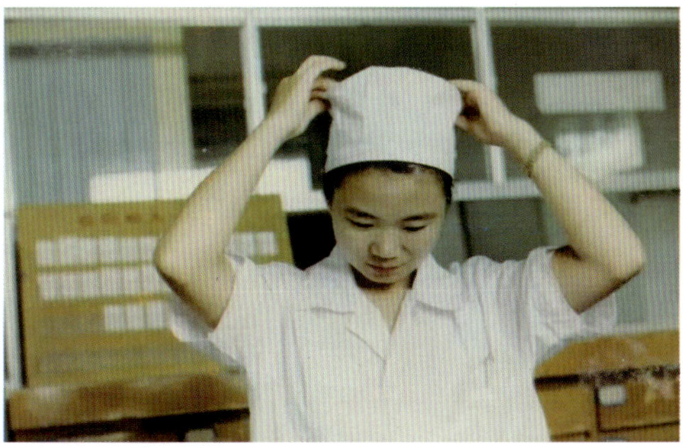

何川，樊明法次女，大专毕业于湖北江汉大学临床医疗专业，本科毕业于北京中医药大学中医学专业；曾就职湖北潜江熊口医院，从事内科门诊、急诊、病房临床工作二十余年，先后在同济大学附属同济医院进修规培内科、心血管内科、神经内科三年。曾师从北京中医大学博士生导师于天源教授、国家一级按摩大师徐兴东教授，学习推拿按摩一年；曾在《中国针灸》等国家级刊物发表多篇论文。擅长中西医结合治疗内科常见病和多发病，对神经内科康复治疗采用蟒针加指针推拿按摩疗法有独道经验；特别擅长特种针法蟒针加指针点穴，结合推拿按摩治疗各种肥胖症、中医瘦脸和减少颈纹等，完善并发展了樊氏中医针灸推拿治疗肥胖症疗法。

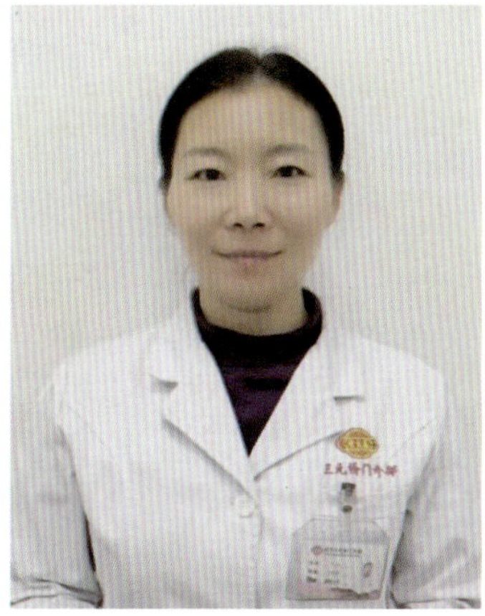

樊哲东，樊明法长子，1964年出生，中国农业大学农业工程硕士、澳大利亚格里菲斯大学信息技术与电脑工程硕士。酷爱中医经方与针灸，家学之外，还师从黄煌教授学习经方，师从北京中医药大学数位教授学习针灸推拿，参加过北京中医药大学针灸短期培训。研究方向：运用人工智能AI学习中医经典，将中医的经络理论与现代神经和筋膜系统等多模态科技结合，研究经络系统的多元性，成为具有创新精神和国际视野的中医研究者，致力于传承和发扬中医药文化。

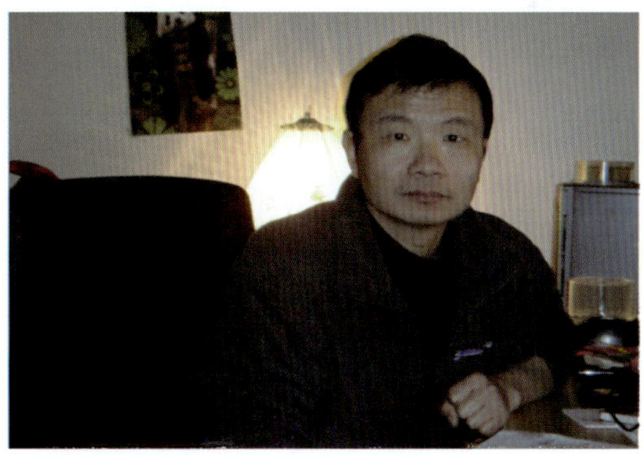

第六代：樊徐光，樊明法外孙，现就读于成都中医药大学中医学专业，本硕连读。

学术成绩

1. 二十世纪六十年代，樊明法下放承办合作医疗的周矶生产大队是全公社最穷困生产大队，全村人口1800人，合作医药费每人一年仅交2.5

元，共计全年医药费仅4500元，村民的大、小病和重病转院费都包括其中。为保全队社员大、小、重病得到满意治疗，且不超支费用，他和妻子自带针灸器具以针灸为主治病，急救、重病用西药针剂，中草药则发动群众协助采药、种药，形成一个自采、自种、自制、自用的“四自一针”群众办合作医疗的局面。夫妻俩身兼医生、护士、司药、制剂师、药农数职，自制中药的膏丹丸散，还用中草药提取自制“银花鱼腥草针剂”，用于急性炎症的肌内注射。在他们夫妻二人废寝忘食的努力下，村民患上的各种疾病均得到即时、恰当的治疗，在治病过程中无任何医疗事故，重病无一例转院。年终合作医疗4500元还节约1250余元。樊明法夫妻的拼搏和努力，赢得了周矶大队干部、群众的深深敬重和爱戴。随着时代的发展，全家老少重回周矶镇卫生所，临行时村民以最高礼仪——敲锣、打鼓、放鞭炮的方式，一直欢送他们到卫生所，并送上一块镜匾聊表感谢和不舍之情。

他们的成就也得到区卫生院领导的重视。1970年将樊明法全家调到熊口区卫生所所在地，任命樊明法为副所长；后又调樊明法到卫生院，主管全区各乡镇的中草药采、种、制、用，命其培训各大队赤脚医生的针灸和中草药的采、种、制。随后，县主管卫生工作的领导指定樊明法兼管全县中草药的采种工作，带领县各区、农场的药政干部到湖南、湖北、四川及英山、大别等深山老林采集、购买药苗种子，分配到全县各大队、医务室种植，如有的大队种生地黄三五亩，将收获的鲜生地黄加工为医用生地黄卖售给供销社，再用卖药的钱购买需要的药品。这样既可巩固合作医疗成果，亦可有利于发展合作医疗。

樊明法夫妻办合作医疗的经验，带动了潜江全县各区镇农场合作医疗的兴起，在1969—1979年之间，开展大办合作医疗的新型医疗模式网，在全国都深具影响，甚至受到联合国向第三世界国家的推荐。当时全国十数个省市到潜江参观取经学习中药制剂。1975年5月，以阿尔及利亚为首的十五个发展中国家的行政卫生官员也专程到中国湖北潜江参观，学习县以下基层医疗四级网点模式经验，从大队医务室及其赤脚医2～3人的配备、中草药使用和种植的现场，到乡镇公社卫生所、区卫生院、县人民医院的设置，四级医疗网点的实地考察，取经三天。

2.樊明法在临床中擅用蟒针等特种针法结合内服中药治疗多种疑难病。治疗运动神经元病（MND）、肌萎缩侧索硬化证（ALS）、小儿脑瘫、小儿麻痹后遗症、儿童骨龄提前闭合矮小综合征、男女儿童性早熟、格林巴利综合征、脊髓空洞症、强直性脊柱炎、血栓闭塞性脉管炎、各类型癌症、硬皮病、斑秃顽、白癜风、固性皮肤瘙痒疹等二十余种疑难病，疗效显著。他对中风急性期蟒针加服中药救治及恢复期后遗症的治疗，提出了针灸治病机理在于调节人体“本能自稳态”的效应。

3.樊明法公开发表学术论文并被收入中国知网论文数据库的论文共10篇。

河南 魏氏世家

世家传承

魏氏世家据其可考之祖传“脉象按摩法加一针通全身”，源于清代晚期河南魏氏家族。其特有的气血诊断方法、点推脉象按摩法、调气血针法等，一直以“口传心授，不著文字”的方法教授，并以家传及师承的方式“一脉相承”，秘不外传。因此历史上有些传人由于没有文字记载已经无法考证，现在能追溯到的最早传人是清朝晚期的魏氏第一代传人魏钟先生，至今历经一百多年，现已传至第五代。第三代传承人在20世纪

60年代后期，由于当时取缔民间中医，而另谋职业，出现断层。现在魏氏“脉象按摩法加一针通全身”的第四代传人魏永勤和第五代传人任志勇在传播传承。

第一代：魏钟（1848－1920年），清代晚期河南著名针灸大师，博采众长，创立“脉象按摩法加一针通全身”疗法。魏氏“脉象按摩法”学术流派创始人。

第二代：主要传承人魏长桥（1875－1945年），魏钟之子，自幼跟随父亲行医，熟练掌握“脉象按摩法加一针通全身”的技术。

第三代：主要传承人魏生林（1934－2002年），魏长桥之子，也是自幼随父学习医术，但在30岁而立之年恰逢动荡之期，很多行业陷入停滞，更是直接取消民间中医，魏生林不得已改业谋生。

第四代：主要传承人魏永勤出生1963年，魏生林之女，传承了祖辈们留下的“脉象按摩法加一针通全身”，并发扬光大。她根据现代人的体质改良医术，命名为现代新中医“魏氏脉道整体医学”流派。

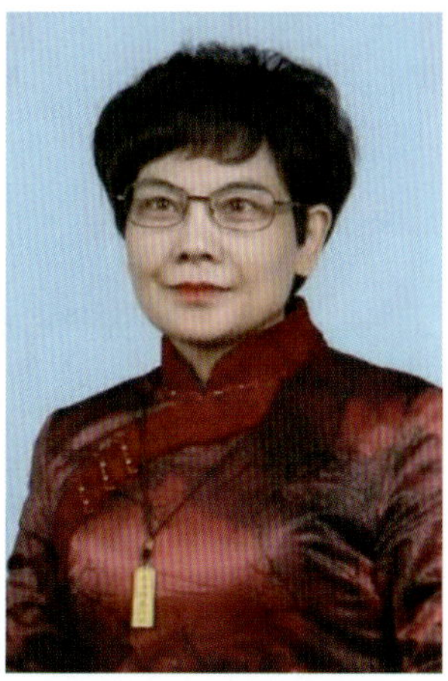

第五代：主要传人任志勇，出生于1983年，魏永勤之子，从小受到母亲魏永勤的教导与熏陶，对祖辈留下的技术情有独钟，跟随母亲苦心学习，用心整理家传医籍文献，专注于魏氏脉道整体医学的临床应用和研究。通过实践，有所创新，有所发展，继承总结，发扬光大。

学术经验

1. 魏永勤提出了“寸关尺上调万病，内关穴上补气血”“千人一个法，万病同时调”“病脉推平的健康标准”等特色理念和方法。

《黄帝内经》载：“平人者，无病也。”根据这个原理，魏永勤创立“脉道平顺气血疗愈”医术，聚焦在寸关尺上调理人体全身疾病。不论什么疾病，患者多大年龄，采用把病态脉调平成平人脉的方法，促进人体恢复健康。并于2018－2019年正式开始“魏氏脉道整体医学”的培训教学。2022年起，开始带徒。曾在多家中医院及诊所从事慢性疾病及重大疑难杂症等疾病的调理，受到患者的一致好评。至今已收徒16人。

2. 用“一穴调气血”，把病脉打平。祖传的“一针通全身”，用一寸银针一个固定穴位上，直接快速激活人体全身的气血，促进修复损伤的人体器官组织，使人体器官炎症、溃疡、萎缩、糜烂等得到修复与再生，促使人体恢复到健康状态。

主要成果

1.《魏氏脉道气血整体医学》于2024年列入河南省信阳市固始县非物质文化遗产。

2.《魏氏脉象气血疗法》《儿童气血脉诊》《老人气血脉诊》《成人气血脉诊》《脉道平顺》获得版权登记。

3. 编绘“魏氏脉道整体医学”结构图。

轶闻趣事

2020年，经朋友介绍，受邀为北京一位患者调理高血压及肥胖症。患者两年来一直血压至高不下，既服用西药，又用中药，始终离不开药物。魏永勤脉诊后，用寸关尺脉道疗法加一穴调气血，调理一次血压恢复正常，调理6次体重减轻4kg。后来患者又介绍他哥哥来调理，他哥哥肝上有10cm的肝囊肿，腰疼腿疼，采用一穴调气血调理一次，腿不疼了，肝囊肿采用打脉道的方法调理三次，囊肿从10cm变成一个个小泡泡了，弟兄俩高呼：“这个寸关尺脉道疗法太厉害了，疗效显著、安全、简单，无痛苦、无不良反应，能让人体快速解决健康问题，是当今医学界的奇迹”。通过他们的宣传，一传十，十传百，很多北京的朋友前来调理，都得到了很好的效果。

2024

国医年鉴

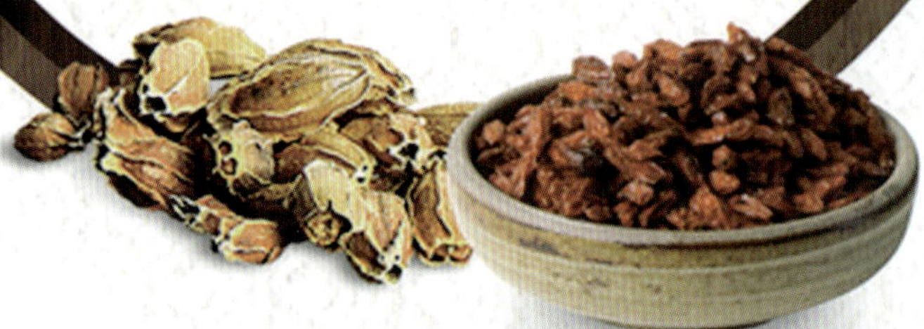

大医精诚　医者仁心

中医药名人榜

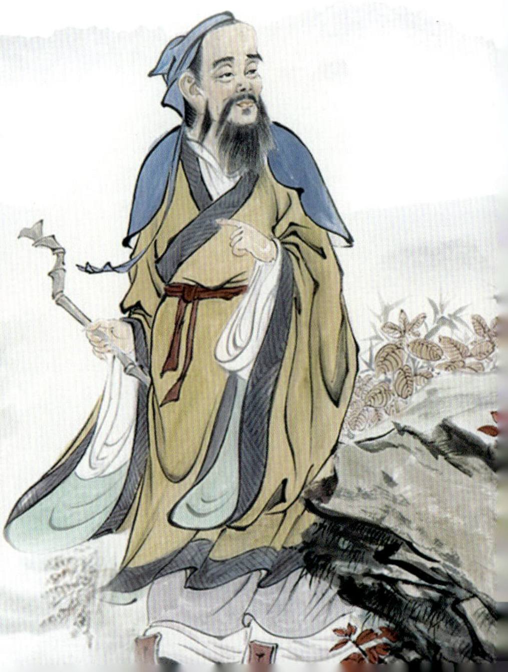

中医文化

中医药名人榜

华夏传统

匡立福

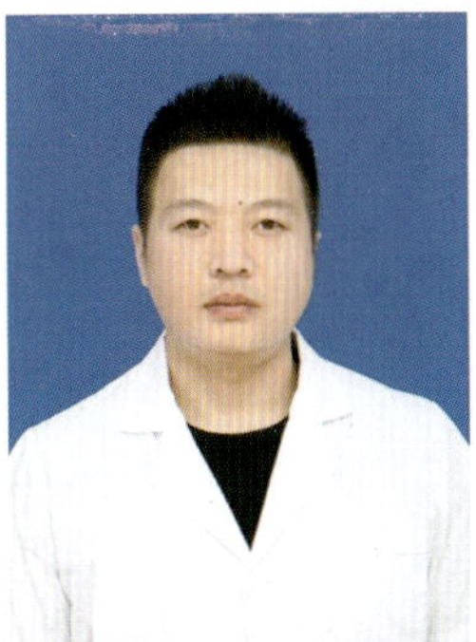

匡立福，男，中医科主任，中共党员，连云港市医师协会疼痛科医师分会委员。师承解放军空军总医院刘益善教授，新医正骨手法弟子；有着十余年中医针灸功底，拜国医大师、第五批国家级非物质文化遗产“针灸”项目代表性传承人、中国工程院院士石学敏为师，不断精进针灸技艺。

匡立福擅长颈椎病、腰椎间盘突出、肩周炎、膝关节炎、网球肘、痛风、面瘫等骨关节疾病及软组织疾病，以及胃肠疾病、静脉曲张、失眠等急慢性疼痛性疾病及内外妇科疑难杂症的治疗与预防。能调理寒证、痛证、阳虚证、气虚证等多种疾病；特别是对颈椎病、腰椎间盘突出的治疗能节省大量的时间，减轻患者治疗期间的痛苦，降低患者的经济负担。匡立福善于运用中药治疗胃脘痛、便秘、腹泻、咳嗽、风湿、类风湿、妇科、皮肤科疾病，疗效显著。尤其擅长针药结合治疗各科疾病。

匡立福本着“治未病”的理念，始终坚持以中医为主、中西医结合的治疗方法，将传统中医与现代技术相结合，在传承的基础上不断创新，擅用针灸经穴理论技术，尤其精通针挑疗法15种术式，将毫针补泻、电针、火针、温针电磁疗法、针刀疗法、火龙罐、颈腰椎牵引、新医正骨等中西医疗法相互结合，在临床中辨证施治，不仅疗效独特，同时减少或避免了治疗过程中的不良反应。

吕大钊

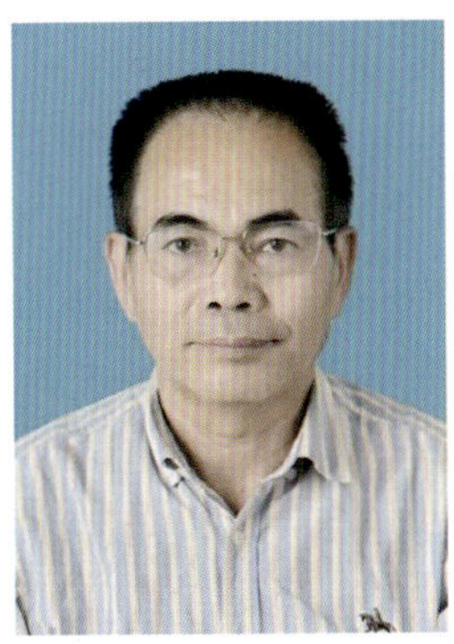

吕大钊，字洲安，1964年生于陕西蒲城。北京洲安中医院院长，大国医学网客座教授，大美中医药学习网首席专家，中国民间中医药开发研究协会民间疗法专业委员会委员。

吕大钊祖上即有从医，本人系统修习于光明中医函授大学，又得到朱万春、麻瑞亭、张学文等大师的言传身教，长期专注于治病救人。运用《黄帝内经》诸法，整体综合调理癌症等疑难病。患者遍及京城内外。吕大钊心系社会，不但投资北京洲安中医院，更投资了一家平价养老院。

近二十年来，大家称吕大钊为“中医肿瘤专家”“治癌圣手”“医通神明”。因为在治疗癌症方面，只要患者还有一口气，有康复的信念，天命又不该绝，吕大钊都能让患者病情有所好转，树立并重拾康复的信心！

吕大钊认为，中医重在一个“中”，中的本意是不偏不倚，阴平阳秘。肿瘤，古有之，今更是常见。治病求因是中医的特色，临床上所谓的“未分化癌、分化癌、腺癌、鳞癌、小细胞癌”等等全是症状，不是病因，医者须找到病因，然后治之，则自然康复。

吕大钊先通过病因病机的分析，其诊断让患者及家人信服，让他知道此病可以治愈，缓解患者的情绪，忘掉不愉快，振作起来，抬头挺胸、腰杆挺直，理性看待生死，执行医生给的各种治疗方案。稳定患者的心态，这在兵法叫攻心为上。至道在微，变化无穷，在学术上应《黄帝内经·灵兰秘典论》的“主明则下安，……则大昌”。

如：浙江嘉兴的李某，58岁，患肺癌已到晚期，请多位肿瘤专家为其会诊，唯以吕大钊之诊断：其少年时背部受伤，又生大气，使之瘀结而形成的病因为最被认可。因而得到患者信任，接受治疗。用药后使其病变逐渐消散，病邪通过大小便排出而康复，至今15年过去了，70多岁的他看上去如同50岁的人。

再如：某女，4岁发病至今13岁，医院诊断为晚期皮肤癌，9年来治疗之路遍及国内外，全无疗效，病变从手到脚的内侧可见。后求治于吕大钊，诊其病因为幼年惊吓伤魂魄所致，从娘胎到3岁，四年间受了四次惊吓，伤了一魂三魄，治疗采用中医诸法定魂修魄，当天开始见效。主药为25年的野山参，十天后，体表所有的病变逐渐消退。这就是吕大钊治病求因思路。

吕大钊运用中医整体观看待癌症及其治疗。他主张减少放射影像检查的频次，降低辐射的伤害。他还根据患者病情，综合整体治疗，灵活选配穴位治疗，或针或灸，或掐或揉，以及音乐治疗、意念治疗，甚或元气输入治疗等。总之，以天人合一、阴平阳秘为大纲，以大道至简的原则，从患者脾气、性格到饮食起居等，全方位调理。

吕大钊临床善于辨证变通，具体治法因人而异。如：黄某，患肿瘤。发于全身内外。对此，吕大钊以药物外用为主，以公斤为单位，共成粗粉，除熏蒸外，更多的是让其卧于电热毯上，将几十公斤的药粉围盖全身，另加内服，持续一周七天，患者身上能看到的肿瘤消除了三分之二，又调理四个月，患者症状缓解基本无不适感。

张明科

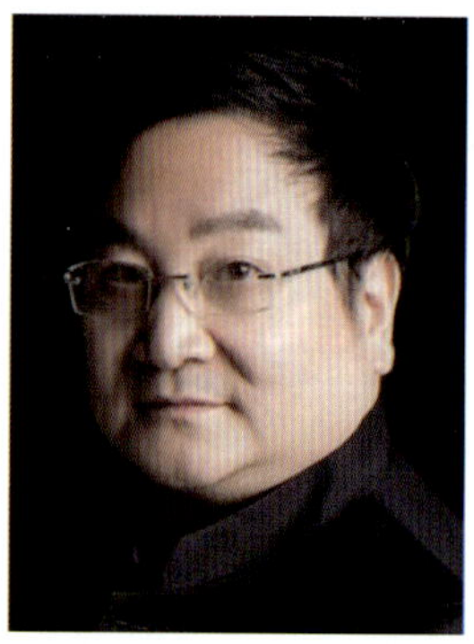

张明科，博士，教授，国医大师张大宁弟子。西京中医药研究院高级研究员，中国民族医药学会科普副会长，中央机关老干部健康顾问团成员，空军军医大学（原第四军医大学）“复视明”胶囊、“显迪喷剂”“王储三高”沙菊茶发明人，获第十、十一、十三届中国科学家论坛创新发明奖，第57届世界传统医药医学大会终身成就奖章获得者。

擅长诊疗：糖尿病视网膜病变，视神经缺血性病变、屈光不正、弱视、散光，以及肝病门静脉高压、高血压、高血糖、高尿酸、高血脂、脂肪肝、肥胖症、内分泌失调、乳腺病变、子宫肌瘤、严重抑郁症。关于青春期情感障碍综合征、顽固性便秘等课题传统理论研究，应用于临床获得理想疗效。其对甲胎蛋白数据异常，癌细胞变异等运用靶向一对一精准个性化干预调理；对肺癌、肝癌、腺癌等生化检查及生理数据异常，以整合医学理论制定个性化精准方案，一对一临床早期干预调理；部分肺癌患者临床指标恢复正常，随访跟踪十八年以上，生命体征康复，至今健在。

张明科积极参加社会活动，先后受邀参与“一带一路”国际中医药高峰论坛；传统医药联盟成立大会，联名发起“武汉宣言”。承担民族医药特色疗法挖掘与传承创新工作。先后策划“眼博士”“君肤净”“无化药体外疗法”“王储三高”等品牌运营，益于万众。

张明科先后受邀赴美国、德国、新加坡、泰国、日本、菲律宾、马来西亚和我国台湾、香港、澳门、西藏、云南、广西、贵州、新疆、内蒙古及墨江哈尼族自治县等国家及少数民族地区进行学术交流、科学调查研究、科普演讲游学义诊、会诊、特诊等授慧于万众。

张明科几十次接受央视、凤凰、中国网、中国经济、健康网、搜狐、新浪、优酷、腾讯等多家媒体专题采访并予以报道。

发表学术论文：

首次在美国《国际替代医学》以中医药学术观点发表论文引起反响。

1. 美国循证替代医学杂志，2019.09，（英文版）刊载论文：复视明胶囊通过抗糖尿病作用减轻糖尿病大鼠视网膜损伤研究。

2. 西北药学杂志，2018.06，刊载论文：复视明胶囊抗炎镇痛作用研究。

3. 中国药房期刊，2018.07，刊载论文：复视明胶囊质量标准的研究。

4. 研究原著期刊，2019.10，刊载论文：复视明胶囊十种药效成分的研究。

5. 甘肃中医药，2018，刊载论文：沙菊茶中有效成分的研究。

6. “参芪平衡胶囊”的发明人。

陈波

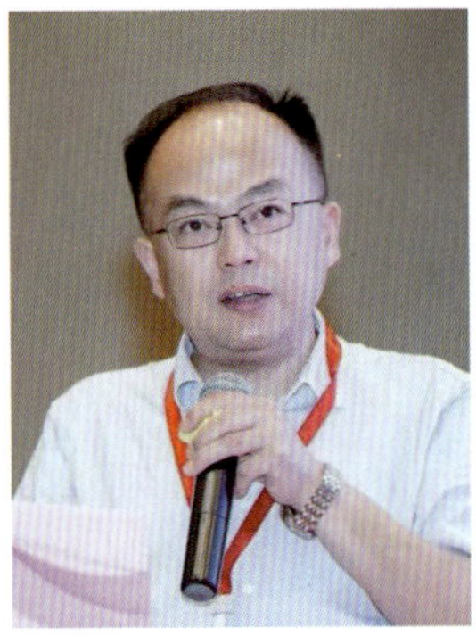

名人小传

陈波，贵州大三线水矿医院有限公司，中医康复中心主任、主任医师，六盘水市首届名中医，全国基层名老中医药专家，中国中医药研究促进会治未病与亚健康分会副会长，世界中医药学会联合会亚健康专业委员会第四届理事会常务理事，全国卫生产业企业管理协会治未病分会第三届理事会常务理事，中国中西医结合学会男科专业委员会首届青年学术委员，中国抗衰老促进会康复分会装备学组常务委员，中国康复医学会康复治疗专业委员会成人吞咽康复学组委员，贵州省第二届中医名医传承指导老师，贵州省中西医结合第二届心血管专业委员会委员，贵州省医学会物理医学与康复学分会第九届委员会中西医结合康复学组副组长，贵州省中西医结合学会第一届银质针专业委员会委员，贵州省中西医结合学会第三届肾病专业委员会委员，六盘水市中医药专家组成员、针灸组牵头专家，六盘水市康复医学质量控制中心专家，六盘水市医学会物理医学与康复学分会第二届委员会副主任委员，六盘水市医学会脑心同治专业委员会副主任委员。

学术经验

从事中医临床工作二十九年，不仅有丰富的临床经验，还具备深厚的针灸理论基础，临证时讲究治病求本，固护脾胃，提倡针药并用，重视未病先防和养生保健，施术时强调“宁失其穴，勿失其经”。在临床中重视体表穴位的压痛检查，借以分析内部脏器的病变情况，并对相关经脉和腧穴进行望、审、切、循、按、扪等检查，发现异常反应(压痛点或阳性结节)，从而辨明病变为何经、何穴，并为整体辨证及治疗提供依据。如《灵枢·刺节真邪》曰：“凡用针者，必先察其经络之实虚，切而循之，按而弹之，视其应动者、乃后取之而下之。”《灵枢·背腧》曰：“则欲得而验之，按其处，应在中而痛解，乃其腧也。”特别是对痛证的治疗，遵循《黄帝内经》曰“天地者，万物之上下也；阴阳者，血气之男女也；左右者，阴阳之道路也……阴阳者，万物之能始也”，《黄帝内经》曰“故善用针者，从阴引阳，从阳引阴，以左治右，以右治左”。《素问》：“气反者，病在上，取之下；病在下，取之上；病在中，傍取之。”《灵枢》：“病在上者下取之；病在下者高取之；病在头者取之足；病在腰者取之腘”。《素问·五运行大论》中说“上者左行，下者右行”等古中医理论。特别对针灸四总穴(肚腹三里留，腰背委中求；头项寻列缺，面口合谷收)临床应用有自己的独到见解。并在临床治疗中也非常重视调理中焦脾胃，认为脾胃居于中土，是气血生化之源和后天之本，疾病的发生多责于脾胃，脾胃不和则百病始生，而调理脾胃可补益气血，扶正祛邪，治愈疾病。《素问·五脏别论》曰“脾为中央土，以灌四傍”；《脾胃论》曰“脾胃之气既伤，而元气亦不能充，而诸病之所由生也”等。

临床中善于总结工作经验，发表论文二十余篇，如《针灸综合疗法治疗腰椎间盘突出症术后遗留疼痛的研究》《通则不痛：痛症的古中医针灸疗法》等；多次受邀参加各类全国会议并授课；参加编写《精编中医内科疾病诊疗》《实用针灸推拿治疗学》《针灸技术与临床》《中医临证思维》等专著二十余部；参加省级科研项目1项，市级科技项目2项；获实用新型专利2项。

黄美章

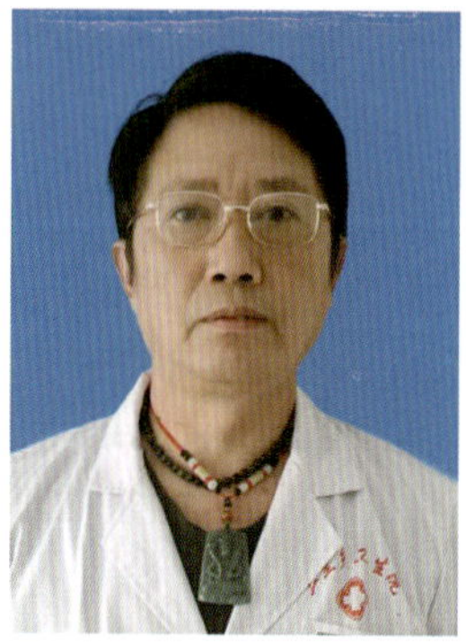

名人小传

黄美章出生于1962年，男，湖北恩施人，土家族。中医全科医师、中药师、针灸师。出身于中医之家，为更好地掌握中医理论知识，提高诊疗水平，拜民间中医大师周亭鹤、向天礼为师学习三年。在细沙卫生院工作二年后，就读恩施州卫生学校，四年制中西结合专业。先后考取了药师证、针灸临床医师证、确有专长资格证、乡村医生证，之后在卫生室工作至今。中国民间中医药研究开发协会民间疗法研究专业委员会常务委员。

黄美章在基层从医三十余年，研学中医全科，尤其在儿科、小儿推拿，妇科不孕不育，乙肝、肝硬化的早期治疗，带状疱疹，风湿、类风湿，正骨整脊，腰椎间盘突出，皮肤病，面瘫、中风后遗症等各种疑难杂症的治疗上取得显著的效果。

黄美章为黄氏祖传灯火灸疗法、黄氏中医调治男女不孕不育疗法、黄氏中医针灸推拿疗法传承人。三种疗法作品均已在版权局登记注册。

为了传承发展中医药文化，黄美章不仅自己治学溯本求源，古为今用，还带徒传艺，提携后学。

学术经验

1. 擅长灯火灸

黄美章通过拜师和研读中医古籍学习灯火灸疗法。《丹溪心法》《本草纲目》《幼科铁镜》有载。“脐风灯火十三，恩符再造。定惊元宵十五，不啻仙丹”。《幼科铁镜》作者夏禹铸云：“风寒束表，痰热蕴中，逆传心包，神昏惊厥，四肢抽搐。玄府不开，邪去无路，急宜开门逐邪，用定惊元宵十五灯火，以疏风利痰，醒神定搐，开玄府之门，驱邪外除，清本澄源。”小儿脐风灯火灸歌诀：“小儿初诞月中啼，气滞盘肠不用疑。脐轮胸口宜灯火，木香用下勿迟迟。三朝七日眼边黄，便是脐风肝受伤，急将灯火十三点，此是医仙第一方。”

灯火灸灼灸体表穴，能调和营卫，宣肺解表；温热刺激穴位，起到温中散寒、健脾暖胃之作用。临床可以治疗外感风寒表证、中焦虚寒呕吐、腹痛、泄泻等证。灯火灸为温热刺激，可使气机温调，营卫和畅，起到行气活血，消瘀散结之作用。可用于治疗各种痛证、瘰疬、寒性疖肿、阴疽、瘿瘤以及外科疮疡初起等证。黄美章用民间灯火灸治疗带状疱疹，一般只要两三次就能治愈，不会复发，且不会留下后遗症。

2.拟“温胞饮”加减化裁，调治男子精冷、女子胞寒冷、不孕不育等症

黄美章研读清代《傅青主女科》，用其“温胞饮”加减化裁调治男女不孕不育，疗效显著。

案例：湖北，朱女士，27岁，结婚五年未孕，多方求治无果。2019年10月15日就诊。刻见其面色苍白，双颧晦暗，月经量少、小腹疼痛，手足发凉、腰酸腿凉，性欲淡漠，大便稀溏，舌质黯淡、苔白、舌体肥厚腻，脉沉濡。

三次诊疗用药过程：一诊：白术（土炒）30g，巴戟天（盐水浸）30g，人参9g，杜仲12g，菟丝子（炒黑）12g，山药（酒浸）15g，炒芡实10g，炒肉桂6g，附子（盐炙）3g，甘草3g，生姜3g，大枣3枚，补骨脂（盐水炒）9g。二诊：加黄精15g，生姜3片。三诊：去附子加炙甘草3g、杜仲（醋炒）18g。

《医论》：妇人有下身冰冷，非火不暖，交感之际，阴中绝无温热之气。人以为天分之薄也，谁知是胞胎寒之极乎！夫寒冰之地，不生草木；重阴之渊，不长鱼龙。今胞胎既寒，何能受孕。虽男子鼓勇力战，其精甚热，直射于子宫之内，而寒冰之气相逼，亦不过茹之于暂而不能不吐之于久也。夫犹是人也，此妇之胞胎，何以寒凉至此，岂非天分之薄乎?非也。盖胞胎居于心肾之间，上系于心而下系于肾。胞胎之寒凉，乃心肾二火之衰微也。故治胞胎者，必须补心肾二火而后可。方用温胞饮。此方之妙，补心而即补肾，温肾而即温心。心肾之气旺，则心肾之火自生，心肾之火生，则胞胎之寒自散。若改汤为丸，朝夕吞服，尤能摄精，断不至有伯道无儿之叹也。

3.擅长幼科推拿、回阳九针

在临床实践中治愈很多风湿痹证、中风后遗症、面瘫患者。回阳九针具有醒神、开窍、通络、调理脾胃之功，黄美章在实践中发现其对亡阴亡阳有较好的急救作用。哑门系督脉和阳维交会穴，有清神志、通窍络、利语言之功；劳宫系心包络之荥穴，有开窍醒神、活血通络作用；三阴交为足三阴经交会穴，可补三阴不足，并有健脾益气、调补肝肾的作用；涌泉为肾经之井穴，有开窍、醒神、交济心肾之功；太溪是肾经之原穴，可调治三焦，滋阴补肾。脑为髓海，髓为肾精所生，为肾所主，故涌泉、太溪相配可有补肾

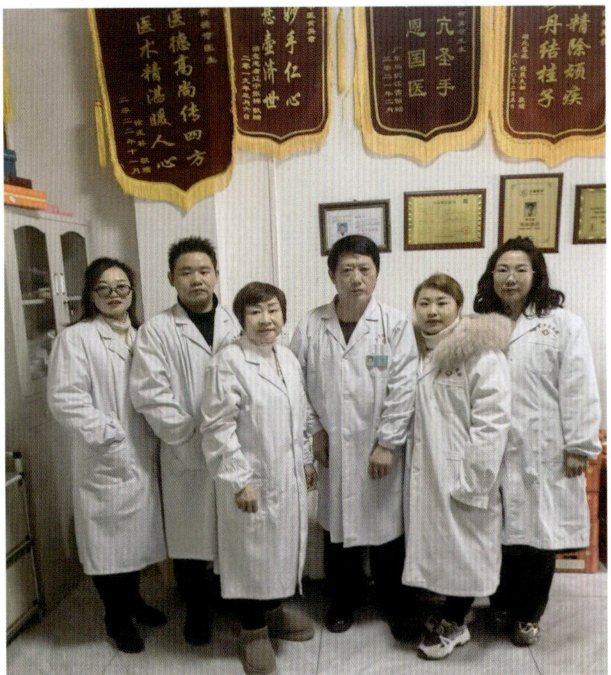
黄氏祖传灯火灸疗法传承人

健脑之功；合谷系大肠经原穴，是极为常用的名穴之一，治疗相当广泛，有通经镇痛、开窍醒神之功；环跳系胆经和膀胱经交会穴，有祛风利湿、疏筋利节作用，又为治瘫验穴；足三里为胃经合穴，能理脾胃、调气血、主消化、补虚弱；中脘乃胃之募穴，腑之会穴，有调理中焦、健脾化痰之功。同时，配以八会穴的髓会穴绝骨，平肝息风效穴风池，回阳固脱验穴百会、素髎更加强了治疗作用。回阳九针结合常规针刺治疗腰椎间盘突出继发性神经痛有较好的效果。尤能治疗风寒湿邪，气滞血瘀，阴阳脱离之休克，以及脑中风后遗症。

宿春良

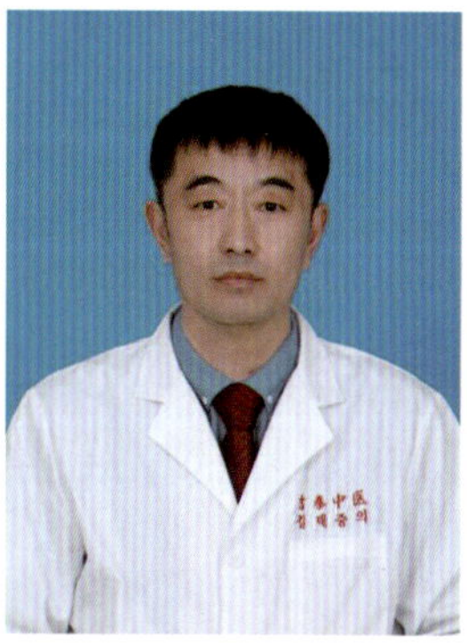

宿春良，男，汉族，1966年10月生，吉林省德惠市人，毕业于长春中医药大学，执业医师，中医内科主治医师，德惠市中医院国家级名老中医传承工作室周成章工作室传承人。延吉活力城吉泰中医综合诊所创始人、院长。

宿春良医师勤奋好学，昼应临床，夜读灯下，从事中医药临床三十余年，擅长中医辨证论治，运用中医药治疗颈椎病、肩周炎、腰椎间盘突出症、坐骨神经痛、膝关节炎、滑膜炎、痛风、足跟痛、风湿、类风湿关节炎、头晕头痛、冠心病、心绞痛、脑梗死、糖尿病并发症、前列腺炎、自汗盗汗、水肿、四肢麻木怕冷、慢性肝炎、胆囊炎、脂肪肝、慢性胃炎、胃溃疡、泌尿路感染、男科疾病、妇科疾病、老年皮肤瘙痒症、湿疹、荨麻疹、带状疱疹、银屑病、各类肿瘤以及各种疑难杂症，治疗效果显著。

案例一

张某，男，87岁，汉族，吉林省延吉市人，2022年7月8日就诊。患者主诉：胸痛十多年，多方求医无效。现胸痛，大便正常，唇紫、舌红紫、舌下静脉紫黑，脉弦涩。中医认为“通则不痛，痛则不通”。

辨证：胸痹（气滞血瘀）

治法：活血化瘀，理气止痛。

方药：当归15g，生地黄15g，桃仁10g，红花10g，炒枳壳15g，川芎10g，柴胡10g，赤芍药15g，桔梗15g，木香10g，丹参15g，郁金10g，三七10g，五灵脂10g，延胡索15g，甘草10g，山楂15g。

7剂，水煎服，每天1剂，分3次（早、中、晚饭后半小时）温服。经一个多月加减治疗，病告治愈。

案例二

徐某，女，65岁，朝鲜族，家住吉林省延吉市汪清县。患者于2023年7月22日就诊，患者主诉：患有强直性脊柱炎、脊髓炎，到处寻医问药，治疗效果不明显。现腰腿疼痛、手脚麻木、脚热、便秘，舌红、苔黄，脉濡数。

辨证；湿热腰痛。

治法：清热利湿，舒筋活络。

方药；黄柏10g，炒苍术10g，桂枝10g，防己10g，威灵仙20g，桃仁10g， 红花10g，龙胆草10g，羌活10g，白芷10g，川芎10g，神曲15g，牛膝15g，木瓜15g，白芍药20g，生甘草10g。

7剂，水煎服，每天1剂，分3次（早、中、晚饭后半小时）温服。经过4周的加减治疗，疗效显著。

案例三

俞某，男，68岁，朝鲜族，吉林省延吉市人。于2023年5月26日就诊。患者主诉：患皮肤瘙痒症3年多，现全身皮肤瘙痒，大便正常，舌淡红，脉数。

辨证：皮肤瘙痒症（血虚风燥）。

治法：养血、祛风、止痒。

方药：荆芥15g，防风15g，熟地黄15g，白芍药15g，当归15g，川芎10g，白鲜皮15g，地肤子15g，苦参10g，蒺藜15g，丹参15g，徐长卿10g，蝉蜕10g，僵蚕10g，蛇床子20g。

7剂，水煎服，每天1剂，分3次（早、中、晚饭后半小时）温服。连续用药4周，患者多年痼疾得以痊愈。

宿春良医师本着医者仁心，对待患者态度谦和，用药效果好，得到了患者的广泛认可和赞誉。

程谦才

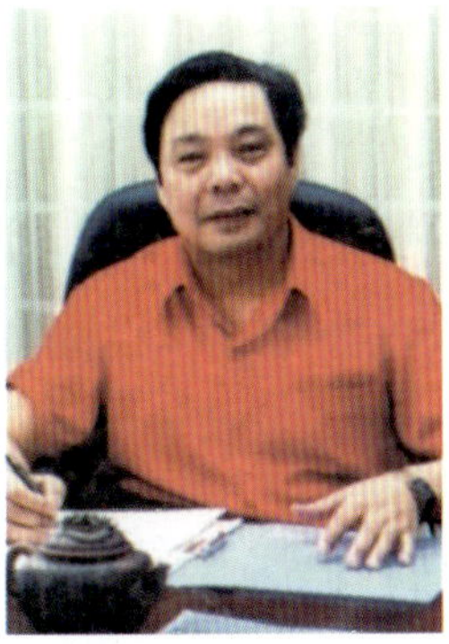

程谦才教授，出生于1932年，成长在中医世家，据悉，系唐朝开国元勋程咬金的后裔，是我国著名的中医药抗衰老专家。拥有七项抗衰老专利技术，其中五项中国专利，两项国际专利。享受国务院特殊津贴专家。历任湖南省人民医院院长（1962-1967年），湖南省委书记专职保健（1967-1987年），湖南省卫生厅干部（1987-1998年），长沙程谦森中药高科技研究所所长，中国名医协会理事（1998-今），创办湖南省中药基因高科技研究所并任所长。深圳市双科医学研究院于2020年聘请了程谦才教授为该院终身名誉院长。

程谦才教授为了更好地传承和丰富中华中医药宝典，经过几十年的研究和探索，不断地攻克难关，经过反复的临床试验终于研究出具有自主知识产权的“中华生命草”及其系列产品，无论普通百姓或各级领导都因此受益。

程谦才教授的抗衰老目标是要创造人类寿命突破150岁的奇迹，多年来，程谦才教授一直在研究和关注中医药抗衰老“返老孩童”“V”形代谢理论，并一直在努力攀登生命奇迹的高峰！

臧平立

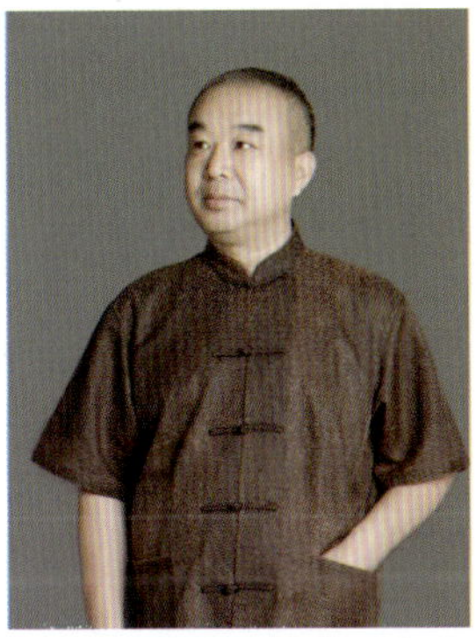

臧平立，1968年8月生，祖籍安徽省宿州市砀山县，现居住西安市。执业中医师。系清乾隆年间臧氏（臧枚吉）北黄（黄元御）流派第五传人麻瑞亭老先生的关门弟子，中国民主促进会陕西省委员会会员。中国康复医学会会员、北京同仁堂坐诊专家。陕西省国际医学交流促进会理事、中国红十字会会员。《当代陕西医学医药大词典》编委、《人民政协报》和谐陕西新闻网理事会理事、西安长江生殖健康研究所所长。曾撰有《臧平立医案》（陕西科技出版社出版发行），《新编临床儿科研究》（湖北科学技术出版社出版发行）副主编，《基层民间中草药临床应用》（天津科学技术出版社出版发行）副主编，《妇产科常见病诊治精要》（吉林科学技术出版社出版）副主编，《中医妇科外治方法探索》《吉林科学技术出版社出版》编委。创新网曾评选他为“中医药亮剑人物”，并对其事迹予以专门报道。

臧平立医师从事医学至今，已经走过了三十多个年头，用实际行动诠释了一名“好医生”的使命和担当。

2024

国医年鉴

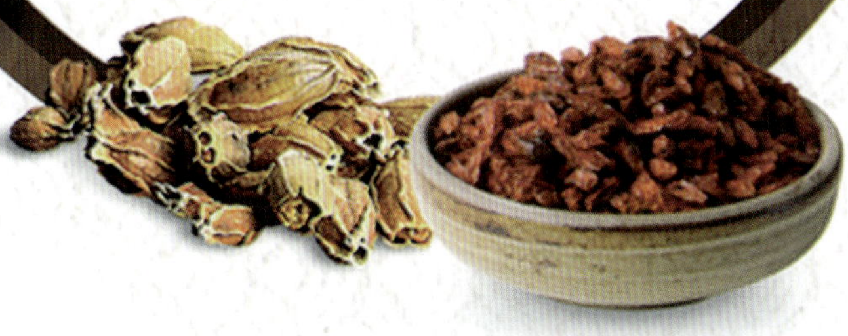

大医精诚　医者仁心

中医药传人

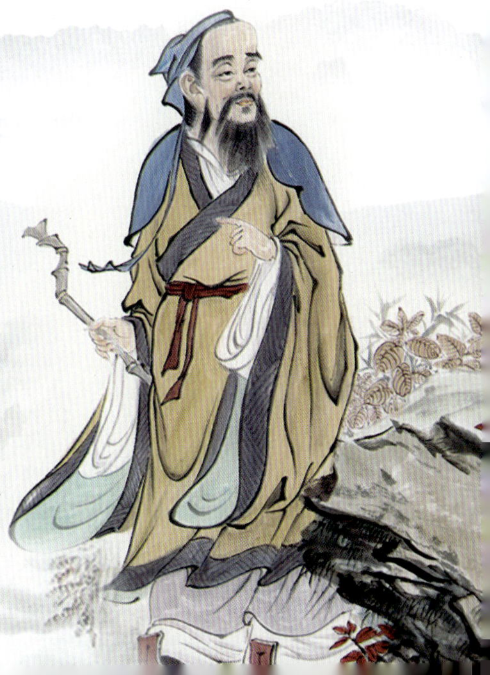

中医文化

中医药传人

华夏传统

花正安

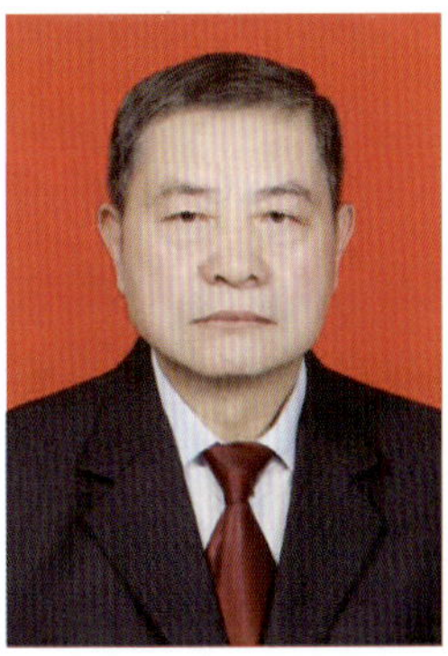

花正安，男，甘肃中医药大学中医专业毕业。中医执业医师、保健按摩师。祖传三代中医正骨医生，从事中医正骨、推拿、按摩二十余年，具有独到的正骨手法和治疗经验。

他深入学习，刻苦钻研正常人体解剖学、系统解剖学、局部解剖学、神经学、中医正骨学等学科，在祖传正骨手法的基础上，潜心研究人体骨骼结构、韧带、肌腱、血管之连接，中西合璧，博采众长，将各家正骨手法之精粹集于一身。特别汲取了北京中医研究院已故老中医刘寿山教授、原福建中医学院骨伤科顾问林如高先生之正骨精华，使他的正骨医技得到了升华。

他善于用传统的正骨手法治疗各类骨关节病引起的功能障碍、行动不便；软组织损伤引起的肿胀疼痛，浑身不适。

他治疗骨病，不是简单处置痛点头痛治头、脚痛治脚，而是寻根溯源，找出病因、病根，从源头上治病，从根本上治病，这才能解除病痛。

他发明了双指捋脊检查法，对颈椎、胸椎、腰椎早、中期病症一目了然。他擅长人工牵引，瞬间归挤复位治疗腰椎间盘突出症，治愈了成千上万例腰椎间盘突出症患者，让他们免除了手术的痛苦，恢复了生活和劳动能力。

他自创斜转式颈椎移位治疗法，治愈了无数颈椎病引起的头痛、头晕、恶心、呕吐、头蒙的患者，也治愈了无数颈曲变直或反弓，压迫脊神经，引起臂痛无力、手麻，腿软的患者。突破了手术、药物无法治愈颈曲变直或反弓的难题。

他还发明了屈膝、压膑试验，四点定位的膝骨关节病的检查法，并自创了人工牵引法，术者同时按压、挺托、归挤膝关节复位的正骨法，让早、中期膝关节病患者免做人工关节置换术，免除了一刀之苦，解除了痛苦，减轻了经济负担。他的这种传统正骨手法，无不良反应，经济实惠，效果良好，深受广大患者的欢迎。

杨学增

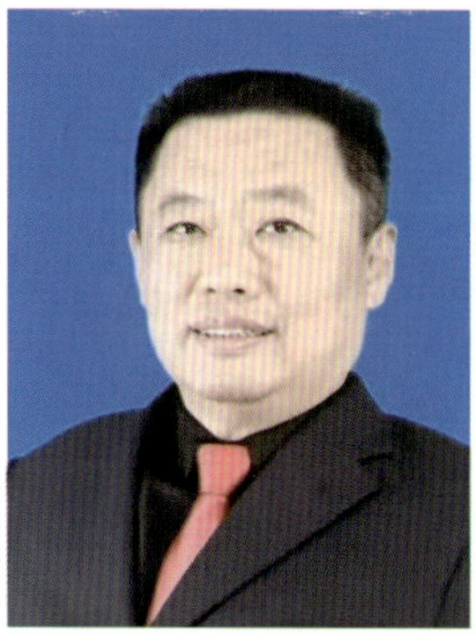

杨学增，1963年出生于河南省南阳市新野县中医世家，南阳延寿堂第三代传人。1984年考入河南省新野县卫校，系统学习了中医理论。1991年又被推荐到河南省中医学院本科进一步深造，1999年获得中医医师证书。2003年获得国家卫生部颁发的执业医师执业证书。现为新野县中医药研究会副会长兼秘书长，南阳市慈善帮扶会副会长。

杨学增医师以良好的家族传承为基础，不断创新应用，擅长纯中草药治疗疾病，他精通内科、儿科、妇科等各种疑难杂症，对中风病、心脑血管疾病、高血压、冠心病、糖尿病、肺气肿、肝胃病、结肠炎、胆肾结石、颈肩痛、坐骨神经痛、长年低烧、皮肤病、乳腺病、淋病、阴痒、肌瘤、男女不育不孕等的诊断与治疗有特色，积累了丰富的经验，且擅长治疗静脉曲张。

作为老字号延寿堂第三代传人的杨学增，吸取“扶正调平”的养生精髓，遵循“化繁为简，大补正气，调理平衡”的理念，把祖传中医和现代西医有机结合，科学辨证，因势而化，形成了独到的杨氏特色疗法，取得一定的学术成绩和社会荣誉。1999年荣获南阳市人民政府“在科学技术进步中做出重要贡献者”三等奖；2003年10月发表的论文《葶苈大枣泻肺汤的临床应用》在南阳市宛城区首届中医学术交流会上获得三等奖；2003年12月发表的论文《肺气肿、中风、心脑血管诊疗》荣获中华名医名药论坛中医药成果金奖；2006年6月荣获“南阳市首届仲景杯优秀乡村医师奖”；2007年10月延寿堂荣获“南阳市示范村卫生所”称号；2008年12月，荣获“南阳市优秀乡村医生”称号；2010年2月，荣获“群众信赖的宛城地方名医”称号；2012年2月，荣获“南阳市优秀乡村医生”称号等。

宋英海

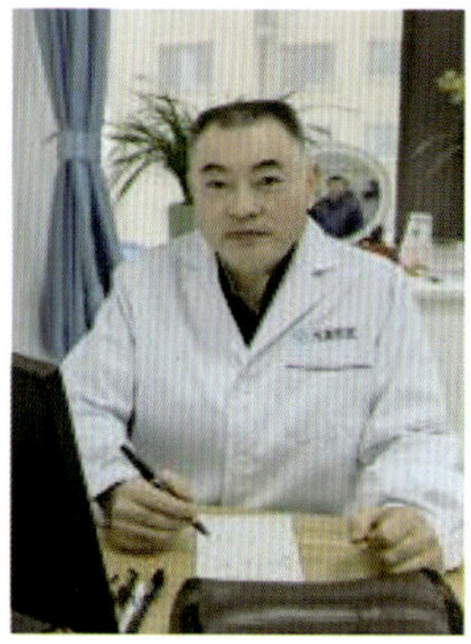

宋英海，男，汉族，民革党员，菏泽市牡丹区区级非物质文化遗产代表性项目“曹州宋氏医方”代表性传承人，中国非物质文化遗产研究院智库专家，中国医药教育协会特色医疗工作委员会专家委员，山东省收藏家协会理事。

1989年从山东大学毕业，1993年至2000年专心研习家传医方，2000年创办“曹州宋氏经络堂”。2020年9月“曹州宋氏医方”获评区级“非物质文化遗产”，宋英海为第四代传承人。2022年疫情期间收集整理家传医方，成功创新了“宋氏瘟毒清颗粒冲剂”，获批发明专利。

作为“曹州宋氏医方”代表性传承人，自幼酷爱中医，几十年如一日，耳濡目染，对中药方剂配伍、炮制、中医理论、组方、验方的应用熟记于心。同时，又拜访名家，孜孜以求，研读经典、进修学习、勤于临证，精研医术，探索中医治病之奥妙。其中“脉象”属家传内观脉法，通过把脉可辨证人体器官的虚实及内脏的结节、息肉、囊肿、结石等情况。现有家传医方107个，其中包含治疗皮肤病、心脏病、哮喘、偏瘫、痛风、肿瘤、腰椎间盘突出、妇科炎症、痔疮、血液病、水火烫伤、静脉曲张等医方验方。近几年通过不断学习，运用传统工艺基础，对中药发酵实施创新，并成功研制出“舌下溶栓”外用喷剂，该喷剂使用方便，对心脑血管问题具有较好疗效。

胡玉波

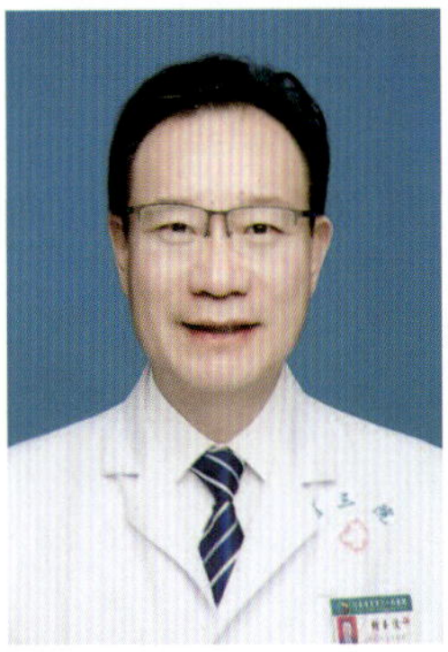

胡玉波，男，汉族，河南省郑州市人，生于1974年。毕业于郑州大学临床医疗系，本科学历。现担任河南省软组织学会常委，物理医学学会医养结合专业委员会主任委员，河南省健康科普专家。

胡玉波生于中医之家，拜师于国医大师唐祖宣以及刃针发明创始人田纪钧教授门下，钻研针法数年并颇有建树。熟读《黄帝内经》，精通《金匮要略》以及《伤寒杂病论》，博采众长形成了自己独特且疗效显著的针灸疗法，对高血压、顽固性头疼头晕、心脑血管疾病后遗症有独特疗效，对颈、肩、腰、腿痛起效迅速。

从医三十余年，自创“补阳回力针法”，要点是：①根据伏像理论毫针刺同侧颅骨骨缝治疗中风后遗症和颈肩腰腿痛。②穴位埋线结合中药治疗高血压及心脑血管病。通过三十余年的临床研究，带领团队用28号毫针配合刃针，根据中医头部为诸阳之会的理论，用补法针刺头部伏像的相应区域（瘫痪同侧矢状缝、冠状缝、人字缝）治疗中风后遗症和颈肩腰腿痛，可即时起效，且见效较为持久、疗效衰减时间长。一般15天为一个疗程，大多能达到症状明显改善，或可独立自主行走的效果，所以取名为补阳回力针法。

胡玉波扬长避短运用醒脑开窍针治疗高血压和心脑血管狭窄。常规的醒脑开窍针治疗高血压，一般针刺治疗时间是每次20分钟，每天两次，疗程3个月。这疗程长，不易接收。胡玉波在此这基础上，创新用埋线疗法，并且加上星状神经节等特殊降压点，提高了疗效，且每半个月治疗一次，极大地减少了患者的经济和时间负担。并且配合自创中药方剂，能让心脑血管狭窄的患者在一个疗程内狭窄明显减轻甚至恢复正常。

胡玉波在三十余年的临床工作中，研制出治疗心脑血管狭窄的具有特效的中药制剂，可以使不愿用支架的患者通过服用中药制剂改善血管状况，从而使患者免去手术和长期服用抗凝药物的痛苦。

病例一

范某某，男，48岁，河南省平顶山市人，2023年11月27日于河南省某医院中医科办理住院。患者诉：间断头晕头蒙十余年，近3天病情加重。刻下见：头晕头蒙，血压180/120mmHg，偶有心慌、胸闷，无恶心呕吐，无视物旋转，收入院治疗。

经过健脾理气化痰祛湿中药汤剂，普通针刺以及埋线治疗共4次。治疗半个月出院，出院时血压130/86mmHg。出院一个月随访，血压126/82mmHg左右。出院两个月随访，血压128/80mmHg左右。2024年4月7日随访，停药两月，血压正常。

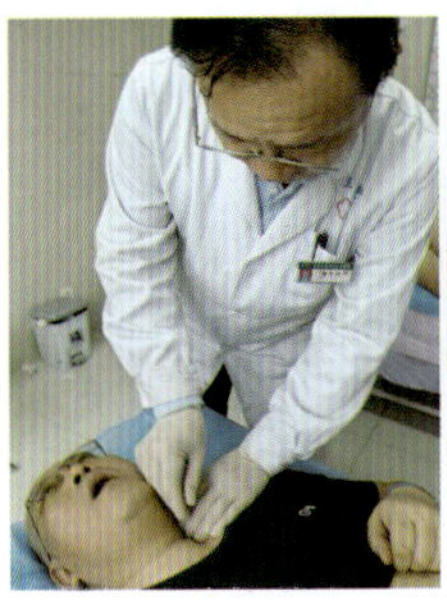

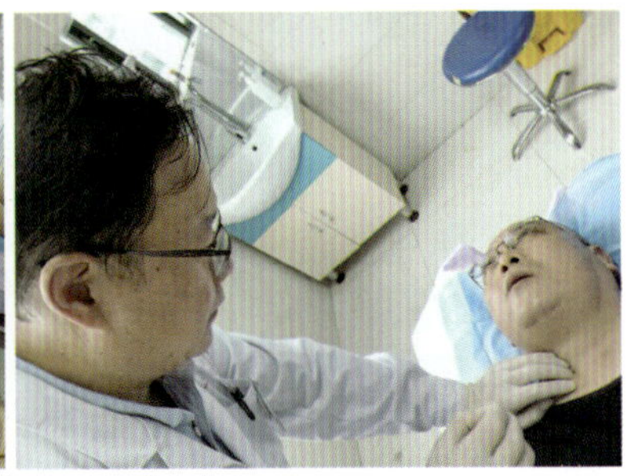

病例二

徐某某，男，53岁，现住址：河南省郑州市中原区工业大学家属院。于2022年9月7日来诊。患者主诉：间断头晕十余年，体检时血压170/130mmHg，后间断出现头晕，2018年因心前区不适于某医院住院治疗，诊断为冠心病，建议支架介入治疗，被患者拒绝。此次就诊，针对冠状动脉粥样硬化性心脏病以及高血压病3级（极高危）。治疗以口服中药汤剂加西药以及埋线治疗一个月后，心慌胸闷明显好转。

2023年9月复查CTA：①左前降支LAD近段管壁局限性非钙化斑块，管腔轻微狭窄；LAD中段管壁局限性钙化斑块，管腔轻度狭窄；②右冠状动脉RCA远段管壁局限性非钙化斑块，管腔轻微狭窄胸闷胸痛完全消失，活动自如，血压126/85mmHg左右。

病例三

李某某，男，72岁，河南省周口市郸城县李楼乡砖寺村人。于2024年3月9日办理住院。患者六年前在家中突然出现言语不清伴左侧肢体无力，至郸城县某中医院诊断为“脑梗死”，经对症及康复治疗后患者病情好转出院，无明显后遗症。四年前患者再次出现言语不清伴右侧肢体无力，至河南省某中医院住院治疗，经对症及康复治疗后遗留言语不清，不能与人交流，伴右侧肢体无力，不能独立行走。患者至我院门诊就诊。给予中药汤剂口服（补阳还五汤加减）。针刺治疗根据伏像理论毫针刺瘫痪侧，结合刃针治疗患者腰臀部。治疗两天后患者言语清晰，可以和他人自主沟通，治疗五天后，患者可以使用拐杖独立行走，出院后2024年4月9日随访，患者言语清晰，无沟通障碍，可使用拐杖独立行走，无疗效反复。嘱继续口服补阳还五汤，间断针灸治疗。

徐　辉

徐辉，中医主任医师，曾就职于三甲中医院消化科、美国麻省总院合作的外资综合医院等多家中外医疗机构，出任中医科主任、医疗院长、学科带头人等职位。曾服务于多家世界百强企业做高管健康管理和员工健康规划。曾任中国医药教育协会医药产业创新发展促进工作委员会专家委员、中国抗癌协会医师代表委员。

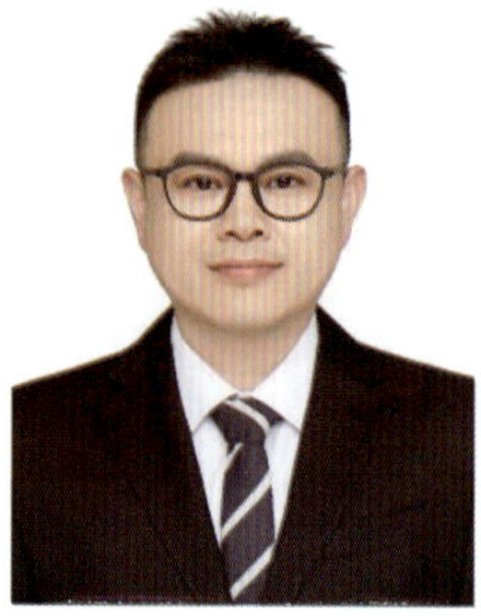

徐辉主任继承家族“苏北徐氏甘饴中医”的“甘饴十二散”（新中国成立后，更名为“甘饴五十二验方”）和“徐氏榆火针法”的家传中医绝学，师承第三届国医大师李佃贵（中医浊毒理论创始人）。擅长“清、调、补”浊毒理论指导下使用家族验方综合调养疾病；擅长中西医结合疗法，解决患者疑难病痛；擅长代谢病、脾胃病、心脑血管病、肿瘤等中医内科疾病的诊疗以及运用传统中医与血液再生、细胞再生疗法结合创新中医疗法。

徐氏“甘饴五十二验方”具有靶点明确，疗效佳，不良反应少的优势。 家族第四代传人徐辉主任医师还不断发扬光大“甘饴十二散”中“特效小药方”，把主方十二散和“特效小药方”的临床疗效根据病症进行整理，于2015年完善成“甘饴五十二验方”，所形成的“肝疏解方”“肾愈强方”“心安泰方”“脑灵康方”“胃幽乐方”“肠息宁方”“结节散方”“良瘤消方”“强瘤消方”等验方使用起来疗效更有保障，治愈疑难杂症患者逾十万人，覆盖陕、江、浙、沪区域。

“甘饴五十二验方”调理病种：

（1）疑病：西医各种检查结果无明显异常但影响日常生活的心悸、胸闷、乏力、多汗症、失眠、水肿、各种身体疼痛和感觉异常等。

（2）难病：慢性病和反复发作的各种慢性疾病，尤其是难治性胃肠病，长期发热、难治性感染、反复咳嗽，心衰，慢阻肺，过敏性疾病，慢性肾病，风湿免疫类疾病，内分泌代谢性疾病，眩晕病，疑难脑病，各种癌前病变，良、恶性肿瘤保守治疗，慢性妇科病，围手术期和围放化疗期间中医治疗，大病或产后身体调养等。

（3）西药不耐受患者：因身体不能耐受抗生素、激素、免疫抑制剂等西药不良反应，或者多种西药过敏而转求中医治疗者。

（4）特色治疗：骨质增生、坐骨神经痛、强直性脊柱炎、肩周炎、颈椎病、腰椎间盘突出、痛风、风湿寒性关节痛、骨坏死、产后风湿、类风湿等风湿类疾病，不孕不育，阳痿早泄，高血压性肾病、糖尿病性肾病、慢性肾炎、肾衰竭等各种肾病。

“徐氏榆火针法”传自二十世纪初徐氏家族的老辈。初期以针法治疗风湿性骨痛和男科疾病为主，后期逐渐形成独特的理论体系。1920年以后徐家通过多年的临床实践及理论创新，将传统针灸疗法不断扩展，与徐氏验方（散剂）结合，总结创新而自成一体，独树一帜，逐渐形成了“徐氏榆火针法”。其主要学术思想是：①针法上以先调阴阳，再调气血为理论基础；②临床上力求高效速效为标志。凡系针灸治疗适应证者，急性病症多半做到针到病除，慢性病症则可做到缩短疗程。

2024
国医年鉴

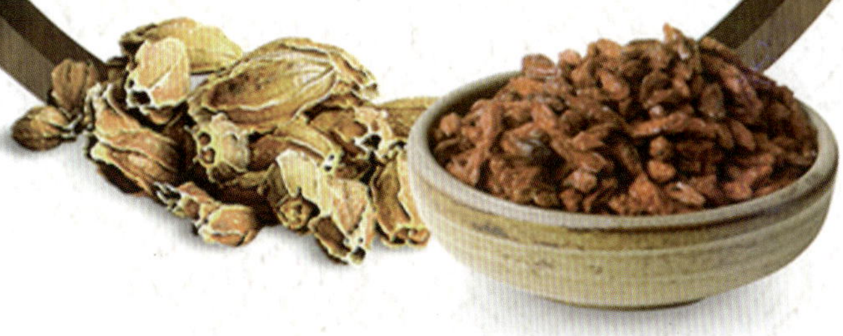

大医精诚　医者仁心

中医药特色个人秀

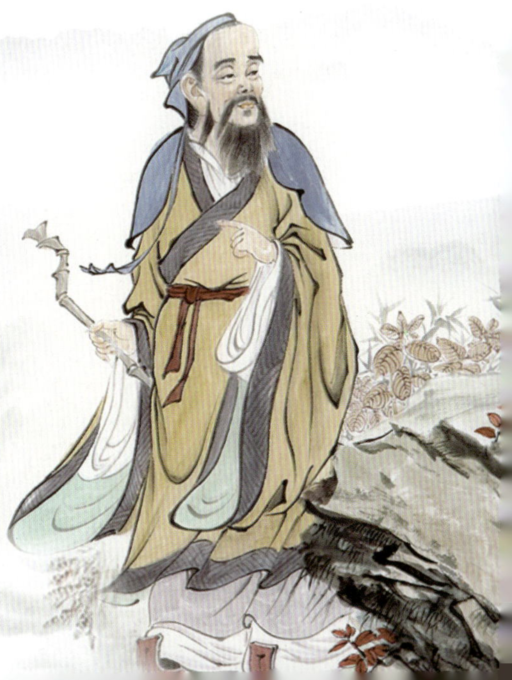

中医文化

中医药特色个人秀

华夏传统

王允太

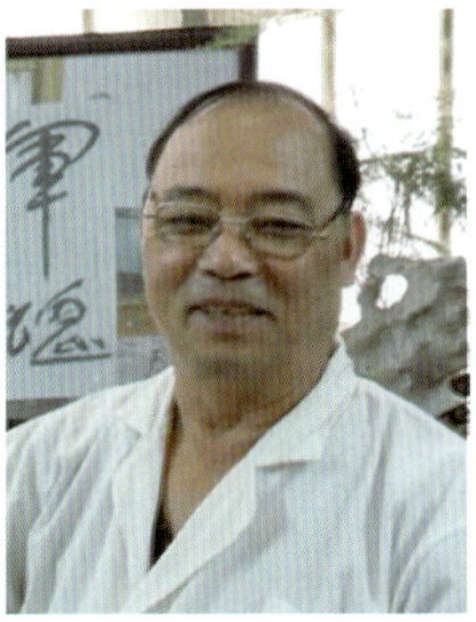

王允太，男，1956 年出生于中医之家。自幼随家父习医，1974年下乡，被选拔任中医师，竭尽所能为群众治病，获得当地群众好评。现就职战后体能康复研究所，现为中国疑难病学会理事、中华养生学会副主任委员、中国武术运动协会会员。

1976年参军入伍期间刻苦学习中医理论，研究医学、易经方面知识。1979年参加中越边境自卫反击战，火线入党，获三等功。退伍后跟随安徽省名老中医蒋平学习多年，深得老师教诲，丰富了临床经验。对风湿、类风湿、颈肩、腰腿等引起的不适调理，博采众长自成一家，对脾胃病、偏瘫引起的不适调理尤为擅长。

近年来，苦研糖尿病的康复调理，赢得患者的一致好评。多年来刻苦研习中医、中药理论知识，博采众长，讲究以人体自身能动性恢复为主、药物为辅，倡导自然恢复的治疗理念，形成自主的、独特的调理方法。

王允太潜心学术研究、守正创新，践心于行。坚守“以人为本”的中医药文化内涵，致力于发展中医事业服务社会。“中华有岐黄，源远又流长。高天厚土蕴中医，呵护华夏儿女壮”。王允太愿意一生奉献中医，为广大患者解除疾苦。

王志海

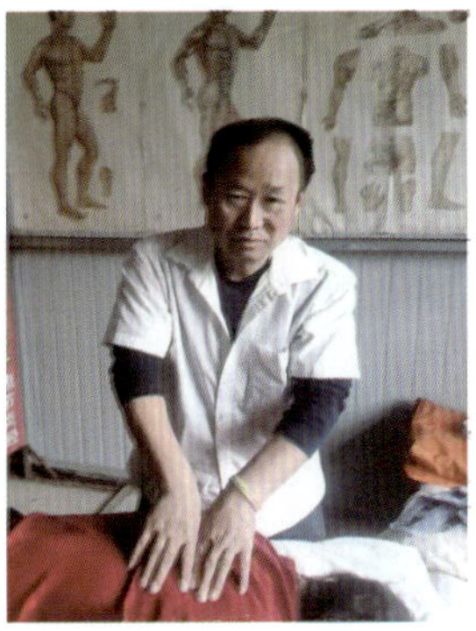

王志海，男，汉族，1968年出生，唐山市丰润区人。高级足部按摩师，王氏足道传人，通过中医按摩的纯手法，专业调理颈、肩、腰、腿痛等，根据中医学理论以调理骨筋为主，有效率达90%以上。

王志海儿时体质差，19岁自学中医按摩，2007年，拜唐山空军军医王建民为师，系统学习足部调理，本着以德行天下为己任，经十几年的临床实践和经验积累，掌握了足部按摩及拨筋手法，为用户调理。

案例一：刘某，32岁，唐山市丰润区人，2023年意外被车撞伤，右肱骨粉碎性骨折，到唐山市某院骨科做了手术，术后半年有余，一直感觉不适，家人都非常着急，后来又去某医院检查、治疗，仍感觉不适。后来患者母亲找王志海。经细心询问，由于患者不良习惯睡眠不规律，饮食不当，造成营养不良。王志海运用王氏独特的引经手法调理一个月，加上指导饮食营养搭配合理，患者睡眠规律，逐步恢复健康，手臂行动自如，随访基本无任何不适感。

案例二：范某，唐山市人。2017年因肠息肉，在唐山某医院做了手术，第二年复发二次手术。2019年找到王志海。诊察病情得知，患者因工作压力大，造成大肠传导功能失调，大便有时像水一样，有时稀不成形。王志海以足部按摩及脏腑调理手法，进行了三个多月调理，病情好转，随访未犯。

王皓之

王皓之，男，1954年3月12日出生，汉族，江苏省仪征人。1976年拜师学医，2016年拜国医大师石学敏为师。作为一位医务行业工作者，王皓之把中医继承好、发扬光大作为自己的奋斗目标，数十年不忘初心，一路前行。王皓之在继承前辈学术思想和临床技术的基础上，结合长期的临床经验创新发明了专利成果为“一种退热药物及其制备方法”，专利号：00121310.5，本发明药物对各种原因引起的体温增高均有改善作用。本发明不含激素、纯中药配方、疗程短，并能减少脏器功能的损伤。对于非感染性的发热更有独到的效果。特别调理经常发热症状效果更为显著，药量成人0.5克，儿童0.2克。王皓之发明的专利，可适用于：①普通感冒、流行感冒、呼吸系统感染、泌尿系统感染、软组织感染及数月数年不明原因发热等。②口腔溃疡、食管炎、贲门炎、急性胃炎、胃十二指肠溃疡、应激性溃疡、升结肠、横结肠、降结肠、肛周疾患、肝胆胰等。③四肢关节、颈椎、胸椎、腰椎等。④脑梗及后遗症、中风后遗症等。⑤糖尿病、白癜风、月经不准、过多过少、带下症、子宫内膜移位症。⑥疑难杂症引起的发热症状。

方承艳

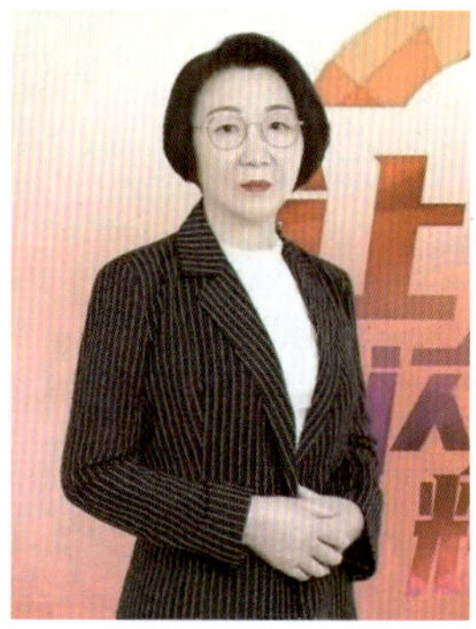

方承艳，女，汉族，籍贯江苏南京。现为中国民族卫生协会健康养生分会首席专家委员，中国生命关怀协会非药物疗法专业委员会理事。擅长乳腺病、狂犬病调理。

方承艳于1964年出生在一个文化底蕴深厚的中医之家，父亲曾坐诊原南京铁道工程医院，行医五十多年。方承艳自幼随父学医，得到了家族传承的中医文化熏陶，逐渐对中医药产生了浓厚的兴趣，在家族长辈的指导下，方承艳并花费大半生的时间和精力，深入学习了中医药理论，并在实践中不断摸索、创新。

方承艳主攻乳腺疾病、狂犬病等难治性疾病的治疗方法，并独具匠心地总结出一套针灸结合中药汤剂的治疗方案，为人民群众排忧解难。

方承艳在持续学习中医药知识技能的同时，不断接纳新技术、新成果，并在实践中创新、探索。她十分重视中医药的内在逻辑和精神价值，积极地引导年轻的中医人才在中医文化和现代科技之间寻求更好地融合。她曾参加2019年人兽共患病国际研讨会暨中国狂犬病年会，与各位参会学者一起探讨“同一世界，同一健康，联手共防人兽共患病”的理念。她深知“至重惟人命，最难却是医”的道理，时刻保持高度的责任感和使命感，为了更好地给患者解决痛苦而不断努力。

方承艳不仅医术高超，而且医德高尚。她一心为患者着想，对待患者无论是态度还是言语都异常温和、体贴，深深地赢得了患者的信任和尊重。2023年5月20日，方承艳出席由亿央网、中世采风网联合主办，中世采文化发展集团承办的“让爱闪耀”为主题的第六届公益事业大典，在青岛国际会议中心会场获年度中医药领域杰出公益人物荣誉称号。

叶无为

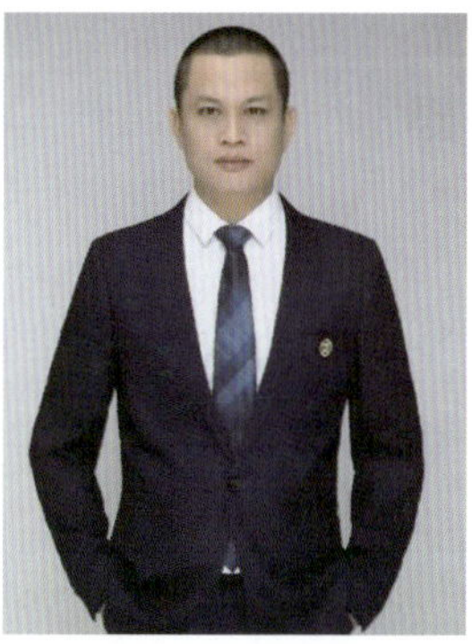

叶无为，字号尊，出生在美丽的滨海城市防城港。自幼天资颖异，喜爱易学。三岁起得道缘，更得多家名师真传。在众师悉心指点下潜心研读易学和传统医学，刻苦钻研四书五经，道学、玄学等传统文化。为博采众长，云游神州大地潜心讨学，修行、修炼、修道，将儒、释、道三教融会贯通。取字号尊，崇儒家尊思想。以“尊思想”冠名注册企业，尊以重塑民族自信，践行吸纳古人智慧文化，总结从事易学二十年的实践经验，顺应当今时代，愿将国学易医文化普传大众。

冯世芬

冯世芬，女，汉族，出生于重庆市长寿区。毕业于重庆市中医推拿针灸学校后，又继续函授学习了中医药学专业、火疗专业、针灸专业、药剂配料专业、经络专业、推拿专业、按摩专业。行医几十年，已分别获得传统医学医术确有专长

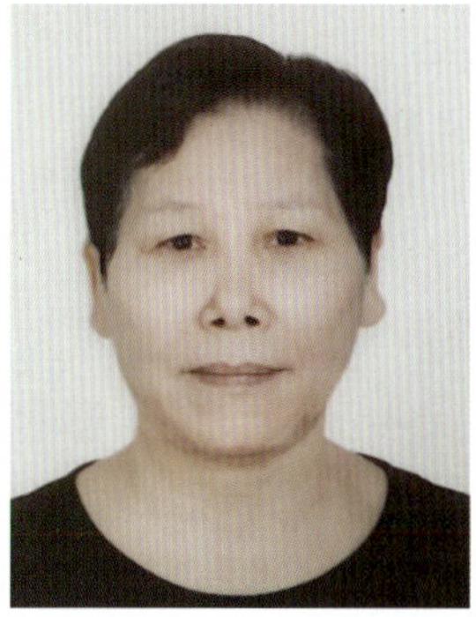

证书和中华人民共和国人力资源和社会保障部专业资格证书，有多年的临床经验以及特色医疗技术。擅长运用活络法、针灸、火疗、推拿与按摩，药包、药烤、药熨，尤其善于使用祖传艾灸、药足疗、食疗内服，调理高血压、糖尿病、肾功能异常、痹证等疑难杂症。

2012年冯世芬的临床经验论文编入中国科学技术出版社《中医药与转化医药》一书，并获得了荣誉证书。2023年6月受邀前往莫斯科参加中俄中医药国际论坛，把中医的博大精深传递给俄罗斯友人，为中医药走出国门贡献一己之力。

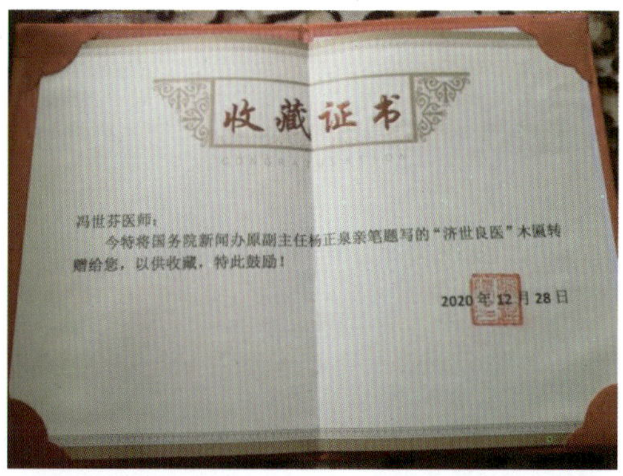
收藏证书

冯世芬医师：

今特将国务院新闻办原副主任杨正泉亲笔题写的“济世良医”木匾转赠给您，以供收藏，特此鼓励！

2020年12月28日

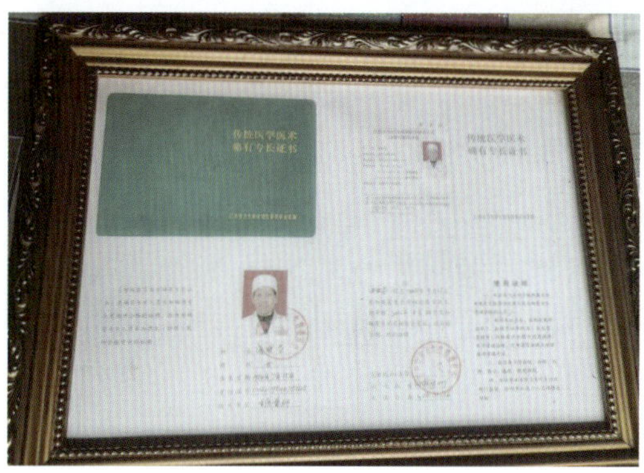

邢建中

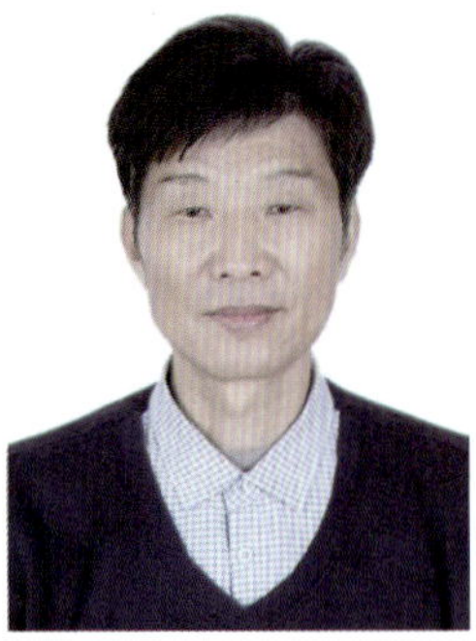

邢建中出生于中医世家，邢氏中医第一代，邢建中爷爷，邢万昌；邢氏中医第二代：邢建中父亲，邢树斌，第三代：邢建中。邢建中，中医讲师、中医高级针灸师、中国抗癌协会会员、中国民族卫生协会养生分会专家委员、国医大师石学敏弟子、中华应急急救志愿者，中医生命急救会员和志愿者。上海红十字会救护员。

刘兴强

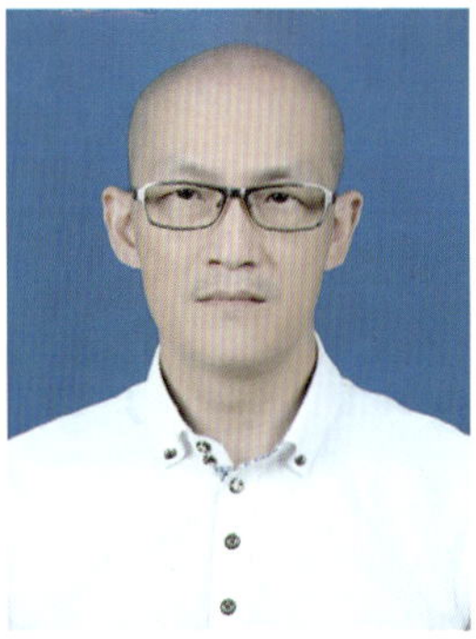

刘兴强，男，广东潮汕人，柔性正骨调理师，刘氏医学第四代传人，武当玄武派第16代传人，全真龙门派23代传人。

曾祖父刘思穆自幼学医，系“凤阳门”草医第二代传承人，留洋新加坡，后辗转到泰国，祖父刘国禧医术高超。

刘兴强自幼随爷爷、父亲习医，虽然还没全面学好中医理论知识，但专注实践，凭借独特的天分和悟性，在传统治疗方法正骨手法基础上，自创无痛轻柔正骨手法，法由心生，心随意动，意到手到，手到病轻。在患者不知不觉中轻柔完成正骨复位，快速有效解决疼痛问题，得到了患者的一致认同。

刘兴强擅长运用手法调理慢性病引起的不适，多年来坚持传承非药物治疗理念，力争用精湛医术在调理过程中做到简便有效。

刘德君

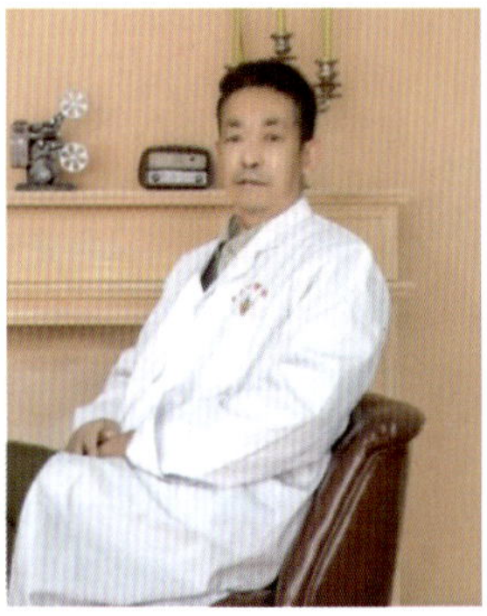

刘德君，甘肃省张掖市甘州区安阳乡郎家城村人。从事中医基层临床研究四十余年。

刘德君擅长调理：腰椎间盘突出症、颈椎病、类风湿关节炎、糜烂萎缩性胃炎、结肠炎、糖尿病、高血压、脑梗死中风后遗症、顽固性湿疹、肥胖症、疱疹、鼻炎、哮喘、子宫肌瘤、子宫囊肿、月经病、小儿脾胃病等病症引起的不适。

特别对各种急慢性鼻炎的治疗。采用自创经验方治疗。

处方：辛夷10g，白芷15g，防风10g，细辛10g，炒苍耳子10g，薄荷叶10g，野菊花10g，鹅不食草30g，冰片6g，蜈蚣3条，人工麝香1g。

用法：以上药物共研极细粉，装入瓶内密闭保存备用。用时取棉花朵或纱布包药放入鼻腔内，尽量闭嘴用鼻呼吸，晚上尽量多放会儿，10日可愈。放入药粉会打喷嚏，喷出再补放。每日3次，每次最少30分钟。

调理范围：急慢性鼻炎，过敏性鼻炎，鼻窦炎，鼻息肉、肥大。

许太鹏

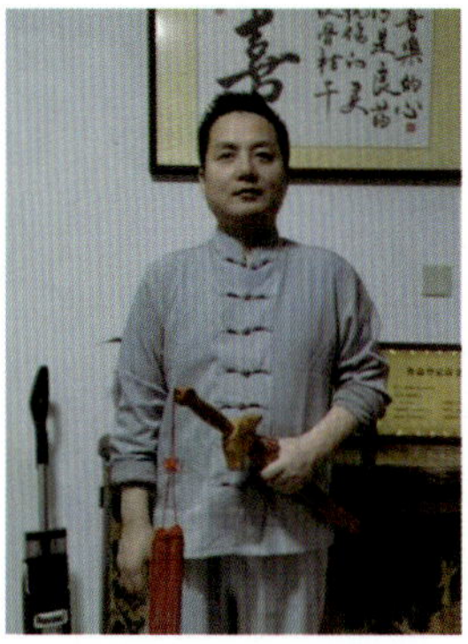

许太鹏，男，生于1979年。中医高级讲师，感应按摩疗法创始人。许太鹏双目失明却热爱中医，更是中医药文化的坚定传播者。眉清目秀的许太鹏曾经是乡村小学美术教师，2002年因为意外而双目失明。在家人亲友以及单位领导和残联工作人员的关心下，他重新振作起来。2003年3月踏上中医针灸推拿的学习之路，不断深耕。为了夯实自己的理论基础，曾先后就读于湖南特教和北京联合大学特教部，学中医针灸推拿专业。2016年获得中医针灸推拿专业本科学历。2019年，通过了全国统一盲人医疗按摩师资格考试。

二十余年来，许太鹏一直从事于中医针灸推拿的临床工作，调理了众多常见病及疑难杂症患者。他擅长调理颈肩腰腿痛、妇科病、情志病等引起不适的病症。他独特的感应按摩疗法和有针对性的调理方案，为患者带来了健康的新希望。他的精湛医术和高尚医德赢得了患者的高度赞誉。

在学术成果方面，许太鹏亦是成绩斐然。他创立了感应按摩疗法，经中国版权保护中心审核予以登记，登记号：国作登字2023-A-001198167。个人获得健康中国——未来中医药产业领航计划入学资格。许太鹏还创立了一套青蛙操。他模仿青蛙的动作和神态，融会贯通古人的智慧，包括五禽戏、八段锦、太极拳、中国传统养生功法等，又结合了现代体育运动的科学知识。青蛙操分为静功和动功两部分。练习青蛙操可以达到强身健体、祛病延年、开发潜能的效果。青蛙操易学易用，方便大家利用碎片化的时间来锻炼养生。同时，他还是河图五音疗法的推广人、根骶能量健康法的传承人。

许太鹏在传播中医药文化方面不遗余力。在助理协助下积极参与各种讲座、研讨会等活动，与时俱进，善用新媒体，在抖音、微信朋友圈等平台，分享中医药知识、向公众普及中医药知识和健康理念，共同推动中医药文化的传承与发展。

李汉辉

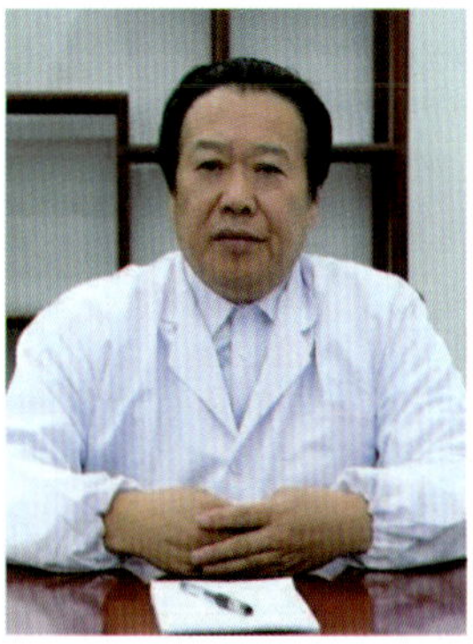

李汉辉，江西省南昌市进贤县南台乡人。周老座（周金屏）关门弟子，国医大师唐祖宣传承弟子，北京李汉辉中医药医学研究院法人，

李汉辉读经典，拜名师，勤学习，做临床，博览群书悟性高，大医大儒博极医源通阴阳。

李汉辉自幼爱好中国传统文化，研习岐黄医术、易经、心理医学、祝由疗法、道家功法等。先后拜访过许多持有验方秘方的高僧、道人、民间贤士、江湖艺人，集众家之长于一身。在中医临床实践应用中，发挥着自己的医技和专长，并与时俱进，中西互补，标本兼治，创造了自己独特的四诊合参辨证施治的调理方法。在首届国际扁鹊脉学比赛大会上荣获“金手指”号脉专家称号。2009年，在首届全国中医中药养生庐山《杏林》论坛发表论文《论阴阳》。2012年，在首届中华医圣张仲景学术论坛，荣获“医圣杯”奖。为国际扁鹊医学研究课题基地主任、北京空达维尔医学院高级研究员。多年来，李汉辉教授受中华中医药学会多次邀请，前往韩国、日本及东南亚等多地讲学。

李汉辉对各种久医无效的慢性疑难怪病多有

研究，深受各地慕名前来求医问药者的推崇。

北京李汉辉中医药医学研究院师训：德不近佛不为医，技不近仙不为医。

李汉辉对自己和弟子有以下六点要求：①要有博大的医学知识和熟练的实践技能。②要有起死回生的本领和义务。③要有哲学家的辨证思维。④要有军事家的敏锐和悟性。⑤要有外交家的口才与病患沟通。⑥要有菩萨般的热心肠对待患者。

李汉辉观点：患者似亲人，医者父母心；医治有缘人，不救万恶者；不贪生前利，不计死后名。勤奋学习，自强不息；德行天下，厚德载物；以人为本，救死扶伤；药无贵贱，对症则灵；法无大小，当机则妙；法由心使，心邪不灵；法无正邪，心正邪服；医者仁心，法无定数；病无常形；医无常方，活学活用，方能奇效；团结同道，振兴中医；悬壶济世，造福人类。

李秀萍

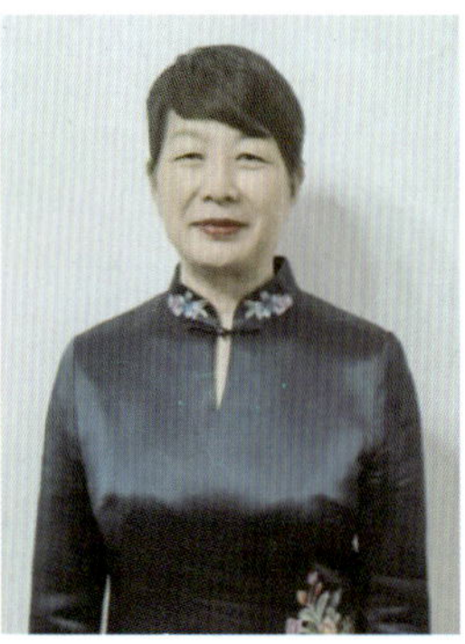

李秀萍，汉，河南省郑州人，高级中医调理师，从事调理工作至今已20余年。李秀萍受祖父母及父亲的影响，喜欢钻研中医学，擅于调理各种慢性病症引起的不适。李秀萍认为调理的关键在于找准身体本质及主要发病因素，辨证主要通过八纲辨证、脏腑辨证，以寒热虚实论治，明确因素，然后确认调理方向。调理原则是“急则调其标，缓则调其本”。她一边跟着父亲学习临床知识，一边学习《傅青主女科》《刘奉五妇科经验》等书籍，学以致用，跟着父亲也接触了很多案例并进行调理，效果显著。通过学习不断地提升自己，在继承中医学理论基础上，不断地吸取现代医学的精华。在不断积累经验的过程中，得到了亲朋好友的良好口碑。目前她通过中医四诊，为调理好每一位患者的身体，她认真、详细地分析制定调理方案，使调理的有效率达到90%左右。

案例一：李某，女，41岁。自述：月经后少腹痛3个月，每次月经后小腹疼痛，经来色淡、量少、质淡薄，腹痛绵绵，腰部酸软，肢体无力，工作疲累，月经提前。李秀萍分析：因肝肾本虚，精亏血少，冲任不足，胞脉失养，故而经后小腹疼痛，腰部酸胀，月经色淡量少，舌淡苔薄，故为肾气亏损，引起的痛经，她以滋养肝肾、养血止痛手法调理2个月后，患者告知症状消失。经期遵医嘱，忌生冷辛辣食品，保持心情愉悦。

案例二：高某，女，46岁，自述：带下量多、色黄、黏稠、臭秽伴阴部瘙痒，口苦咽干，食欲较差，少腹作痛，小便短黄。李秀萍分析：因湿热蕴积于下，损伤任带二脉，带下量多，色黄，黏稠，臭秽；湿热熏蒸，胸闷心烦，口苦咽干；湿热内阻，食欲较差；舌红、苔黄腻，为湿热之征。给予清热、利湿、止带，调理脾胃，经过1个月的调理后，状态消失。

案例三：王某，男，50岁。自述：食欲较差，头晕，颈椎不适，腰酸腿沉，大小便不顺畅，爱生气，易怒，血压高，患前列腺炎。李秀萍分析：因肾气不足，颈椎突出，前列腺炎，督

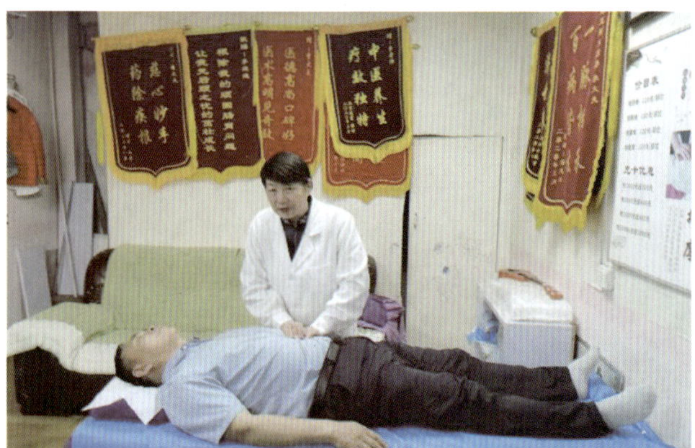

脉不通，苔厚腻，口干舌燥。采用滋养肝肾，调理脾胃，疏通督脉的手法，1周后，脾胃症状改善，食欲可，排便顺畅，1个月后，其他症状消失。

李泓积

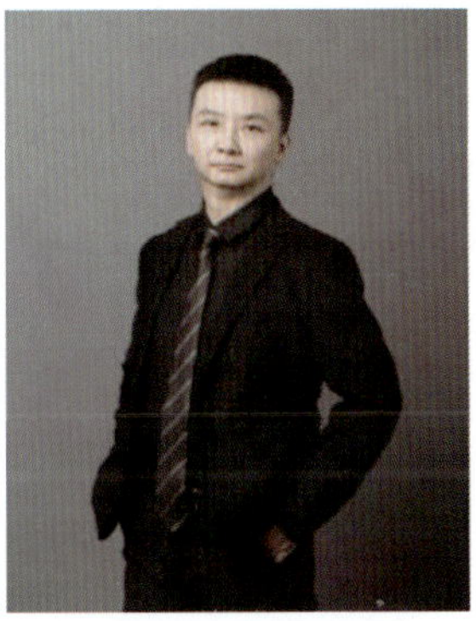

李泓积，1976年出生，内蒙古自治区包头市人，祖籍河北省任丘市。高级中医康复理疗师、高级道医师、高级心理咨询师、中国人口文化促进会中医文化国际传播分会副会长，足疗阴阳异手推创始人，推崇水疗、埋线治疗，擅长飞针、弹针手法。

李泓积19岁开始行医，从事临床工作28年有余，自幼饱读医书，他反复研读《濒湖脉学》《伤寒论》《医宗金鉴》《医学衷中参西录》《难经》《傅青主医学》《针灸大成》《金匮要略》《中藏经》《素问》《针灸甲乙经》等医籍，并运用于临床实践中。自医学院毕业后，先后拜师于张至顺道长、民间按摩大师李书信、包头青山中医院院长康美英及内蒙古名医齐军等门下。

李泓积曾在内蒙古包头铁路医院中医科任职，主攻疑难杂症，工作期间治愈患者万余名。潜心研究运动医学，在神经传导阻滞所致的疼痛方面创新使用中医治疗法，对于运动员急性扭伤及慢性疼痛有着极好的治疗效果。在山东省威海市威海慢性病防治医院工作时，担任副院长，并在临床工作中形成了具有个人特色经验的“水疗”方法和足底按摩技法“阴阳异手推”，创新使用“埋线治疗法”，在治疗睡眠障碍、老年慢性病疼痛及脑梗死后遗症患者的腿脚部经络循环不畅等疾病中，采用上病下治的方法，收到很好的治疗效果。在多年的临床实践中，对针灸技法进行了深入研究，创造性运用“飞针抖颤法”和“行针弹针法”。

李海珍

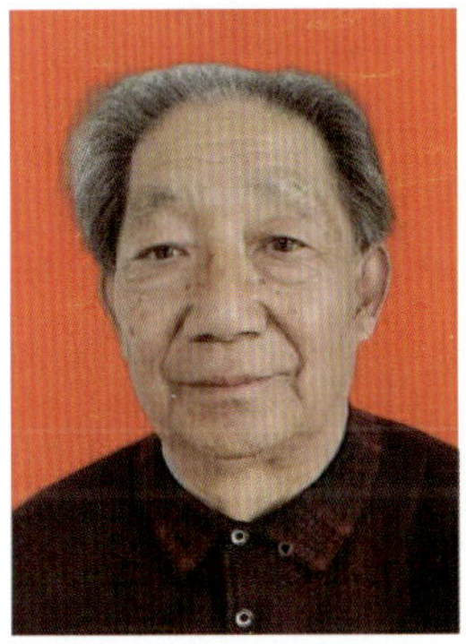

李海珍，男，1955年出生于河北省唐县齐家佐乡范河村，从16岁起就跟随家父学习中医，有四十多年临床经验，得培土派老父亲李兰锁真传。父亲曾在1937年参军，参加了晋、察、冀边区白求恩医疗队，救治伤员，一直到新中国成立后回家乡。

为发扬传统医学具有简、便、廉、险的特点，为革命老区民众诊疗，李海珍的父亲长年苦心研究传统培土派中医文化的精髓，勇于创新，对调理疑难杂症及治疗癌症总结了自己的一套治疗方案，82岁临终前传给儿子一套医书，共计24本。李海珍一直收存父亲遗物反复研读，二十世纪六十、七十年代一直坚持学习。李海珍在望都行医时因为冬天取暖不慎发生意外，其中10部中医脉诀不幸损毁，李海珍经过3年不分昼夜地编写得以修补完毕，准备传于后人。他继承了前辈的培土派中医理论，重视调养脾胃，培扶正气，抵御病邪。

李海珍治病讲究疗效，他的宗旨是：三剂药减轻，复诊时，患者服三剂药后症状不减轻，另请高明。他要求自己，指下辨别要明，心中辨病要清。见虚补之，见寒温之，见湿利之，见火下之，见风除之，调理人体阴阳平衡。

四十多年来，在调理过程中，对肠胃病、肺源性心脏病、肝病、败血症、紫癜性肾炎，以及各种皮肤病、癌症等的调理有着独特的见解和临床的实践经验，特别对中风后遗症、风湿性关节炎、腰椎间盘突出症、腰椎间盘增生，有一整套治疗方案和方法，对多发病、疑难病、慢性病积累了丰富的临床实践经验及独特的治疗方法。他的疗效更是受到了社会各界的赞扬和好评。

杨　京

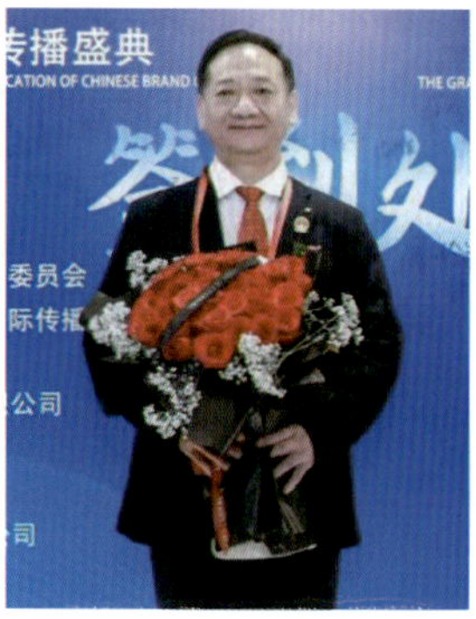

杨京，1962年出生，中医针灸师，国际针灸医师、主任。北京中西医慢病防治促进会国际自然疗法创新联盟副主席。在部队和地方从医40年，师从九江市名老中医陈立教授，深造于北京中医药大学，“国家薪火传承计划”国医大师程辛农院士三期传承弟子。曾得到过藏福科、罗友明、孔宪芬、曲延华等多位名老中医的指导，1997年10月被香港世界医学出版社大型系列丛书聘任为编委，香港世界医药研究中心聘为研究员。1998年应世界针灸联合会邀请参加在巴塞罗那召开的“98国际针灸学术研讨会”并随世界针联主席王雪苔教授带队的中医代表团赴意大利针灸研究所访问交流。2008年应邀参加“世界卫生组织传统医药大会”并在大会上获得《特色针灸技术荣誉奖》。2018年1月，在台湾召开“国际中医药自然疗法高峰论坛”荣获“全球中医自然疗法典范奖”。

杨京深知，针灸治疗能解燃眉之急，能有今天的成绩，杨京非常感恩40年前在九江市中医院工作期间，得到九江市名老中医陈立教授悉心的指导。2023年10月，杨京过度劳累突发脑出血，又是恩师陈立教授第一时间用针灸为其治疗。后期杨京沿用恩师陈立教授方法自疗，效果良好已恢复工作。杨京用亲身经历见证了中医针灸的神奇疗效，由衷地希望把中医针灸技术传承下去，发扬光大。

杨学新

杨学新，河北省邯郸市曲周县河南町镇西水町村人。中医文化国际传播使者。对中医基础理论，有自己的独特见解，秉承传统中医文化的天人合一理念，并根据中医的阴阳平衡理论，衍生制作出仿月光琉璃光源灯。仿月光琉璃光源灯具有提高免疫力，抑制疾病发生，延缓衰老的效果。仿月光琉璃光源灯（2018年获得发明专利）。

吴安生

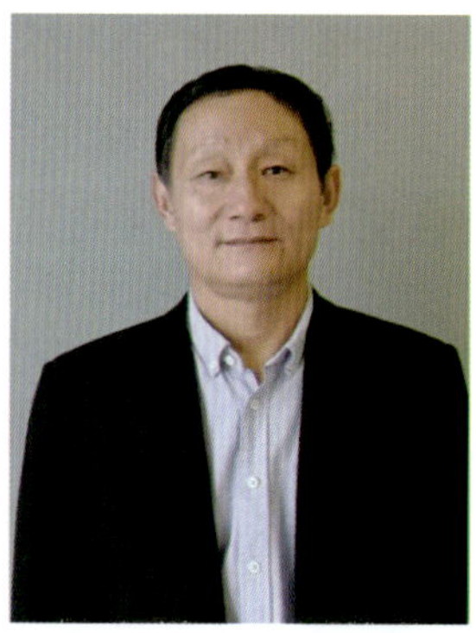

吴安生，玄石机能平衡水创始人，中医健康高级管理师，中医全科理疗师。河南省宇爱健康管理公司服务有限公司法人。通过千年传统玄石热疗法和多年实践创新研发的玄石组方机能平衡水，具有排湿解毒，消肿散结，调理慢性病引起的不适的作用，还具有时间短，效果快，磁场频率微妙平稳，无不良反应的特点。

吴安生自幼热爱中医，跟随父亲学医、采药，以传承中医为己任，积累了丰富的实践经验。其把脉识药，望闻问切，中药配伍，玄石机能组方，精准调理，能力不凡。十几年来，调理康复各种慢性病引起的不适不计其数。

案例一：张某，女，86岁，家住驻马店市确山县人。4年前发现左侧乳房外侧有多个肿块，通过埋线治疗3年后，肿块破溃结痂。在2023年春节前后，肿块破溃面积扩大，并且周围布满黄豆、蚕豆大小不等的黑紫色肿块，整个乳房皮肤呈暗灰色，手触摸像牛皮样粗糙发硬，而且夜晚向前胸和腋窝反射痛，每次被痛醒。在2023年3月1日上午，经吴安生运用非药物疗法，机能平衡水调理后，当天下午疼痛减轻，调理到第九天，疼痛完全消失，乳房恢复正常颜色，肿块上的结痂脱落，排出毒液，橘皮样的乳晕消肿了，面积也缩小了1/3，患者气色和精神恢复较好，食欲也正常了。患者对疗效非常满意。

案例二：刘某，男，60岁，驻马店市人。自述：这几年随着年龄的增长，每天都四肢无力、精神恍惚、记忆力差、睡眠不好、饮食差、无饥饿感。白天瞌睡也睡不好，经市某医院检查为动脉粥样硬化、血脂高，颅脑后侧有四道深沟，这几年治疗花了几万元，药没少吃，没有明显的疗效。吴安生为其详细介绍了机能平衡水调理身体的案例和功效，患者一桶水可以喝六七天，共喝了八桶水，每桶5升。49天后患者身体有劲了，面部气色红润了，食量增加，大小便也正常了。最好的是现在早晨四五点还有晨勃现象了，本人和家属由衷地感谢吴安生先生。

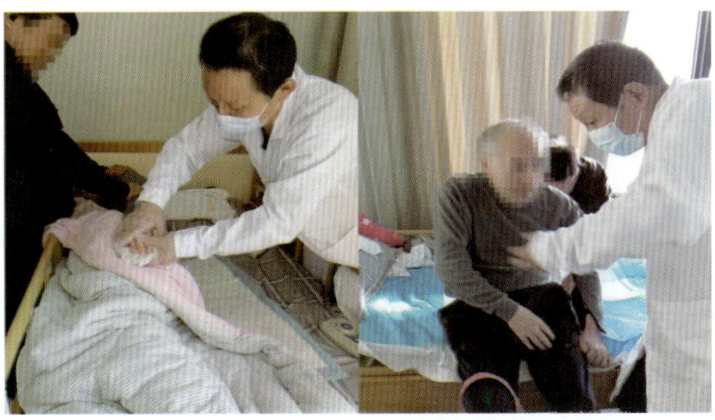

吴安生主持的宇爱健康管理公司，始终秉持专业、诚信和关怀的核心价值观。注重与慢病群体的沟通和合作，帮助他们树立正确的健康理念并培养健康的生活习惯。吴安生相信，健康是每个人最宝贵的财富，公司致力于帮助亚健康人群实现身体健康和幸福的生活。

何更生

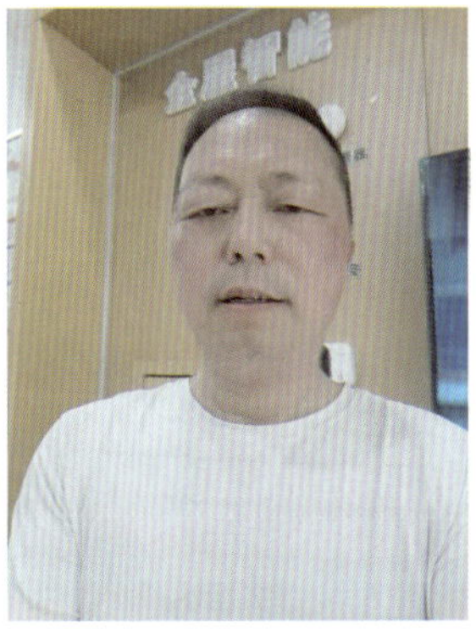

何更生，现居住江西省樟树市阁山镇，祖籍是江西省樟树市义城镇罗港村委何家村。何更生通过16年实践，研究出一套综合性养生疗法，其中包含中医、西医、道医及民族医学的养生理念。其方法简单、方便、有效、没有风险，更无不良反应。养生可以让人们健康长寿、少生病，此疗法可以调理多种慢性疾病，如糖尿病、高血压、高血脂。通过调理可以改善人的睡眠、焦虑情绪等，调理头面部配以食疗可以白发转黑发，效果显著。

何更生的志向就是服务好每一位有缘人，他热爱文学，喜欢创作诗歌，荣获全国诗词艺术大赛二等奖。

张　旗

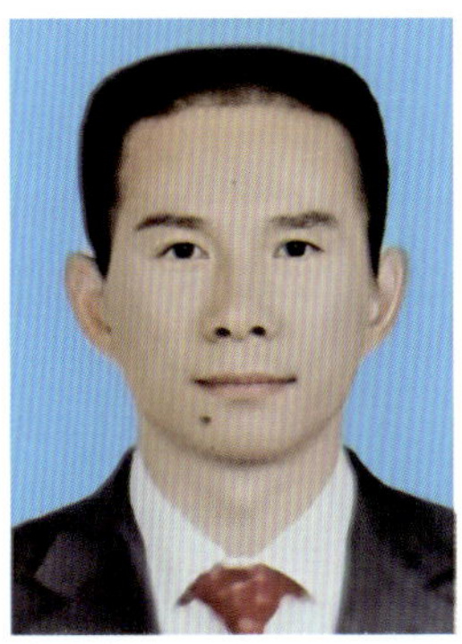

张旗，又名张人元，8岁习武，16岁参军学医。21岁开始研究《易经》《黄帝内经》，45岁接触营养学。用《易经》的思维将中医、西医、营养学和气功融会贯通形成一套独特的中医营养运动理论。2019年注册成立青岛西天国学中医药文化传播有限公司，用更多的精力从事中医药文化推广与传播。他面向社会开办了易经生活应用、营养师技能、风水与健康等方面的公益讲座，先后培养了200多名热爱营养保健的工作者，传播了传统文化的健康理念，授惠于有需要的人群。

张亚秋

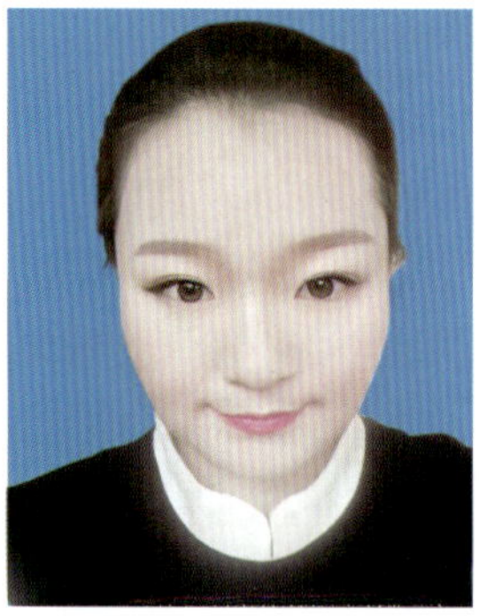

张亚秋，道号李仙子，国际亚健康美丽基金会主席；江苏健康协会副会长；香港道医美容科古方传承人。参与过国际道教论坛。道家养生源远流长，博大精深，驻颜有方，张亚秋传承古草药学为己任，坚持学习，努力创新，愿为新一代医学事业做出一份贡献。她经数十年重组、研制、尝试、验方，终于有所成果。“美白肌肤，给你美丽容颜”是她所在公司的价值所在。

张亚秋带领公司人员学习中医养生知识，坚守在自己本职岗位，做国际道家养生传承者，做道家人古方美丽养生者，为健康行业做出贡献；她跟随时代的脚步，不断积极改进创新，助力爱健康、爱家人、爱生活、爱美丽、爱事业的人，愿望早日实现。

张寿芬

张寿芬，女，汉族，中医健康管理师。1982年生于重庆市大足区中医世家。幼年父母忙农活无暇照管，将她寄养在外祖父家，她经常跟随外祖父上山采药，学会认识各种中草药。外祖父见

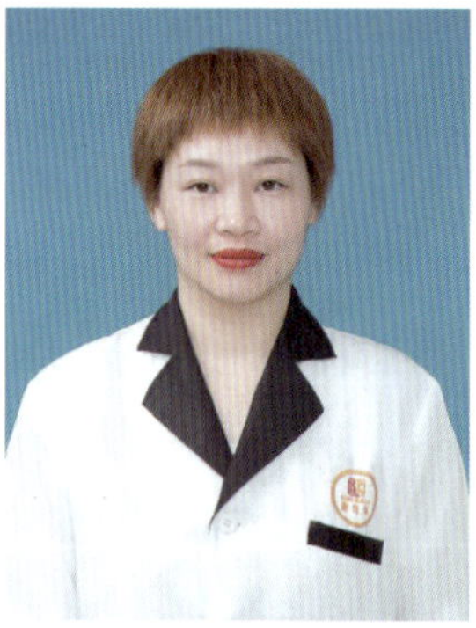

她不仅有兴趣，还确实是发自内心喜爱，就开始教她了解祖先留下的配方与用途，并将毕生的经验传授予她。

张寿芬深情回忆，外祖父不仅教她医术，还教导她敬佑生命、救死扶伤、甘于奉献、医者仁心。成年后张寿芬顺理成章地继承了祖业，创办了洛佳乐生物科技有限公司。她受家族的熏陶及实践积累，擅长用“祖传中药秘方外用物理疗法”疏通经络改善体质；擅长通过脉象辨别五脏功能状态，利用中医内科、外科，针灸、耳灸、火点灸、药灸及家传的推拿手法等，调理鼻炎引发的综合征、肠胃痉挛、颈肩疼痛、椎间盘突出、风湿性关节炎、痛风、乳腺结节、月经不调、子宫腺肌、产后恢复、产乳不畅、不孕不育、内分泌紊乱等引起的不适。她行走于云南、贵州、四川一带，得到受益群众的良好口碑。

张运泽

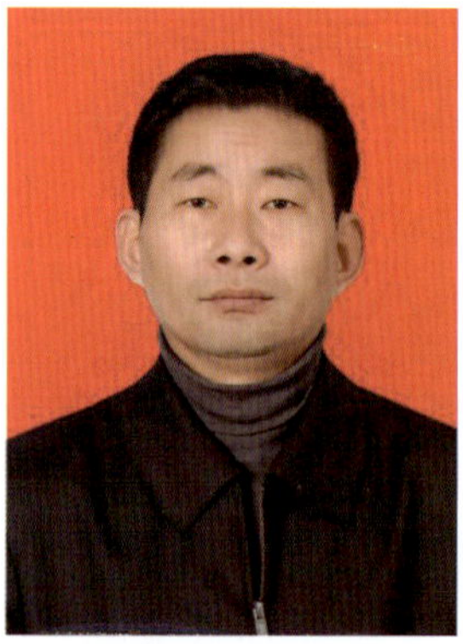

张运泽先生是一位有着丰富临床经验的中医专家，曾获国家卫健委“十三五”规划重点研究课题“祛除心脑血管斑块，防治心脑血管疾病突发临床研究”课题批号：YYWS2617，一等奖。国家卫健委“十四五”规划全国重点课题“关于如何破坏癌细胞生长条件临床研究”，课题批号：NHFPCI02928，一等奖。

他曾在省市级医院多次进修学习，不断提高诊

疗水平，积累从医经验。在临床工作中，他技术全面，尤其擅治内科疾病，特别是心血管疾病。

张运泽运用中医的基本理论和中药治疗疑难病症，临床诊断符合率达90%以上，采取破坏癌细胞的生长条件达到治疗目的。

张运泽先生还担任了北京芝然中医研究院院长，在医院管理方面，他具有开拓精神，积极引进新设备和新技术，重视人才培养，并对医院中医科发挥指导作用，为提升中医医疗服务水平做出了贡献。

案例一：

患者丁某，男 ，65岁，主诉：胸闷、气短、心悸1周。

现病史：患者于就诊前1周出现胸闷、气短、心悸等症状，伴有头晕、乏力等不适感。无明显诱因，症状持续至今。患者有高血压、糖尿病等基础疾病史。

既往史：高血压、糖尿病等基础疾病史。

家族史：无明显遗传性疾病史。

体格检查：T36.5℃，P80次/分，R20次/分，BP140/90mmHg。心肺听诊未见明显异常。腹部软，肝脾未触及下缘。下肢未见水肿。

辅助检查：心电图显示窦性心律，ST段改变；血清肌钙蛋白I(cTnI)升高；超声心动图显示左室收缩功能降低。

诊断：冠状动脉粥样硬化。

治疗方案：通过中药治疗调理六个月冠状动脉硬化消失，斑块消失。

案例二：

患者刘某 ，男 ，60岁。

主诉：上腹部疼痛伴消瘦1个月。

现病史：患者于就诊一个月前出现上腹部疼痛，伴有消瘦、食欲减退等症状。疼痛为持续性隐痛，常在进食后加重。无明显诱因，症状持续至今。患者有长期饮酒史。

既往史：高血压、糖尿病等基础疾病史。长期饮酒史。

家族史：无明显遗传性疾病史。

体格检查：T36.5℃，P80次/分，R20次/分，BP140/90mmHg。腹部软，肝脾未触及下缘。下肢未见水肿。

辅助检查：胃镜检查显示胃窦部有肿块，组织活检提示为低分化腺癌；血液检查显示白细胞计数升高，血红蛋白水平降低。

诊断：胃癌。

治疗方案：手术治疗胃部切除术，没化疗，用中医治疗1年至今没复发。

张建红

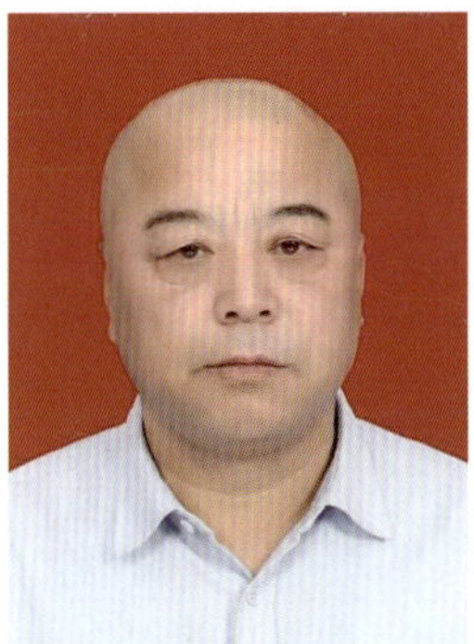

张建红，男，生于1966年，现任山西省清徐县梵宇寺住持，法名释仁瑞。中国医科大学药学专业函授本科学历，2023年被聘请为山西古法觉医医学研究院副院长。15岁起，受五台山万玉、藏明两位法师传承中医全科，包括中药，脉诊，正骨，针灸、穴位、经络，皮肤科，祝由鬼门十三针等。

1973年5月出家，拜山西省佛教协会会长上圆下相为剃度恩师。1974年，由恩师举荐上五台山显通寺，拜五台山佛教协会会长请佛老法师门下参学。1975年，由请佛老法师举荐，拜大凤仙寺万玉老法师，修学五明佛法中医，随师三十余年。1977年，拜普化寺方丈上藏下明老法师，受传承参学接骨。1990年，下山安居太原市佛教协会白云寺。1991年，去往位于山东省的千佛山，跟随发光师参研精修禅法。1993年，去往西藏日喀则五明佛学院参学两年半。1995年，去往峨眉山参学三年。1996年，曾中途返回到太原弥陀寺参与开光法事。1998年，去往昆明游历参学。1999-2001年，去往九华山月升殿参学焰口。2001年底，去往普陀山法雨寺禅修三年，后到凉山州潮音寺。2005年，转入河南林州福兴寺。2015年，于福兴寺举办十年大庆。2015年4月至今，正式落座于清徐梵宇寺主持寺院工作。

擅长调理：面瘫、中风后遗症、强直性颈腰椎病、各种结节、静脉曲张综合征、帕金森叠加综合征等。

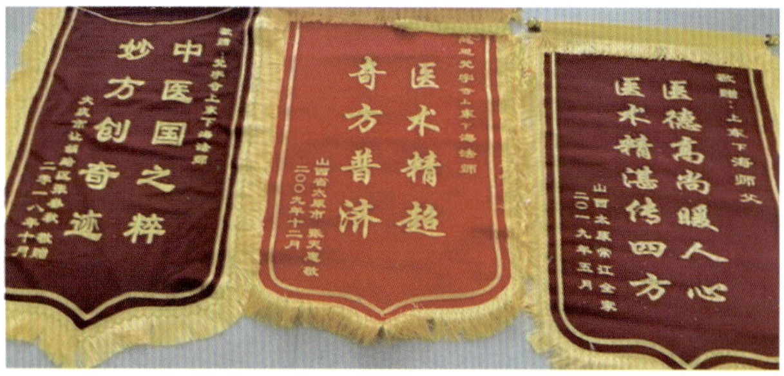

陈　瑶

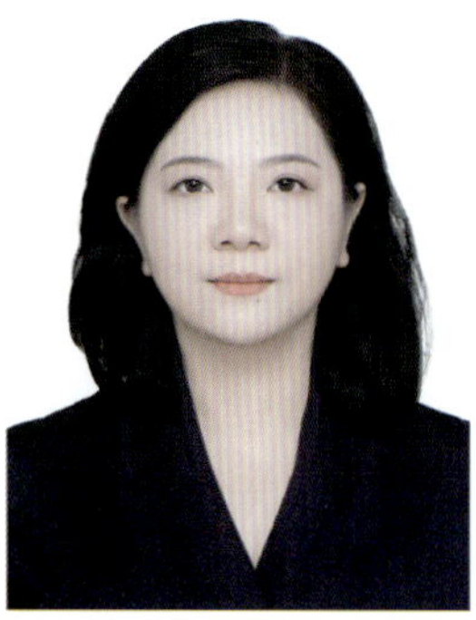

陈瑶，女，1987年生，咸宁职业技术学院教师，湖北附属第二医院医师。

她热爱中医事业，深谙传统医学之道，并对现代医学深有研究，在临床实践中注重传统医学与现代医疗技术相结合，充分利用两者的优势，在更深层次上达到对疾病的预防和调理。她在长期实践的基础上，研发可阻止机体功能退化的相关产品，基于对中医药的深入研究，对此并不断完善与创新。

罗大友

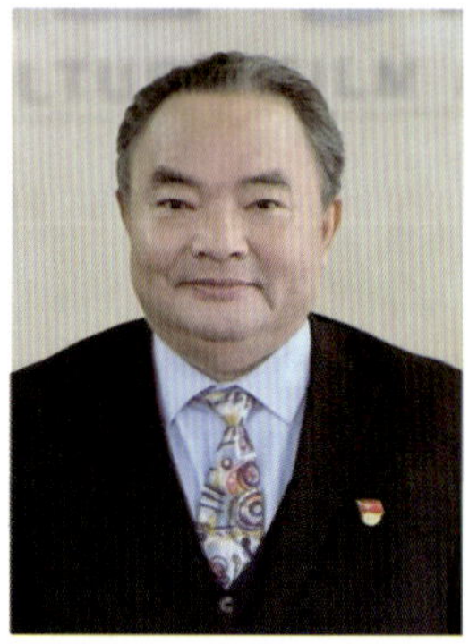

罗大友，男，高级政工师，中国茶文化研究院院长。出生于二十世纪五十年代的罗大友，大学毕业于哲学系，七十年代初，从学校应届毕业应征入伍。曾两次参加过震惊世界的抗震救灾，经历过多次实战军事演习，在部队多次立功受奖。后来顺应国家发展重点经济的需要，他被推荐从部队直接转入大型央企并成为中坚力量。

罗大友几十年来从未放弃对中国茶文化的潜心研究，深悟茶可为万病之药。他认为，当今全球面临着空气、食品、辐射、环境污染，由此引发的人类各类疾病层出不穷，而且越来越趋于年轻化，正确饮茶是应对因污染而造成的对健康危害的好办法，中国经典古籍里早就明确记述“诸药为各病之药、茶为万病之药”。

罗大友呼吁发展茶产业，弘扬茶文化，同时强调正确喝茶。他说：“中国茶分红、黄、绿、白、黑、青六大茶类，且各有各的偏性。饮错了茶好比吃错了药，只有正确饮茶才能饮出健康来。”他惋惜自鸦片战争后中国的茶文化在大陆断代了，而从中国传出去在海外的遗存却又是支离破碎的。他系统研究了中国五千年来茶文化的历史沿革和发展现状，对国内五十六个民族的饮茶习俗进行了归纳总结，对中国各大茶区不同茶叶品种的茶叶生产进行了系统研究和具体指导。先后到福建、云南、浙江、四川省，赣南地区的崇义、陇南，南茶北移示范基地山东省日照市、青岛，山西省运城市垣曲县等茶区检查指导。扶植建立起来山东省日照市、山东省青岛市崂山区，山西省运城市垣曲县，陕西省秦岭山区等南茶北移示范基地。

为了茶产业的健康发展，罗大友对茶叶流通市场出现的一些乱象向有关管理机构提出阻止，并利用各个平台宣传制作无污染的优质茶的宣传片和发表文章。在中央电视台《科技苑》栏目播出的专访栏目中，罗大友重点讲述了贵州省湄潭县等地区用有机肥种植优质茶叶的经验；在广东罗定天子山茶区考察时，罗大友呼吁指出："全国各地茶区要本着对人民健康高度负责的精神生产高品质、无污染、纯绿色的优质好茶，以满足人民的健康需要。"

他把中医养生学、易经五行学和人文科学，融入健康饮茶的研究，提倡"茶文化进机关、进校园、进企业、进军营、进社区、进家庭、进人心"，创编朗朗上口的宣传标语引导民众，比如"多喝茶少喝酒、多与好人交朋友、至少活过九十九"。

罗大友任中国茶文化研究院院长以来全身心的致力于茶文化的传播和发展。他对中国茶文化走向世界的工作进行了努力推动，经常转发交流一些有力度的海内外茶文化工作信息；深受海内外爱茶人士的喜爱和关注。近年来，罗大友已经先后应山东省潍坊市、山东省日照市、山东省青岛市、山西省运城市、河北省沧州市、黑龙江省大庆市、广西壮族自治区、天津市和北京市等有关机构、团体、院校、企业、社区邀请向社会各界人士及海外华侨领袖培训班学员作了多场茶文化讲座。同时他不分种族和国界，对海内外无数茶文化爱好者的专访都热心接待。

钟永顺

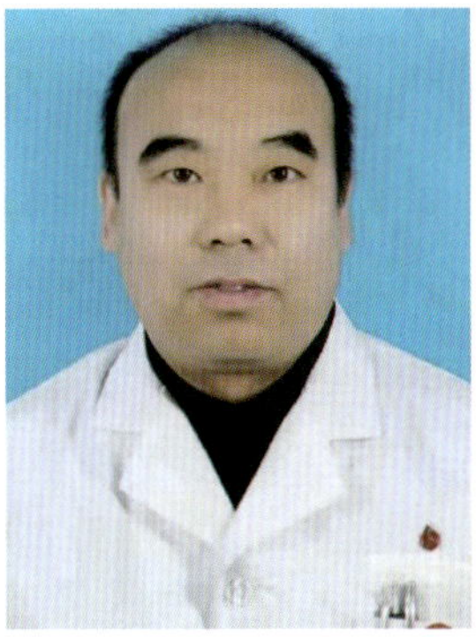

钟永顺，北京市通州区人，北京中氏祺元堂健康管理中心创始人，高级康复理疗师，高级康复理疗指导师，高级保健调理师，高级心理咨询师，美国(葆婴)公司高级营养顾问，中国未来研究会中医药一体化发展分会副会长，中国民族医药学会科普分会常务理事。2024年在出席第二届外交官商界领袖之夜暨中医文化国际传播盛典活动中被授予"中外友好交流大使"称号，同年被中医药新闻信息协会聘请为"中医药文化传播大使"。

钟永顺从事中医康复事业近二十年，获得很多的奖项和表彰，现在，不但继续在中医领域做着：传道、授业、解惑，并调理患者疾病的工作，同时还兼任一些公益事业工作，经常带着团队去敬老院、儿童福利院、临终关怀医院去探望老人和孩子，并捐助失学儿童复学。

钟永顺的人生格言是：献出我们的爱，让世界充满阳光、雨露和芬芳。做个：我付出、我奉献、我快乐的人。

夏盘荣

夏盘荣，江苏省常州市溧阳市戴埠镇人，自幼随父亲学医、行医，至今已有四十余载。

父亲夏金寿（1923-2003年），中共党员，二十世纪七十年代初任戴埠药店经理，行医一生、救死扶伤，义务诊治患者不计其数，在当地有一定声望，因疗效显著和救死扶伤的精神，受

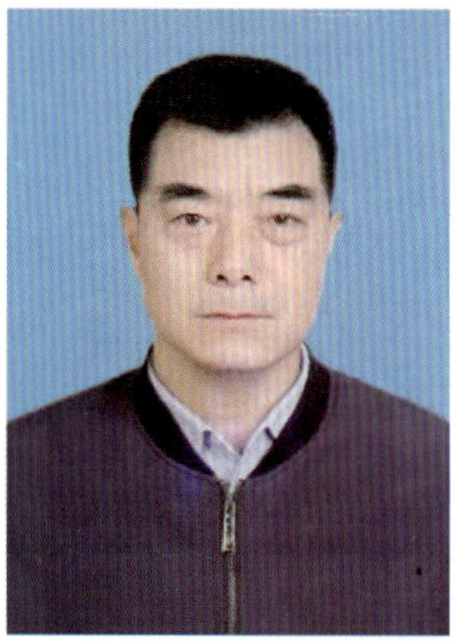

到原镇江地区政府和溧阳县（现溧阳市）政府的表彰，为宣传父亲的事迹，专门拍摄下了他为患者诊病的照片，被录入《地方志》并附有民间验方方药。

夏盘荣受家庭环境影响，少时即爱好中医，受父亲言传身教，对中医有独到见解。他传承家传验方、技法，擅长中草药外敷调理：筋伤病（颈肩腰腿痛）、骨折、跌打损伤、痛风、烧烫伤、疮疡、带状疱疹等引起的不适。他深感基层百姓缺医少药，十分无助。暗暗下定决心，投身公益，利用工作之余，常年为那些看不起病的患者免费治疗，受益患者数千位，在当地口碑极佳。

夏盘荣凭借家传中药外敷验方，又兼自己四十多年的行医经验，临证疗效显著，治法独具特色。2016年，他将原来的中药调敷，改进为自制膏药，在疗效不变的前提下，使用方便，不污染衣物、被褥。此后他慢慢地领悟了内病外治之理，通过外敷膏药，调理扁桃体炎、甲状腺结节，调理脾胃疾患及前列腺炎、前列腺肥大、痛经等。

其两代行医，夏盘荣深知中医药博大精深，还需进一步加强学习，努力进取，不断探索，传承创新，验证并总结临床经验，为更多的患者提供服务。

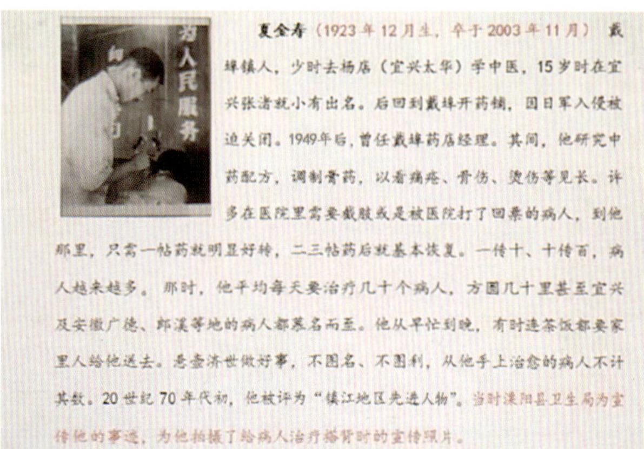

夏金寿（1923年12月生，卒于2003年11月）戴埠镇人，少时去杨店（宜兴太华）学中医，15岁时在宜兴张渚就小有出名。后回到戴埠开药铺，因日军入侵被迫关闭。1949年后，曾任戴埠药店经理。其间，他研究中药配方，调制膏药，以看痈疮、骨伤、烫伤等见长。许多在医院里需要截肢或是被医院打了回票的病人，到他那里，只需一帖药就明显好转，二三帖药后就基本恢复。一传十、十传百，病人越来越多。那时，他平均每天要治疗几十个病人，方圆几十里甚至宜兴及安徽广德、郎溪等地的病人都慕名而至。他从早忙到晚，有时连茶饭都要家里人给他送去。悬壶济世做好事，不图名、不图利，从他手上治愈的病人不计其数。20世纪70年代初，他被评为“镇江地区先进人物”。当时溧阳县卫生局为宣传他的事迹，为他拍摄了给病人治疗搭背时的宣传照片。

案例分享：梅某某，女，江苏南京人。腰椎间盘突出四年多，时好时坏，担心病情加重，经人介绍，于2023年5月27日就诊。

夏盘荣予以自制敷药5剂，贴敷后患者感觉病情好转，于6月20日复诊，继续上述敷药一疗程。用完之后复查，除腰椎生理曲度还没改善，其他问题都调理康复，生理曲度问题教她用物理原理自己改善。

徐　进

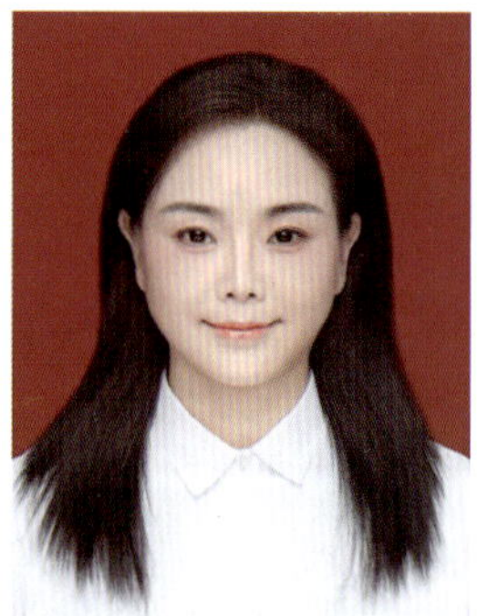

徐进，女，汉族，重庆市南坪人，高级针灸医师。自1994年从事中医药方面的工作，至今三十余年。喜爱钻研中医，曾在北京中医药大学进修微创小针刀手术，擅长小针刀任氏神经触激术，为徐氏幸福一针埋线疗法第四代传人。近年来一直研究医圣仲景经方，颇有建树。初入时即以针灸和埋线为主，三十年来，在临床上有着丰富且独到的经验和方法，并不断创新。她擅长调理对内、外、妇、骨科等病症。她在中年时期跟国医大师石学敏院士学习醒脑开窍针法。在继承中医学传统的审病求因、辨证施治原则的基础上，不断吸取现代医药的精华，致力寻求有效的措施。

案例一：不孕不育症。

患者：刘某，女，34岁，已婚。初诊日期：2020年1月20日。

主诉：婚后两年不孕，有一次宫外孕。

现病史：月经延后，量少色淡，小腹偶有阵痛，偶有血块，手脚及下肢怕冷，易疲劳、烦躁、生气且失眠多梦。

调理及效果：用徐氏幸福一针埋线疗法调理，前后用了半年的时间，患者去医院检查后来电报喜，B超显示左侧卵泡发育很好并孕双胞胎，于2021年4月28日产下一对可爱的双胞胎女儿。

案例二：脑梗死后遗症。

患者：李某，女，76岁。初诊日期：2020年5月19日。

主诉：现在脑梗死已14个月，之前在重庆市铜梁区某医院治疗3个月。

现病史：患有冠心病、心律不齐、高血压、肺部感染、咳嗽有痰、胆囊炎、咽炎、膀胱炎。

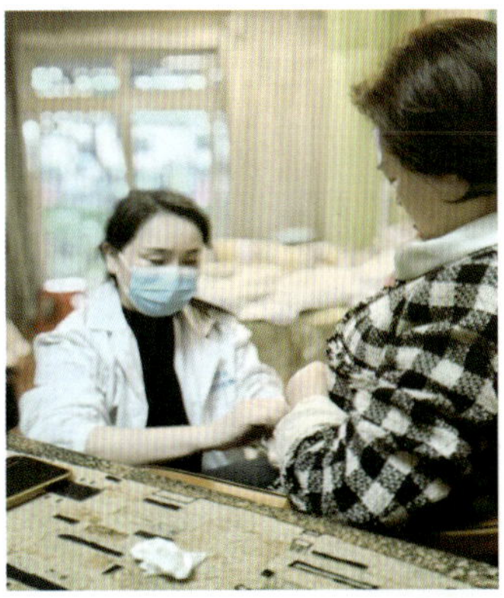

查体：脑梗死偏瘫引起的运动障碍，生活不能自理，足外翻，不能自己走路，需要人扶且拖步行走并左脚靠右脚。

调理及效果：用徐氏幸福一针埋线疗法调理一次。患者感觉腿有力了，睡眠好了。十天后又为患者第二次行徐氏幸福一针埋线疗法调理。患者脚可以抬高上楼梯，脚不向外翻了，也不用人搀扶。患者气色越来越好，心情也变好了。

徐安联

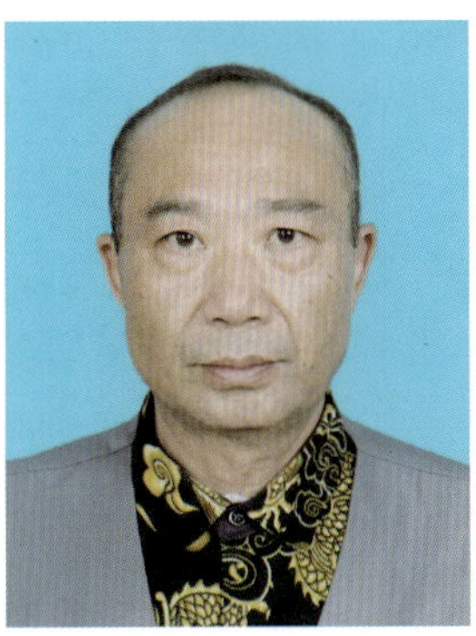

徐安联，男，汉族，1968年出生于四川省荣县。中医针灸理疗师。多年来，他对业务刻苦钻研，精益求精，精研经典，博采众方，重视临床实践，在实践中探索，在实践中提高，在实践中升华，并积累了丰富的经验。他以精湛技术及朴实的医德获得无数患者的好评，他愿为百姓的身体健康保驾护航，愿在工作中默默地奉献。

高凤莲

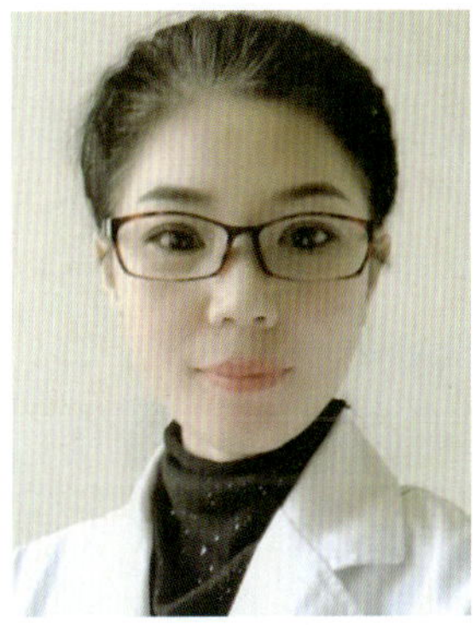

高凤莲，女，汉族，天津人，高级针灸师。她从事中医药行业二十余年，喜爱钻研传统医学，她以中医理论为基础，结合实践，自创骨法针灸等调理方法，近年来一直运用骨法针灸调理患者的疾病及不适状态。她对心脑血管疾病引起的半身不遂、胸闷、心慌、腰腿疼及麻木等的调理效果良好，得到患者的一致好评。

案例分享：李某，男，58岁，企业职工。患者于2023年2月，无明显诱因，右侧肢体活动不利，伴头晕，无视物旋转、无恶心、呕吐。被送当地医院就诊。当时测血压200/100mmHg。查头颅CT脑干、右侧丘脑、双侧基底节及左侧小脑梗死灶及软化灶。住院后，予以活血溶栓、降血压后，病情好转出院。为进一步康复，2023年5月来我处调理。

主诉：右侧肢体活动不利、胳膊上抬受限。

调理方案：

取穴：中脘、下脘、气海、关元、滑肉门(双)、外陵(双)、上风湿点(右侧)、上风湿外点(患侧)、下风湿点(患侧)、下风湿下点(患侧)。

操作过程：患者取仰卧位，选用一次性1.5寸32号不锈钢毫针，常规消毒，腹部进针时避开毛孔、血管，施术轻、缓，采用只捻转不提插或者轻捻转、慢提插的手法，患者感觉不到有针感，中脘、下脘、气海、关元、上风湿点(右侧)均深刺，滑肉门(双)、外陵(双)均中刺，上风湿外点(患侧)、下风湿点(患侧)、下风湿下点(患侧)均浅刺，6天为1个疗程，共调理4个疗程。

调理一个月后，右侧上肢受限解除，活动自如，肢体平衡正常。

黄美英

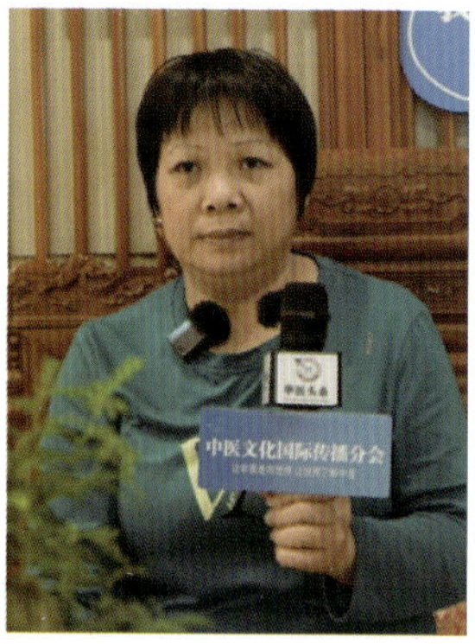

黄美英，广东省阳山县人，自幼身体弱多病，因家境和环境都没有长期接受医院治疗的条件。自己便根据日常学到的生活经验，采草药为自己调理身体，逐渐养好了自己的身体，于是有亲人朋友求助，就更加用心研究各种验方调理和治疗疾病。经多年实践，为家人调理好许多身体不适症状，并为此积累了很多用中草药调理病症经验，有了良好的声誉、口碑。她愿意帮助看不起病，没条件送医院的人，用最经济的方式改善身体。她通过不懈地学习与实践，总结出较为系统的调理路径和方法，随时分享给有需要的人，让更多人受益，让更多的人少走弯路。

崔敬祎

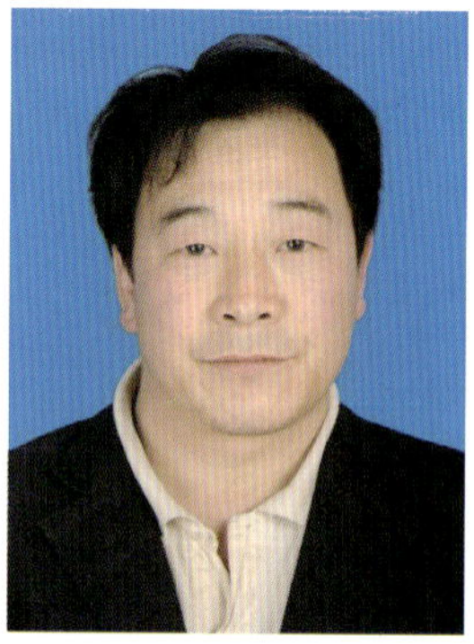

崔敬祎，笔名崔轩铭，法名龙铭、三敬、道祎、理祎，大专文化，河北省秦皇岛市卢龙县人。现任中国民间文艺家协会会员、中国孤竹文化研究中心理事、卢龙县月牙城文化传媒有限公司董事长。自幼酷爱文学，曾进修于北京《人民文学》创作培训部作家班、鲁迅文学院。1990年开始发表作品，发表过小说、诗歌、散文等近二百万字。代表作品有短篇小说《大碾房》，散文《磨儿魂》，作品集《漆水留痕》《走读永平》等。

二十世纪九十年代初开始从事周易、道法研究，在该领域有一定造诣。主要服务项目：地理环境勘舆、企业形象策划、道医调理各种疑难病症等。2024年，作为嘉宾参加中国医药教育协会在中国长沙举办的中医药文化传承与技能交流大会。

彭明生

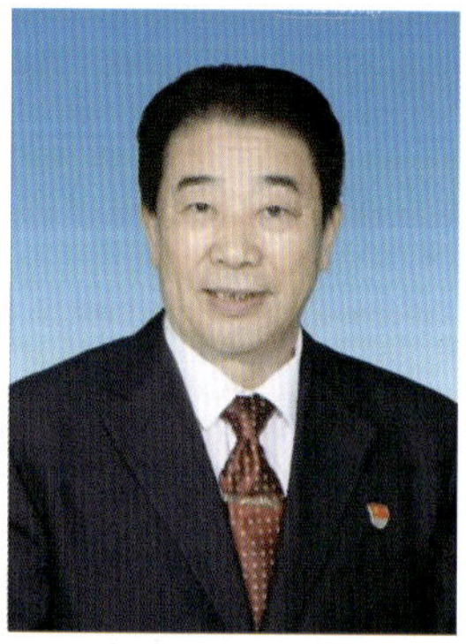

彭明生，男，汉族，1951年生，原籍陕西省镇巴县田坝乡人。1969年10月入伍，服役期间曾任卫生科长，被授予上校军衔。1996年9月复员，现居新疆维吾尔自治区塔城。

彭明生出身中医世家，尤得父亲彭天德(1895—1986年)的医技真传。在中医全科方面继承和发扬了祖辈们留下的医药学遗产。其为国医大师李佃贵传承弟子，首届中医春节联欢晚会组委会副主席，中医药文化传播大使，中国人口文化促进会中医文化国际传播分会委员。

彭氏保健足浴包，处方来源：为彭氏祖传经方及彭明生医师临床验证而成。成分：云芝、红花、石米、红景天、韭菜根、麻黄、连翘、薄荷、桑叶、谷精草、夏枯草、皂荚、金钱草、白花蛇舌草、刺三加、艾叶、藿香、苍术、白芷、蒲公英等，各等份共研细袋装备用。

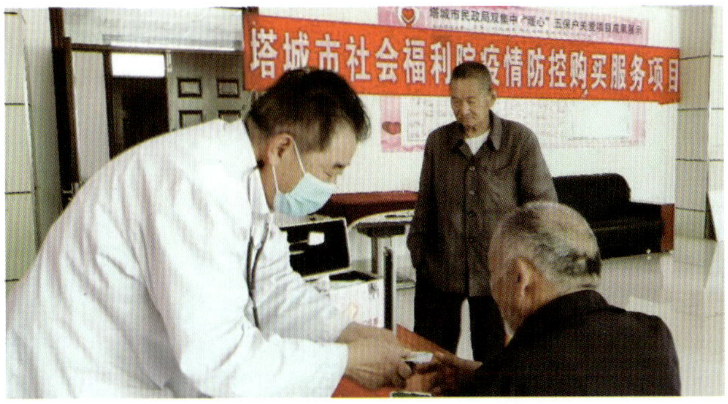

功效:舒筋活血，祛风除湿，散寒软坚，降脂消渴，强身健脑。

使用方法:取滚开水2000毫升，倒入盆中放入药包一袋浸泡片刻。待水大温后入双脚。自远端沿（趾、足底、足背、足跟至小腿部位）。顺时针上行揉搓约20～30分钟。温热舒适为度并保暖。一药袋可连续浸泡2～3次，每日1～2次，10袋为一疗程，使用2～3疗程为佳。

覃向阳

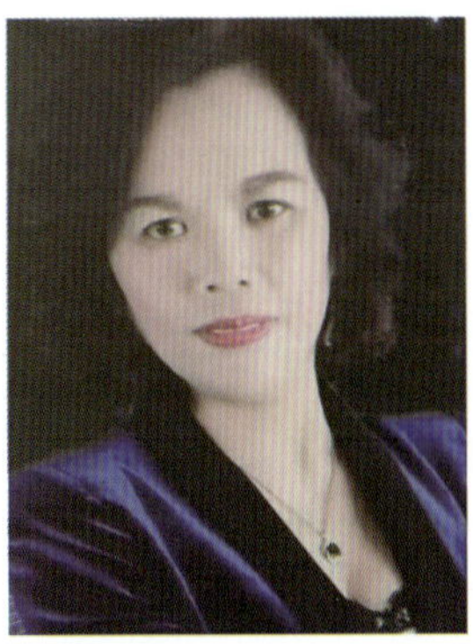

覃向阳，女，54岁，擅长土家医方法调理各种皮肤病。如顽癣、湿疹、皮炎、白癜风、牛皮癣和各种瘢痕，顽固性皮肤病等引起的不适。

2005年至2007年先后四次赴马来西亚进修，研究各种疑难性皮肤病调理方法。她多年来一直秉承救死扶伤，精益求精，不断学习和创新的理念。她曾拜师国医大师孙光荣老师。2013年在全国中医特色疗法论坛会荣获二等奖。

覃向阳认为，传统医药是祖先留给我们的宝贵财富，现在很多民间良方、妙方已失传或没在使用，覃向阳希望整理出更多的民间秘方能发挥各自的作用，服务于人类，造福子孙。

谢学成

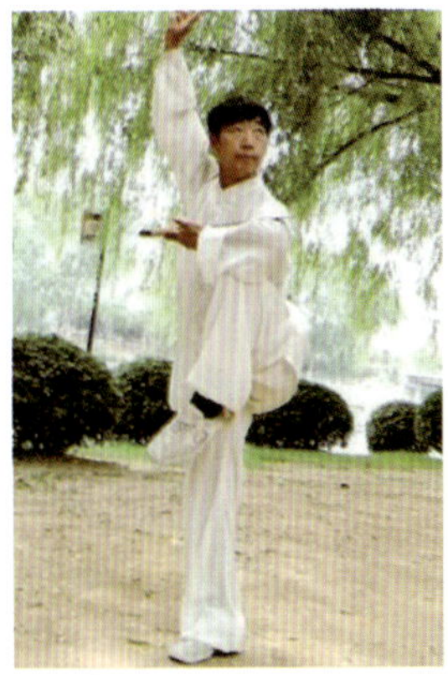

谢学成，曾用名：谢怀成，号毛孩。中国武术七段位，国家级教练员、裁判员。现任河南省武术协会姜家拳研究会副会长、中国武术协会会员、毛孩武术文化馆馆长，中国民族医药协会中医高级针灸师，中国国际报告文学研究会国学文化工作委员会委员，国家一级书法师。因习武兼修推拿针灸，多年实践积累，现为高级康复理疗师。

谢学成，1959年出生在一个三代武术世家，四岁随父习武，12岁拜漯河市著名姜家拳大师孙书秀为师，先后习练姜家拳、少林拳、太极拳等，同时，刀枪剑棍，样样精通，并通过数十年磨炼，自创谢氏9种象形拳。被人民体育音像出版社收入中华武术展现工程，制作成光碟向国内外发行。他曾参加各级各类武术比

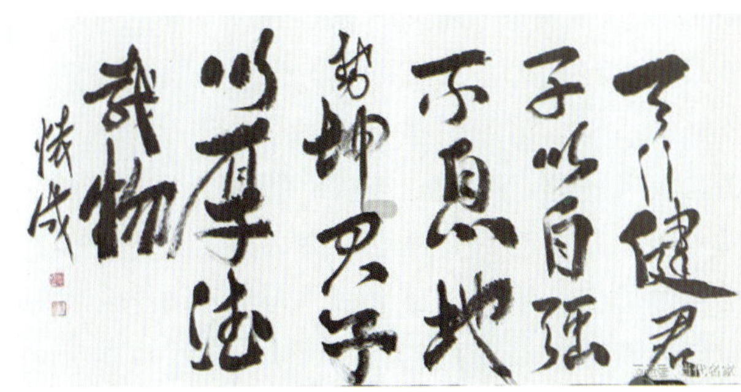

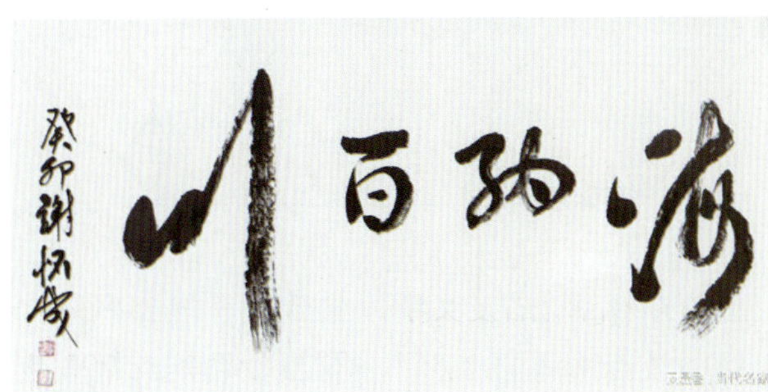

赛，荣获金牌120枚，授徒36个国家和国内达15000多人。

雷彩秀

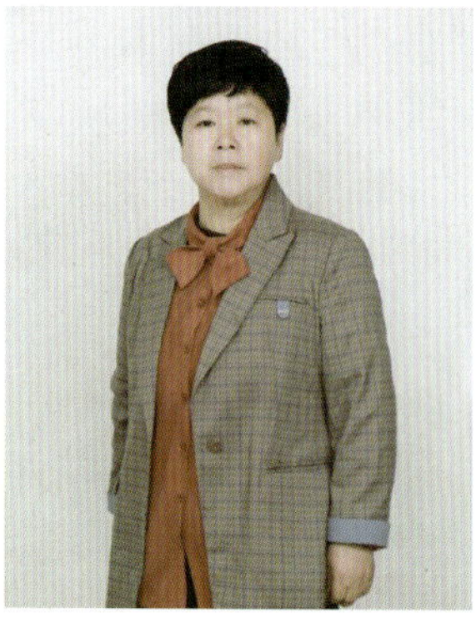

雷彩秀，女，畲族，出生于1972年，居住浙江省温州市文成县大出镇，毕业于浙江省中等专业学校。从小就跟随妈妈上山采药，遍识中草药上千种，为传承祖辈中草药治病调理身体打下坚实基础。

二十世纪九十年代初开始，她通过自修学习，开始为亲友调理常见病引起的不适，不断积累经验，得到群众认可，求助的人逐渐增多。

从自己采草药学习民间治病单验方，到学习医学理论，结合诊疗实践加深理解和运用，长期以来，逐渐形成了独自辨证施治，调理的方法，效果不错。二十多年来，每年接受她调理的患者600多人次，得到大家的一致好评。医者仁心，为传承和发扬光大雷氏祖传验方作出了贡献，形成较好的口碑。雷彩秀擅长调理：头痛、牙痛、腰痛、关节肿痛、鼻炎、肺炎、咽喉炎、心脏病、高血压、高血糖、高血脂、高尿酸、面瘫、偏瘫及各种增生、结节、肾结石、胆结石等结石类病症引起的不适，效果良好。

熊东林

熊东林女士 ，长期以来致力于健康事业，秉持中医治未病的理念，将健康饮食观念融入生

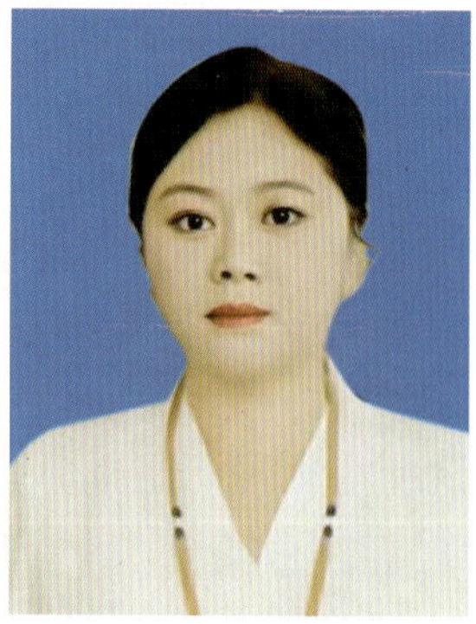

活，以天然草本为基础，结合中医及现代营养学，为广大民众提供健康、安全、有效的解决方案。她在经络穴位养生方面，运用针刺、艾灸、按摩等方法，刺激经络、穴位，以激发人的精气神，达到调和气血、温通经络、增强代谢、促进人体健康的目的；针对风湿疼痛、女性乳腺结节等慢性病问题，运用传统保健方法进行调理，效果显著。

她创建易极堂，带领团队研发出药食同源配方，期望通过健康饮食来促进健康，从源头上解决因饮食原因导致的人体亚健康状态问题。她希望通过自己长期努力，让遇到的每一个人都能享受到健康生活带来的喜悦和满足。

戴月华

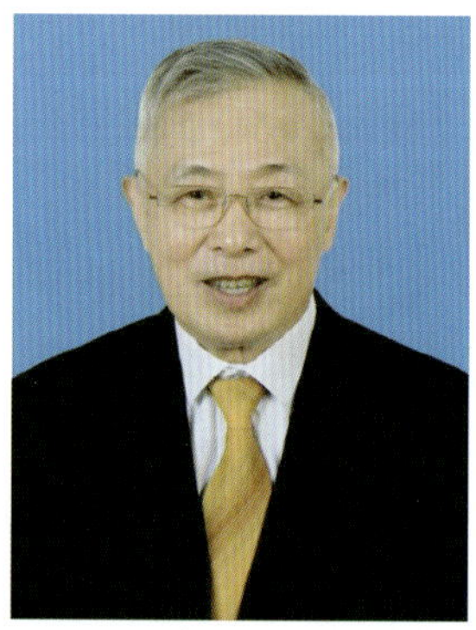

戴月华，男，1942年出生在江苏省苏州市。1961年入伍，在中国人民解放军上海某医院学习针灸。1972年，在苏州第一人民医院进修内科。1974在苏州中医医院跟随黄一峰院长学习中医。1985年在上海中医学院和严振国教授一起研习针灸解剖学，一起编撰了《针灸在临床的应用》《针灸治疗汇编录》等著作。1987年在上海针灸经络研究所学习进修。1995年出国，出席新加坡针灸研讨会，在东南亚六国有一定的名望。戴月华担任泰国公主诗琳通皇家医疗队的顾问。2011年回国后担任苏州市沧浪医院针灸科主任。

戴月华擅长针灸治病，他遵古不泥古，针

刺结合灸疗和用药，协同作用提高疗效。头针和体针相结合治疗中风后遗症、老年痴呆症，将传统中医和现代医学相结合治疗不孕症，有独特疗效。

针对中风后遗症，戴氏针灸采用平肝息风，健脾益肾，促进大脑生理功能的方法，采用三阴交及头穴等，特别是对手指僵硬，加用合谷、后溪透穴疗法，取得了非常好的疗效。

针对老年痴呆症，戴氏针灸旨在益气培元，重点调三焦之气，取膻中、中脘、气海、大陵、足三里以及头部穴位等。使用乙酰谷酰胺，穴位注射风池、哑门、风府等，对患者记忆、认知、社会活动能力有明显改善。

在调理不孕不育症方面，运用活血化瘀，消除输卵管阻塞，对激活女性卵巢，取三阴交、关元、气海、归来等穴，取得了很好的疗效。

在长期实践中，戴月华认为人体和疾病受环境、气候的影响而变化。他善于总结临床经验，勇于创新，传统和现代医学相结合，针灸和药物结合，全心全意为大众健康服务。

2024
国医年鉴

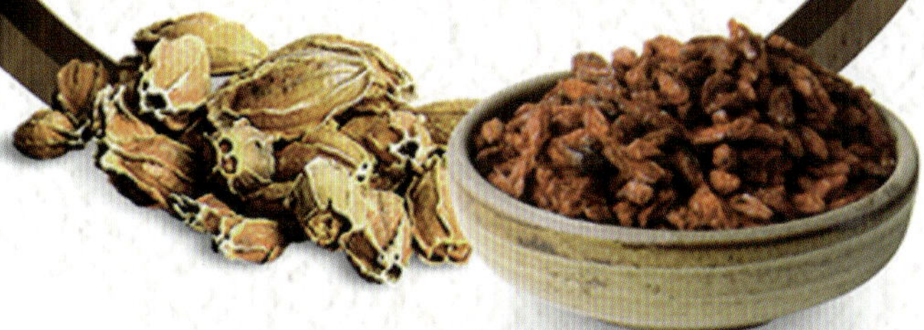

大医精诚　医者仁心

岐黄卫士

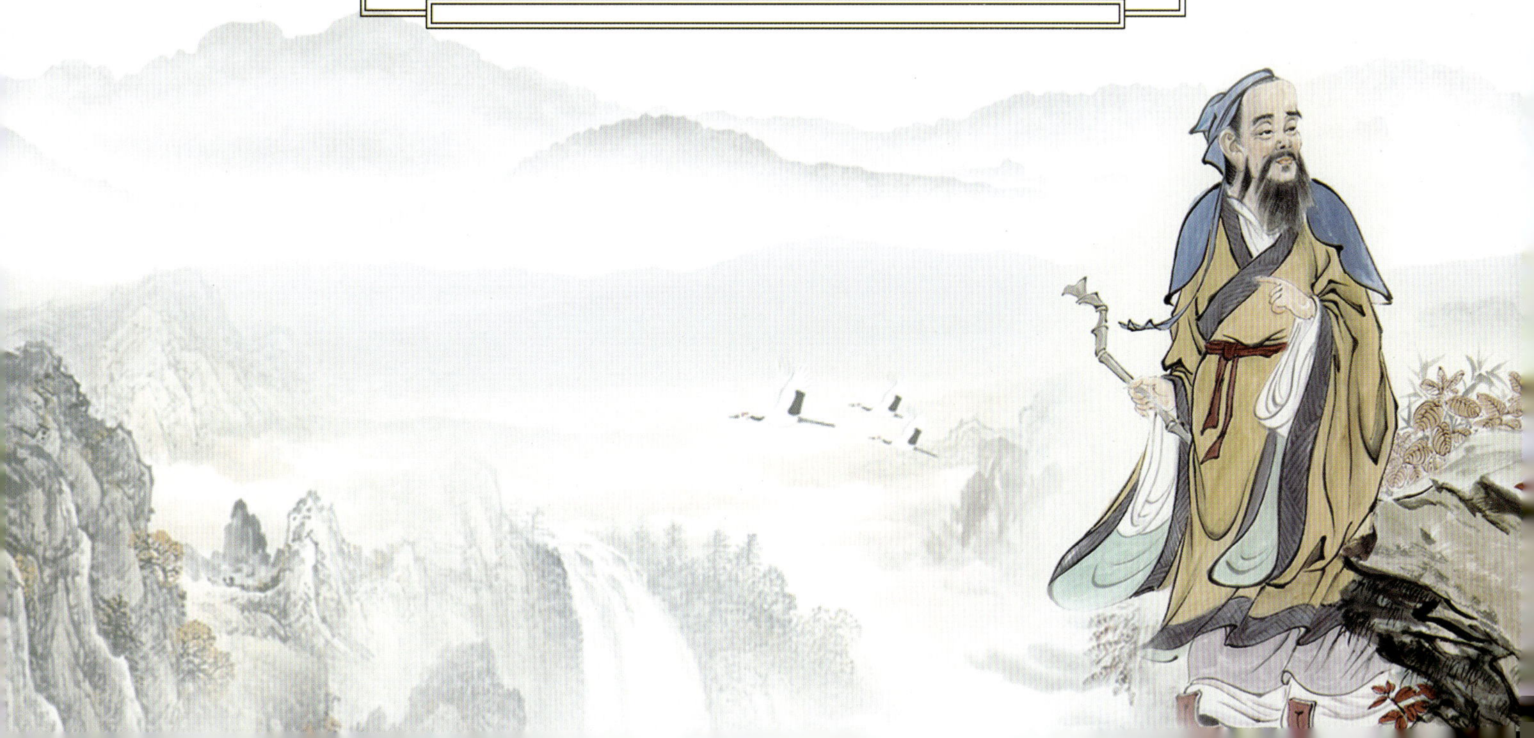

中 医 文 化

岐黄卫士

华 夏 传 统

丁宗明

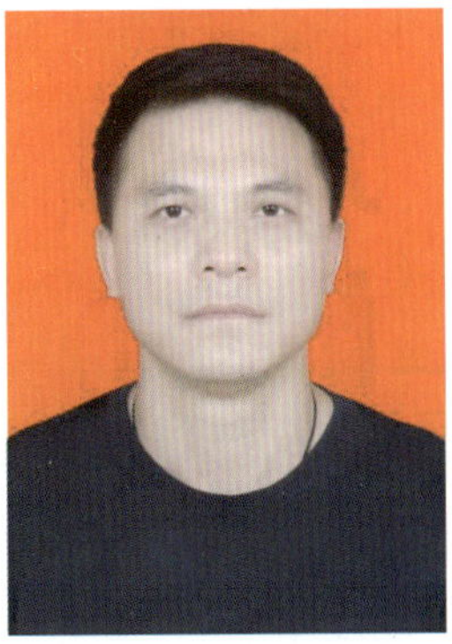

丁宗明，苗族，现年43岁，出生于湖南省怀化市靖州县中医世家，少年时期即跟随父亲丁思元见习治病疗伤，耳濡目染有志于医学。2000年毕业于怀化市高等专科学校西医临床专业。2000至2002年参军，退役后回到地方继续随父在诊所行医至今。期间多方拜访名师学习筋骨方面的特色技艺。如“骨旋移”创始人李吉尚老师等。从医二十余年，以祖传正骨为主，从小在父亲培养带领下学习正骨手法。父亲丁思元在职村医全科四十余年，家传正骨手法在当地很有影响。

丁宗明家传正骨发源于杭州府钱塘县，受卿公因仕于靖定居于兹，创立“青松堂”，受人习武炼丹，串邻走乡。其中，第五代传人丁正成，生于 1916年，自幼聪敏，深受族人宠爱，七岁时随父习医识药，精研《正骨范》《伤寒杂病论》等诸经。因其悟性甚高，其父便将丁氏家传秘方及正骨手法尽传于丁正成。

丁正成一生于医学医道精求不倦，尤善骨伤科，为当地方圆百里村民医治骨折、骨髓炎（骨结核）、风湿等顽疾，深得百姓敬重。1976年丁氏第二十三派“青松堂”第六代传人丁思元接续正骨祖业，深得家传，又多方收集民间验方、偏方、秘方，在继承祖传手法正骨的基础上不断总结经验，对难以治疗的各种粉碎性骨折、脊柱压缩性骨折、骨质疏松症及腰椎间盘突出、骨质增生等，具有独特的治疗方法。2003年被评为“全国第三届优秀乡村医生”，从事乡村医生工作至今三十余年。

丁宗明从小跟随父亲丁思元耳濡目染，多年来在手法正骨方面打下良好的基础，特别是在脊椎、膝关节疾病的诊治方面具备了一定的特色手法。并在父亲丁思元的带领下，于2005年参与编写了“颈、腰椎间盘突出”的相关论文，在首届治疗颈肩腰腿痛专题研讨会“特色传承与创新论坛”发表。2022年《丁氏正骨》被湖南省靖州苗族侗族自治县政府批准为第三批县级非物质文化遗产代表性项目。2022年《丁氏七叶系列产品》荣获为“中华老字号”。

丁氏正骨秉承祖传的辨证思路，遵循知详备细，心慈术狠，正、整、接、实的治疗原则，传承轻、透、巧的手法特点，其痛点小、能快速正骨、松解筋结点。坚持手法为主，药物为辅，佐以器具的治疗理念，并结合多年的临床经验，形成独特的治疗方法。其中，用于辅助治疗的药物“丁氏七叶膏”，由数十种中草药材，通过烘、熏、碾、煎等方法制作， 将苗药与古方完美结合，对跌打损伤、关节痛、颈腰椎突出、腰肌劳损、 关节炎等具有突出疗效，能达到行气活血、散瘀止痛、接骨续筋等目标。

对骨折脱臼的整复手法遵循“三个还原法则和四个要点”。

1.三个还原法则

还原法则之一：合则开之；拔伸法。两断端重叠、缩短、嵌插和关节移位，在充分固定近端的前提下，以拔伸的力量将骨端拉开，即以相反的方向用力分开，甚至过伸。还原法则之二：开则合之；挤捺法。将分离开的隆凸的、成角的两端或骨片以相对的方向结合。还原法则之三：开合兼之；旋屈法。两断面背向或螺旋形分离，将远端面向近端面旋转、靠拢；经拔、挤不能纠正的重叠，用屈伸（折顶）先使成角，再用挤拔两法达到对位。

2.四个要点

（1）方向准。认清部位，确定方向，减少和避免阻力。

（2）着手轻。接触患肢着力轻，握持力匀，特别在骨骼上，尽可能减少疼痛，从而消除患者的紧张情绪，使肌肉放松，然后由轻转重。

（3）固定稳。患肢的近端要充分固定，防止患者因痛躲闪，才能充分发挥拔伸折顶的作用。如用助手的对抗牵引，往往与术者的用力不协调，忽大忽小，断断续续，如用固定器固定则事半功倍。

（4）牵引长。拔伸的时间要长，是待肌肉的痉挛减退，防御性的肌紧张消除，一般需要1～5分钟，急于求成，则适得其反。 在治疗整复的过程中，必须“心领神会、刚柔相济、相其形势，婉转运用”。

临证过程重视手法的施治，强调辨证为先，按摩手法不局限于软组织损伤，亦可作为骨折脱臼手法整复前后的放松手法，减少患者整复时的痛苦。

丁宗明认为，当下中医春天来临，中医的传承和发展延续是中医人的使命！中医之技及中医药发展必须走“中医特色”之路，挖掘民间具有“特色、特点、特别”中医之技，有利于传承中医特色。他呼吁，中医发展应需敞开大门，让大家在实践中成长，学习中进步，使更多优秀的中医人辈出。

王　志

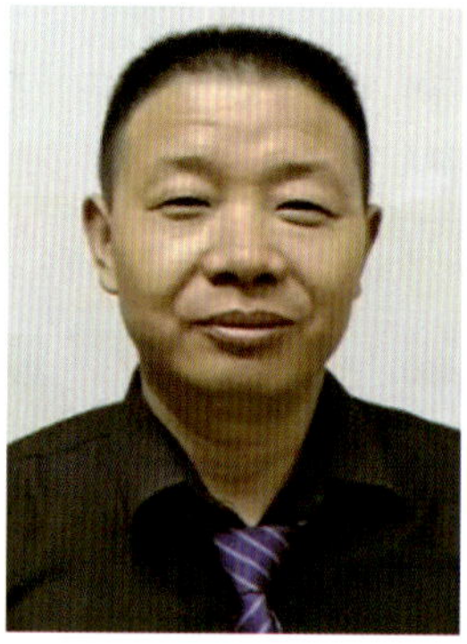

王志，男，1975年生于湖北省黄冈市蕲春县。中国抗癌协会会员、中国民族卫生协会健康养生分会专家委员、中国道医协会会员、湖北精藏仁富蕲艾科技有限公司董事长、广东孙思邈医学研究院院长、贵州频湖脉络心脑血管研究院院长、贵州精藏仁富肿瘤医学研究院院长、海南扁鹊医学研究和试验发展院院长、海南钱乙医学研究和试验发展院院长、广东蕲阳艾草生物科技有限公司董事长、南阳市宛城区蕲阳百草心血管科学所所长。

王志擅长采用非药物食物食品疗法调理各类良性、恶性肿瘤及癌症晚期瘀堵、疼痛、扩散转移患者，以及心脑血管病症的患者。创立精准食物疗法，激活免疫细胞，提升免疫力。

王志在中国艾草之都蕲春县，曾经多次拜访当地民间老中医、土郎中及道医，悉心请教，刻苦钻研。他先后参加了全国各地艾草产业大会、医药节会，结合自身的学习心得和体会，理论联系实际，采用非药物食品食物疗法，调理改善各种身体不适患者的症状。他到南方后，结合南方湿热的气候，调整食疗配方，以祛湿驱寒，培元固本为主，获得了广大患者的好评。

王 丽

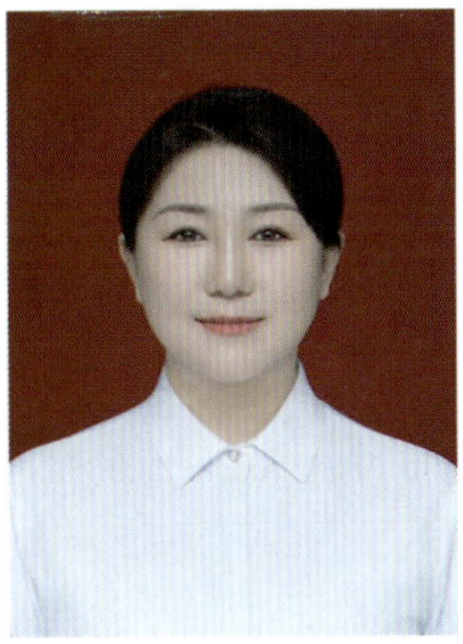

王丽，女，毕业于山西医科大学，中西医结合专业，中医执业医师。专业擅长：中医脾胃病调理、呼吸道疾病、心脑血管疾病、高血压、高血脂、高血糖调理等。

自幼喜欢中医，熟读《黄帝内经》《伤寒杂病论》《神农本草经》等医学著作。师承国医大师李佃贵教授学习浊毒论、脾胃病调治，师承国医大师沈绍功之子沈宁老师学习沈氏女科，师从浮针创始人符仲华老师学习浮针疗法等。

作为一名医生，王丽深知自己的责任和守德义务，深耕中医二十几载，积累了丰富的临床经验和独到的治疗方法。中医学，这门古老的智慧，以其独特的诊治视角和方法，关注人体与自然的和谐共生。王丽深谙其精髓，坚持以人体的整体健康和平衡为出发点，通过全面细致的辨证施治，实现对疾病的精准治疗和功能的整体调理。她将脾胃疾病作为常见的消化系统疾病，通过深入研究和实践，掌握了有效调理脾胃的疗法，帮助患者摆脱痛苦。针对心脑血管疾病、高血压、高血脂、高血糖，王丽结合中医调理方法与现代医疗技术，开创性地提出了一套整合治疗方案。这不仅仅是对症下药，更是通过改善患者的生活方式、饮食习惯和心理状态，从根本上预防和控制，显著提高了治疗的持续效果和患者的生活质量。在妇科疾病治疗领域，王丽注重于调和女性的气血，采用个性化的中药配伍、针灸和特定的理疗方法，可以有效地治疗月经不调、更年期综合征、子宫肌瘤、多囊卵巢综合征等疾病，还可以使HPV由阳性转为阴性，帮助女性患者恢复了健康和活力。

王丽的目标不仅仅是做疾病的治愈者，更重要的是做患者健康生活方式的倡导者和指导者。王丽相信，健康的生活习惯和心态是预防和治疗疾病的重要基石。

王 智

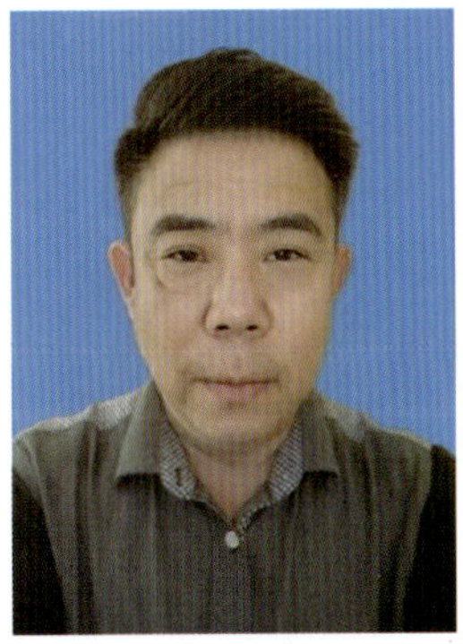

王智出生于中医世家，自幼便受到家族熏陶，对中医文化产生了浓厚的兴趣。他天赋异禀，勤奋好学，不仅继承了家族世代相传的医学精髓，还广泛阅读了各种医学典籍，不断拓宽自己的知识领域。经过多年的实践积累，他擅长对慢性病及妇科疾病的调理。

在中医内科方面，王智善于运用四诊八纲，准确判断病情，量身定制个性化的调理方案。无论是高热惊厥、咳嗽哮喘，还是胃痛、腹泻，失眠、多梦，都能快速找到病因，用精湛的调理方法让患者得到缓解。他既注重整体调理，又兼顾局部症状，让患者在短时间内感受到明显的效果。

根据女性生理特点，结合中医理论及长期实践，他擅长调理月经不调、痛经、更年期综合征等妇科疾病。他注重心理疏导，善于倾听患者的心声，用温暖的话语和关怀的态度为患者排忧解难。他的治疗方法既安全又有效，深受女性患者的信赖和好评。

王智在中医慢性病调理方面也有着独到的见解和丰富的经验。他深知慢性病需要长期调理，需注重从根本上改善患者的体质，增强抵抗力。他运用中医的推拿、按摩、艾灸等传统疗法，结合现代康复理念，为患者提供个性化的康复方案。他的治疗方法既舒缓又有效，让慢性病患者在漫长的治疗过程中感受到温暖与希望。

韦瑞林

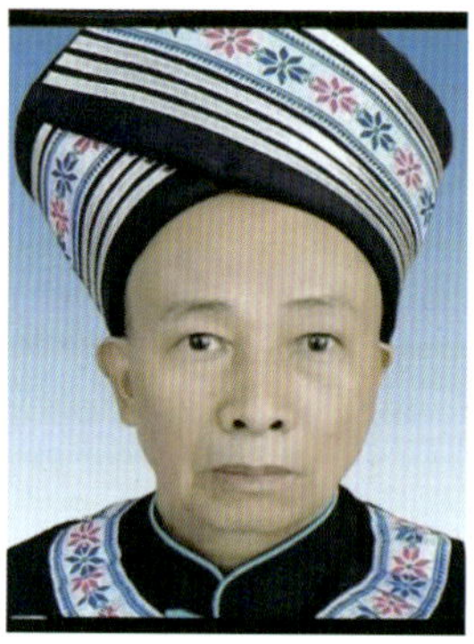

韦瑞林，生于广西壮族自治区环江县九万大山旁的一个小山村。从小体弱多病，没有办法在校完成学业，错过了在校学习的最佳时间。当他疾病好转后就坚持自学，1977年恢复高考，便开始准备参加考试，他以超乎寻常的毅力，自学完全部中学课程，直至1992年考上广西大学。

参加工作后，他一如既往地执着、努力和踏实做好工作。由于他长期辛苦拼搏，加上原本体质差，患有特发性震颤、脑血管堵塞、血糖异常，以及各个脏器有不同程度的功能损伤，间断住院长达五年不见好转，只好回老家修养。生病时年龄五十多岁，看似像八十岁。自己便研究中草药，研制方药在自己身上应用，长达十余年，慢慢自己总结经验，用不同草药研制不同药液，根据症状不同，体外涂抹、按摩，身体各种不适减轻，健康情况显著好转。他一边自我调理身体，一边热心帮助身边遇到健康问题的群众，受到大家爱戴。

白志发

白志发，1968年1月生，祖籍四川省苍溪县，家中兄妹5人，父母因常年务农，因劳累疾病缠身，父亲于1976年带病劳动猝死农田中，给家庭带来了沉重的打击，在痛失亲人的同时，家庭也失去了主要劳动力，让本就清贫的家庭雪上加

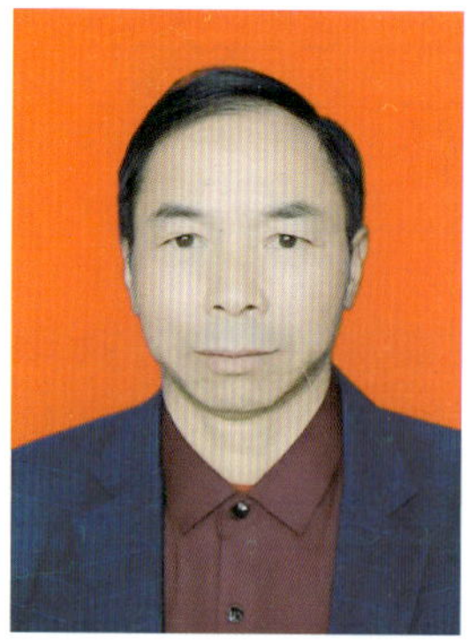

霜。由于亲身经历了亲人去世，心痛欲绝。白志发遂于17岁时萌生学医的念头，并由母亲安排拜师学习中医，从师3年。白志发用自己采挖的中草药帮助患者调理一些常见病症。后来，姐夫从部队退伍带回一本穴位疗法的医书，白志发如获珍宝，细心研读，并利用学习到的穴位疗法帮助一些身体不适的患者调理。22岁时，白志发因家庭经济困难外出打工，辗转多地，最后迁居新疆兵团，成为兵团第二师27团职工，并定居于此。2021年，其学习了中医预防保健调理技术，用实践多年的经验以穴位调理及极砭微针疗法相结合，在调理患者疾病方面取得了很好效果。为了开阔视野，提升技能，白志发积极参加各种学术会议，与同道交流经验，提高自身的业务水平。

包小进

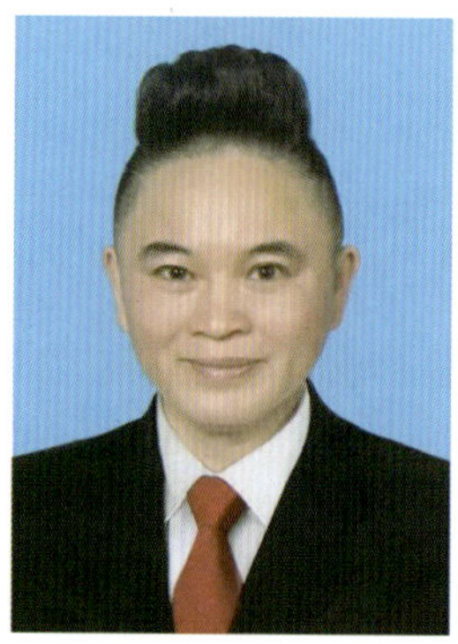

包小进，生于1963年，江苏人。中国中医药信息技术学会中医药原创技术分会副秘书长，从事中医康复工作四十余年，擅长调理：颈椎病、肩周炎、腰椎间盘突出、骨质增生、膝关节、腰椎病、坐骨神经痛、风湿病、老烂腿及各种皮肤病、灰指甲、甲沟炎、无名疼痛等疾病，疗效良好。

2021年成立北京苗康堂中医医院，自成立以来，北京苗康堂中医医院秉承“道贯古今，至精至诚”的精神，坚持按照“中医领先，发扬传统医术，创新一流”的发展方向，全面提升中医药

传承创新能力，努力继承和发扬祖国医学。

主要成绩

2019年参加古中医“八卦埋线针法”临床教演，针法熟练，获得荣誉证书。2019年10月至2019年11月学习“中医渗析”疗法，成绩优秀，获得荣誉证书。2021年7月16日注册北京苗康堂中医医院，为中医药原创技术试点单位；中国民间适宜技术开发协会和叁陆陆颈肩腰腿痛研究院建立业务合作授予“优秀贡献奖”；智愈堂生物科技有限公司授权“颈肩腰腿疼康复中心”。2020年9月至2020年10月学习“超痒疗法”成绩优秀，获得荣誉证书。2020年9月至2020年10月学习“理筋疗法”成绩优秀，获得荣誉证书。2021年苗医火灸神罐技术获得“中医传承非遗技师”证书。2021年参加民间适宜技术培训，成绩优秀，颁发荣誉证书。2020年担任中医药原创技术分会常务理事。2021年“中医揉筋正骨整体复位疗法”被收在大国中医原创成果传承录。

包小进是一位平凡的基层工作者，在几十年的医学道路上执着追求，传承精华，守正创新，深入探索，实践研究，不仅继承了中华民族的中医瑰宝，更用医术、仁心，维护群众的健康，帮助患者解除病痛，为中医中药的繁荣和健康做出了成绩。

冯锦满

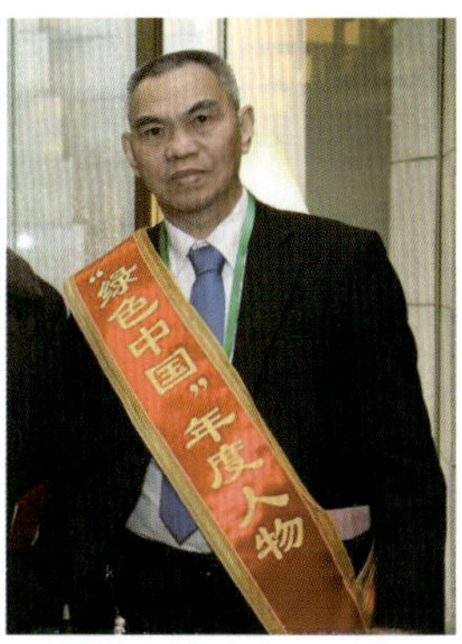

冯锦满，生于1952年，籍贯广东省广州市番禺区，汉族，毕业于香港城市大学中国物理治疗学专业。为嘉斯专业美容创新理疗研究中心创办者，主要从事创新理疗研究及诊疗工作。为香港发明协会专业委员会委员。

冯锦满在工作中体会到中医药学的实用价值，传统中医技术的博大精深， 2002年3月，冯锦满先生和杜秀娟小姐一手创立了嘉斯创新理疗研究中心。该中心集美容、保健、理疗为一体，为前来求诊的患者进行一系列切实有效的调理和保健。中心成立以来，杜秀娟和冯锦满先后研究发明了多种理疗技术:恒温刮痧、恒温针刺导入、恒温灸法、淋巴排毒理疗法、聚能理疗法等，使理疗器械的配置日趋合理、完善。经过无数次临床试验，得到一致认可的第二代聚能理疗保健仪，集多种理疗技术于一身。他依据频谱原理，将磁、光、热、远红外线聚为一体，通过热能使理疗仪具有针刺、刮痧、灸法、药疗、香薰等功能，并可以根据不同病理进行不同形式的技术搭配，使治疗达到较为理想的效果。聚能理疗保健仪得到受益患者的好评，通过他们的口碑传播，慕名而来的患有关节、肌肉等痛症者，患有糖尿病、高血压、类风湿、中风后遗症者，甚至患有癌症等疑难杂症者，根据病情在短时或经几个疗程的治疗后均有显著改善。

当代医疗科技虽然发展到了基因技术、培植干细胞等高科技水平，但其研究时间长，成本高，普及应用还需假以时日。中国还有相当数量的普罗大众，身处贫困边远地区缺医少药。冯锦满先生发明的聚能理疗保健仪旨在以低廉的成本、显著的功效、服务于大众。他希望得到更多学术界人士的关注、研究并验证；他希望谋求更多合作伙伴参与、开发此项目，使仪器得到尽快普及，可以更多地惠及世人。

传统中医舒缓长期疼痛可选取“艾灸”法。传统艾灸使用之物料并无任何固定标准如尺寸、密度、成分等，所以点燃后的温度不能调节，因此患者往往因热力过分集中导致烫伤。再者，艾片、艾球或艾条容易受力粉碎，施灸者不可加诸相当压力把热能导入患者的穴位。另外，又或患者对艾草燃烧后的烟尘有不良反应，因而艾灸手法不够完备。所以艾灸必须经由受训专业人士评估后方可进行，且其使用工具不可适应个别患者的肤质和体质特性，传统艾灸手法往往达不到预期效果，需要适当的更换配件，调节温度和压力。聚能理疗保健仪的发明，实现全面调控艾灸的适应性和稳定性以提升效能，同时减低其使用时的安全风险。

聚能理疗保健仪经多年反复研究，现在可以把各种能量聚合或叠加，用光波聚焦传递能量，用于治未病、理疗、保健、美容、康复，成本低廉、见效快。

聚能理疗保健仪主要性能为：针刺导入技术，用针刺入身体后，用仪器放置在针柄或针体上面，导入能量频谱及频率均可调节，药物或香薰精油也可以用仪器导入，见效更快。

华佗夹直透刺，先用仪器松弛夹脊肌肉，平刺入夹脊肌肉，再用仪器放在针体上导入能量或药物及香薰精油。

八髎透刺法与华佗夹脊操作相同。

传统火疗法用能量物料作火种，明火直接烧患处，比传统物料疗效更快，须专业人员从事。

能量光疗法用声频、光频、磁频、震频、电频、热频、风频或太赫兹量子等频率，聚合或叠加，透过各种光频聚焦能量，用于调理疾患。

为便于推广使用该仪器，冯锦满编制了创新理疗课程，内容有：传统技术与新技术的对比；量子光疗的现场示范及操作；传统火疗能量物料明火直接烧患处、针刺导入、华佗夹脊透刺及八髎穴透刺法，均用实例示范，课程活学活用，以实际操作为主。

弓背及脊柱侧弯一次治疗的效果对比（见图）：

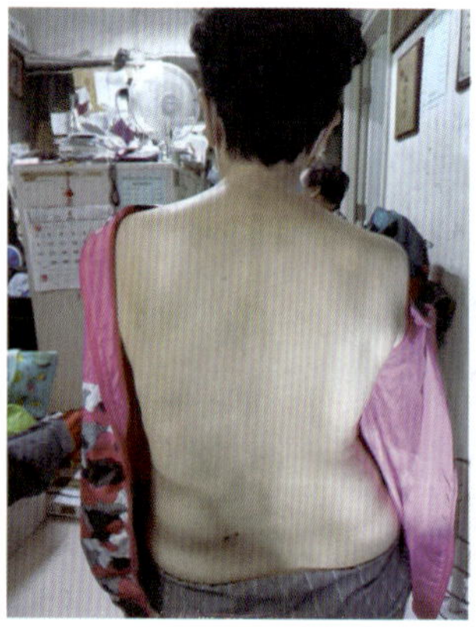

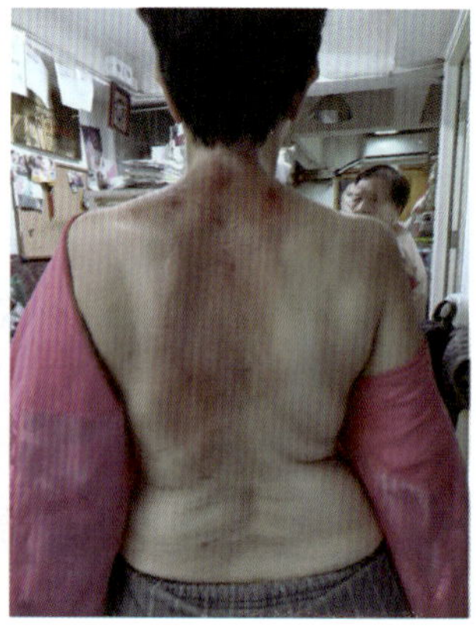

刘立稳

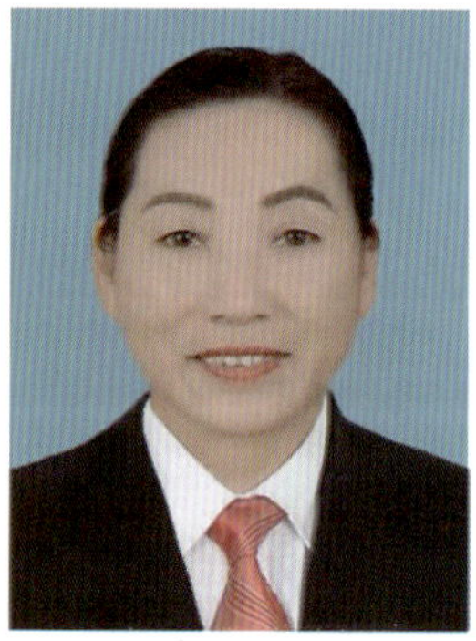

刘立稳从事中医理疗四十余年，擅长理疗颈椎病、肩周炎、腰椎间盘突出和高血压、高血糖、高血脂及脑梗死后遗症等。其“快速镇痛”“针灸拔罐”独具特色。2019年9月担任中国民族卫生协会难治病研究专家委员会专家委员。

中医理疗主要方向：高血压、高血糖、高血脂、心脑血管疾病、肿瘤、皮肤病、慢性疑难性病症等。刘立稳四十余年总结了“五维仁术”体系疗法，分别是心性疗法、针灸疗法、能量罐疗、食养疗法、特药疗法。

刘安全

刘安全，男，1954年出生，中共党员，陕西省略阳县人。刘安全理疗馆负责人，中国中西医结合学会会员。1975年至2009年在田家坝村卫生

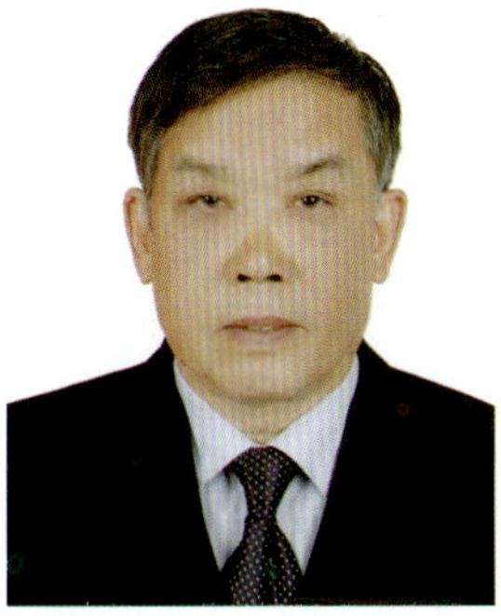

室工作。2010年至今在略阳县城电厂路开设个体中医诊所。2012年5月通过国家传统医术确有专长考核，获得传统医学医术确有专长证书。

青年时期，刘安全常跟随老师上山采集天然野生中草药，认识并精通中草药1200余种。深研《本草纲目》，从中挖掘单方、验方、特效方，经多年努力钻研，用中草药研制出了两种外涂药，应用于顽固性白癜风；用中草药配制出粉剂，应用于乙肝。

从事中医临床工作四十余年，对白癜风，跌打损伤，骨折，关节扭伤，腰腿痛，风湿性关节炎、风湿性关节痛、风湿关节积水，中风，脑出血、脑梗死引起的偏瘫后遗症，面瘫，癫痫，肠胃系统疾病，肾结石，尿路结石，前列腺炎，淋巴结癌，癌症，哮喘等常见病、多发病及疑难杂症有所研究。在中医外科、中医内科方面经验丰富，擅用传统的针灸技术、中草药内服与外敷相结合。

2014年、2015年、2016年参加了中国民间中医协会组织召开的全国名老中医的特效医术论文演讲，得到了参会代表和与会领导的一致好评，并经特效医术发掘整理专业委员会评选颁发了中医药治疗皮肤病、偏瘫疾病、关节病三项荣誉证书。特别是2016年5月的演讲论文《刘安全对中医治疗关节病之见解——中医医术、外敷药内服药、针灸三结合，治疗中风后遗症》，被七家网站录用，得到了全国同行学者与专家的好评。2016年5月，经第七届全国名老中医临床技术高峰论坛暨庆祝特效医术发掘整理专业委员会成立20周年组委会专家评审，被授予“中医药治疗关节病特效诊疗人才”荣誉称号。

刘远明

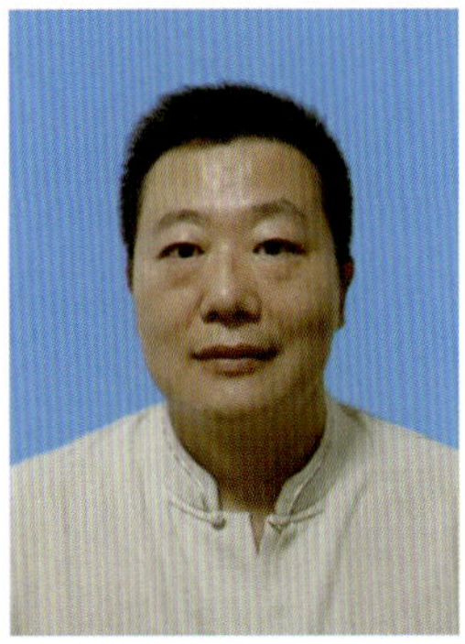

刘远明，男，1969年出生。毕业于武汉大学，现任北京杏林博爱中医药研究院院长。2022年被中国管理科学院特聘为中医全科康复理疗首席专家。刘远明22岁时在云南与中医药结缘，当时他在云南种植中药材已十余年，期间有很多当地的名老中医来采购药材，因此结缘了彝医传人王宝山王老。王老的医术高超，对于各种疑难杂症效果显著。于是刘远明经常将自己种植的最好的药材赠给王老并讨教一些医疗问题。在病患多的时候刘远明也会协助王老治疗，从而得到王老的真传。王老经常夸刘远明天资好、悟性高，因此对他教导极度用心并赠送了他人生中第一本医书，也是中医药宝典“彝草仙方”，后来又陆续送了他更多的古医书让刘远明学习和钻研。在王老的指导下刘远明的医术提高很快，为很多患者解决了病痛，调理患者的不适让其觉得很快乐，每当患者去除了病痛刘远明都很欣慰，于是弃商从医，毅然走上了刻苦学习中医药的道路。2021年3月刘远明拜国医大师李佃贵为师。刘远明通过不懈的努力学习与研究，通过对经典名著的注释挖掘引申组合，逐渐形成自己的调理方法 ，深受众多患者的好评与认可，也为很多患者带去了福音和希望。

刘恩国

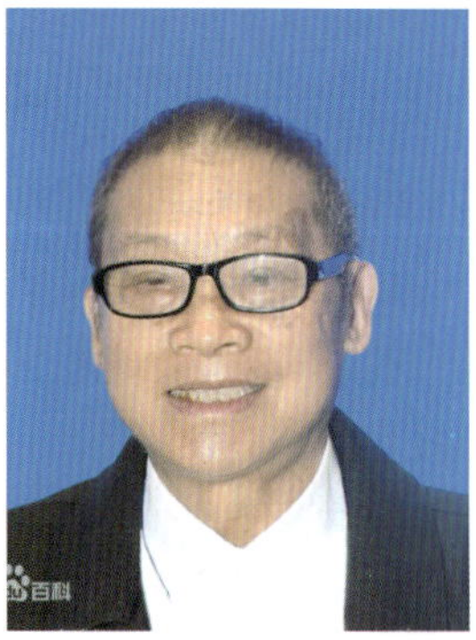

刘恩国，男，汉族，贵州省遵义市绥阳县人，于1943年出生于中医家庭。现任民间疗法研究专业委员会委员，贵州水族恩国生物科技有限责任公司、贵州扶正养元药业有限公司等高管。刘氏祖宗以《黄帝外经》“内病外调人体机能”的理念，通过将中药碾磨、发酵、压榨等工艺自治了“千金膜”外用的产品，可以激活人体细胞，促进新陈代谢，增强身体免疫力；调理人体五脏六腑，风湿疼痛，跌打损伤，痈疽类等疾病，以及对禽畜类动物的瘟疫控制。该产品目前使用无毒、无不良反应、不伤身体，通过体表的按摩擦包，让药液的能量修理人体病灶细胞，增强人体的抗病机能和健康机能，有病康疗，无病保健。

随后，针对不同的病源，不同的人体机能，研究培植了痈疽膜、皮肤膜、风痹膜等多种外用康养功能膜，针对不同的病态，选择身体的相关痛点进行外疗调理；同时创造发明了肺鼻通、痔疮液、痒肤液等几种养生液。他还对皮肤病、痈疽病、风湿病、骨质增生、血小板减少、糖尿病、前列腺疾病、高血压和伤风感冒等各种病态，都能进行有效的调理。根据中医药外用技术方法创新了熨熏浴类技术、中药湿敷技术。

牟有波

牟有波，男，汉族，本科学历，中医高级调理师。1964年出生于辽宁省大连市中医之家，13

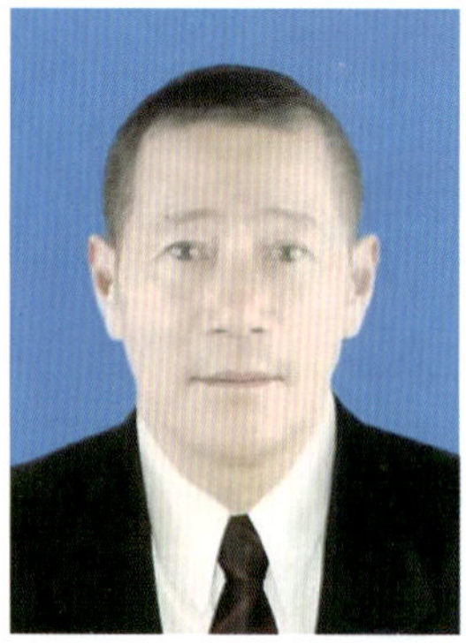

岁开始承祖训学习针灸，后于北京东直门中医院进修学习，取得国际针灸师证。历任大连麦和春中医研究院门诊专家，大连御香苑养老院专家，大连尚医堂糖尿病科主任。现在贵州省遵义市开办一家善沅堂中医诊所。牟有波专注研习中医基础理论和临床研究四十余载，擅长采用针灸调理中风偏瘫、面瘫、脑出血、带状疱疹、高血压、脂肪肝、糖尿病、颈肩腰腿、坐骨神经痛、类风湿关节炎等，深得广大患者认可。

杜永清

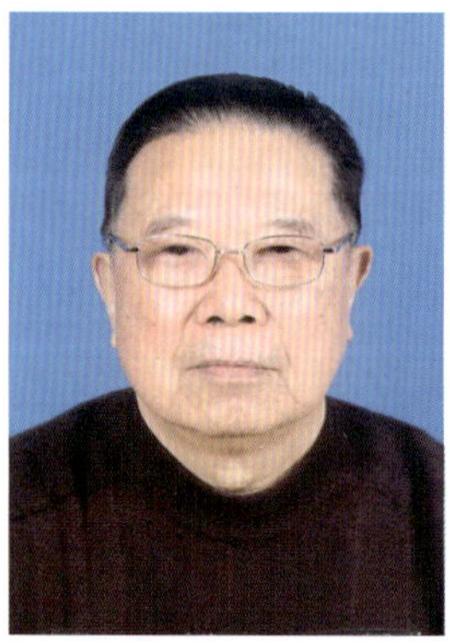

杜永清，1946年出生。1962年跟师学中医，1965年当兵入伍，在部队历任卫生员，助理军医，营卫生所军医兼所长，团卫生队副队长，师卫训队队长。期间先后在多家军队医院培训，学习军事医学、野战外科。在山西大同第三人民医院、晋东南地区人民医院进修中西医临床全科，其技术水平、管理能力得到明显的提高。十六年军旅生活，部队驻到哪里，除了做好自己的本职工作外，随时接受当地群众就诊，搞好军民关系，受到师团多次嘉奖和地方群众一致好评。

1982年，杜永清转业至江阴市利港卫生院（后改成医院），历任住院部医师、副院长、院长，先后曾兼任江阴市卫生办公室主任、石家庄医院院长。1988年创办了利港医院胃病专科，后升级为中西医结合胃病专科医院。期间与省内外

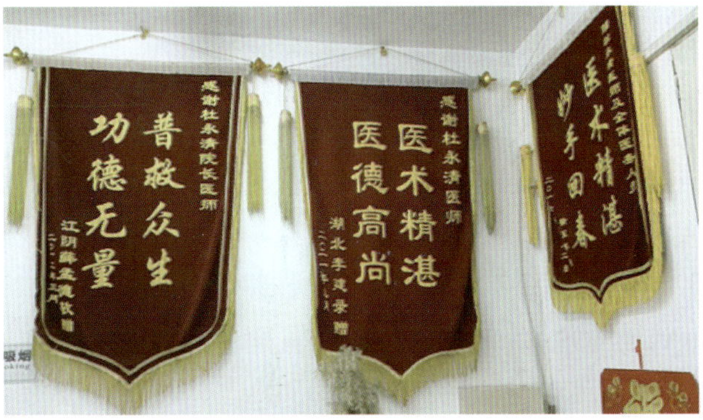

六家医院建立了专科联合体。他亲自主持研制10余个专科制剂，经省卫生厅批准在本院和联合体使用，收到了很好的临床疗效，受到国家中医药管理局的表彰。1989年取得主治中医师资格。2000年5月出席全国首届中医专科建设工作会议，并在会上做了经验介绍，受到原卫生部副部长和国家中医药管理局佘靖的接见。

曾受聘中国消化杂志编委，消化性溃疡研究协作委员。在学术期刊发表论文10余篇，2000年9月北京国际会议中心举行第二届世界消化学大会，参会进行学术交流会，主编利港医院论文集，协编了关于胃病防治指南各一部。1991年、1996年、2000年获得江阴市双革四新奖各一次，1997年获无锡市振兴中医“杏林奖”。1998年被评为江阴市名中医。

2006年退休后创办江阴利港永清诊所，总结十几年临床经验与江苏海鹏医药合作创新研制中药浓缩胶囊个体化运用，一人一诊一方单独制作，疗效显著，患者来自省内外及周边地区，至今数万名患者受益，为一些疑难杂症，一身多病及肿瘤患者解除了病痛，深受患者感恩。

李双友

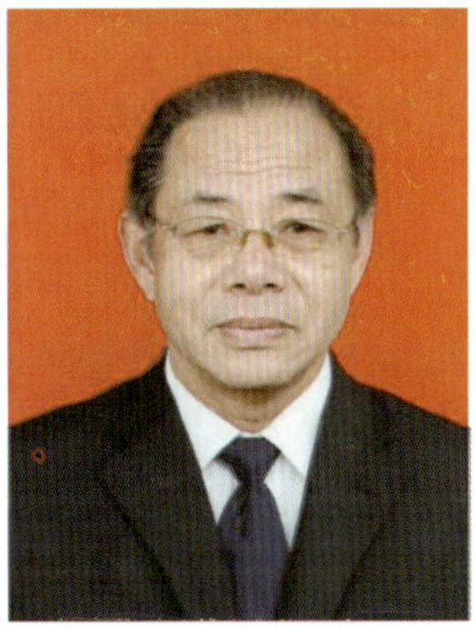

李双友，男，1938年出生，山西省长治市人。副主任医师，曾在上海卫生干部进修学院深造。历任山西省晋中市第二人民医院科主任，秦皇岛特效医术研究所研究员，中国中西医结合微循环专业委员会会员，亚洲中医药学会中国大陆特效医药分会第一届理事会理事，中国社会调查所中医药行业著名专家及中医药研究员、中国医疗保健国际交流促进会副主任委员，中国医疗保健信息网会员，中国民间医药研究开发协会特效医术发掘整理专业委员会咨询专家，中国医疗保健国际交流促进会中国老年保健专业委员会专家委员会副主任委员，《健康生活报》高级医师顾问，加拿大传统医学会理事，中国民间中医药研究开发协会特效医术发掘整理专业委员会中医专家，中国康复医学会会员，中国管理科学研究院人才教育认证中心客座教授等职。

李双友长期从事微循环研究，在50余年教学、科研及医学生涯中，运用中药外治颈腰椎病、顽固性头痛、三叉神经痛、跌打损伤后遗症及月子病都有独到之处，尤其对颈椎间盘突出、腰椎间盘突出、椎管狭窄、关节疼痛和顽固性头痛、三叉神经痛均有特效，“一种治疗颈腰椎病头痛神经痛膏药的制备方法”1999年6月获得国家知识产权局专利权，专利得到《人民日报海外版》《科技日报》《国际商报》《大众科技报》《科学时报》《人民政协报》及全国招商引资扶助促进工程等重点推荐。2010年在人民大会堂参加中国民族卫生协会主办，世界中医药学会联合会，环球中医药杂志社协办的第四届中医药发展论坛，获“2009年中医药继承与创新奖”。曾获中国民间中医药研究开发协会特效医术发掘整理专业委员会医疗成果三等奖，第三届加拿大世界营养保健中医中药成果博览会国际金奖。曾得到全国人大常委会副委员长西医的老泰斗吴阶平的题词“弘扬中医特色，开拓头颈腰腿疗法”。得到新中国中医事业的奠基人吕炳奎的题词“弘扬传统医学，增强人民健康”及“基层多妙手、民间出良方”。得到全国政协副主席陈俊生的题词“精湛的医术，服务人民”。得到山西省副省长王文学题词“手到病除”。得到国内外著名中医药学家、中国民间中医药研究开发协会常务副理事长兼秘书长李幕才题词“中国特效医药颈椎病专家李双友”。荣获“中医特效医药专家”“中国名医”“国际互联网世界名医”“国际互联网中国特色医疗人才”“中国医学创新名医”“特效颈腰椎病、顽固性头疼的专家”“健康使者”“中医名医”“特色医师”等荣誉称号。

事迹被收入《共和国专家成就博览》《中国名院名医名药》《中国专家大辞典》《中国专利发明人大全》《中国特色名医大典》《中国当代医药名人》《辉煌的中国医药事业》《世界医学名录》《世界名医大典》《世界科技专家与人才》《国际互联网世界名人传略》等80多部经典书籍中。

中央、省、地、县新闻媒体70余次报道过其事迹。其将解除患者的痛苦，作为最大的乐趣和毕生的追求，得到了无数同仁和患者的认可。

李全海

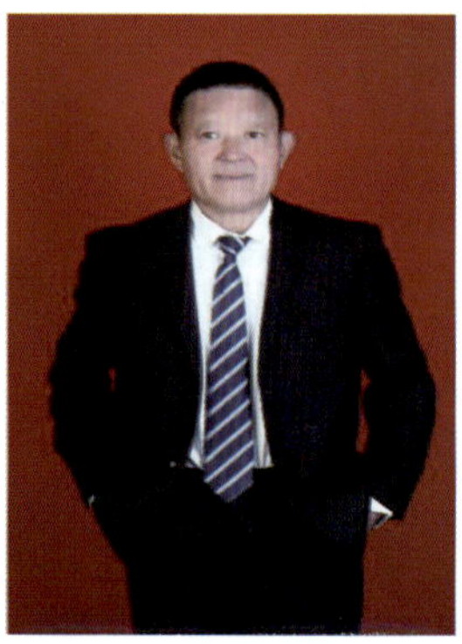

李全海，生于1964年，山东省莒县人。中国国际科技促进会中医药传承创新分会特约研究员、中国中医药信息协会专家委员会特邀专家、中国抗癌协会会员、日照全海秘方皮肤病研究所所长。他从小在父辈的耳濡目染下，对中医学产生浓厚的兴趣，并进行了深入研究，积淀了深厚的中医理论基础和丰富的调理手法，尤其是在皮肤病调理中拥有独家祖传的方法，如：牛皮癣、皮肤癌、肺痈、湿疹、银屑病、烧伤、电伤、烫伤、压疮等各种皮肤疾病。

2020年6月28日，他创建了全海秘方皮肤病研究所，让他在传承和创新祖传医学的道路上，拥有了更加稳妥的平台。他经常参加公益志愿服务团队，向贫困家庭奉献爱心并捐款、捐物。多年来为对孤寡老人、小孩及贫困家庭免费调理达2000多人。他一向秉承注重医德，视患者为家人，全心全意为患者服务的行医精神，得到广大患者的一致认可。

李海珍

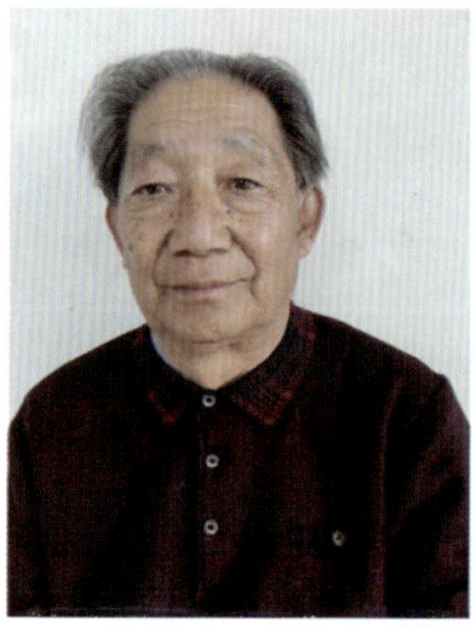

李海珍，男，1960年出生于河北省唐县齐家佐乡范河村，从16岁起就跟随家父学习中医，得到老父亲李兰锁培土派真传。在跟着家父学习11年后，李海珍开始独立行医，曾在望都县、满城县、顺平县、唐县、涞源县等地救治了数不清饱受病魔折磨的患者，让他们恢复了健康，重新享受天伦之乐的美好生活。通过临床实践，让李海珍增长了才干。当年李海珍的父亲参军，参加了晋、察、冀边区白求恩医疗队救治伤员，一直到新中国成立后回家，回家后继续苦心研究、勇于创新传统中医药，对治疗疑难杂症及癌症有自己的一套治疗方案，给后世学者开辟了一条新的道路，直到82岁结束了他的医学生涯。李海珍继承了前辈的培土派中医理论：以阴阳五行相生相克(木、火、土、金、水)，土在中央生四旁，生万物，养万物，万物靠土养。

李海珍在治疗中擅长中医内科以脾胃为主，在治疗胃脘痛方面有丰富的临床经验，以方药为主，依照望、闻、问、切四诊合参，在治疗中深入了解患者的病因病疾，以培土派理论为基础，以辨证论治疗为手段，应用中医八法，汗、吐、下、合、温、凉、消、补为纲要，根据每个患者的具体情况确立方剂。四十多年来，在治病过程中的宗旨是：三剂药减轻，你来复诊，三剂药不减轻另请高明。在多年的临床中，依照人应四季的气候变化，人年龄的差别，体质的强弱状态上的变化来确定方药的加减，做到同病异治的治疗规范，依照培土派的治疗原则是：指下辨别要明，辨病要清的原则。见虚补之，见寒温之，见湿利之，见火下之，见风除之的理念来调理人体阴阳平衡。他通过四十多年的临床诊疗，对肠胃病、肺源性心脏病、肝病、败血症、紫癜性肾炎，各种皮肤病以及各种癌症，总结了其独道的见解和丰富的实践经验，形成了独特的一套治疗疾病的方式方法；他对半身不遂后遗症、风湿性关节炎、腰椎间盘突出疾病有一整套治疗方案和方法；他对多发病、疑难病、慢性病也积累了丰富的临床实践经验，独特的治疗方法。受到社会各界的赞扬和好评。

余光平

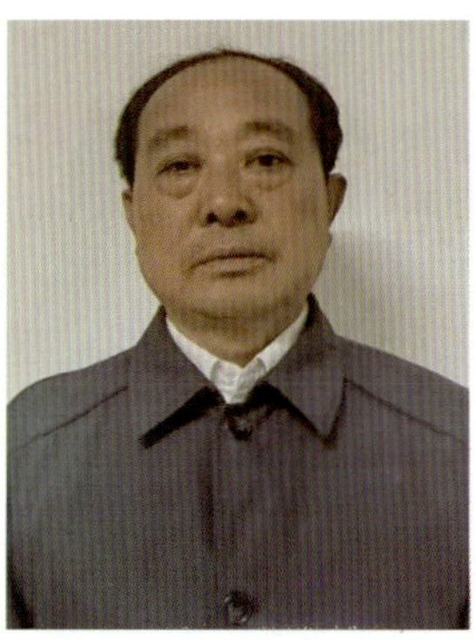

余光平，男，苗族，1962年生于贵州省三都水族自治县武医世家。中共党员，村党支部书记。非物质文化遗产(水族医药)代表性传承人、中国抗癌协会会员。

余光平系祖传中医骨伤第六代传人，自幼练武、学正骨，深得父亲余培强真传。21岁起开始独立实践，走村串寨治病救人，四十多年来治愈患者一万例左右。擅长手法诊治骨病，用绝学祭水法代替麻醉药，为家传

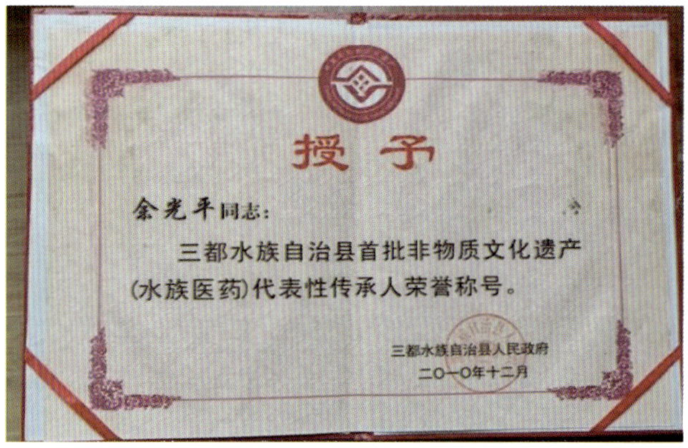

授予

余光平同志：

三都水族自治县首批非物质文化遗产(水族医药)代表性传承人荣誉称号。

三都水族自治县人民政府

二〇一〇年十二月

余氏接骨技术增添了一份神秘的色彩。后拜师黔南州中医院院长胡建山教授，进一步提升对骨伤病的理论认识和治疗实际操作能力，接骨疗伤更上一层楼。

余光平不满足于仅仅传承自家的接骨疗伤技术，2001年开始研究抗肿瘤抗癌的药食同源疗法。他看书学习，拜师访友，临床实验，研制方药，结合祖传抗肿瘤中草药，成功组方枸蒲茯炕沿汤，帮助患者带瘤生存，术前改善机体状况，增强体质，术后可帮助恢复脏腑功能，减少复发、转移，减轻放化疗毒不良反应和反应，增加化疗放疗的敏感度，通过内服枸蒲茯炕沿汤，可延长患者生命、提高生活质量、减轻痛苦，从而达到抗肿瘤、抗癌的目的。

沈中卫

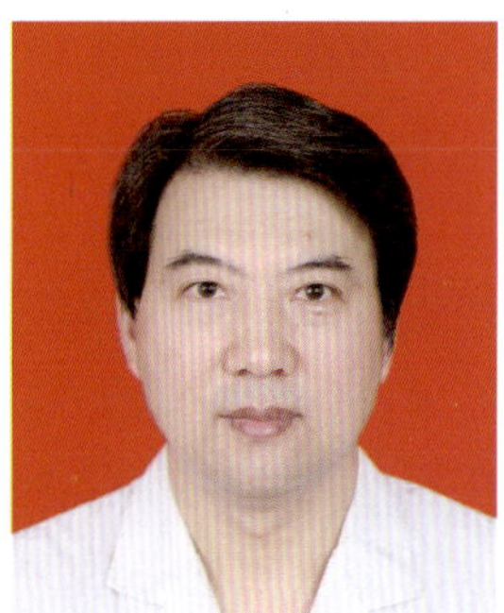

沈中卫，1991-1994年，就读于湖北中医学院。先后拜国医大师李佃贵，国医大师唐祖宣和国医大师石学敏为师。主要研究方向：冠心病、近视、老花眼、视神经疲劳、中风偏瘫后遗症、风湿、腰椎间盘突出症、肝硬化腹水、不孕不育、

糖尿病、高血压等。对其诊疗有独特的见解和治疗方法。沈中卫还涉猎冠心病专科、男科、眼科、妇科、减肥等专科等，采用中医疗法及内病外治的方法，并让周围群众足不出户就能获得健康。目前，他集多年的临床经验，在祖传验方的基础上，结合现代高科技技术，研究出了系列袋泡茶组方，以喝茶达到养生的目的。如运用枸杞决明茶预防近视，百枣茶调理失眠，普洱荷叶茶减肥、降脂。

宋修文

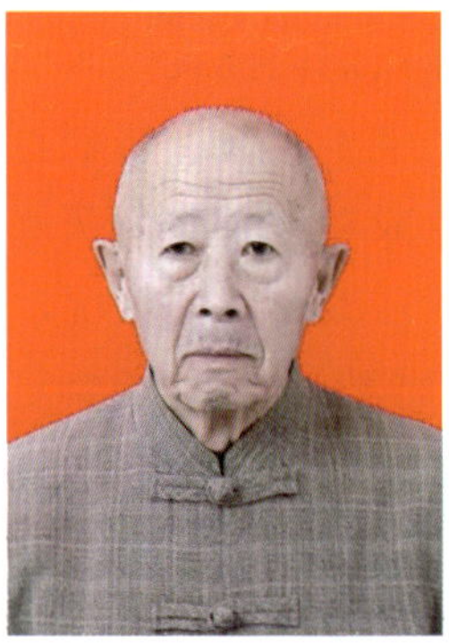

宋修文，男，1939年出生，山东省乳山市人，汉族，现任山东省乳山市哈美食品有限公司董事长。自幼爱好中医，1958年考入乳山市卫生学校，后在黑龙江省嫩江县当赤脚医生，这期间自修了上海第二军医学院的课程及一些名老中医的论述。宋修文自觉悟性很好，敢于创新，自己研创出一些有效组方。

宋修文对心脑血管疾病的观点是：心脑血管发病率很高，残疾率、死亡率也很高，严重影响人身健康，给国家和家庭造成严重的负担。现在生活好，一部分人饮食不当，不经常运动，身体脂肪堆积，胆固醇没能转化好，沾在血管壁上，形成斑块，造成血管瘀堵、血压升高，影响脑部血管，可致头晕、记忆力减退，甚至脑梗死，严重的可致偏瘫、失语、终身残疾。脱落的斑块游离于静脉可致心脏瘀堵，轻者冠心病，重者心肌梗死，几乎没有抢救时间。在日常保健中溶化血管里的斑块和血栓，可起到预防脑梗死和心肌梗死作用。全身血管都清理干净，起到预防作用，人才会健康。

张富达

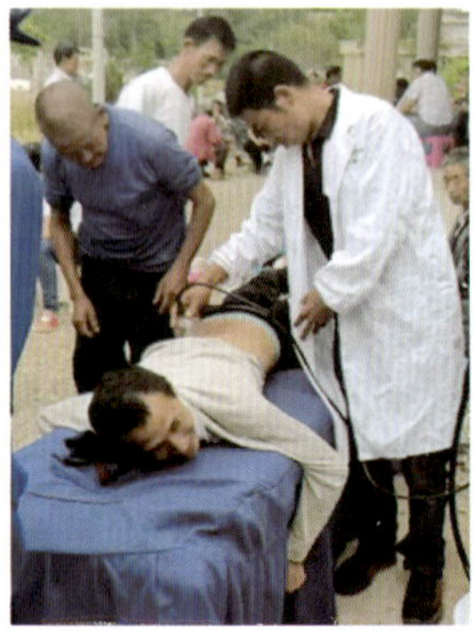

张富达，1980出生于中医之家，云南省曲靖市富源县黄泥河镇人，跟随家父临床学习与实践，得到家父真传。运用中医方法调理急慢性肝炎、脂肪肝、肝硬化和胆结石，急慢性肾炎及结石，月经不调、带下、不孕、卵巢囊肿、子宫癌及宫颈癌初中期、肺结核、肺气肿、肺癌、支气管炎、皮肤病以及疑难杂症等。他临床经验丰富，至今已有20余年的临床实践经验，其中调理中风后遗症、糖尿病、骨质增生、颈肩腰腿疼痛、痛风、肾病综合征及疑难杂症效果显著，多次受到患者称赞和表扬。2019—2022年曾多次参加行业组织的培训和学术会议，提高自己的业务水平。

陆应丽

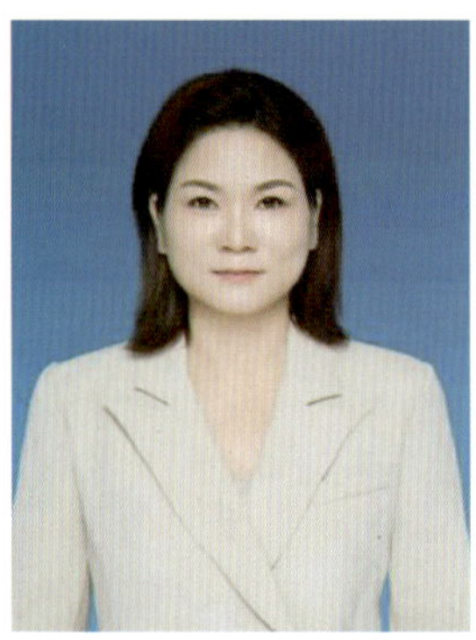

陆应丽，女，出生于1979年，海南省白沙黎族自治县牙叉镇白沙村人。从事医疗保健工作25年，专注于筋膜、肌筋、肌脂修复与塑形技术。担任海南省保健养生协会民间中医专业养生委员会副主任，中国民族医药学会健康产业分会常务理事，中国民族卫生协会健康养生分会专家委员，中国药文化研究会中医药慢病防治分会慢病防治科普专家。

陆应丽从小受到祖辈的熏陶，对医学产生了浓厚的兴趣。在少年时期，她便跟随家人学习为乡邻们治疗筋肌损伤，逐渐掌握了舒筋解肌的技巧。她善于汲取各家之长，结合现代解剖学知识，经过长期的工作实践，摸索出独特而有效的新手法。

在现代社会，人们的生活节奏加快，长时间伏案工作、缺乏运动，容易导致筋膜紧缩、韧性不足、脂肪聚集不均，进而影响身体的形态和动作。这些现象也普遍存在于青少年身上，严重地影响青少年的生长发育与形体健康。作为传承人，陆应丽专注于通过舒筋解肌、刺激筋膜来恢复其基本机能与形态，解除变形的肌、筋、膜对身体及动作的束缚，使脂肪分布均匀，帮助人们恢复身体健康与自然美。陆应丽特别关注青少年成长中形体健康，结合青少年生长的特点为青少年的形体健康摸索出了有效的手法。

陈锡友

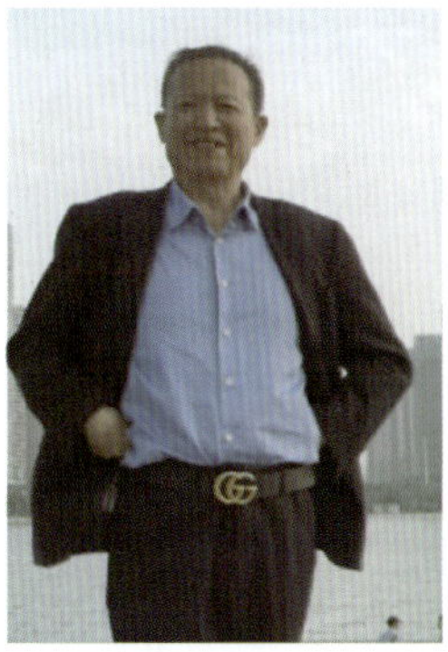

陈锡友，男，1954年出生。籍贯重庆市奉节县。毕业于上海中医药大学医疗系1975届。从事中医临床工作50年。曾历任肝病胃病课题组长，中医内科组组长，去年被举荐增补为世界中医药学会联合会亚健康专业委员会理事。

中学毕业后，开始志学于医，拜民间老草药农为师，随师深山采药。一年后便能鉴识二百余种中草药的采撷、炮制、加工和性能。并入列乡医（即“赤脚医生”）二年。随后进入中医高等学府殿堂，矢志岐黄，深谙《黄帝内经》《伤寒杂病论》《温病条辩》《本草纲目》《医宗金鉴》及金元四大家等诸多原著。

从业过程中，在川北医学院中西结合病区进修学习二年，参加“北京外国语学院”函授教学三年，并获得校方证书，参加高级医学英语提高班学习一年。反复多次在重庆中医研究所、附院学习中医特色科目，如艾灸、推拿、针灸、火罐、针刀、敷贴、骶管疗法等。数十年来潜心于临床治疗，追求治疗效果。善博采古今效方，对诸多疑难杂症、慢性疾病积累了丰富的临床治疗经验，尤其在肝胆、脾胃领域见长，治愈无数复杂病例。

案例一：

刘某，男，52岁。患慢性活动型乙型肝炎二十余年。多方治疗不见转归，各型化验指标逐年加重，黄疸渐次加深。

初诊，腹大如鼓、肝脾大，脸黄、尿黄、目睛黄，呕恶、纳差、厌油，便溏，面色不华，睡眠差，皮肤散在蜘蛛痣，下肢胫前水肿。脉沉涩细、舌质黯红、有齿痕、舌苔腻、黄白相间。

中医诊断：鼓胀。辨证：气滞血瘀，挟湿伴气虚。

西医诊断：慢性活动型肝炎，肝硬化腹水，门静脉高压，早期失代偿。

治则：活血化瘀，软坚固气，健脾利湿。

处方：猪苓20g，白茯苓20g，当归18g，莪术15g，紫苏12g，丹参15g，赶黄草20g，嫩黄芪30g，生白芍药30g，怀山药15g，炒山楂15g，佛手15g，刺五加15g，苦参12g，炙鳖甲30g，炮鸡内金12g，桑椹子12g，甘草6g。7剂，水煎服，两日1剂，饭前半小时，每次服用量为200mL。继服7剂。

二诊：黄疸渐退，大便成形，胃纳转好，腹胀变轻，胫肿已退。后改为丸剂，水飞为丸，常规剂量，药有：当归、猪苓、山茱萸、炙鳖甲、炒龟甲、莪术、丹参、赶黄花、老陈皮、鸡内金、三七（文山）、党参、太子参、石斛、嫩黄芪、苏麻子、莱菔子、佛手片、白芍、白花蛇舌草、山慈姑、重楼、甘草。每日两次，每次12g～15g，三个月一疗程，每年两个疗程，历时八年，现能胜任个体店工作。（但病者仍旧坚持服此中药丸）

病例二：

唐某，男，63岁。初发症状为走路趔趄，走路向左偏斜，走不成直线，还时有摔倒。在宜昌某院颅脑磁共振示脑瘤占位（胶质瘤），建议转重庆或武汉接受颅脑手术。后因家属考虑其风险和费用问题，恳请求陈锡友处方用药。

处方：

常规剂量用药：重楼、山慈姑、地苦胆、莪术、蒲公英、露蜂房、红景天、赤芍药、石见穿、生山楂、熟地黄、百合、炮山甲、薏苡仁、西洋参、太子参、当归、川芎、黄芪、壁虎、川贝、十大功劳叶、桃仁、甘草。水飞为丸，每次15g，每天2次。3个月为一疗程，3个疗程后，症状改善，行走稳定，恢复劳动，至今已过八年，脑部占位缩小。病者和家属感慨不已。

欧阳红太

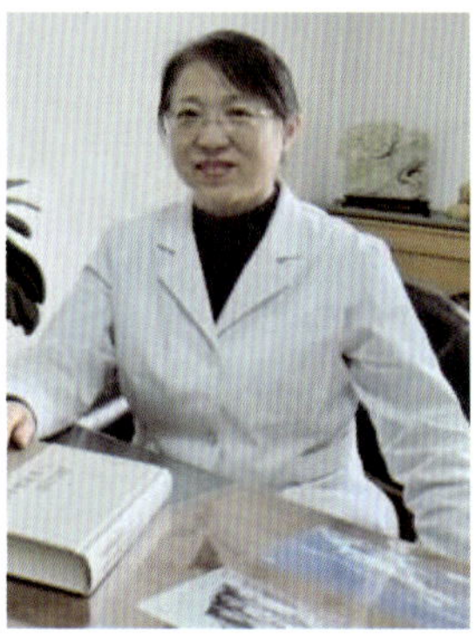

欧阳红太，女，毕业于辽宁中医药大学，从事肝病中西医结合治疗30余年。

师从其父欧阳启超，原中国中西医结合辽宁省肝病委员会副主任、鞍山市第六人民医院肝病研究所主任、肝炎科主任。

其兄欧阳履泰，毕业于辽宁中医药大学，从事肝病中西医结合治疗30余年。

病毒性肝炎的中医和西医治疗各具优势，但中西医如何结合始终停留在模糊阶段，“中药”和“西药”之间未能找到平衡点，这严重限制了病毒性肝炎的临床疗效。中西医合理、有效的结合可谓是医学界的重要课题。欧阳红太医生与其父兄长期致力于该领域的研究，可谓是积累了丰富的临床与科研经验，开创了以“软肝抗毒”为肝炎治疗总方针的先河。以其三人为首的传染病研究所以临床评价为核心，集文献、临床、药效为一体。其初步构建了“以保肝抗毒为施证方略”的辨治病毒性肝炎的治疗框架，为中西结合施治疑难危重症的理论和实践研究打开了一片广阔的新天地。

时至今日，中医正逐渐失去其在危急重症中的治疗阵地，被“西医治标，中医治本”所误导，实属可惜！这与方药的量效关系不清、安全性和有效性不明不无关系，但医生对药物的药效把握不到位、对疾病的认知不够深刻才是其中根本症结，出手之时，绵软无力，无法直达病所，药难胜病。明·张景岳言：“治病用药，本贵精专，尤宜勇敢。”中药和西药虽然药效、药理存在极大差异，然本质如一也，以不同方式作用于人体，以期解决同一病证，唯方式不同矣。其料无害者，即可放心用之。中西医结合的意义在于，增强直接抑制病毒复制和传播作用，增强机体对病毒的抵抗力，降低炎症反应，减轻肝组织损伤，促进其修复和再生，从而更好地改善肝炎患者的病情和预后。正如《简明医彀》中言：“凡治法用药有奇险骇俗者，只要见得病真，便可施用，不必顾忌。”

欧阳医生深耕临床30余年，勤求古训，衷中参西，承父医道之精髓，应用独家的“软肝汤”“抗毒散”“十二退黄散”“十二溃疡散”“舒肝汤”等多种方剂，结合患者实际情况，辨证加减，应用于各类轻中重型病毒性肝炎、早晚期肝硬化和脂肪肝，效如桴鼓，从中受益者岂止千余人。甚至肝癌，亦有良方。欧阳医生强调，肝病的治疗要重疗效，轻负担，3～6个月为肝病治疗的平均周期，肝脏变软，黄疸消退，脾大缩回，脂肪脱失，恢复肝功能疗效显著，延长生命甚至痊愈已成定局。

补前贤之未备，救今世之弊。传承精华，守正创新。欧阳医生是医界之榜样，是“大医精诚”的力行者。其“软肝抗毒”的理论体系为找到确切、有效的病毒性肝炎的治疗提供了丰富的临床和理论经验，真正攻克了中西医结合治疗肝炎这一重大难题，为广大患者带来汩汩清泉，勃勃生机！

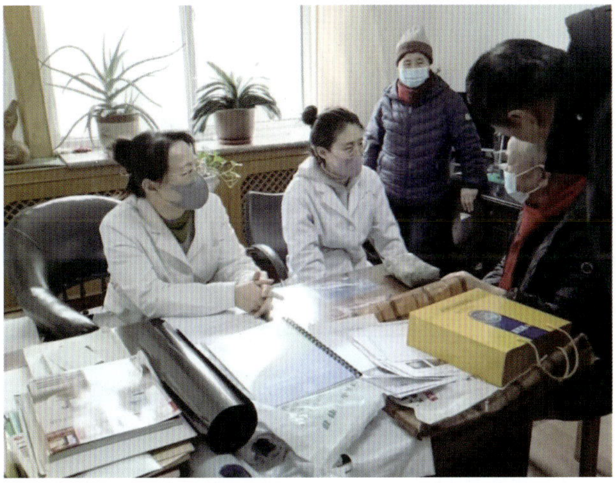

周关杰

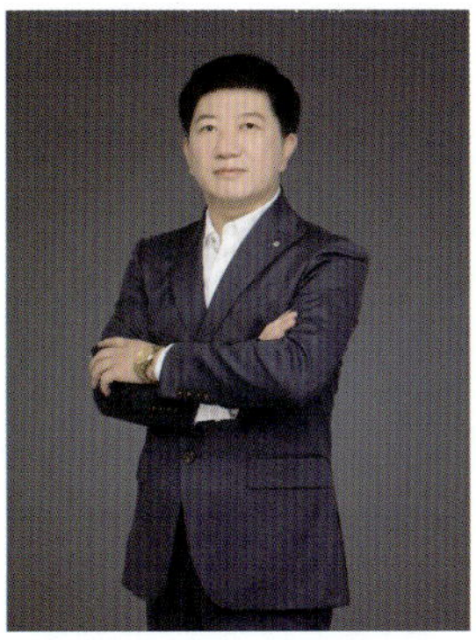

周关杰，北京医杰国际中医研究院院长，中华中医药学会国际中医微创联盟会常委理事，中国中医药研究促进会中医微创专业委员会副主任委员，中国骨伤微创水针刀学术委员会副会长，中国中医药薪火传承宣讲导师。周关杰将个人行医经验总结编撰为《整体通疗法》这一专著，他解释说：“整体乃完整与统一，通则无障碍。整体通疗法科学、规范地整合了刺血、拔罐、刮痧、推拿、整脊、敷贴、埋线等几十种中医特色诊疗方案，针对每位患者制订个性化调理方案，通过‘整体调节、综合治疗’，达到气血经络通畅、病去人安的效果。” 周关杰主要擅长运用“整体通疗法”治疗耳鸣耳聋、下肢静脉曲张、2型糖尿病，并运用祖传“周氏轻手法正骨”治疗颈肩腰腿痛等。

赵永建

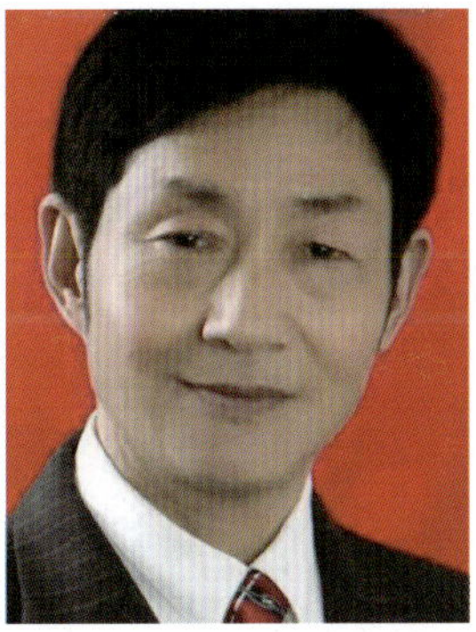

赵永建，男，1964年出生，1989年跟随大伯学习中医医术，大伯是抗日和解放战争时期部队里的一位军医，1949年后，调到绵阳市平武县人民医院工作，任医院院长22年，退休后回老家定居。赵永建就要求跟他学习中西医技术。他不单教中医，而且还有中西结合的医术。大伯对赵永建讲：中西结合治疗，效果会更好。赵永建跟大伯学习时，经常被领着到野外去认识草药的形态。大伯还为他讲解药材的性味归经和功效，以及所适应的病症。

跟随多年，赵永建逐渐积累了经验，他研制的方1茶，是一款保健茶，可以4～5个月长期饮用，对缓解高血脂引起的脑梗、脑动脉血管硬化及风湿性的关节炎作用明显。

赵自学

赵自学出生于医学世家，20世纪90年代初，他从河南前往新疆和田一家医院当医生。2002年他在地窝堡三队开了一家诊所，经常免费为少数民族患者送医送药，大家都亲切地叫他“河南大

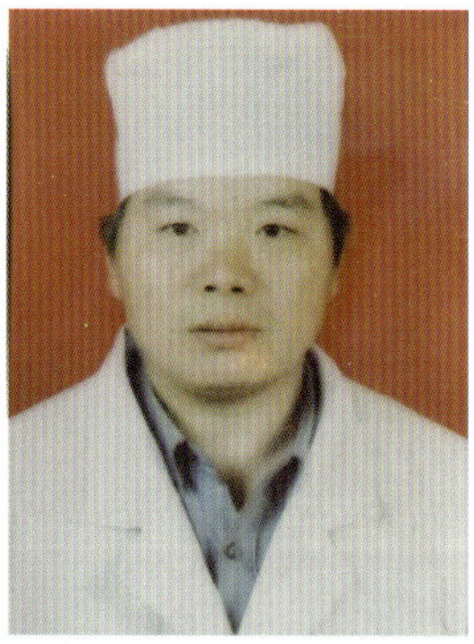

夫”。2002年至今，他连续14年每个月都抽出一天时间给邻里义诊，每年的重阳节他必定开展义诊，风雨无阻。

“我很骄傲有赵自学这样的居民。我所在的社区流动人口较多，老年人有300多人，他们出行不便，平时少有检查身体的机会，这次社区和赵大夫联手开展义诊，让老人们在家门口保健康。”永睦社区主任吾力古·阿不都音说。面对大家的赞扬，赵自学略显腼腆地说：“这里的居民多为流动人口和出租户，经济条件相对贫困，不少居民看不起病，我作为一个医生，一直遵循祖训'医者仁心'，尽自己最大的能力去帮助需要帮助的人，这样的义诊活动我会一直坚持下去。”

“我有困难你帮我，你有困难我帮你”是赵自学医师的座右铭。在永昌社区，谁家有残疾人、高龄老人需要送医上门，对于赵大夫都是常事，他经常为辖区居民免费义诊，2007—2021年间赵自学共义诊150余次，举办健康知识讲座30余次，居民们对他十分认可，逢年过节，他的家里都堆着很多礼物，是周围各族居民给他送来的，在他的诊所里，总能感受到一种家的温暖，各民族用心用情，互相帮扶的温暖。

十四年间，赵医生共计帮扶贫困户20多万元。他认为行医积德，钱是小事，团结友爱，生活才会美好！

赵沧桑

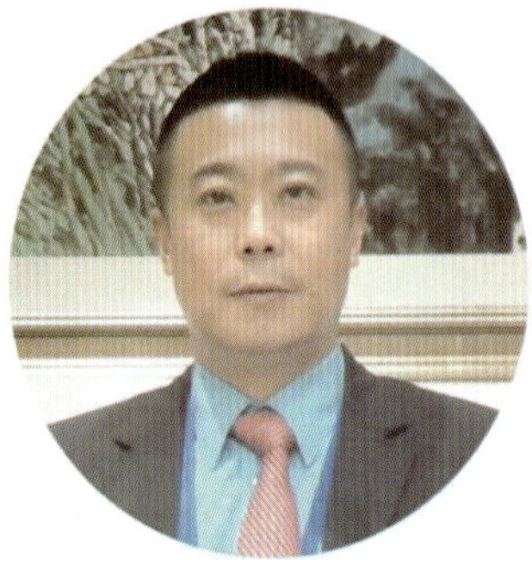

赵沧桑，男，汉族，1970年出生，江苏省南京市人，中国民间中医医药研究开发协会总会会长陈硌珈助理；五官科及疑难杂病分会会长；国医大师李佃贵学术思想传承人；中国民间中医医药研究开发协会五官科及疑难杂病教学实践基地负责人；《黄帝外经》上古医学祝由技术第三十代传承人；南岳祝融中医疗法传承人。

赵沧桑长期从事民间中医医药有特殊疗效的民间医生、民间医药理论、民间诊疗技术和民间秘方偏方验方的发掘、整理、研究、开发、科技创新等多方面工作，负责在全国范围内推广确有疗效的疗法和验方、民间中医药绝学。

赵沧桑在心脑血管病、糖尿病、高血压、痛风高尿酸等慢性疑难杂病的预防及康复，肿瘤的预防及康复，精神疾病和抑郁症的康复，各种鼻腔疾病，顽固性失眠、乙肝等疾病等多种疾病防治领域深入研究，传承创新发展了一系列极具特色优势的理论技术方法。相关介绍如下：

1. 衡阳市第八批市级非物质文化遗产南岳祝融中医疗法

“南岳祝融中医疗法”的名字由来源远流长，要从一段历史典故讲起。祝融，本名重黎，上古神话人物，号称火神。火神祝融备受推崇，他创造了火，保留了火，传承了火，让文明之火在地球上得以星火燎原、薪火相传、生生不息，为人类社会作出了巨大贡献。且“祝融”这一名字，本意就是“永远给人带来光明”，所以“祝融”也代表着华夏民族顽强拼搏的精神和斗志。南岳祝融中医疗法，源于南岳衡山，故名“南岳祝融中医疗法”。

南岳祝融中医疗法从病、证、症三者入手，病证结合、因地制宜，充分体现了中医临床思维，遵古道而不泥古，在实践中不断创新发展，对研究中医学术、南岳民间医学有着重要的意义，对于疾病预防和康复也具有极大的研究价值，是湖湘传统中医药文化特色的突出表现。赵沧桑学习、研究、推广南岳祝融中医疗法，为群众带来了健康养生指南。

2.衡阳市第八批市级非物质文化遗产——本草净瘢剂

本草净瘢剂处方源自晚清南岳民间郎中，采用“一清二调三补”治疗方针，不断摸索改良优化，传至赵沧桑一代，因其起效快、疗程短、疗效确切、不良反应少，深受广大患者好评。

本草净密剂对糖尿病、高血压、低血压、痛风、心肌梗死、脑梗死、冠心病、肝病、肾病、失眠多梦等疾病和症状的预防和治疗，具有显著效果。患者服用后能有效地改善人体的自愈系统。一年内临床指标恢复正常率达86%以上。

3.非物质文化遗产——南岳药浴疗法

该法是经南岳赵氏几代传承人根据祖传药浴秘方研究和筛选，采用南岳的天然泉水和特产中药材，共同组成药浴疗法。经南岳道医高人点拨，在借助天然泉水和药物协同治疗的同时，更关注患者的情绪、心态的疗愈，帮助患者进行压力释放、正念指引，在天然泉水、道地药物、南岳道家文化浸润中，促进患者的身心健康。

4.非物质文化遗产——赵氏鼻息汉方

源自晚清年间民间郎中赵天鸿先生，经家族几代人的临床实践总结且不断改进优化，深受广大患者的喜欢，口碑相传，在坊间颇有名气。

祝 华

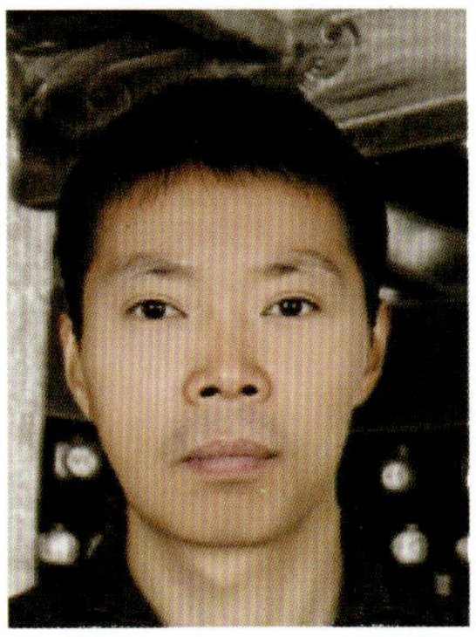

祝华是中医世家育宁堂中医药文化第十一代传承人，北京祝华堂中医药研究院创始人。中国工程院院士、国医大师、醒脑开窍针灸量子创始人石学敏亲传弟子；国医大师、浊毒理论创始人李佃贵亲传弟子。中国医药新闻信息协会中医药文化分会理事，中国民族卫生协会健康养生分会首席专家，中国抗癌协会会员，中国医药教育协会会员，俄罗斯传统东方医学专家学会专家委员。2022年，育宁堂的传承资料内容被收录于《国医年鉴》世家传承专栏。育宁堂五音疗疾收录于由中华人民共和国教育部主管、清华大学主办《中国医院》。育宁堂五音六律和针灸推拿按跷术与古法艾灸治疗情志症被国家卫健委人口文化发展中心征集评选收录为优秀创新健康技术案例全国推广。育宁堂的清宁丸、二母宁嗽丸、化橘红制作工艺被国家卫健委人口文化发展中心征集评选收录为优秀创新健康技术案例全国推广。

祝华5岁时就在姥爷黄士海身边，耳濡目染地在姥爷亲历教诲指导下学习中医药传统文化知识和中医四诊、音乐、针灸、推拿、按跷（按摩）等疗法；祝华在继承家族中医学的基础之上，四处拜访各地名医，倾心求教，虚心参学，并且理论与实践相结合，不断总结、研究前辈们留下的宝贵经验，又在继承育宁堂五音六律与针灸、推拿、按跷（按摩）治疗术基础上进行创新，不拘泥于五音六律的传统乐曲，并将当代乐曲选入疗术之中，老幼、妇孕皆易接受，终学有所成。1997年应征参军，继续在部队深造。2006年退役回北京后在北京石景山万达广场以育宁堂老字号品质为宗旨，牢记“修合无人见，存心有天知”的祖训，本着“人命之重有贵千金、一方济之德逾于此，存诚慎药性、仁术尽平生”的大医精神和继承弘扬育宁堂中医药非遗文化为己任成立了育宁堂中医药集团至今。

莫兴堂

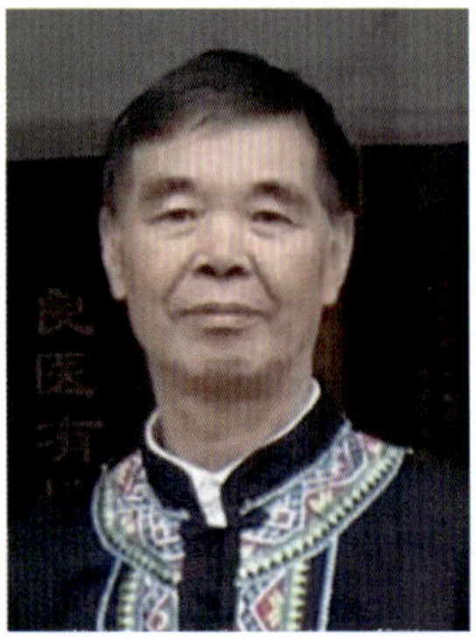

莫兴堂，男，1955年出生于贵州省都匀市，布依族，贵州省黔南布依苗族自治州人，食疗专家，布依族莫氏理疗、食疗法创始人。莫兴堂自小体弱多病，邻里使用草药，使其病症消除，少年时便立志步入杏林。长期以来，莫兴堂在生活实践及自然条件恶劣的环境中，结合长期民间传承和实践经验摸索总结出一套草药理疗与食疗各种不同疾病的使用方法，莫兴堂称其为布依族莫氏理疗食疗法。

钱德旺

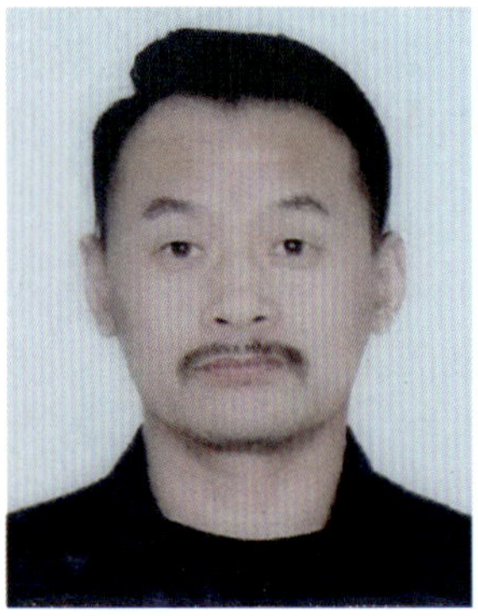

钱德旺，长期从事中医理疗，为人和善低调，调理技术精湛。八年来，经过他亲手调理好的疑难杂症患者已逾几千人。钱德旺从来不主动宣传自己，都是顾客口口相传而来，因此，钱氏推拿在当地群众中形成了良好的口碑。

案例：李某，女，70岁。腰疼，坐下起不来；腿疼，走路需要拐杖还得有人搀扶；颈椎疼，脖子不能左右扭动。生活不能自理，需要专人服侍。钱德旺运用中医基础理论，根据李某的基本症状，经过五次调理之后，症状有所改善，尿急、尿频、尿淋沥症状缓解；可以缓慢自立行走，自己可以翻身起床，脖子可以自由扭动；穿衣穿鞋都可以自理。看见李某日渐好转的情况，钱德旺很是欣慰。他最大的希望就是通过自身的努力减少他人的痛苦。

徐玉春

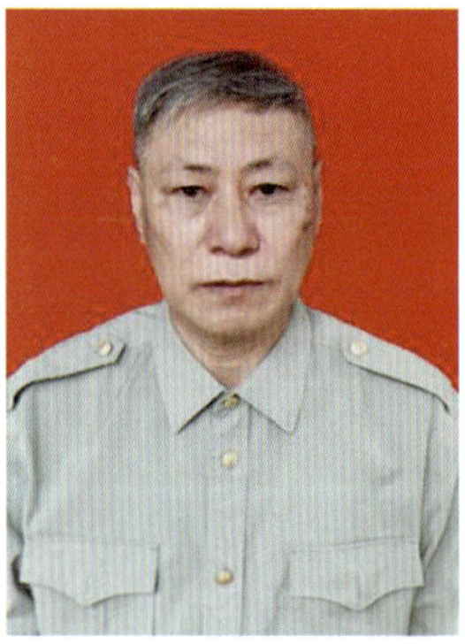

徐玉春，68岁，男，现住重庆市开州区。因为父亲遗传，少年时期就一身杂病，四处求医无果，痛苦不堪。初中时缺少课本，辍学去了重庆市巫溪县，一打工、二治病、三学医，先在书店买来草药书自学，后来便跟师学习。

25岁时，他开始研究中草药专病配方。开始研究的金疮散，配药独到，用途广泛，疗效好、见效快，无不良反应。徐玉春打工时脚背长了个鼓包很久未愈，他自用醋调药，涂药7天消除了这个鼓包。后逐渐拓展用于各种各样的伤口、恶疮、烫伤都不需换药，基本冬10天、夏7天治愈并结痂自行脱落，不留瘢痕。后立志深入研究，研创的万能不失效的丕药酒，每天一次，共三次，涂抹擦。用此法调治，使得他自己20多年的双膝关节炎，有所改善。有一次他头痛发热，自行在额头擦了药，5分钟后高热退，头痛缓解。徐玉春通过自身体验认为，他研制的万能丕药酒，比起针灸、按摩、拔罐，用法简便易操作，不损伤皮肤，可以用于调理关节不利，肩周炎等。

郭运来

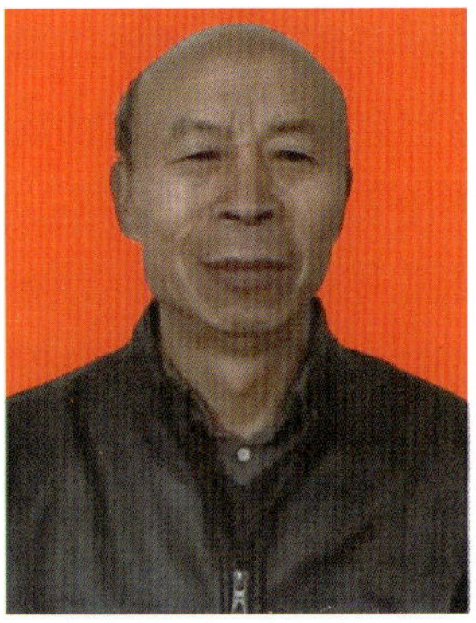

郭运来，男，汉族，1962年出生，河南省汝阳县小店镇车坊村人，中医师。现为汝阳县郭氏中医诊所医生。

世家传承，业医为生

郭运来出生于汝阳县小店镇的“郭氏中医”世家。祖上三代皆为当地著名中医。至其父郭汝道时，“郭氏中医”已经在汝阳周边声名远播。郭运来从五岁开始，即跟随父亲学习背诵桂枝汤、麻黄汤等许许多多的汤头歌诀；认识中草药并学习其炮制方法。高中毕业后，正式跟随父亲学医。在熟练背诵药性赋、脉诀、十八反、十九畏、孕妇用药禁歌、杂病心法要诀、妇科心法要诀的基础上，开始系统学习《解剖学》《方剂学》《诊断学》《黄帝内经》《寿世保元》《串雅》《医林改错》等医学经典。而后，在自家诊所中，为父亲担任助手，将书本知识逐渐运用于实践。

1982年，年仅20岁的郭运来通过县卫生局的资格考试，获取“乡村医生”证书。从此进入车坊村卫生室，负责全村卫生防疫、门诊治疗工作。1993年，郭运来获得“河南省中等卫生专业岗位”资格证书；1995年，获取“农村卫生技术人员职称”证书，晋升为“中医师”职称。2007年，郭运来在汝阳县城设立“郭氏中医诊所”；2019年，“郭氏中医诊所”在洛阳开设分店。截至2024年3月，郭运来从事乡村医疗事业，已达42年。

学有专攻 医有专长

郭运来行医，依然坚守传统的“望闻问切”之法，其中以“号脉”最为擅长。他的诊疗范围涵盖了农村疾病治疗的几乎所有类别，主攻方向为乡村的疑难杂症。而在疑难杂症的治疗方面，又以“胸痹”的诊治方式效果最佳，成果最丰。

在长期的行医生涯中，郭运来经过反复探索，独创了“四妙勇安汤”加减方剂。“四妙勇安汤”原本是治疗骨瘟的验方。郭运来在这个验方中加入丹参，成为一种新的方剂。运用这个新的方剂治疗“胸痹”，可以达到疏通经络阻塞、散气滞、消血瘀之功效。其诊治病症主要包括：心、肝及肾病等，效果十分显著。最近五年来，郭运来治愈的疑难杂症尤其是“胸痹”患者已经超过一千例。

在专注“胸痹”的同时，郭运来还在癌症的诊治方面取得重大突破，亲手治愈过肺癌、肝癌等重症患者。

从2020年开始，郭运来连续数年荣获汝阳县“中医药物炮制大赛”一等奖，汝阳县卫生系统先进个人等多项荣誉。2010年，被评为“河南省优秀乡村医生”。

疗救疾苦，百姓褒奖

42个春秋冬夏，郭运来治愈的患者不计其数，小小诊所内挂满了锦旗，贴满了患者的感谢信。郭运来的独特疗法和明显成效，使他在汝阳及周边县市的名气越来越大。他的患者，近至本县各个乡镇，远至青海、浙江、福建。由他配制的中草药甚至邮寄到大洋彼岸。这其中的几例典型病例，在汝阳当地广泛传播。

汝阳县剧团老艺人陈某某，70岁时突患冠心病，经洛阳市三家知名医院检查，均要求其安装心脏支架。陈某某担心其费用巨大，同时也对支架的效果信心不足，为此忧心忡忡，遂找到郭运来求治。郭运来运用 “四妙勇安汤”加减方剂诊治。陈某某服药7剂，病情好转；又连续服药70剂，痊愈。

2017年，车坊村一位95岁的老人因心脏疾病住院治疗。当时，患者心脏血管有血渗出，一旦崩裂即无力回天，医院催促其尽快出院。患者家属找到郭运来述说病情后，郭运来运用“四妙勇安汤”加味治疗。患者服药5剂，大见成效；连续服药10剂，病情痊愈，出院回家。

郭运来的小儿子毕业于安阳中医药学校，郭氏中医后继有人。

黄云圣

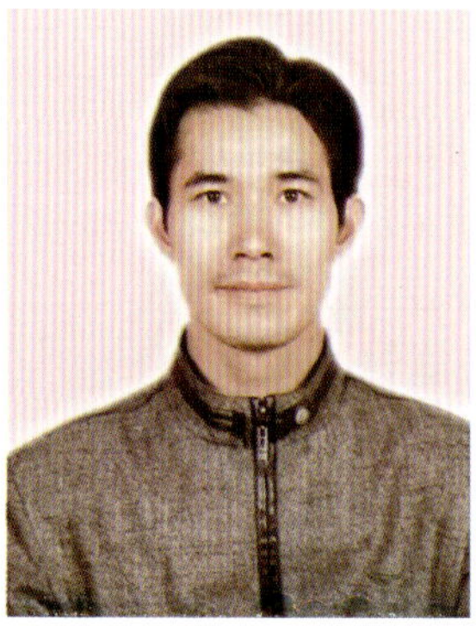

黄云圣原籍广西壮族自治区鹿寨县，生于1970年。少年时修习中医与易学及阴阳学，在玄学术数方面曾经得到过广西壮族自治区桂林市永福县九朝山肖满老师父和广西壮族自治区鹿寨县寨沙镇板料村刘顺廷老师父的指点，曾于1989年，因去广西壮族自治区荔浦市修仁镇为人治病而有幸认识了当时在广西壮族自治区荔浦市上金雷村居住的周定国（法名空法）大师， 在宗教与玄学方面得到了他的精心指点，致学有小成。后受师昆仑派程灵凡及江苏省句容市茅山道院九霄宫、茅山上清符箓派传人“元符道人”郑学进；并自创茅山圆光派（玄学灵异术数研究中心）。于2012年在四川省成都市有幸再拜于医易兼长的慧缘师尊陈长义门下，得以深入古建之道，尤精于中医针灸术，运用中医针灸术治疗过许多瘫痪、脑出血、癌症、白血病等各种疑难杂症等。

黄云圣现为中国民间中医医药研究开发协会会员，茅山圆光派常智道人。于2009年7月被中华易学专家委员会授予“中华易学行业权威专家”称号；于2009年11月被全国工商联国学文化产业岗位培训管理中心聘请为全国统考教材《易学解析》编审专家委员会委员；于2010年3月被科技信息报社国学专刊编委会誉为“科学易经专家”；于2012年5月在北京《中国社会科学院研究生院——继续教育学院》举办的易经科学应用学习班，获得“优秀学员”资格证书，于2012年连续四届参加中国人文传承建造学会，曾任技术部副主任；2017年7月1～2日参加由石学敏、李荣臣、李佃贵等领导主持的《中国民间中医药法》颁布会议；于2023年6月参加在河北省内丘县举办的（创新民间医药会议）；2023年12月8日出席了由江西省德兴市人民政府与中国民间中医医药研究开发协会举办的第五届中医药传承创新发展论坛暨民间中医药特色技法与经验成果展示交流会；2024年1月21日出席了首届由国际教育电视台举办的中医春节联欢晚会，还曾经多次参加民间易道及中医学传承组织会议。

曹忠民

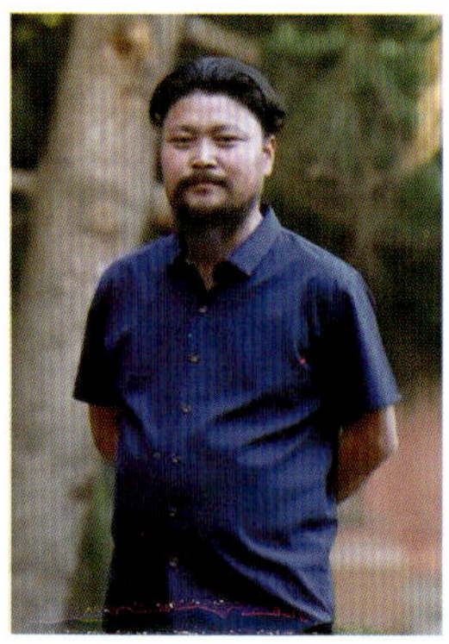

曹忠民，男，汉族，1975年出生于陕西省渭南市。现常驻北京市通州区。中国民间中医医药研究开发协会常务委员，中国中医药教育协会成人教育委员会委员，中国智慧工程研究会家校社共育工作委员会理事，北京特医康国际中医医院董事长郑州曹忠健康管理咨询有限公司董事长，朱天才太极拳孟州市研究会总教练。

自幼酷爱医术，六岁有缘德遇德禅师父，随师修学传统医术，以及少林铁布衫、洗髓经和基本功少林剑指桩等。同时修学《弟子规》《太上感应篇》等文章。十三岁随弓先生学习《道德经》数载。后随师行医济世，得到名师口诀《少林真气运行法》，修习打通任督二脉。此时期入学澄城县卫校，学习现代医学。随后拜师修学了中医基础经典，《神农本草经》《黄帝内经》等。拜别恩师后，先后在第四军医大学胸外科、皮肤科进修，在新乡医学院心脑血管病的治疗等。曹忠民临床实践三十余年，总结了一套简便易行无不良反应的养生健身术——揉肚敲背术。此法简单易行，老少皆宜，深受大众喜爱。

董江海

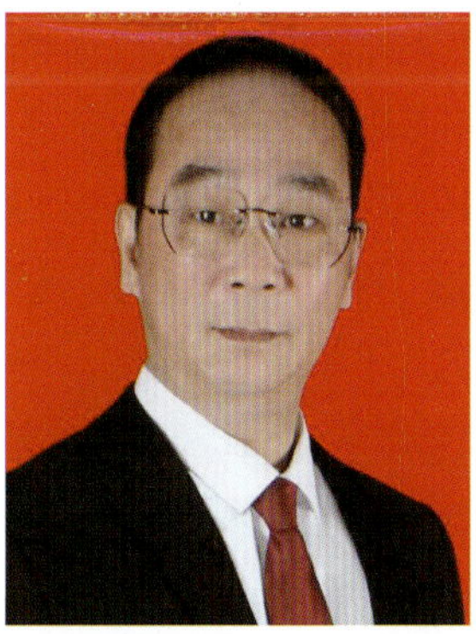

董江海，福建省云霄县人。中和国医（北京）国际医学研究院中医药特色疗法学术委员会专家、副会长，从事中医穴位疗法多年，自创一套经筋穴位疗法，擅长经筋穴位治疗各种疾病的疼痛，有效解除全身各部位的各种疾病的疼痛和不适感。擅长调理的疾病范围：脑中风、面瘫、耳聋、精神抑郁症、癫痫、腰椎间盘突出、腿部走路艰难、颈椎病、肩周炎、键盘手、妇科疾病、乙肝、肠胃病、急性白血病、哮喘、带状疱疹、心脏病、危重心衰、痛经、胰腺炎、胆囊炎、肾结石、阑尾炎、甲亢、甲状腺病、乳腺结节、发热、感冒、腺瘤、息肉、子宫肌瘤、卵巢囊肿等。2021年申报了“经筋穴位疗法”适宜技术。董江海被中和国医（北京）国际医学研究院聘为中医委员会专家委员、学术委员会副会长、薪火传承健康公益讲堂宣讲导师、传承导师。

董江海十多年在北京、福建、广东等一线城市，调理众多患者，受到广大患者的一致好评。

谢祖俭

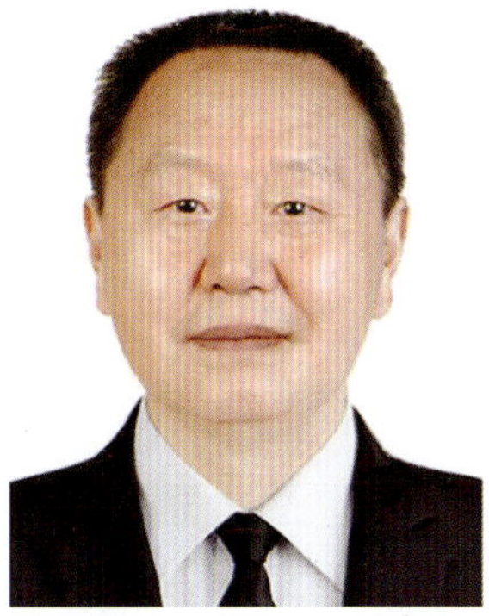

谢祖俭，男，主任中医师。北京中医药大学本科毕业。安徽省第一届跨世纪中医学和技术带头人培养对象；曾任安徽省肛肠病协作组副组长；安徽省肛肠专业委员会委员；皖江区域医师鉴定工作协作网专家库成员；中国民间中医医药研究开发协会技术与成果转化推广分会第一届理事会理事；中国民间中医医药研究开发协会浊毒理论研究分会第二届理事会副会长。

2019年度获得芜湖江城“最美医师”称号；2023被中医药传承创新发展论坛评为“2022年中医药传承创新人物”；2023年中央电视台《大国品牌故事》栏目组中医传承、发展和创新“专题访谈”人物；“靶点针灸”技术获俄罗斯传统东方医学专家学会2023年度学会推荐创新技术。

从医经历

谢祖俭自学传承祖传中医技术50年，北京中医药大学本科毕业后，相继到上海第二军医大学长海医院、南京市中医院进修。并且参加了世界针灸学会联合会交流中心举办的“传承国医大师石学敏院士醒脑开窍独创针法暨当代针灸名家特种针法临床应用”技术学习班。多次参加全省、全国及国际学术交流，精通中医肛肠科、针灸、内科、外科、妇科、皮肤科、推拿等专业，并且取得了很好的成就。

学术成就

1. 在家传秘方上进行创新：“百花镇咳汤”加味治疗咳嗽、气管炎、哮喘；“缓急止痛汤”

加味治疗胃溃疡、慢性胃炎、胃酸反流、胃肠息肉、慢性结肠炎、顽固性便秘；“祛风止痒散”加味治疗皮肤瘙痒及湿疹；“调经止痛汤”加味治疗痛经及月经不调；“平肝养心汤”加减治疗高血压、心脏病、失眠。

2.肛肠专业方面：①“无创伤疗法”解决了“直肠脱垂”“直肠内脱垂”“直肠前突”及“四期内痔”伴有严重高血压、心脏病、肾功能不全、肾衰竭、尿毒症以及严重贫血、血小板减少症患者无法手术的难题。②“微微创”手术（创伤小于“微创”手术，不损伤正常组织）方法解决了肛肠病手术导致肛门狭窄、肛门失禁、黏膜外翻、肛管缺损、大面积瘢痕等后遗症问题。③自创“长效止痛液”封闭解决了肛周湿疹、骼骨尾骨痉挛手术难题。④自创经验方解决了肛肠病术后疼痛、低位肠梗阻、肠粘连、大肠癌术后康复等难题。

3.“靶点针灸”创新技术

通过研究“穴位移位论”理论和“阿是穴”理论，以及“痛则不通”“通则不痛”等理论，综合了《黄帝内经》26针法、祖传针法、“梅花学派”针法、“平衡针”针法、“小针刀”疗法及点穴疗法等技术特点，创立了“靶点针灸”疗法。使之治疗头、颈、肩、背、腰、腿疼痛，腱鞘炎、腱鞘囊肿、落枕、腰扭伤、关节扭伤等疼痛性疾病可确保一次见效。

4.发表论文

在全国性书刊上发表学术论文十余篇；多次参加全省、全国及国际学术交流会，多篇论文在大会上交流。多篇论文获优秀论文一、二、三等奖。

谭明兴

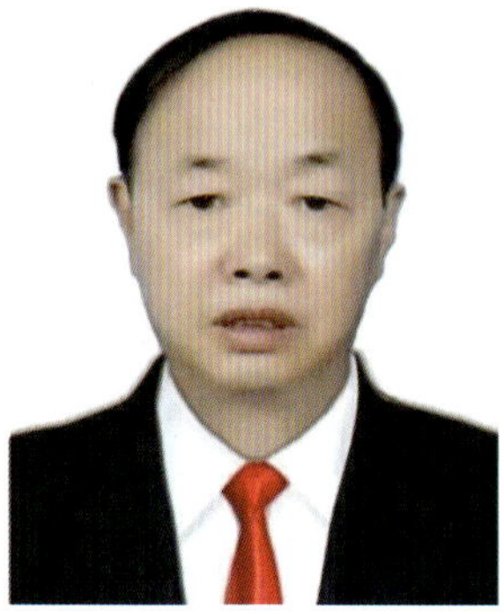

谭明兴，男，66岁，重庆市石柱县人，深圳市明兴茄生物科技发展有限公司董事长。谭明兴长期从事胃炎、结肠炎的研究工作，他研究发现，胃炎、结肠炎属于消化系统疾病，其发病多与饮食不清、生活不规律、暴饮暴食、辛辣刺激、心理压力等因素有关。2012年，他公开发明了一种根治胃炎、结肠炎的中药及其制备方法。专利号：CN201210212707.X，它包含中药玄参、百合、砂仁、路路通、枳实、枳壳、檀香、川楝子、丹参、鸡冠花、延胡索、白及、地龙、鸡内金、白花蛇舌草、茵陈、半枝莲和黄连，该组合药物可制成药酒或胶囊服用。本发明无任何毒不良反应，疗效好，治愈率高，治愈后复发率低。谭明兴表示，希望此项专利可以对患有胃炎、结肠炎的患者有所帮助。

樊金贵

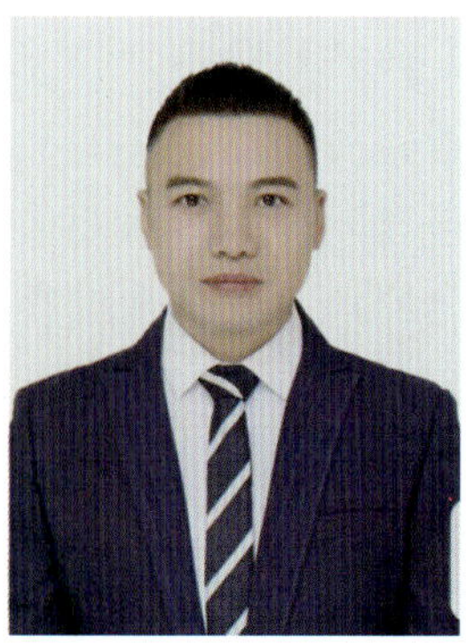

樊金贵，男，1973年生。太原市漳河医院主治医师。自幼对医学就有着浓厚的兴趣。读初中期间一次偶发的“农药中毒”事件后，坚定了樊金贵学医的信念，他发愿以“悯苍生之疾苦，救苍生于水火”的医疗事业为终生使命。他先后毕业于西安市职工大学临床医学专业、宁夏医科大学中医药专业，并遍访名师，拜师国医大师李佃贵，成为其亲传弟子；拜北京汉章针刀医学研究院特聘专家段朝阳教授为师，系统学习针刀医学并实践于临床；跟随中国医药教育协会专家委员、“妙手黄”轻手法柔性正骨王琨老师和王佰纯老师系统学习并参与大量实践与临床，取得非常好的成绩。曾先后被聘请为“巫山县普济中医院特聘专家”“运城盐湖慧济康养医院针刀医学专家”“漳河医院疼痛专家”。担任中国抗癌协会会员、世界中医药学会联合会一技之长专委会理事会会员。

2018—2020年分别获得北京汉章针刀医学研究院：“妙手仁心”“杏仁圣手”“大医精诚”荣誉。2020年被评为：中国中医药研究促进会“优秀会员”。2020年获得山西针刀医学会“杰出青年针刀医师奖”。2021年获得世界针刀医学会联合会“针刀医学精英奖”。

樊金贵回忆在最初的行医过程中，他以西医为主，在大量的临床工作中，曾一度迷茫与彷徨，发现对大多数疾病之疗效，仅仅是控制、缓解，很难根治。临床常见病如高血压、糖尿病，病情加重了就住院治疗，病情缓解了就出院，而后口服药物进行巩固。樊金贵认为，终身服药等于给人贴上“病人”的标签。作为医生，他希望能给患者更好的治疗。而后，便拜访名师，虚心求学，努力钻研针刀、中医柔性正骨、中药，均进行系统学习，并大量应用于临床。实践结果告诉樊金贵，走中西医结合的路确实对患者有利，中西医并用，会达到很好的效果。他提倡：中西医结合，对于适用疑难杂症应用“针刀、针灸、中医柔性正骨、中药 ” 四维一体予以治疗。

案例一：

李某，女，50岁。因肝囊肿在某三甲医院治疗，做右腋前引流术，术后一天出现胃脘部疼痛，服用各种止痛药无效。受邀会诊，诊断：骨盆前倾，平衡失调。依据针刀医学原理，在特定部位进行针刀治疗，当场显效。第二天回访:胃脘区疼痛消失，且精神也较治疗前明显好转。

案例二：

段某，男，51岁。右肋下闷胀不适一周。患者三年前从高空坠落，现在左腓骨及胸骨均内置钢板。诊断：胸椎侧弯伴肋骨旋转移位，进行正骨治疗。行胸椎旋转复位，多处胸椎单节复位及肋骨复位。治疗后右肋下闷胀不适症状消失。四诊合参，进行中药治疗。嘱其系统规范柔性正骨及中药按疗程治疗。

潘杏富

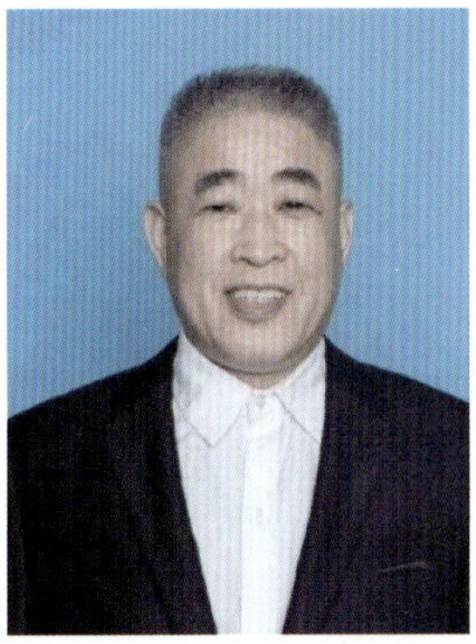

潘杏富，男，60岁，浙江省绍兴市新昌儒岙镇人。江苏妙手康健康管理有限公司董事长，中医骨膜消结术创始人。中医骨膜消结术是一种非药物疗法，运用手法根据人体经络、穴位进行操作，通经络、调气血、祛湿寒、排毒素，消除身体内外的由各种原因引起的结节，可以使人气血通畅，增强免疫力。

潘继光

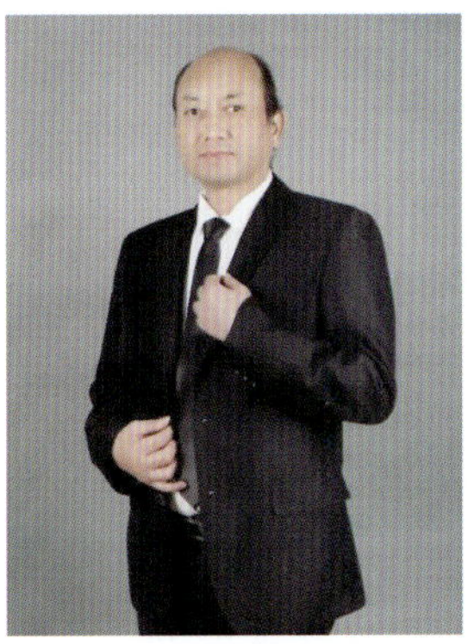

潘继光，男，汉族，1966年生，四川省达州市人。几十年来，他执着“医者父母心”的信念，以身试药，成为中医药肛肠科调理康复专家。他热爱中医文化，刻苦钻研中药技术，尤其能很好地掌握中草药的药性以及应用。

潘继光从事中医行业三十多年来，一直潜心研究中草药药性并很好地应用于临床实践中，他以身试药，有着神农尝百草的医者之心，他自己收购、采集各种中草药备用，亲自品尝每种药的味道，鉴别其药性、毒性、酸性等各种品性。2011年，有一次他品尝了一种类似胡萝卜的不知名植物，仅品尝了绿豆大小一点，连续七天七夜上吐下泻，继而大便不出，肚胀如鼓，差点丧命，后来他自用相反药性的思想调理，自救了性命。这场生死经历，给了潘继光很多启发与经验，后经多年不断地实践与理论结合，研发出了“中草药调理便秘与痔疮”特色方药。

2024

国医年鉴

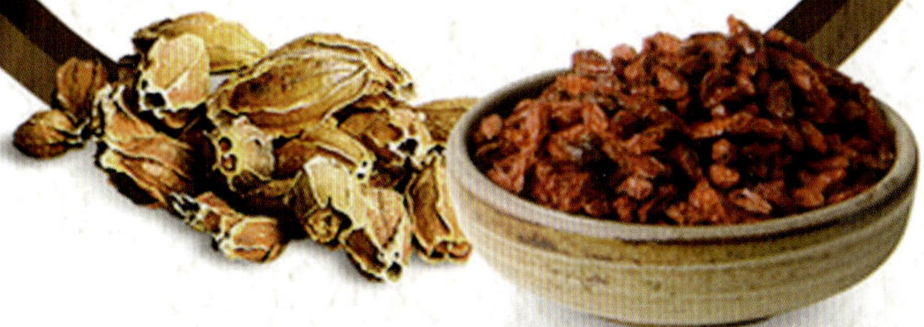

大医精诚　医者仁心

新学术流派

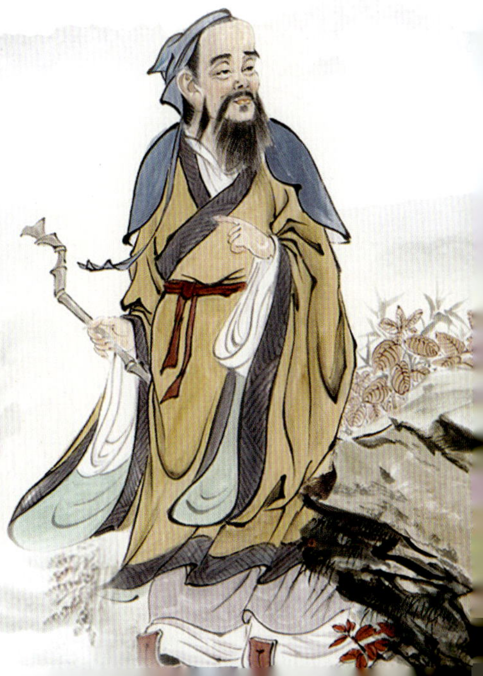

中医文化

新学术流派

华夏传统

湘西田氏土家医派土家医三元针法的探索与实践

非物质文化遗产项目桑植土家族医药县级代表性传承人 刘松鹤

摘要：本文在土家医三元思想的指导下，探讨了土家医三元针法的创立过程、理论基础及其在临床实践中的应用。通过对土家医三元思想的深入剖析，结合针灸学的基本原理，提出了土家医三元针法的概念，并详细阐述了其技术要点、治疗原则以及在实际治疗中的应用效果。

关键词 土家医　三元思想　三元针法　针灸医学

一、引言

土家医作为中国传统医学的重要组成部分，具有悠久的历史和深厚的文化底蕴。在土家医学中，三元思想是一种重要的哲学思想，它认为宇宙间的一切事物都由天、地、人三元构成，三者相互依存、相互制约，共同维持着宇宙间的平衡。在土家医学的实践中，三元思想被广泛应用于疾病的诊断和治疗中，成为土家医学理论体系的重要组成部分。

针灸医学作为中国传统医学的瑰宝，具有独特的理论基础和治疗方法。在土家医学中，针灸治疗一直占据着重要的地位。本文将结合土家医三元思想和针灸医学的基本原理，探讨土家医三元针法的创立与实践。

二、土家医三元思想的内涵

土家医三元思想认为，天、地、人三元是构成宇宙间一切事物的基本要素。其中，天指宇宙间的自然规律和变化，地指地球上的环境和物质条件，人指人类自身。在土家医学中，天、地、人三元相互作用、相互影响，共同构成了人体内部的生理和病理状态。

在疾病的治疗中，土家医三元思想强调要综合考虑天、地、人三方面的因素，通过调整人体内部的阴阳失衡、气血不畅等病理状态，达到治疗疾病的目的。这种治疗思想在土家医学中得到了广泛的应用和实践。

三、土家医三元针法的创立

在土家医三元思想的指导下，本文提出了土家医三元针法的概念。土家医三元针法是一种基于针灸医学的治疗方法，结合了土家医三元思想的理念，通过针灸技术对人体内部的阴阳失衡、气血不畅等病理状态进行调整和治疗。

土家医三元针法的技术要点包括：首先，通过望、闻、问、切等四诊方法，全面了解患者的病情和身体状况；其次，根据患者的病情和身体状况，确定治疗的原则和方案；再次，结合历代土家药匠的麝针、瓦针、推抹、针灸技术等技术，针对患者的具体病情和身体状况，选择适当的穴位进行针刺或艾灸治疗；最后，在选穴上，根据三元脏器的虚实，十窍、肢节、筋脉处病变的特点，选择三元脏器对应经络选穴，针法上整体重视“补中元，固下元”的原则，对于十窍、肢节、筋脉病变以刺络强通，灼艾温通的法则进行系统治疗。

在治疗过程中，土家医三元针法强调要综合考虑天、地、人三方面的因素。具体来说，就是要根据季节、气候、地理环境等自然条件的变化，以及患者的年龄、性别、体质等个体差异，选择适合的治疗方法和穴位。同时，在治疗过程中还要注重患者的心理调节和饮食调养等，以提高治疗效果。

四、土家医三元针法的临床实践

本文选取了部分临床病例，对土家医三元针法的实践应用进行了分析和总结。通过临床实践发现，土家医三元针法在治疗多种疾病方面均取得了良好的效果。例如，在治疗颈椎病、腰椎病、关节炎等疼痛性疾病时，土家医三元针法能够显著改善患者的疼痛症状和关节功能；在治疗失眠、焦虑等心理性疾病时，土家医三元针法能够有效调节患者的心理状态和睡眠质量；在治疗妇科疾病、消化系统疾病等内科疾病时，土家医三元针法也能够取得良好的治疗效果。

五、结论与展望

本文在土家医三元思想的指导下，探讨了土家医三元针法的创立与实践。通过临床实践发现，土家医三元针法在治疗多种疾病方面均取得了良好的效果。未来，我们将继续深入研究和探索土家医三元针法的理论体系和临床应用价值，以期为更多患者提供更好的医疗服务。同时，我们也将积极推广土家医学和针灸医学的文化遗产和技术成果，为传统医学的传承和发展贡献自己的力量。

作者：刘松鹤　湘西田氏土家医派第三代传人、桑植民族医药研究院院长、非物质文化遗产项目桑植土家族医药县级代表性传承人、中国中医药研究促进会治未病与亚健康分会理事。

乳腺增生案例实录

湿缠身学派创始人　潘年松

乳腺增生与乳房纤维瘤，相同之处是都在乳房出现肿物，常常边界清楚，硬度如鼻尖，生长缓慢，不痛或轻微胀痛或压痛，多数不伴有淋巴结肿大。但是，它们是不同的两个问题。乳腺增生是发生在乳房的乳腺导管或者乳腺小叶，而乳房纤维瘤则不仅限于导管和小叶，还涉及乳房组织。乳腺增生常常有循导管或小叶蔓延的长势，不是那么圆；而乳房纤维瘤常常出现在乳房的外上象限，比较圆。

病案：患者已经做了手术5次，显示了乳房纤维瘤再次生长的可能性。尽管本次就诊是乳腺增生，坦率地说，目前西医应对的措施主要就是手术切除，而切除之后仍有再生长的情况。所以，中医药应对属于强项。笔者四诊合参，诊断为痰瘀互结引起的癥瘕，选择化痰清热的瓜蒌皮、蒲公英为君药。需要琢磨的是：纤维瘤为什么会多次生长？是否能够通过改良人体内在环境而消除已经生长的瘤体并阻止其再生长瘤体。

某某，女，23岁。一般情况：既往史：乳腺纤维瘤5次手术史、痔疮、附件囊肿、子宫壁稍增厚。

初诊：2023年11月1日。

现症：从4年前开始手术摘除乳腺纤维瘤，到现在已经5次。月经量少，行经4天。白带多、略黄、无异味，大便2～3天一行。右手鱼际肌瘀紫冰凉，其母说是胎记。初潮13岁，睡眠可，右侧乳腺触摸有结节，吃口味重的东西就拉肚子，双手冰凉。B超显示：双侧乳腺回声增粗、稍强；左侧乳腺稍低回声结节三类。舌尖红、无苔、苔厚略黄。脉滑数。

诊断：癥积（痰瘀）。

治疗方法：疏肝燥湿。

用药：君药：瓜蒌皮、蒲公英各50g，化痰清热。臣药：陈皮、白芥子各35g，化痰。佐药：葛根、威灵仙、山楂各25g，活络散结。使药：香附、黄连各15g。7剂，每日1剂，自煎，口服。

嘱：自己记录脉搏1周，每日1～2次，取1剂药熬煮2次混合后，每隔1小时取100mL饮用。直到饮完。饭前饭后半小时不饮。第1次加水1000mL，浸泡30分钟，熬15分钟，倒出药液。第二次加水500mL，熬30分钟，倒出药液。两次药液混合。

二诊：2023年11月15日。

现症：服药后左侧乳房疼痛比之前频繁、刺痛，能忍受，自行缓解。左侧甲状腺稍大，未过胸锁乳突肌，外观不明显。初潮后月经正常，之后渐渐量少。喜吃冰凉食物，四肢末端冰凉。11月4日行经，量少，无块，5天结束。白带量减少，颜色正常。大便2～3天一行、颜色黑。右手大鱼际肌较左侧厚实，不痛，不影响活动，右手背青筋暴露，网格状，不痒不痛，摸之冰凉感。饮食、小便正常。1月前经肛门B超显示：右附件系膜囊肿，7mm×5mm。子宫内膜8.8mm。舌淡胖、边有齿痕、中有裂纹、有紫斑、苔白厚欠均匀，脉滑。

诊断：积聚（湿痰蕴结）。

用药一：黄芪50g，瓜蒌皮35g，香附35g，当归25g，延胡索25g，夏枯草25g，威灵仙25g，益母草25g，陈皮15g。7剂，煎药机煎，每日1剂，口服。嘱：150mL/包，每日6包，每隔1小时饮用1包，饭前饭后半小时不饮药。

用药二：大黄20g，木通15g（另包），栀子20g，黄芩20g，虎杖30g，蒲黄20g，龙血竭15g，路路通30g，伸筋草20g，紫花地丁30g，地龙15g，三棱20g，莪术30g，桃仁15g，红花15g，三七粉30g（另包）。7剂，水煎，每日1剂，口服。遵医嘱另用。

三诊：2023年11月23日。

现症：服药后偶尔双侧乳房刺痛，能忍受，可自行缓解；大便每日2次，时干时稀；食欲有所下降；入睡较困难。舌淡胖、边有齿痕、中有较深裂纹、苔黄厚，左脉玄、右脉滑。

诊断：癥积（湿痰）。

用药：蒲公英20g，夏枯草20g，陈皮20g，人参15g，威灵仙35g，益母草25g，当归25g，黄柏15g，香附35g。中药7付，每日1付，煎药机煎，口服。150mL/袋，共42袋，每天饮6袋，上午2袋，下午2袋，晚上2袋，错开吃饭时间半小时饮。自己每日按摩三阴交和阴包穴。

四诊：2024年1月26日。

现症：以前做手术的伤口处痒。双侧乳房最近1周虫咬样疼痛明显。大便偶尔黑色、容易解出，小腹隐痛，行经前明显，月经量少，偶尔夹块，白带正常。见外痔，花生仁大小。四肢冰冷。饮食睡眠一般。舌淡胖、有齿痕、舌下络脉瘀紫、中根部苔黄厚腻。

诊断：积聚（湿痰蕴结）

用药一：薏苡仁300g，党参300g，夏枯草150g，蒲公英150g，鸡内金120g，山楂120g，人参50g，陈皮50g，五味子50g。制粉，每日早晚各服20～30g。

用药二：香薷10g，白芷10g，藿香10g，干姜10g，榧子15g，薄荷10g，生甘草10g，肉桂5g，化橘红5g。5剂，坐浴。

五诊：2024年3月22日。

现症：月经量少，有时夹块。白带偏多无异味。大便每日1～2次，成型，小便正常。饮食睡眠正常。B超显示：双侧乳腺未见明显占位性病变。舌尖红、紫点多、苔厚略黄，脉沉。

诊断：月经不调（血虚夹瘀）。

用药：山楂50g，黄芪50g，生地黄25g，白芍药25g，当归20g，白术20g，茯苓20g，川芎15g，炙甘草15g。14剂，2天1剂，熬2次，每次加水1000mL，每小时1剂，饮100mL。

按语：该患者经B超确诊为乳腺增生三级。经过治疗，增生消失，可以认为取得了阶段性胜利。其中，制粉服用的时间较长，作用较明显。当然，该患者体质特殊，仍需进行调理。

董氏奇穴肾关、复溜治愈儿童斜视

刘红云

董氏奇穴为董景昌先生董公家传绝学，从不外传，及至董公反思后公开收授学生，董氏奇穴才能名扬天下，董氏奇穴乃宗奇法，循奇道，致奇用，另有渊源，自成一派。

董氏奇穴施针手法简便，仅用正刺、斜刺、浅刺、深刺、皮下刺与留针各种手法即可达到所期望疗效，不采用传统的弹、摇、捻、摆等手法，可减轻患者之痛苦，减少晕针的情况，亦不必拘泥于补泻等理论。由于不拘泥于"补""泻"，董公研究创出另一套平补平泻的特殊针法即："动气针法""倒马针法""牵引针法"，效果之佳，较动气针法尤有过之而无不及。本人临床运用董氏奇穴多年，对于疼痛、风湿、类风湿、内科慢性病、妇科、男科、疑难杂症皆临床效果显著。

儿童斜视是指发生于18岁以前的斜视，中医主要将其归入"风牵偏视"的范畴，强调这是眼部受邪，经络气血运行不利的表现。

一、病因分析

1. 双眼发育不全

中医理论认为，儿童双眼发育不全可能与肝肾不足、气血亏虚有关，导致眼部肌肉协调不足，出现斜视。

2. 遗传因素

中医认为，遗传因素导致的斜视可能与先天禀赋不足、脏腑功能失调有关。

3. 眼球运动中枢控制能力不足

中医认为，这可能与脑部气血运行不畅、经络受阻有关。

4. 不良用眼习惯

儿童，尤其是婴幼儿，双眼单视功能尚未发育成熟，不能很好地协调眼外肌。在不良用眼习惯的影响下，长时间盯着电脑、手机、平板等电子屏幕，阅读时姿势不正确，容易使眼睛长时间处于紧张状态，导致眼肌疲劳。长时间的紧张状态会干扰眼睛的正常调节机制，进而可能诱发斜视。

5. 产伤

中医认为，产伤导致的斜视可能与经络受损、气滞血瘀有关。

二、中医治疗斜视

目前，除手术矫正外，尚无特效疗法。本人临床应用针刺治疗斜视治愈上百例，取得效果极佳。现将临床医案中治疗儿童斜视的部分案例整理如下：

1. 取穴与手法

肾关穴：董氏奇穴之补肾要穴，在阴陵泉下1.5寸处，胫骨的内侧缘。

复溜穴：在小腿内侧，太溪穴直上两寸，跟腱的前方。

手法：平补平泻，双侧取穴，留针45分钟。年龄超过14周岁针刺前配患侧太阳穴刺血。

2. 典型案例

案例一：

患者，男，14岁，于2023年7月4日，家长带领下就诊。自小爱玩手机及电脑，自7岁左右开始出现右眼斜视，逐步加重，各大医院都检查治疗，效果不佳，医生建议手术治疗，家属未同意一直保守治疗，严重斜视导致有自卑问题，不怎么说话交流。体型肥胖，爱食肥甘厚味，舌体胖大、有齿痕、舌质白腻。

诊断：不良姿势导致发育不全斜视。

2023年7月4日，下午针刺治疗：①先在患侧（右侧）太阳穴处刺血。②再针刺双肾关、双复溜，针刺时同步嘱咐患者闭眼，得气后，行针令其闭眼环形转动眼球，每10分钟行针一次，配合闭眼转动眼球。

出针后观察：右眼眼球恢复正常位70%，静态下看不出异常，眼睛转动轻微明显。

2023年7月5日，针刺双肾关、双复溜，针刺时同步嘱咐患者闭眼，得气后，行针令其闭眼环形转动眼球，每10分钟行针一次，配合闭眼转动眼球，留针45分钟。

出针后观察：右眼基本恢复。

2023年7月6日，治疗同上，手法针刺留针45分钟后，右眼转动看物恢复正常，痊愈。后续增强运动，禁止玩耍所有电子类产品，调整学习看书姿势。

眼睛恢复，男孩及家属非常感谢、开心，多天以来开口说话交流。

注：14岁以上眼睛这类疾病都必先配太阳穴刺血。

案例二：

患者，女，6岁，在2024年4月23日，在父母亲带领下就诊。双眼皆有斜视，在1岁左右发现小孩右眼出现斜视，逐步发展成双眼斜视，右眼严重、左眼轻微，中间尝试多种治疗，4岁时于当地眼科医院右眼已做斜视纠正手术，术后1年复发。现左眼斜视严重，右眼斜视稍好。体型娇瘦，易过敏，很少外出，其母述，此女属于意外怀孕，之前有痛经体寒等情况，生产后，女儿全家都很重视宝贝，一直精细喂养，很少外出，外出大多数都是家里人抱着，十分娇气。

诊断：先天不足。

2024年4月23日，针刺治疗：针刺双肾关、双复溜，针刺时同步嘱咐患儿闭眼，因针刺痛感小女孩一直在哭泣家长在旁安抚，行针令其闭眼环形转动眼球，一直不能配合转动眼球，每10分钟行针一次，配合闭眼转动眼球不佳，留针45分钟。出针后观察：左眼眼球恢复轻微，右眼变化不大。

2024年4月24日，针刺前安抚好情绪，扎针穴位不变，针刺双肾关、双复溜得气，同步嘱咐患儿闭眼，令其闭眼环形转动眼球，一边行针，平补平泻，配合比较前一天好很多，每10分钟行针一次，配合闭眼转动眼球，留针45分钟。出针后观察：左眼基本恢复正常位，右眼稍变化（考虑右眼手术后针效不佳）。

2024年4月25日，针双肾关、双复溜得气，一边行针，令其闭眼环形转动眼球，留针45分钟后出针。出针后观察：左右皆恢复正常位。

嘱咐后期少用电子产品，每周末多参加户外活动等，增强锻炼，提高体质。

案例三：

患儿，女，11岁，2024年5月11日就诊。素来体弱，食欲低下，容易发脾气，怕冷手脚凉，从3岁开始发现说话时偶有左边眼睛出现斜视，喊她一下看人说话，眼睛能够正过来，哈尔滨医院检查说双眼假性斜视，医生建议不予介入治疗，随年纪长大就会逐步恢复，但患儿6岁的时候开始逐步加重。一个月时间内会出现七八次斜视，在哈尔滨医院再次检查，确诊斜视，一直治疗可疗效不佳，自2024年3月开始出现一天中会出现三四次斜视，喊她提示一下能正过来。2024年5月11日来此。现左眼斜视严重、右眼不明显。

诊断：肝肾不足。

2024年5月11日，针刺治疗：针刺双肾关、双复溜得气后，行针时同步嘱咐患儿闭眼，令其闭眼环形转动眼球，非常配合，每10分钟行针一次，配合闭眼转动眼球，留针45分钟。出针后观察10分钟：左眼基本恢复正常，右眼待观察。

2024年5月12日，扎针前询问：患儿父母述：昨天针后，双眼都一直未再出现斜视现象。针刺治疗：针刺双肾关、双复溜得气后，行针时同步嘱咐患儿闭眼，令其闭眼环形转动眼球，每10分钟行针一次，配合闭眼转动眼球，留针45分钟。出针后观察30分钟：双眼正常未见斜视出现。嘱后续回家继续扎针治疗巩固。

2024年6月2日回访记录：一直还未进行扎针治疗，刚去北京玩了一周，这段时间有出现过一次斜视，喊她看一下前方人，能立马正回来。等回家后继续扎针治疗，穴位依旧是肾关、复溜穴。

三、浅谈穴组特效

肾关穴：一是补肾大穴，肾五行属水，肝主目，五行属木，滋水涵木之效。二是肾关穴在脾经循行路线上，有健脾补气血之效。针灸肾关穴可以调整肾功能补气血，从而改善眼部疾病。

复溜穴：是足少阴肾经之脉的母穴。针灸复溜穴可以补肾滋阴、利水消肿，改善整个肾的功能，从而解除肾功能失常所产生的各种症状，包括眼部各种疾病。

特效穴组：

肾关穴、复溜穴两穴合用是治疗眼病的特效穴组，尤其对于眼球歪斜及飞蚊症具有特效。针灸肾关穴和复溜穴可以滋补肝肾、调整气血，疏通经络，引导经络气血上濡于目。这种治疗方法具有独特的优势和显著的效果，值得在临床上广泛应用和推广。

2024

国医年鉴

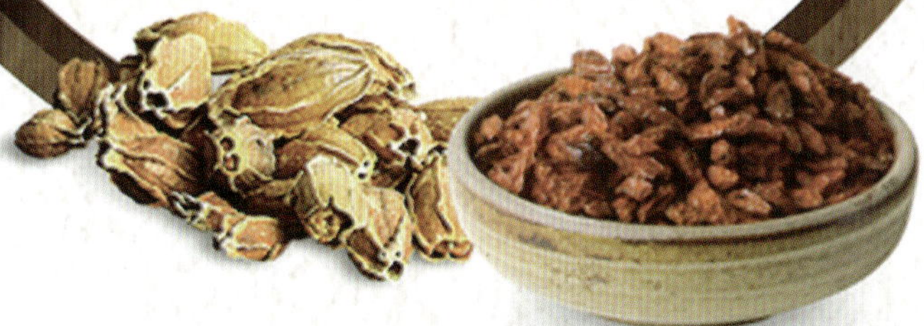

大医精诚　医者仁心

传统医药非物质文化遗产

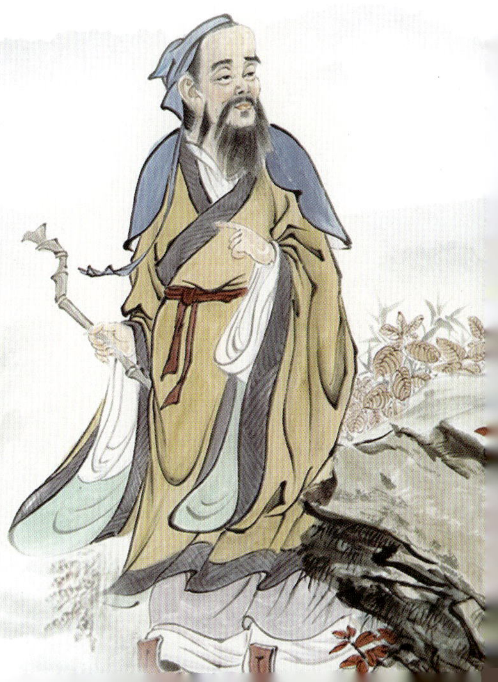

中医文化

传统医药非物质文化遗产

华夏传统

黄氏药液针灸

级　　别：区级非物质文化遗产
类　　别：珠海市斗门区（传统中医药）
第九批区级非物质文化遗产
发布单位：珠海市斗门区人民政府
颁发单位：珠海市斗门区人民政府
授牌时间：2020年8月31日

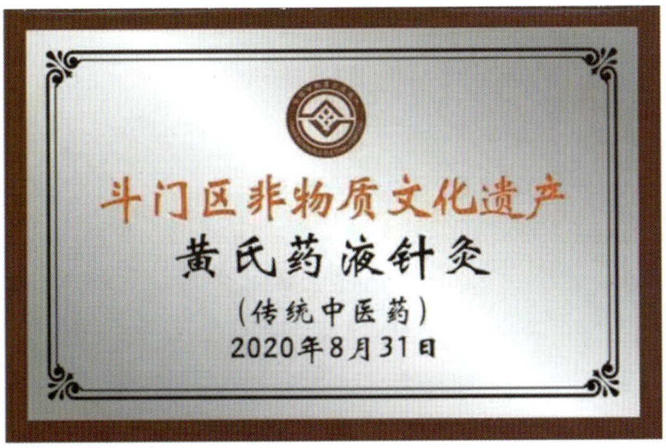

项目介绍

“黄氏药液针灸”是一项独特而高效的中医疗法。主要分布在珠海市斗门区和香洲区，初肇于古冈州（现江门市新会区），源于黄门米氏太婆的中医理论实践，形成于珠海市斗门区荔山村。该诊疗法属纯中医保健和治疗手段，效果好、费用低、不良反应小，符合民间中医“确有所长”的标准，为广大人民群众的健康带来了福祉。

传承发展

“黄氏药液针灸”是中国传统医学的一项绝技。追溯其历史渊源，《广东居正公黄氏总谱》有云：“妣米氏，因治愈杨太后乳疾，获封邦显夫人。”当时为南宋宋理宗年即公元1229年，米氏太婆在诊疗过程即使用针、药和艾进行治病。直至明代，其传承人是黄廷珍，《香山县志》（嘉靖版）曰：“黄廷珍，字席之，鑰之子，赋性刚直，涉猎书史，精于医事。”到了清代，主要传承人则是斗门荔山人黄丰举与黄作亮，《香山县治续编》曰：“黄丰举黄梁镇荔枝山人，其父祈云任侠好义具有神力，精拳棒技击术，丰举习父艺，于医术尤精。”同是荔山人的黄墀起与黄丰举同宗同村，师从黄丰举习医，又继承父亲黄作亮的医学，继承和发展了黄氏药液针灸诊疗法，此后，药液针灸诊疗法在理论和实践上渐趋成熟。黄墀起整理和融汇家族医学，收集整理民间验方数百个，尤其擅长疑难杂症治疗，后将黄氏药液针灸诊疗法传给儿子黄贤盛，黄贤盛传给儿子黄玉和。

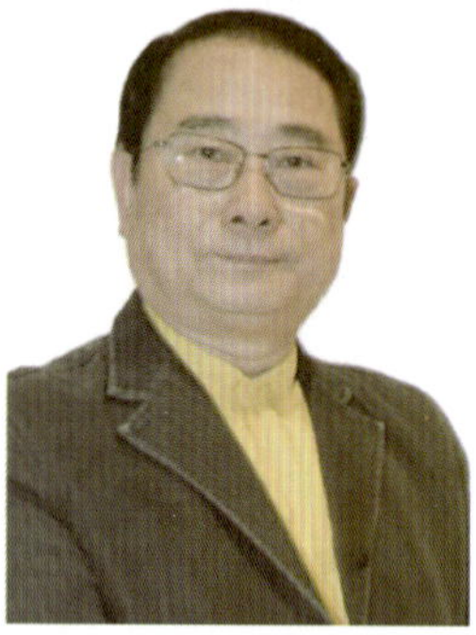

代表人物：黄玉和

黄玉和，出生于1955年，祖籍广东省珠海市斗门区荔山村。黄玉和九岁随父亲黄贤盛习医至今已五十余年，其医术传承至黄玉和这一代，继续守正创新，弘扬拓展。黄氏药液、针灸是根据家传的秘方，配制不同的药液，根据不同病证，采用不同的药液和火针，以火针蘸上祖传的秘方药液，对病患的经络、穴位和病灶进行施针，逐渐形成一种独特的疗法，集预防疾病、治未病、康养于一体。

“黄氏药液针灸”非物质文化遗产传承人黄玉和为北京先圣汉方医学科技院院长、国家中医药管理局国医大师李佃贵临床中医药学传承研究工作室、珠海荔山黄氏传承人黄玉和肿瘤疑难症康复研究实践基地主任、中国老年保健协会生命健康产业工作委员会专家委员、中国中医药信息研究会基层医疗服务分会副会长、中国民间中医医药研究开发协会浊毒理论研究分会常务理事、中国医药教育协会中医药教育促进工作委员会第二届委员、广东省人口文化促进会常务理事及民间中医药创新研究专业委员会主任委员、珠海市政协第三、四届委员、珠海市中医药养生康复学会副会长、珠海先圣汉方米黄御中医康养总部负责人。

主要成就

2007年6月，成立珠海先圣汉方米黄御中医养生有限公司。

2019年由斗门荔山黄氏后人将“黄氏药液针灸”的中医理论和历史文化进行整理并申报，2020年8月获批为珠海市斗门区传统医药类非物质文化遗产。

黄玉和行医五十余年，熟练掌握传统中医的望闻问切、阴阳表里、寒热虚实，毕生致力于珠海黄氏药液针灸诊疗法的研究和发展，对诊疗进行了创新发展：①从单味药到处方药，充分体现了君臣佐使药的配伍；②从处方药到组方药，将秘方、经方、验方的组合；③从组方药到顺序方，定时、定量、定标准，根据病证每天按照顺序使用对应的药物；④从顺序方到阴阳时辰方，按白天为阳、夜晚为阴，上午为阳、中之阳、下午为阳中之阴，上半夜为阴中之阴、下半夜为阴中之阳，根据时辰编排使用不同的药物和方法。他擅长各类疑难杂症康养，有“民间名医”美誉。创立的养生康养基地，有室内套房61间、室外木屋39间，套房内有2张床位，配套设施俱全，可一次性接待100个家庭进行疗养、康复。特色的药浴、药膳（食疗）、理疗（针灸、艾灸、拍打）等，可以为包括糖尿病、高血压、皮肤病、各种肿瘤、疼痛病患进行有针对性的理疗和后期康复。

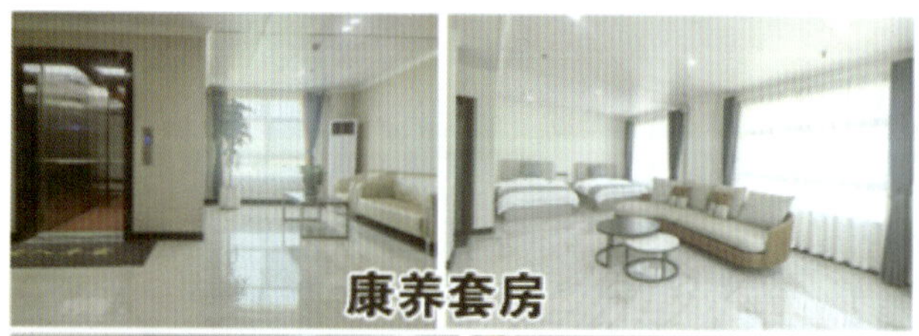

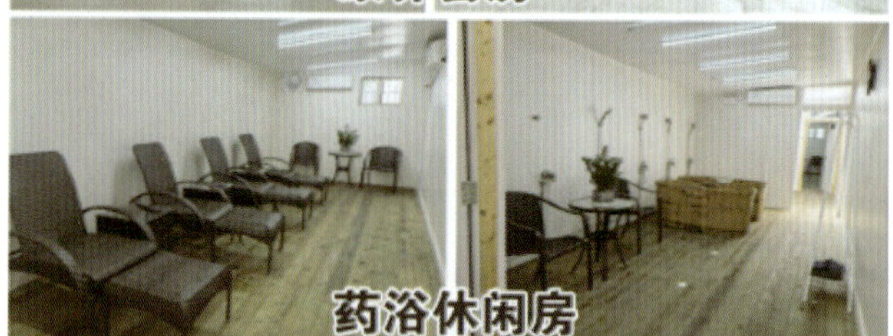

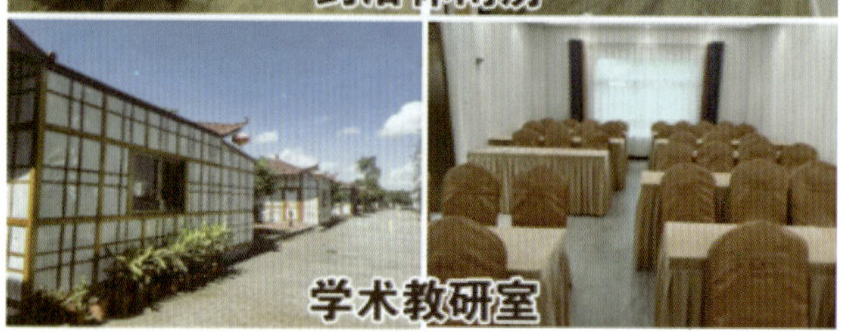

湖湘古法近视疗法

级　　别：市级非物质文化遗产
　　　　　市级非物质文化遗产
类　　别：传统医药类常德市第六批
　　　　　非物质遗产
发布单位：常德市人民政府
颁发单位：常德市文化旅游广电体育局
申报单位：汉寿县文化馆
授牌时间：2024年

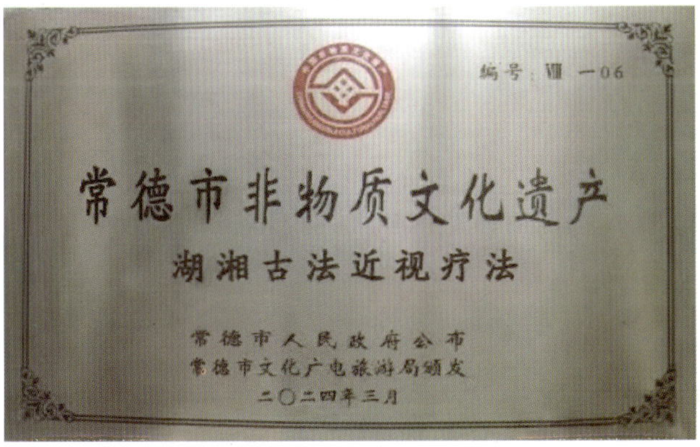

项目简介：

“湖湘古法近视疗法”传承地在荆楚文化的发源地：人杰地灵、历史悠久的洞庭湖滨。古法近视疗法是以湖湘民间古法眼疾外治疗法为基础，从民间眼疾疗法中分离出来的传统医药外治技术，具有简便廉验，无治疗性损伤等特点的中医绿色疗法。

湖湘古法推按通过“开九节，调阴阳，舒经通络”“调脏腑、养血填精、调畅气血”及“定志安神，舒缓筋膜、解痉明目”等三套由浅及深、形神俱调的手法，并以疏经通络、畅达气血为基础，以肝脾肾同调为核心，辅以宁心安神，神安则五脏六腑皆安以达到标本兼治，内外通调，综合施治的目的，进而促进全身气血运行，经络通畅，脏腑精气充盈，眼目得精血滋养而改善“能近怯远”之症。

“湖湘古法近视疗法”的调理方法经过了五代人的传承及创新，2018年由湖南省针灸学会湖湘古中医（非遗）传承研究工作委员会挖掘、整理并临床应用。其特点为：以手代针，以推代药，纯中医绿色疗法；具有简单易学，操作方便，效果明显，轻巧柔和，无不良反应，对脏腑无损伤，可免去吃药、打针之苦；能增强脏腑功能和打通经络，提高免疫力。古法近视疗法在视力调理过程中具有预防、保健、治疗、康复四重功效。

传承谱系：

第一代（可追溯年代）：老中医丁菊林（1889—1953年）

第二代传承人：老中医，丁克勤（1920—1999年）

第三代传承人：张望清，武医草医、世界著名武术家（1936年—）

第四代传承人：蓝锡滨，针推硕士，中医世家（1951年—）

第五代传承人：苏妆，教授、医学博士、针推专业。

第五代传承人：陈书柔，助理医师，代表性传承人。

第五代传承人：黄晓萌，高级康复理疗师。

第五代传承人：丁鹏，信息工程师，高级康复理疗师。

第五代传承人：胡燕，高级健康管理师。

代表传承人：陈书柔

代表性传承人陈书柔（第五代），中医助理医师，出生中医世家，曾祖父和祖父乃道医。陈书柔从小受家庭熏陶，常随母上山采药识药，高中时寒暑假就随父蓝锡滨跟临床，为父亲团队挖掘、整理、临床当助手并具得真传。父亲（第四代传承人）蓝锡滨，毕业于广州中医药大学，针推硕士，世界针灸联合会义诊工作委员会委员，湖湘古中医（非遗）工作委员会主任。

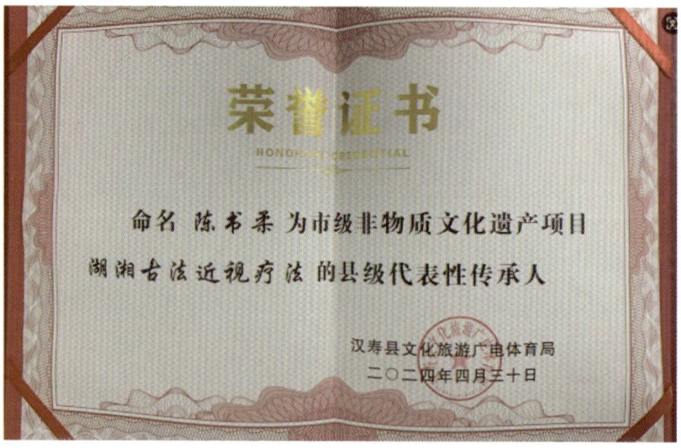

荣誉证书

HONORARY CREDENTIAL

命名 陈书柔 为市级非物质文化遗产项目

湖湘古法近视疗法 的县级代表性传承人

汉寿县文化旅游广电体育局

二〇二四年四月三十日

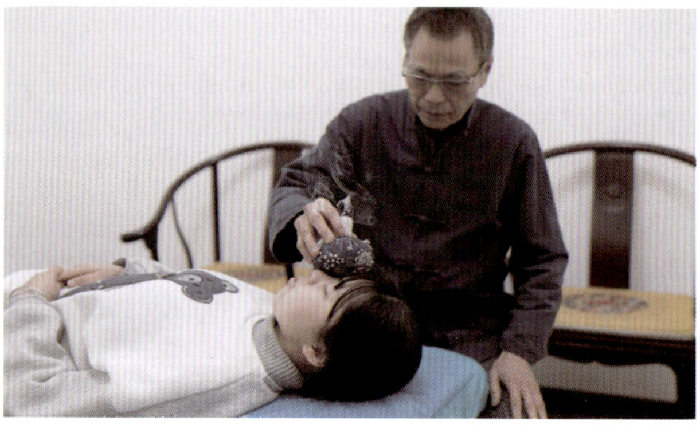

陈书柔 调理儿童近视

湖湘古法近视疗法2018年5月开始做临床疗效评估以来，临床效果显著，至今已服务近300多位18岁以下近视的少年儿童。2022年该疗法入选湖南省卫健委培训中心直属基地“中医特色技术培训项目”，已培训近30多名基层医疗人员。

经过多年临床与实践，此疗法对少年儿童近视、弱视、散光、斜视、远视的疗效显著。通过分阶段目标性调理，可达到预期治疗效果，其疗效稳定。

该疗法已于2022年被列入汉寿县第三批非物质文化遗产项目名录；2024年被列入常德市第六批市级非物质文化遗产代表性项目目录。

随着少年儿童近视发病率越来越高，人类推崇的绿色保健和自然疗法意识越来越强，纯手法绿色治疗将为社会首选。“湖湘古法近视疗法”以走进家庭和父母互动的方式向社会普及，是一项利儿、利家、利民的中医特色外治技术。

2024

国医年鉴

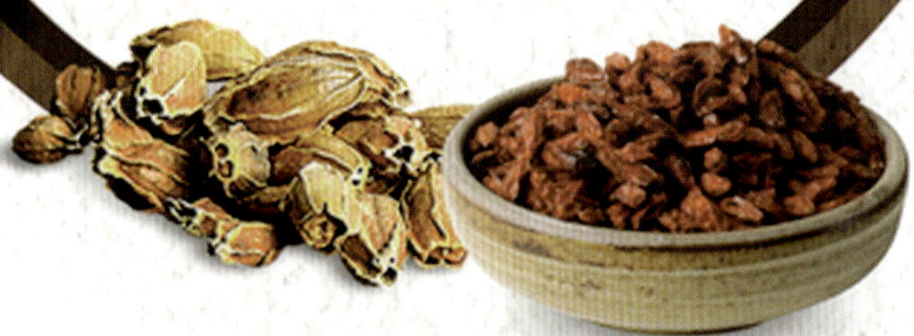

大医精诚　医者仁心

治未病与亚健康

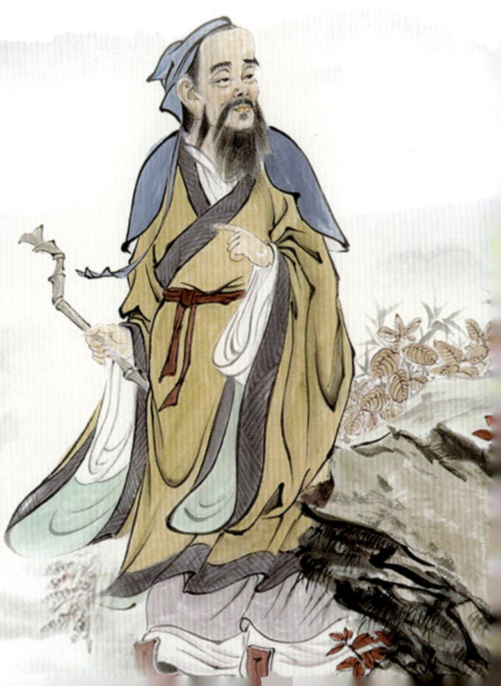

中医文化

治未病与亚健康

华夏传统

治未病健康工程进展

广东省2022年夏季中医治未病指引印发

2022年6月，广东省中医药局印发《广东省2022年夏季中医治未病指引》，结合该省以湿热为主的气候特点，根据“正气存内，邪不可干”的中医治未病理念，指导百姓固护正气，提高自身卫外功能，抵御外邪侵袭。

《指引》提出，参照五运六气，今年夏季易出现虚火上浮、阳根不固的情况，治未病应遵循“上焦疏风清热、生津清暑，中焦健运脾胃、行气化湿，下焦清利湿热”的调养方法，并依此推荐三种对症的预防保健方。

《指引》提出，可使用艾条烟熏、避秽香囊等中医药简易辟秽防疫方法。同时，推荐了上焦、中焦、下焦相应保健穴位，并明确了定位方法和按摩手法。在生活方式调养方面，《指引》指出，应做到“虚邪贼风，避之有时”，做好手卫生，出门戴口罩，避免交叉感染，此外，慎食寒凉性较强或湿热性质较重的水果，老年人在居室中可进行深呼吸、太极拳、八段锦、易筋经等锻炼，运动量以身上有微微温热感或微微汗出为佳。

天津推进中医治未病健康工程升级

2022年8月，从天津市卫健委获悉：“十四五”期间，天津将实施健康天津中医药健康促进行动，大力推进中医治未病健康工程升级，到2025年，100%的家庭医生团队可提供中医治未病服务。

天津将继续做优做强中医重点专科，将重点专科建设纳入市公立中医医院绩效考核指标体系。强化临床路径管理和专科能力建设，组织开展重点专科中医优势病种诊疗方案遴选和优化工作，推广不少于10个疗效确切、中医特色突出的诊疗方案和特色技术。以11个国家区域中医（专科）诊疗中心建设为依托，辐射带动天津市中医药特色专科协同发展，提升中医专科诊疗服务能力。

据介绍，天津将进一步加强中医康复服务体系建设，依托天津中医药大学第二附属医院建设市级中医康复中心，每个区建设1个区级中医康复中心，二级以上中医医院全部设置康复（医学）科。支持三级中医医院牵头组建中医康复医联体，加强基层医疗卫生机构中医康复服务供给。支持天津中医药大学建设康复学院。到2025年，推广不少于5种中医康复适宜技术和中医康复诊疗方案，80%以上基层医疗卫生机构能够提供中医康复服务。天津电（记者武少民）

成都新都：创新中医治未病政策机制

近年来，作为国家中医药综合改革试验区，四川省成都市新都区以“中医治未病政策机制创新”为建设主题，通过模式创新、机制创新、技术创新，促进中医药事业、产业和文化“三位一体”联动发展。

一是统筹规划，加强对中医药工作的政策扶持。强化对中医药工作组织领导，加大对中医药事业经费投入，2016年以来，新都区共投入中医药事业费5.3亿元。在政策扶持方面，试验区建设列入成都市新都区“十三五”“十四五”卫生健康事业发展规划，制定《成都市新都区促进中医药传承创新发展的实施方案》等政策扶持文件。

二是资源整合，完善治未病管理和服务体系。强化龙头单位建设，新都区中医医院牵头“成都市中医治未病专业医疗质量控制中心”工作，制定全市治未病医疗质量控制标准，设置“中医治未病中心”和“中医药健康管理服务中心”。完善服务体系建设，新都区乡镇卫生院、社区卫生服务中心建成8个市级“示范中医馆”、16个规范化“治未病工作室”，村卫生室、社区卫生服务站建成45个标准化“中医角”。

三是加强培养，建设中医治未病者才队伍。充实人才队伍，新都区中医医师人数从367人增加到822人。深化中医药师承教育和优才管理，建成“国医大师、院士工作站”1个、“天府名医工作站”1个、“四川省名中医工作室”2个、“天府名中医传承工作室”1个，建立师徒关系46对。创新中医药人才管理，推进中医药人员“区管镇用”“镇聘村用”，县乡中医药一体化管理改革，吸纳健康文化、健康管理、健康保险等其他专业人才参与治未病工作。

四是联动发展，以医共体建设推动试验区工作。实施具有中医药特色的医共体建设“45321”工程，即坚持“4个原则”、建设“5个中心”、落实“3个强化”、夯实“2个支撑”和实现“1个目标”，以“互联网+中医药”为抓手，建立起紧密型县域中医智能医共体。实施成都市中医治未病健康促进专项行动，优化创新10项“治未病”服务技术规范化方案。

五是科研创新，促进治未病科技成果转化。开展科学研究，开展3项省级治未病相关科研课题并通过结题验收，1项课题获四川省中医药学会科学技术奖。促进治未病科技成果转化，19种中药院内制剂应用于临床，研发防感香囊、驱蚊香囊、口气清新茶、足浴包等中医养生保健产品。

六是改革驱动，推动治未病与多产业融合发展。发挥市场机制作用，促进治未病与互联网、养老、旅游、体育、文化、教育等其他产业融合，建成中医药特色街区。传播治未病理念，以中医药“文化广场”“特色街区”“文化长廊”为基础，建设中医药文化科普基地，通过传统媒体和新媒体广泛传播中医治未病服务理念。

中国中医药研究促进会治未病与亚健康分会换届大会暨首届中医治未病与亚健康防治生活化高峰论坛在中国长沙市成功举办

2022年12月17日，由中国中医药研究促进会主办，中国中医药研究促进会治未病与亚健康分会、北京市中和亚健康科学研究院、北京三和同舟会议会展有限公司、富智中和（北京）健康科技有限公司承办，中国亚健康产业总部基地运营管理中心协办的“中国中医药研究促进会治未病与亚健康分会换届大会暨首届中医治未病与亚健康防治生活化高峰论坛”暨第十六届国学国医岳麓论坛、暨第七届健康酒文化高峰论坛、暨第三届止乐学派学术研讨会在中国长沙市隆重召开。国医大师孙光荣教授；首届全国名中医张发荣教授；中国中医药研究促进高泉会书记、副会长；国家中医药管理局机关服务局原局长、中和亚健康服务中心创建主任孙涛教授；中华中医药学会治未病分会主任委员、湖南医药学院校长何清湖教授；北京市中和亚健康科学研究院魏育林院长；中国亚健康产业总部基地运营管理中心主任、中国中药协会亚健康药物研究专业委员会主任委员朱嵘研究员；中国中医药研究促进会秘书长助理兼学术部王亚煌主任；中国中医药研究促进会治未病与亚健康分会创会会长潘年松教授；中国中医药研究促进会治未病与亚健康分会会长、成都中医药大学医学博士、北京中和亚健康研究院副院长兼健康白酒研究所所长张国豪教授；中国民族医药学会原副会长，中国民族医药学会土家医学分会会长田华咏教授；中国中医药研究促进会治未病与亚健康分会副会长、山东省潍坊市中医院党委杜振副书记；中国中医药研究促进会治未病与亚健康分会副会长、甘肃省庆阳市中医院胡胜根副院长；中国中医药研究促进会治未病与亚健康分会副会长、河南中医药大学康养产业研究院魏联杰院长；中国中医药研究促进会治未病与亚健康分会副会长、黑龙江中医药大学附属第二医院科技科王琳晶科长；中国中医药研究促进会治未病与亚健康分会副会长、辽宁中医药大学附属医院治未病中心王莉副主任；中国中医药研究促进会治未病与亚健康分会副会长、湖南医帜医学科技有限公司付中原总经理；中国中医药研究促进会治未病与亚健康分会副会长、四季康贝（北京）健康科技有限公司黄博明总经理；中国中医药研究促进会治未病与亚健康分会副会长、中和亚健康服务中心李丽慧副主任；中国中医药研究促进会治未病与亚健康分会副会长、湖南医药学院基层医远程教育学院汤宏勇副院长；中国中医药研究促进会治未病与亚健康分会副会长、荆州市中医医院严光俊副院长；中国中医药研究促进会治未病与亚健康分会副会长、河南中医药大学第一附属医院张怀亮院长；中国中医药研究促进会治未病与亚健康分会副会长、新疆医科大学附属中医医院米勇教授；中国中医药研究促进会治未病与亚健康分会副会长、南昌市洪都中医院肖芳纪委书记；中国中医药研究促进会治未病与亚健康分会副会长、柳州市中医医院陈峭主任；中国中医药研究促进会治未病与亚健康分会副会长、广州中医药大学附属南海妇产儿童医院中医科周俊亮主任；中国中医药研究促进会治未病与亚健康分会副秘书长、山东中医药大学附属医院张效丽主任；中国中医药研究促进会治未病与亚健康分会副秘书长、郑州大学第二附属医院李伯群教授；中国中医药研究促进会治未病与亚健康分会副秘书长、浙江医圣堂中医药研究所杨育林秘书长；中国中医药研究促进会治未病与亚健康分会常务理事、武汉弘医堂中医医院黄泽峰主任；中国中医药研究促进会治未病与亚健康分会常务理事、海南省中医院王勉教授；中国中医药研究促进会治未病与亚健康分会常务理事、本溪市中医院张霄峰院长；中国中医药研究促进会治未病与亚健康分会常务理事、毕节医学高等专科学校闫玉慧教授；中国中医药研究促进会治未病与亚健康分会副秘书长、中医新学术流派传承与创新共同体项目办公室刘松鹤副主任；中国中医药研究促进会治未病与亚健康分会副秘书长、京州口腔医院运营院长晏冬梅女士；中国中医药研究促进会治未病与亚健康分会副秘书长、遵义九州通医药有限公司事业部赵勇总经理；柔嘉集团沈敬国董事长、张烔总经理；伏羲门中医药集团邱莉总经理；湖南遵生八笺酒业有限公司吴洛平副总经理；湖南医峰阁医学科技有限公司王雅琦总经理等全国范围的中医药相关人士两千六百人以线上线下结合方式参加了此次会议。会议由中国中医药研究促进会治未病与亚健康分会副会长、湖南医药学院康保学院陈继松院长主持。

大会开幕式上，由国家中医药管理局机关服务局原局长、中和亚健康服务中心创建主任孙涛教授；北京市中和亚健康科学研究院院长、止乐学派创始人魏育林教授；国医大师孙光荣教授；中华中医药学会治未病分会主任委员、湖南医药学院院长何清湖教授四位领导致辞。由中国中医药研究促进会秘书长助理兼学术部主任王亚煌主任宣读了治未病与亚健康分会第二届理事会组织架构及人员名单，标志着中国中医药研究促进会治未病与亚健康分会第二届理事会于2022年12月17日在长沙市正式组建！会上分别为新当选会长张国豪教授，史亚文秘书长等人员举行了颁发证书仪式。张国豪会长做了表态性发言。中国中医药研究促进会书记兼副会长高泉书记做了总结。

开幕式举行了《国医年鉴》2022卷首发仪式，《国医年鉴》一部开放包容的编年史册， 传承中医药文化脉络、发掘中医药学术精品、彪炳中医药不朽史实、搭建中医药产业平台、创建中医药文化新品牌。《中国知识资源总库·中国知网》对《国医年鉴》刊载内容进行数据记录。《国医年鉴》编辑主旨：实录中医药行业年度法规、重大事件；记录中医药学术科研成果、教育

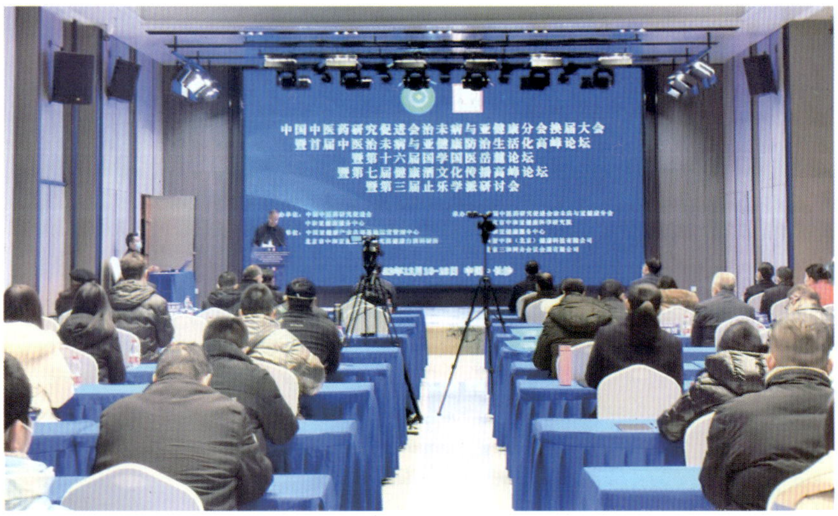

大会现场

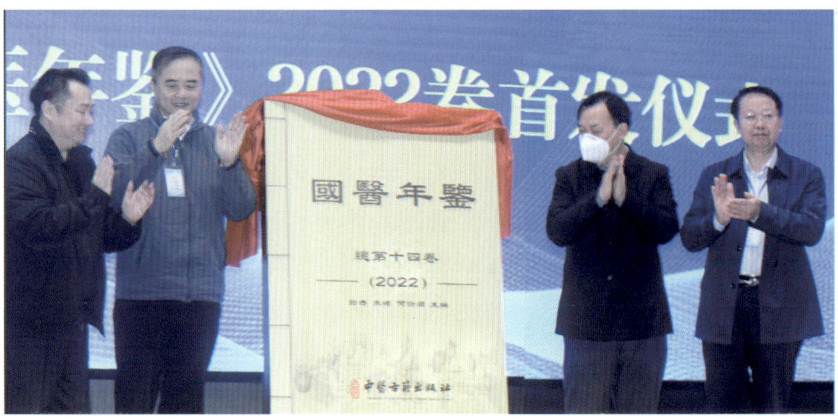

文化和民间特色经验；编录中医药世家方药技艺传承发展脉络；中医药名人成长经历、医学感悟；辑录中医药年度人物重大影响，学术成就；选录国内外中医药文化史实、趣文。《国医年鉴》以政府的方针政策为导向，除此，不附加其他门户壁垒，关注特色技术、宣传优秀品牌，搭建一切有志、有成就中医药事业者的展示平台。

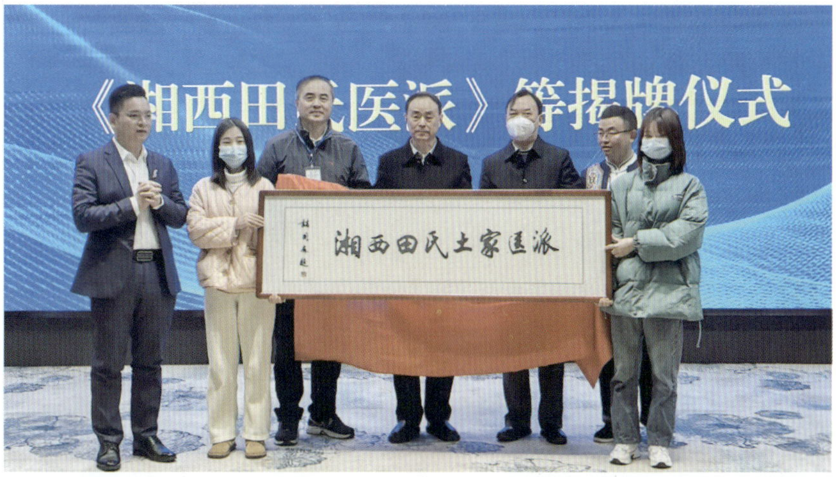

大会开幕式上举行了“湘西田氏土家医派”揭牌仪式。中医的发展离不开医学流派的发展，民族医药的发展更需要具有民族医药特色的医学门派崛起，中医新学术流派传承与创新共同体推出的“五一工程”助力中医流派的流程化、标准化、产业化建设。为了助力湘西土家族苗族自治州民族医药的发展，更好地发扬土家医学的特色，服务人民健康，湘西田氏土家医派经过前期大量的筹备工作，终于顺利地在本次大会上应运而生。

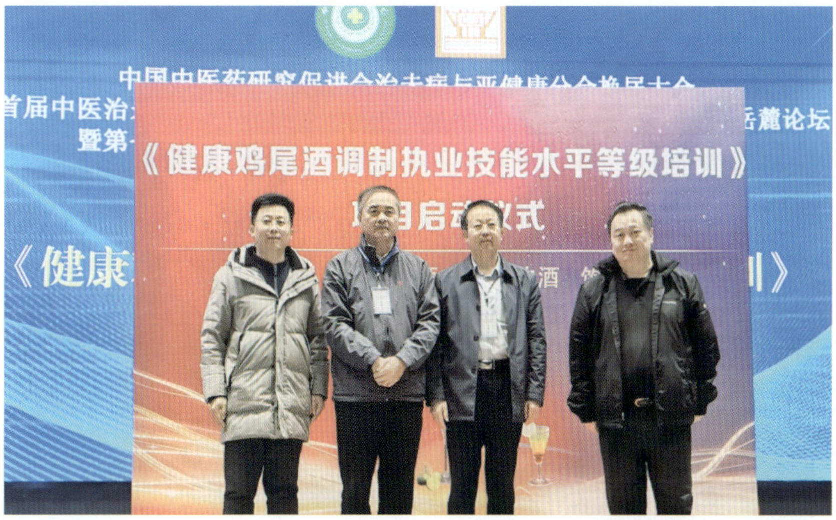

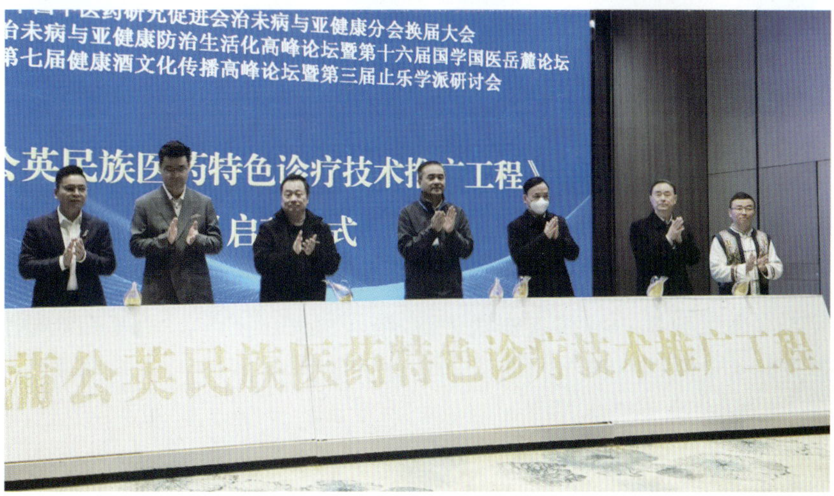

大会举行了《健康鸡尾酒调制执业技能水平等级培训》项目启动仪式，与会代表高度认同健康鸡尾酒调制是未来最有发展前途的新职业之一。培训课程内容融合了健康养生体系多学科知识。既有实用的调配酒的技术，也有根据不同症状及体质对症施酒的方法。其可以帮助亚健康专业调理机构、中医养生保健机构等建设居家调养系列产品，为亚健康专业调理机构、养生保健机构、餐饮行业、酒吧行业的新业务输送实用新型人才。根据不同级别及不同阶段学员的实际情况，还有相应的模块化的课程组合。

可以预见随着《健康鸡尾酒调制执业技能水平等级培训》项目的落地与推广，健康白酒产业必将迎来一个快速发展期！

为了贯彻《中共中央国务院关于促进中医药传承创新发展的意见》文件精神，落实国家中医药管理局《“十四五”中医药人才发展规划》的具体要求，加快推进中医药人才工作，建设高质量中医药人才队伍，为中医药传承创新发展提供坚强的人才保障，为基层医疗机构提供特色适宜技术，中和亚健康服务中心计划从民族医药里面梳理出一批特色诊疗技术，并进行推广。其既要满足基层医疗机构基于优势病种的专科专病建设，又可以满足亚健康专业调理机构、中医养生保健机构提供特色服务项目的需要。在本次会议上正式启动了《蒲公英民族医药特色诊疗技术推广工程》。

大会主论坛异彩纷呈，请到了国内多名在治未病与亚健康领域的著名专家作专题报告。其中有湖南医药学院校长、中华中医药学会治未病分会主任委员、湖南省政协常委何清湖教授所作的《中医治未病“五化”与养联体构建的思考》；成都中医药大学医学博士，北京中和亚健康研究院副院长兼健康白酒研究所张国豪所长所作的《遵生酒对老龄化大鼠组织及脑自由基的影响》；中国中医药研究促进会治未病与亚健康分会首届会长、湿缠身学派创始人潘年松教授所作的《从〈黄帝内经〉吸取防止湿缠身的智慧与探索》；辽宁中医药大学博导鞠宝兆教授所作的《〈黄帝内经〉理论与实践应用》；辽宁中医药大学附属医院治未病中心王莉主任所作的《以“消渴病”的治疗为例谈“法于阴阳，和于术数”在“治未病”中的重要性》，魏育林教授作的“基于《听琴经》的琴乐养生导论及止乐学派的定位”等报告，使得线上线下两千六百名参会代表响起热烈的掌声。

本次中国中医药研究促进会治未病与亚健康换届大会汇聚了国内该领域的重要专家和权威人士齐聚一堂，共同分享和探讨了中医治未病与亚健康在防治生活化发展的现状、未来形势、具体管理、技术方法等，为推动中医药为人类健康和经济社会发展作出了贡献。（史亚文）

第四届“5·25 亚健康防治日”大型公益活动报道

2024年5月25日，第四届亚健康防治日大型公益活动以线上直播和线下活动的方式拉开了帷幕。主会场在中国亚健康产业总部基地一楼，来自全国各地从事亚健康产业的代表积极响应并参与本次现场直播；同时参加线上直播活动的50个分会场来自全国各地，按照活动实施方案的要求自行开展了以主题为：“亚健康防治，从关爱自我健康做起！”的不同体现形式的各类公益活动。初步统计全国各地机构已开展了近千场公益活动，500余万人参加亚健康防治科普宣传的活动。

活动同时隆重地举办了：2024—2025年度“黄丝带”关爱女性亚健康公益筛查活动、2024—2025年度“万年青健康酒文化传播与推广工程”、2024—2025年度“中国公民中医养生保健素养全面普及工程”、2024—2025年度“中和亚健康产业全媒体传播工程”、2024—2025年度“马王堆导引术五进工程”、2024—2025年度“温度与健康，关爱生命亚健康防治公益科普宣传”、2024—2025年度 “艾行天下，健康千万家 公益科普进社区进家庭活动”等公益活动启动仪式。

随后，在主会场公布了2024—2025年度亚健康防治科普宣传活动计划及对第四批“亚健康防治日公益活动形象大使”颁发了证书。

主会场在与分会场连线直播时，各分会场都

做了5～30分钟的线上直播分享，分会场的活动主要围绕以亚健康防治为中心，家庭为单位、社区为范围、需求为导向，以妇女、儿童、老年人为重点展开，让百姓们从亚健康状态转变到健康的状态。通过健康讲座、先进精准的功能状态测评和设备评估、特色技术免费体验等多种表现形式，实现为百姓送去健康的愿望。

“亚健康防治日 ”是由中和亚健康服务中心发起，并联合全国相关学会、协会、中医药大专院校、大健康产业知名厂家与服务机构共同举办的全国性公益活动，定于每年的 5月25日举办。自2021年首届活动举办以来获得了社会各界的广泛认可，四年来共有数千家医疗、非医疗机构共同参与了“亚健康防治日”公益活动。通过科普、中医养生保健体验、亚健康测评等不同形式的活动开展，参与者中医养生素养得到了极大的提高，对健康、亚健康、疾病的生命周期变化有了更深层次的认知。随着健康观念、社会环境、医学模式的改变，人们越来越意识到，从“已病图治”转变为“养生保健，未病先防”是远离疾病、保持健康的最有效方式，同期具有巨大市场潜力的健康服务业也得到了迅猛发展。

本次公益活动由中和亚健康服务中心主办，世界中医药学会联合会亚健康专业委员会、中国中药协会亚健康药物研究专业委员会、中国中医药研究促进会治未病与亚健康分会支持，北京市中和亚健康科学研究院、亚健康专业调理机构服务水平星级评审专家委员会、全国亚健康干预效果测评中心、家族健康管理水平技能培训办公室协办，中国亚健康产业总部基地运营管理中心和富智中和集团作为主会场承办。入选的分会场承办单位有：纵贤医疗科技(广州)有限公司、江苏佰年康肽生物科技有限公司、广州禅语初心生物科技有限公司、大连瑞恒健康管理有限公司、福州康媄健康管理有限公司、广东弘康健康科技有限公司、广州桦丰生物科技生物有限公司、广东家安健康科技集团有限公司、江门市叁一一健康管理有限公司、铭德堂(天津)健康产业有限公司、青岛汇泽泓聚健康管理有限公司、深圳市蘑菇快跑数字科技有限公司、泸州市江阳区御善芳典德道亚健康调理中心、数尚(云南)数据科技股份有限公司、浙江中普心医健康管理有限公司、中国民族卫生协会中医药适宜技术排瘀特色疗法培训基地、厦门朴真阁健康科技有限公司、湖南瞳先生生物科技有限公司、中金泰康(天津)健康管理集团有限公司、上海德美医疗科技有限公司、玖伍堂(上海)健康科技有限公司、上海尧享健康科技发展有限公司、五常市大米哥农业发展有限公司、浙江国医堂控股集团有限公司、郑州厚爱健康管理有限公司、中和亚健康(广西)健康产业有限公司、广东多对多物联集团股份有限公司、北京乐善百草堂健康管理有限公司、贵阳市南明区永新堂尺肤诊疗中医院、江苏芙蓉健康管理有限公司、北京木瑶医生生物科技有限公司、长沙圣梵生物科技有限公司、中国民族卫生协会培训部健康教育规划培训基地、广东泽能量健康研究中心、修正药业集团双招事业部。

本次会议由中和亚健康服务中心主任、中国中药协会亚健康药物研究专业委员会主任委员、中国亚健康产业总部基地运营管理中心主任：朱嵘研究员主持；其参与会议的领导、专家、嘉宾有：中和亚健康服务中心创建主任、首席专家孙涛教授；北京市中和亚健康科学研究院院长魏育林研究员；中国中医药研究促进会综合儿科分会会长徐荣谦教授；湖南中医药大学副校长刘富林教授；中华中医药学会治未病分会主任委员、湖南医药学院校长何清湖教授；湖南省中医药与中西医结合学会宁泽普教授；中国中医药研究促进会中医儿科医师分会副会长黄博明；中国中药协会亚健康药物研究专业委员会秘书长付中原；德瑜推拿医派掌门人、湖南中医药高等专科学校推拿研究所所长王德瑜教授；中和亚健康服务中心李丽慧副主任；中和亚健康服务中心咨询部袁祚民副主任；中国亚健康产业总部基地运营管理中心徐莉亚执行主任；汤氏医派掌门人、湖南医药学院基层医生远程教育学院汤宏勇副院长；湖南医药学院基层医生远程教育学院廖祥华副院长；万年青健康酒文化传播与推广工程项目办公室吴洛平副主任；蒲公英民族医药特色诊疗技术推广工程项目办公室陈名永执行主任、王燕妮副主任；亚健康专业调理机构服务水平星级评审专家委员会项目办公室秦艳荣副主任、崔立颖副主任；亚健康专业调理机构（全国）建设与运营指导中心苏文美主任；“全国中医红外热成像技术临床与科研数据中心-云南推广中心”樊征明主任等；柔嘉医派特邀代表沈敬国先生、张炯先生、梅西云女士、闵加亮医生；扶阳医派特邀代表：胡木明先生、张磊先生；大汉技工学校学生代表。

本次活动旨在宣传推广安全、有效的百项亚健康中医调理技术；宣传最新、最前沿的亚健康测评技术；宣传、推广亚健康专业调理机构“健康 4S”的服务理念和专业度；宣传、推广亚健康产业创客体系。通过该活动达到强化疫情期间中医治未病与亚健康防治科普宣传取得的效果。活动期间多家中医医院、亚健康专业调理机构、特许家族健康管理师培训基地、入选百项亚健康中医调理技术的知名企业，通过公益活动进社区参与该活动，以精湛的调理技术、仁厚的情怀、专业的经验，为前来参与活动的民众提供了健康咨询、健康测评、健康调理、预防保健和科学养生的指导，让更多的人了解亚健康、知道亚健康、重视亚健康。本次活动收获了广泛的民众好评，也获得了各级领导、专家的一致赞誉和认可，为后续活动的持续进行，奠定了良好的基础。

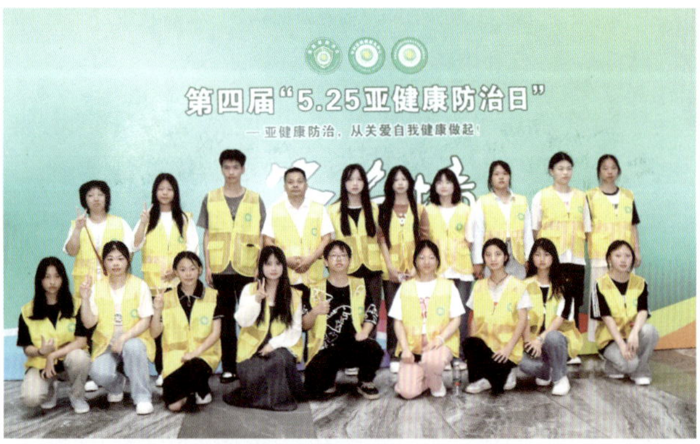

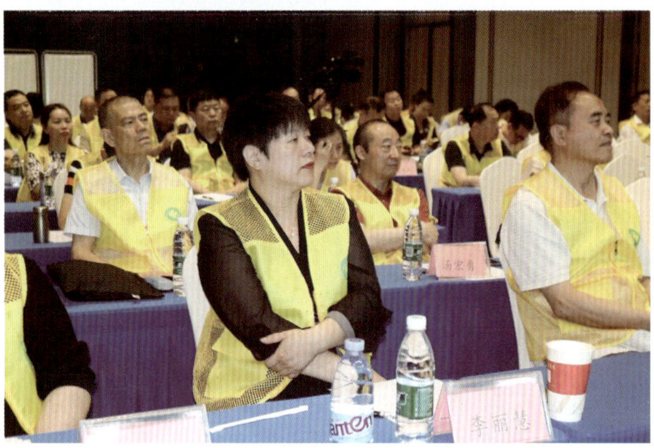

活动现场

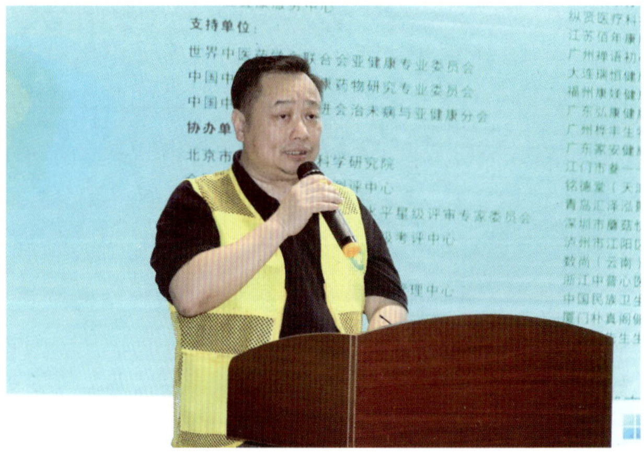

中和亚健康服务中心中心主任 朱嵘研究员主持会议

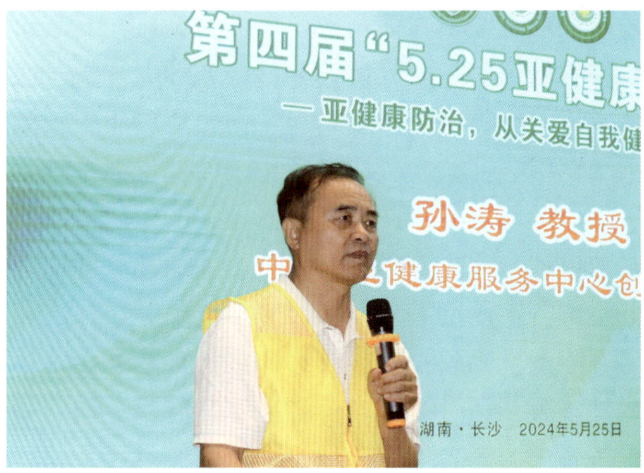

中和亚健康服务中心创建主任 孙涛教授致辞

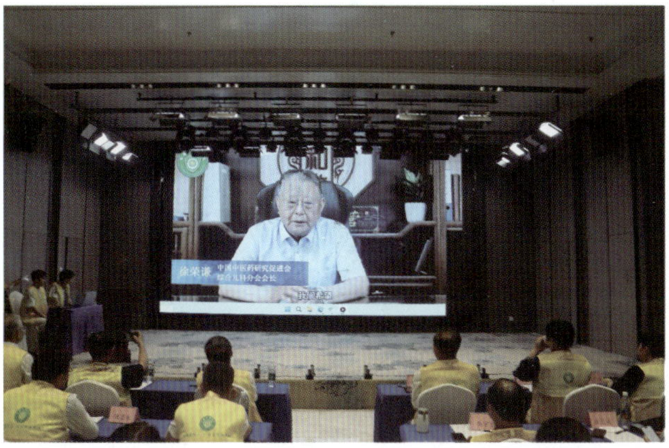

中和亚健康服务中心原理事长 徐荣谦教授致辞

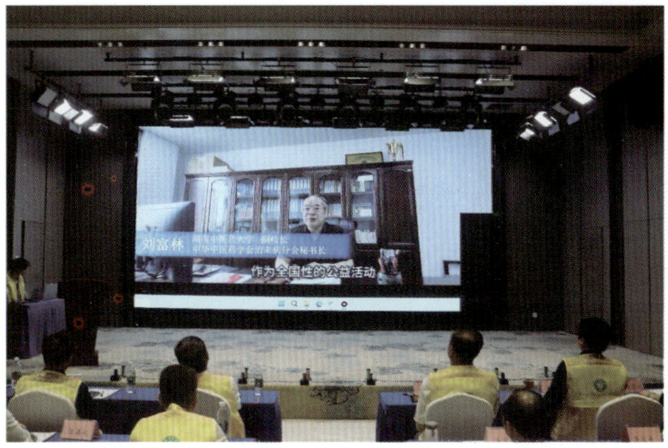

湖南中医药大学副校长、中华中医药学会治未病分会秘书长 刘富林教授致辞

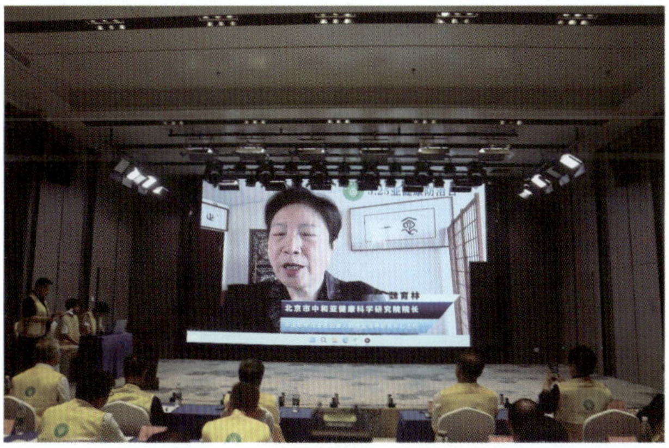

北京市中和亚健康科学研究院院长
魏育林研究员致辞

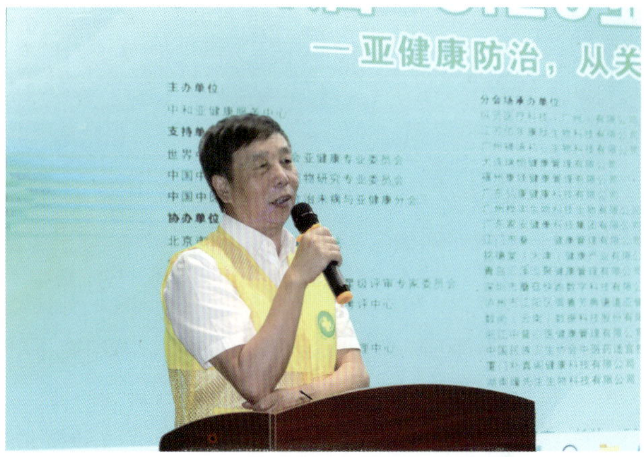

湖南省中医药与中西医结合学会秘书长 宁泽璞教授致辞

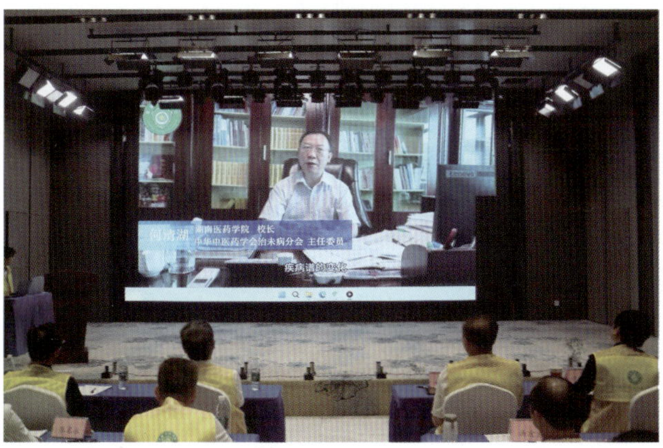

中华中医药学会治未病分会主任委员、湖南医药学院校长 何清湖教授致辞

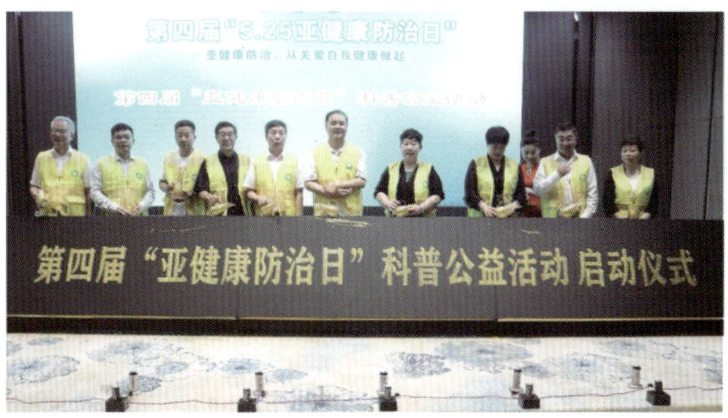

第四届“亚健康防治日”科普公益活动启动仪式

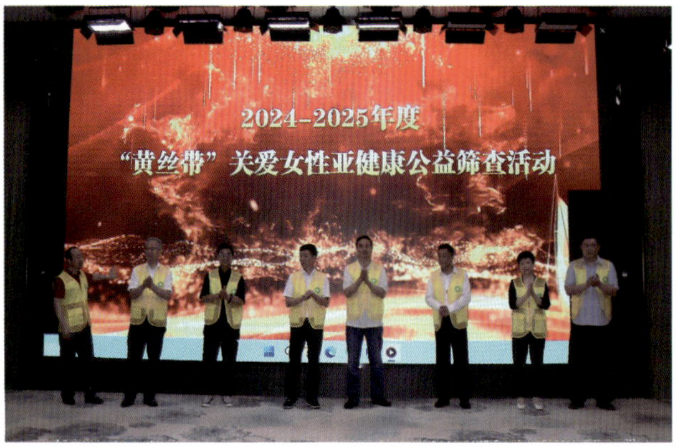

2024-2025年度“黄丝带”关爱女性亚健康公益筛查活动启动仪式

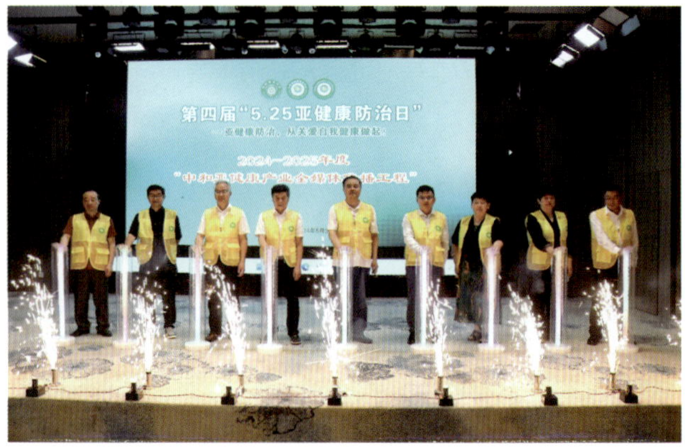

2024-2025年度“中和亚健康产业全媒体传播工程”启动仪式

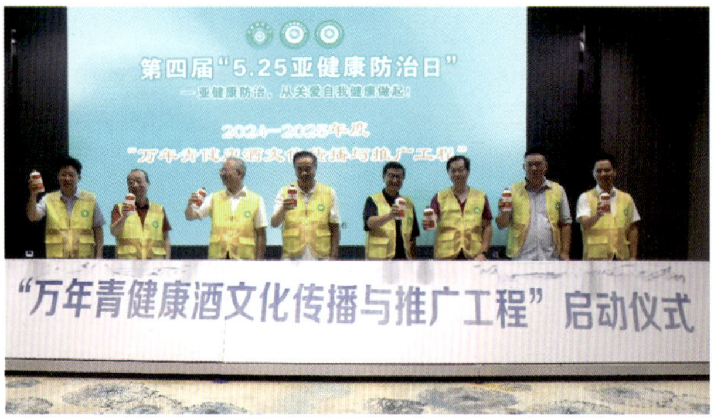

2024-2025年度“万年青健康酒文化传播与推广工程”启动仪式

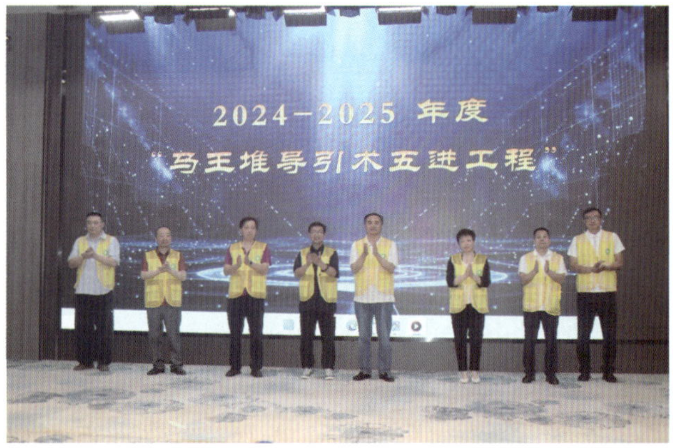

2024-2025年度“马王堆导引术五进工程”启动仪式

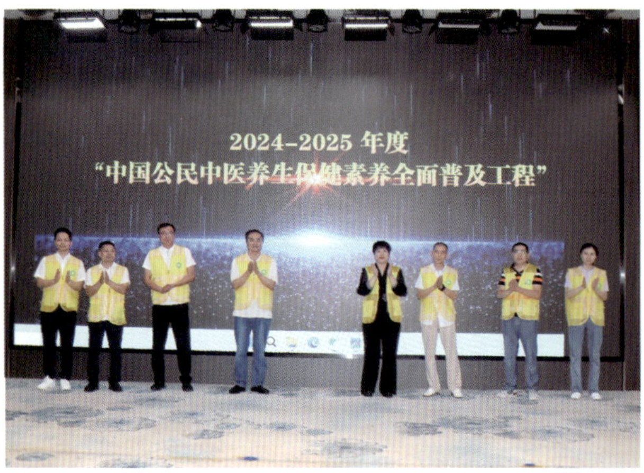

2024-2025 年度“中国公民中医养生保健素养全面普及工程”启动仪式

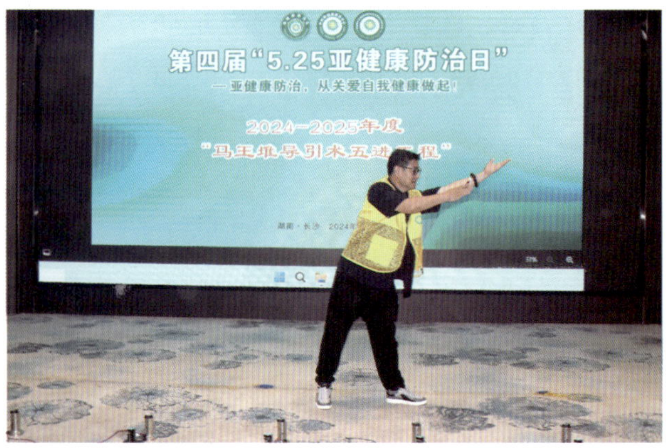

王德瑜教授现场进行马王堆导引术功法展示

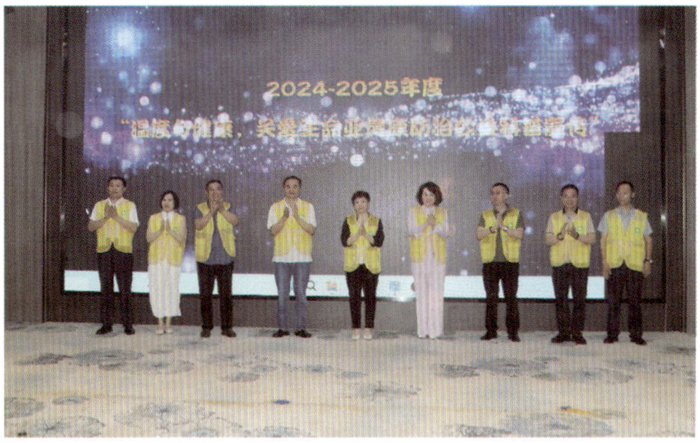

2024-2025年“温度与健康，关爱生命亚健康防治公益科普宣传”启动仪式

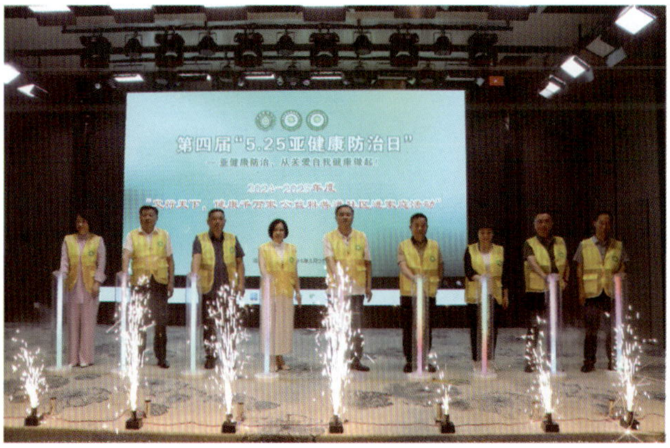

2024-2025年“艾行天下，健康千万家公益科普进社区进家庭活动”启动仪式

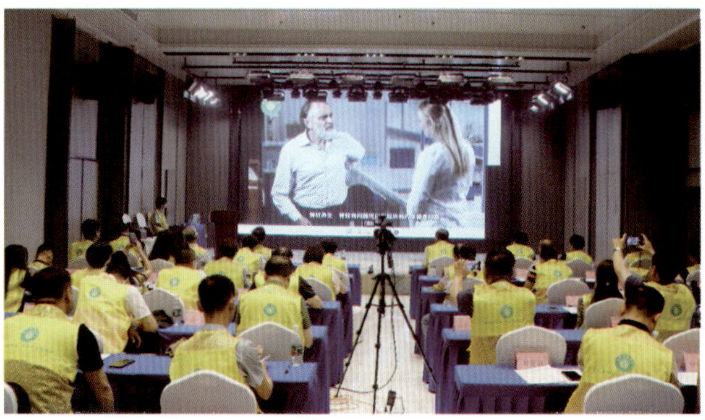

颁布“2024-2025年度亚健康防治科普宣传活动计划”

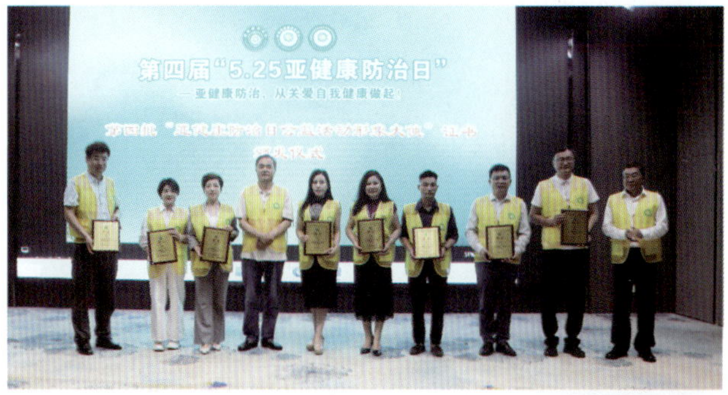

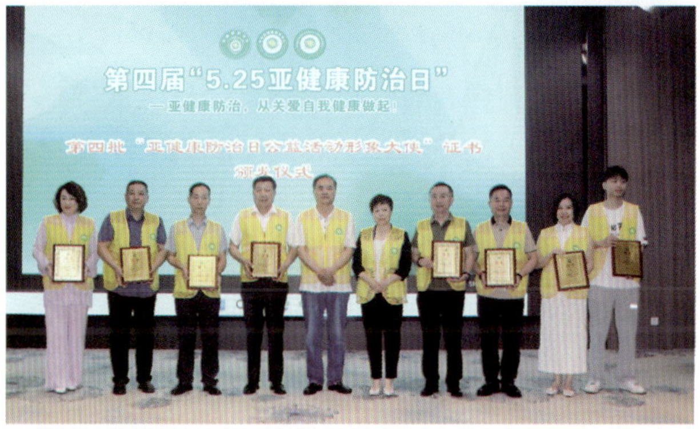

第四批“亚健康防治日公益活动形象大使”证书颁发仪式

部分分会场介绍

中和亚健康（广西）健康产业有限公司

活动内容：亚健康专业调理机构上海建设与运营指导中心驻桂办【中和亚健康(广西)健康产业有限公司】是广西亚健康行业的标准化建设、亚健康职业人才培养、亚健康实体门店服务规范化建设、亚健康防治社会公益活动黄十字公益大使推广中心。通过参与5·25亚健康防治公益活动不仅全面提升广西中国公民中医养生保健素养，

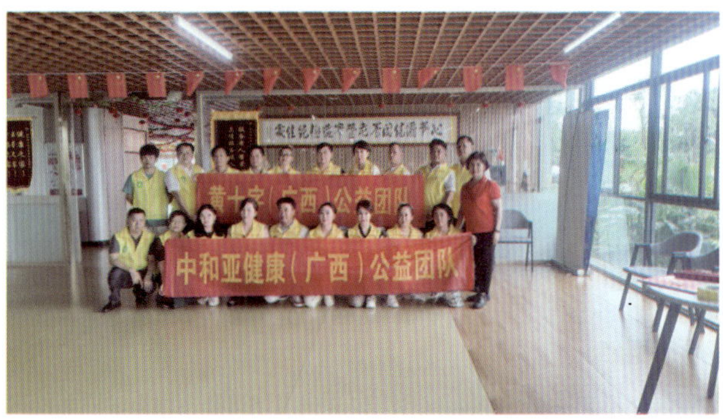

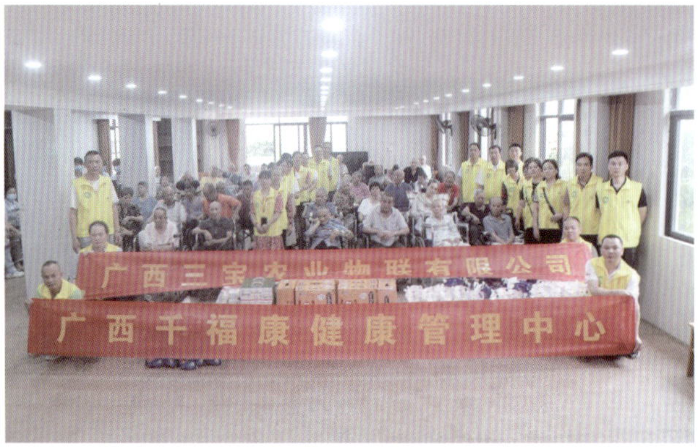

还有助于提升广西黄十字公益大使社会良好形象和市场竞争力，促进社会凝聚力和黄十字文化建设，更拓展了广西亚健康行业的业务渠道和合作伙伴，提高公众对亚健康的关注度，树立良好社会形象。

中国民族卫生协会培训部健康教育规划培训基地

活动内容：①用中医CT筛查身心疲惫、精神不振、易疲劳、免疫力下降、睡眠不佳、情绪波动、记忆力减退、身体不适、头痛、肩颈酸痛、慢性疲劳综合征等全身亚健康的各种症状。②遴

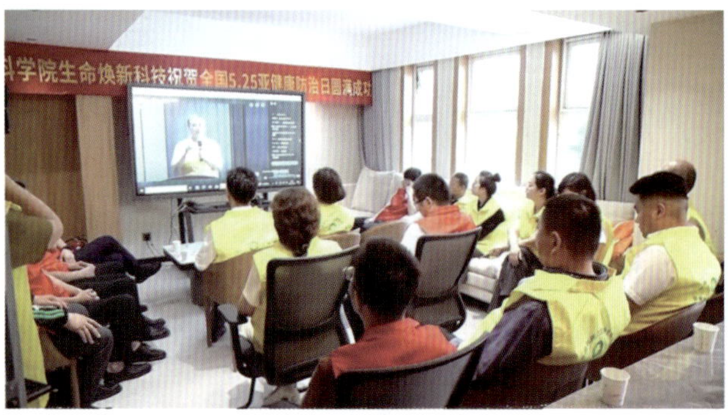

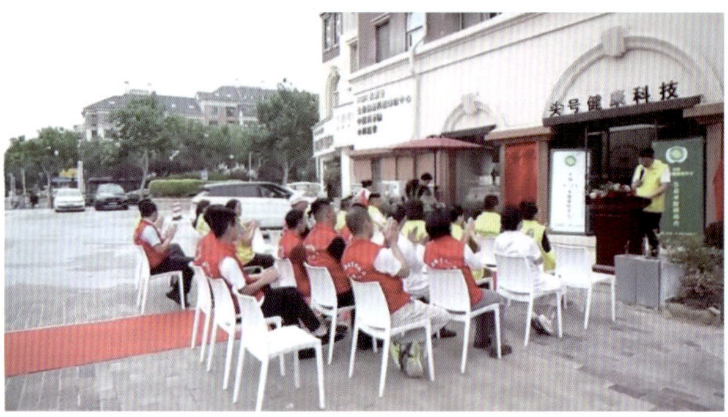

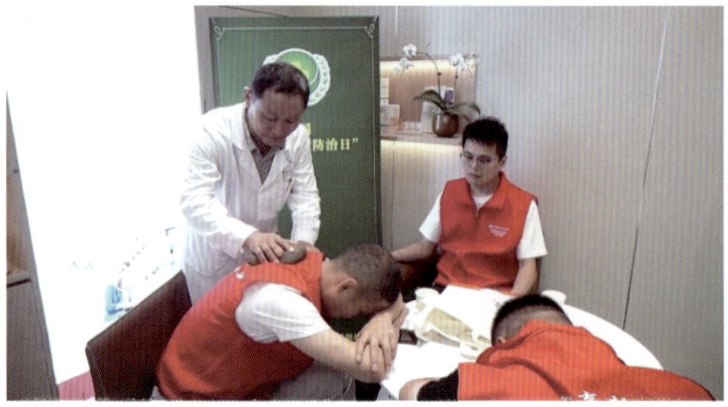

选年度亚健康特色调理技术，亚健康专业调理机构，推动亚健康产业优秀者入选《国医年鉴》，国医首席专家委员、中国基层卫生人才数据库的专家进行义诊。

福州康媄健康管理有限公司

活动内容：康美健康，在健康养生行业拥有21年的丰富经验，全面推出“专业调理+家居养护=健康人生”的调理模式，运用中医养生精粹，创立健康养护五步法：清、净、排、修、养，结合脏腑清理、代谢调节、温度疗法及内脏锻炼等方法，通过动养、静养、食养、术养四大疗法对人体进行全面而深度的健康养护，不仅解决亚健康症状和慢性病问题，而且改善人体体质，为人体健康打下坚实基础。

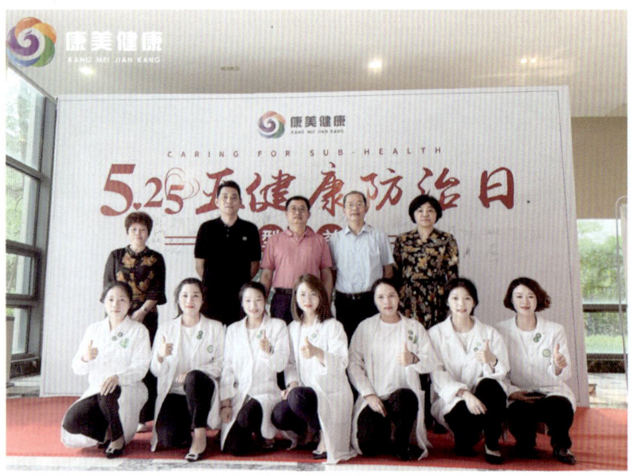

江门市叁一一健康管理有限公司

活动内容：①以推动中医养生文化为使命，促进养生保健行业健康发展。②义务为社会普及健康知识，为每一个家庭培养一位养生保健师，为家庭健康保驾护航。③帮扶健康行业解决生存与发展问题。④帮扶解决社会部分就业问题，促进社会和谐发展。⑤帮扶企业提前做到人员健康预防和保健，提高人员健康意识，降低企业因员工患病导致的一系列企业隐患等。⑥帮扶老百姓开启居家保健模式，少吃药，少打针，减少医疗负担。

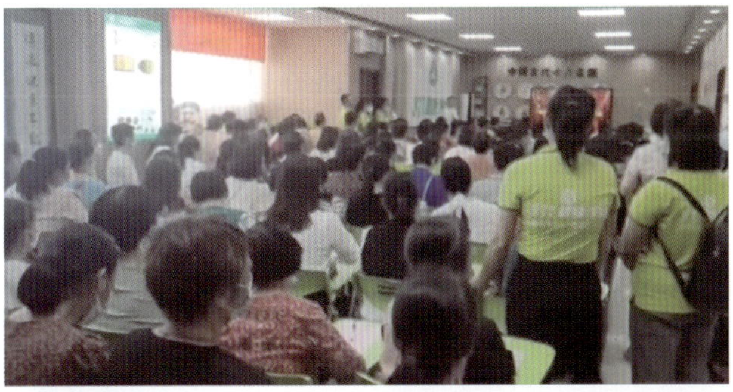

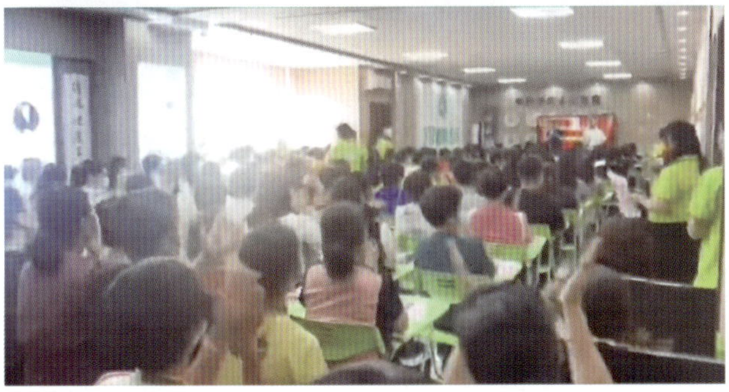

铭德堂（天津）健康产业有限公司

活动内容：铭德堂积极开展“5·25”亚健康防治日的宣传推广，让亚健康防治日贯穿全年，向到店顾客和合作渠道宣传亚健康知识和防治技术，让更多人了解亚健康知识，享受亚健康专业调理，以红外 CT 检测技术和专业的调理项目，作为亚健康防治日活动强有力的支撑和基础，不仅举办线下活动（联合党政机关、企事业单位、工会组织、社区街道、企业家俱乐部、公益组织、养老院等共同举办），还通过新媒体矩阵平台大力推广。

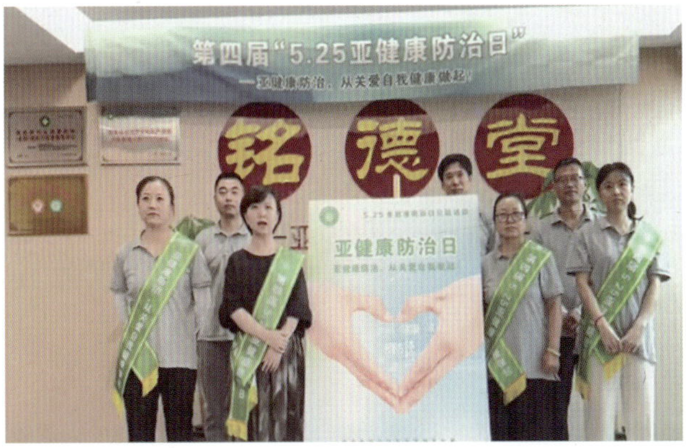

中金泰康（天津）健康管理集团有限公司

活动内容：作为亚健康专业调理机构（全国）建设与运营指导中心，始终贯彻中和亚健康服务中心的发展理念，积极推广亚健康知识普及和项目落地，集团旗下先后建立“铭德堂”及“书济堂”品牌门店，服务于广大亚健康群体，主要针对政府机关、企事业单位、各类社会组织，以及基层社区康养群体，实现“老中青”全覆盖。在此基础上，集团带领旗下品牌门店积极开展“5·25”亚健康防治日的宣传推广，将两天的活动做成贯穿全年的活动，让更多人群了解亚健康知识，享受亚健康专业调理。

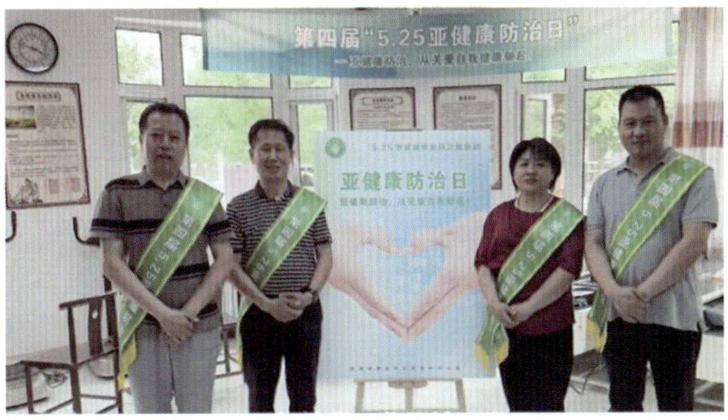

数尚（云南）数据科技股份有限公司

活动内容:数尚股份目前是世界中医药学联合会数字中医专业委员会发起单位，联合国内数字中医企业，通过数字中医品牌集成店“数尚AI健康”，把科技融入亚健康防治与效果测评，开

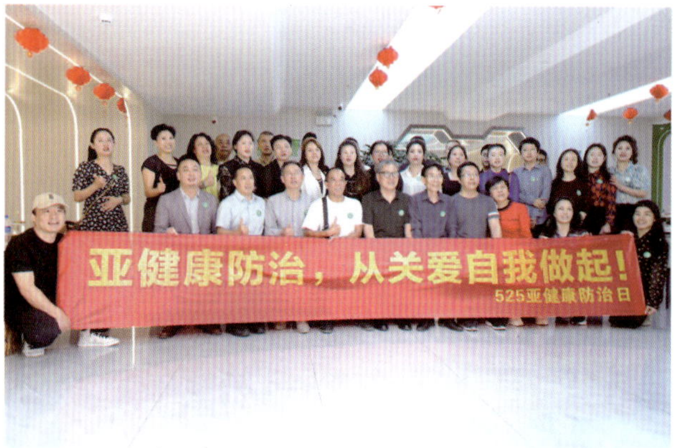
亚健康防治，从关爱自我做起！
525亚健康防治日

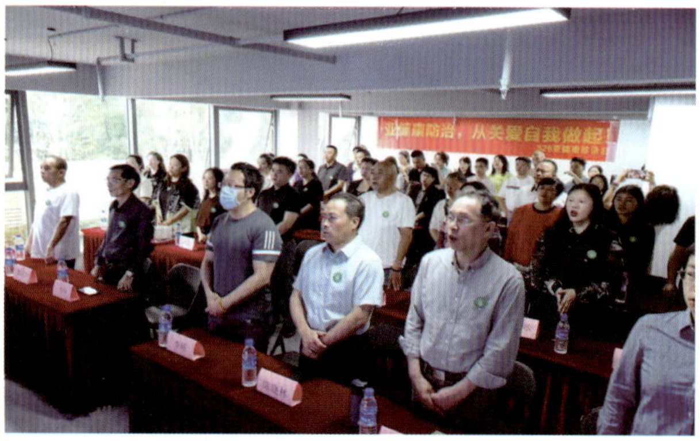

业短短2个月，广受好评，加盟门店6家。通过活动，将宣传落实到当地媒体、社区工作，深入到每一个业主群。

大连瑞恒健康管理有限公司

活动内容：通过5·25活动，不仅能够帮助更多的人关注和改善亚健康状态，也为社会树立了良好的榜样。凭借着良好的口碑和信誉，吸引了众多参与者的关注和信任。在亚健康防治日公益活动中，能够更有效地传播健康知识和理念，提高活动的影响力和覆盖面。我们与医疗机构、科研单位等密切配合，共同推动亚健康防治工作的深入开展。

亚健康产业推动者

李建国

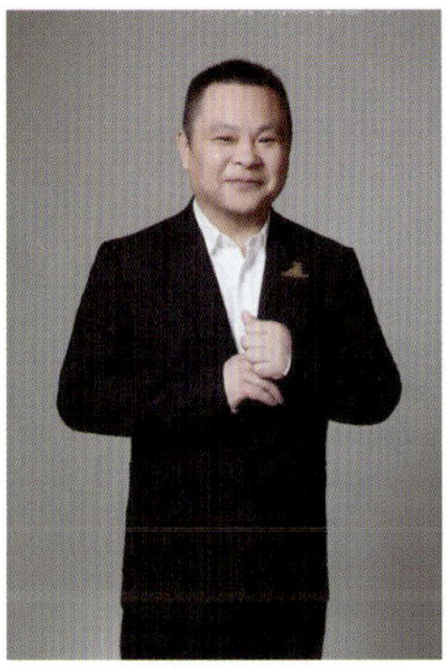

李建国，男，生于1981年，大学专科文化，专修法律，兼修健康养生，《特许家族健康管理师》培训教材编委，《阳气决定生老病死》书籍编委。纵贤大健康产业联盟联合创始人，广州天煜众诚国际贸易有限公司执行总裁，世界中医药学会联合会亚健康专业委员会理事。

多年努力，他已成为健康产业的实践者和不懈的推动者。二十余年如一日，坚定践行唤醒世人对生命的尊重，守护家族健康为使命，专注教育传播平台，传播健康理念。在全国举办数千场大型讲座和线上传播，足迹遍布全国各地，受益观众多达数百万人。同时以多年的实战经验，专注于帮助全国各大美业市场完善其业务体系，现已打造出了无数的美丽健康样板店，只为感召更多的人关注自身健康，关注家族健康，他一直在行动。

李春雪

李春雪，女，生于1986年。纵贤大健康产业联盟联合创始人、纵贤医疗科技（广州）有限公司联合创始人、纵贤光子床——医用升温垫联合创始人、纵贤大健康产业联盟广东分公司总经理、世界中医药学会联合会亚健康专业委员会常务理事。

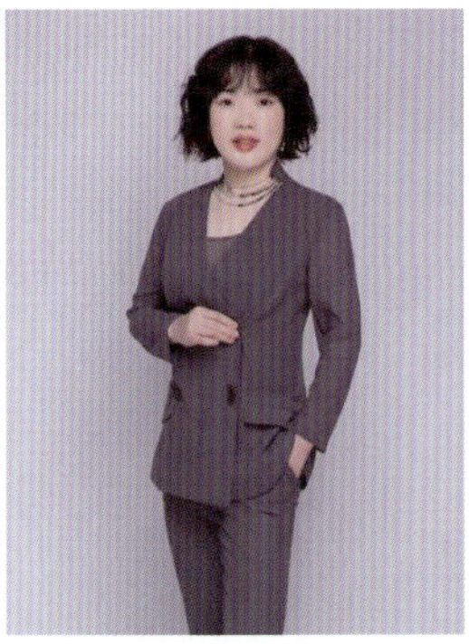

从业二十余年来，深入各地基层，了解社会健康之需，组建专业团队，推出温度疗法。同时不断探索商业化落地路径，以温度空间的形式，通过开放加盟合作实现连锁扩张，成功地将温度疗法与温度空间体验送至万千顾客身边。在市场需求的强烈呼应下，十年间，温度空间体验店在广东省加盟店超400家，服务近十万顾客。多年来，李春雪带领温度空间服务团队在广东省领域持续深耕研究与实践，提出温度养健康解决方案，不断探索温度养健康的新业态、新模式，其创新实践为守护家庭健康带来了福音，是健康产业高质量发展与健康中国建设的有力推动者。

李春雪在健康养生市场积极推广各类学术会议和主题公益活动，策划推广了“科技扶阳，‘温度养健康’与亚健康主题日”“健康中国万里行‘绿手环’公益讲座活动”“睡眠健康主题日”“女性健康主题日”“中医药与亚健康文化主题日”等丰富多彩的主题活动，集学术性、专业性、科普性、趣味性、艺术性等于一体，让与会人员和广大群众真正融入中医与亚健康养生文化的氛围，为推进亚健康科普宣传，推广亚健康文化发展做出实际贡献。

陈志亮

陈志亮，男，出生于1980年，2001年毕业于陕西欧亚学院金融保险和企业管理专业。20多年来，一直从事健康产业，把促进全民健康当成终生追求的事业。2021年拜国医大师李佃贵为师。现任纵贤医疗科技（广州）有限公司总经理。

2010年开始，成为中和亚健康服务中心理事，一直在中和亚健康服务中心及相关业务指导

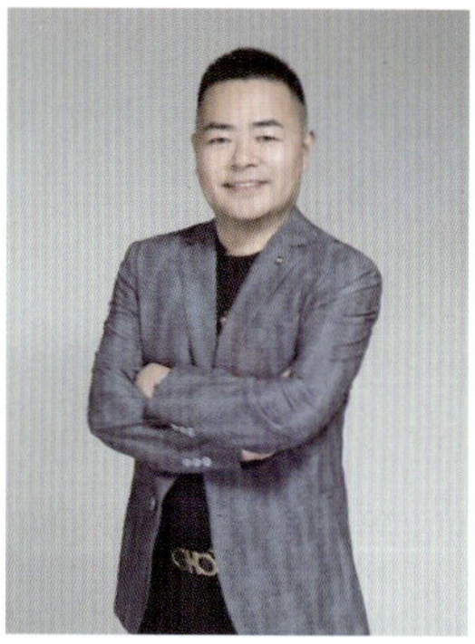

的部门下开展工作，先后担任世界中医药学会联合会亚健康专业委员会常务理事、中华中医药学会亚健康专业委员会理事。从2010年开始，先后参与、组织了20届国家亚健康相关的高峰论坛，2018年在俄罗斯莫斯科与中和亚健康服务中心联合开展了2018年中俄亚健康高峰论坛。先后策划了“绿动中国”亚健康中国万里行等公益活动，在全国开展了超过5000场公益讲座和活动，受益者超过百万。先后参与了《走出亚健康》《亚健康管理教材》《扶阳决定生老病死》等书籍的编写工作。

罗清林

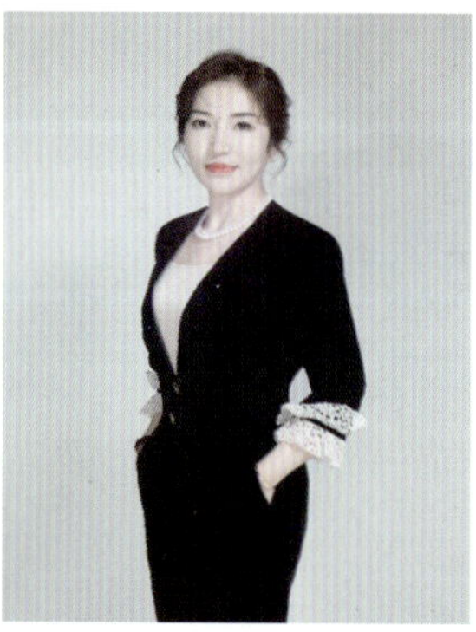

罗清林，女，生于1983年。纵贤大健康产业联盟联合创始人、纵贤医疗科技（广州）有限公司联合创始人、纵贤光子床——医用升温垫联合创始人、纵贤大健康产业联盟教育总经理，世界中医药学会联合会亚健康专业委员会理事。

从事健康行业二十余载，本着以人为本，预防为主、健康教育先行的理念，一直在不断汲取和推广健康理念。从2003年开始健康养生教育之路，2016年受邀参加在北京举办的世界中医药学会联合会亚健康专业委员会第四届全国中医临床疗效与亚健康干预疗效及应用研讨会；2018年受邀参加首届中俄一带一路传统医药与亚健康国际学术会。

二十余年的从业经验，让她对健康教育工作有独到的体会。她强调，健康教育的核心是教育人们树立健康意识，促使人们改变不健康的行为生活方式，养成良好的行为和生活方式，以减少或消除影响健康的危险因素。健康教育是“保健和预防”尤为重要的一环，但效果不是立竿见影的，像水一样，渗透到生活、工作中的方方面面，看不见，但是不可或缺。

她表示，实施健康中国战略，健康教育任重而道远。作为一位健康教育传播者，她将继续不忘初心，砥砺前行，把“治未病”健康教育工作贯彻到底。

她积极支持和参与亚健康学科体系建设和人才培养，参与编写《走出亚健康》一书，及《阳气决定生老病死》书籍副主编、《特许家族健康管理师》培训教材副主编、亚健康执业水平培训系列教材编委，累计培养从业人员数万人。她立志于帮助企业通过外训和内训有效结合的方式，引导学员反思，促进他们行为的改变，进而通过他们之间相互影响，最终助力企业与个人共同成长。她通过培训会、招商会、终端会等千余场的会议，在全国范围内培养了无数的精英人才，帮助他们更好地提高自身的专业水平和激发其潜在能力，同时她以多年的实战经验，专注于帮助全国各大美业市场完善其业务体系，现已打造出了无数的美丽健康样板店。

成就荣誉：

2011年合著《走出亚健康》一书，担任编委。

2016年受邀参加北京世界中医联合会第四届全国中医临床疗效与亚健康干预疗效及应用研讨会。

2018年受邀参加首届中俄一带一路传统医药与亚健康国际学术会。

2020年荣获中国质量万里行促进会诚信品牌建设委员会颁发的“中央电视台新春贺岁活动诚信人物”。

2020年合著《阳气决定生老病死》一书，担任副主编。

2020年参与《特许家族健康管理师》培训教材编撰，任副主编。

特色调理技术

令公筋骨堂特色调理技术

杨庆怀

令公筋骨堂特色调理技术和经营理念：

（1）杨氏正骨（锤正疗法）：依据力学平衡原理，利用人体骨骼矫正专用工具，放松肌肉、打通经络、松解筋膜，让筋入槽、骨复位。正骨不动骨，用力适中，不产生痛苦，安全有效，立竿见影。

（2）透皮归经：产品采用细胞破壁、低温萃取、真空精馏等现代化新工艺，避免了传统工艺有效成分高温裂解和挥发弊端。不同产品采用不同引药，归入不同经络，让皮肤快速渗透吸收，直抵病灶处，效果立竿见影。

（3）辨证贴敷：对照不同病症贴敷不同产品，对症下药，辨证调理，标本兼治。

（4）标准化调理：把诊断、锤正、贴敷等整个过程规范量化，有利于复制推广。

（5）体验式销售：用“怕上当，先体验，有了效果您才看！”等口碑引流，用效果留客。

令公筋骨堂擅于调理下列疑难顽症：严重的滑膜积液、增生骨刺（未钙化）、骨膜炎症、椎管狭窄、梨状肌综合征、股骨头坏死、痛风性关节疼痛、扭伤骨折及后遗症、蛇盘疮及后遗症、便血型痔疮等。

案例一：顾某，男，41岁。膝关节严重的滑膜积液、增生骨刺，疼痛难忍，运动受限。外敷调理3次，积液消失。继续调理10次时，运动正常，症状完全消失。3个月后再去医院检查，骨刺消失。见X线检查报告单。

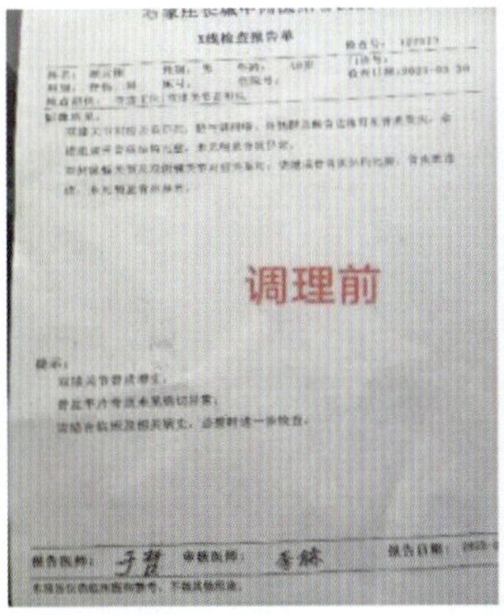

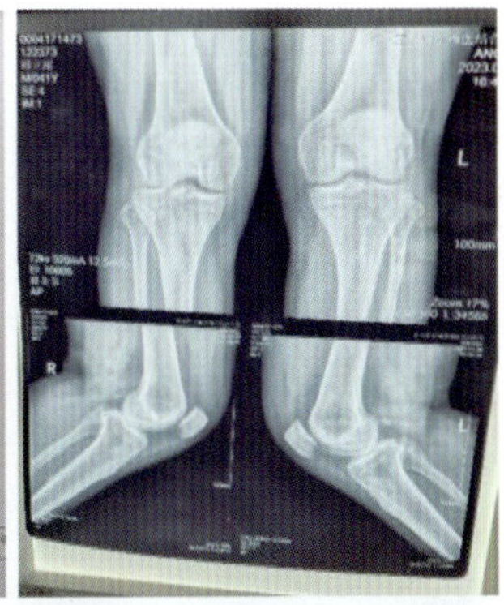

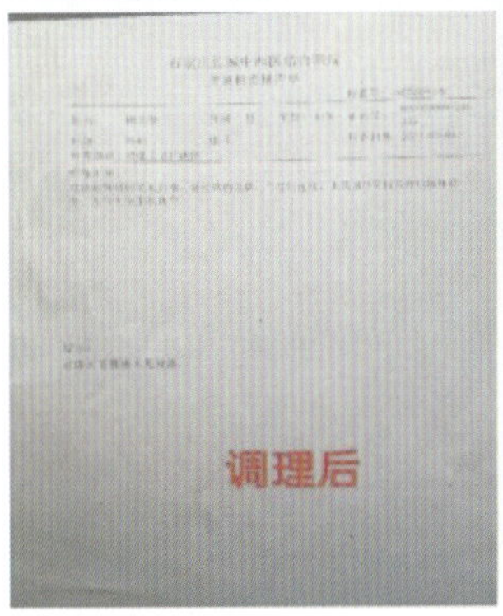

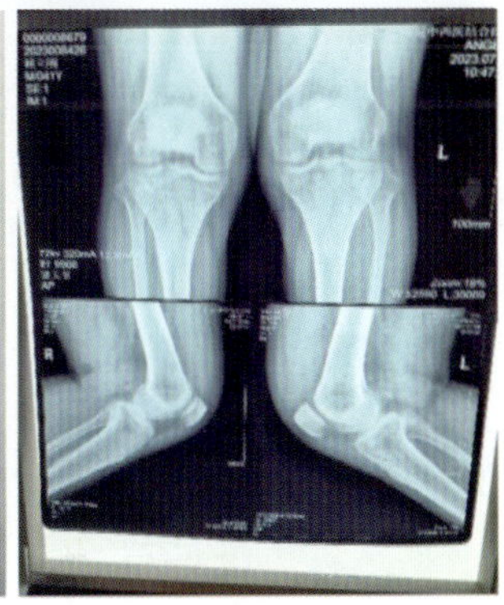

案例二：崔某，男，68岁，石家庄市人。腰椎间盘4～5、5～骶骨1突出，腰部疼痛；梨状肌综合征，右腿剧烈疼痛。骨病专科医院治疗16天，症状未好转，运动受限。准备手术时经朋友介绍到令公筋骨堂接受调理，6次后症状缓解，能够下床行走。继续调理20次时康复。至今4年多的时间，未复发。

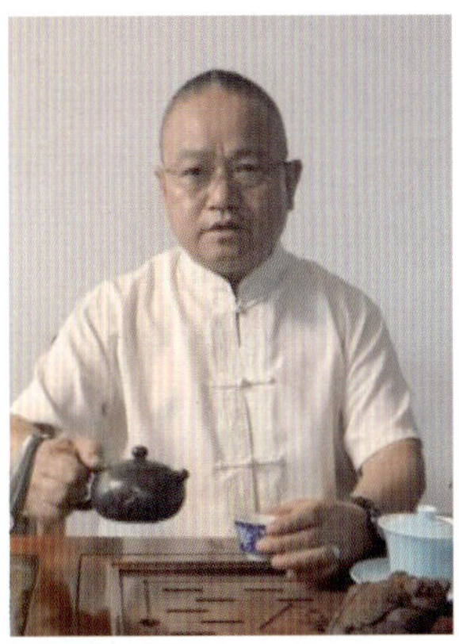

杨庆怀，字润安，杨氏正骨（锤正疗法）调理传承人、《令公筋骨堂》品牌创始人、堂主。先祖杨九苞，字秀山，于明朝永乐年间从山西代州鹿蹄涧村迁至北直隶晋州（河北省晋州市）。

令公筋骨堂，遵古而不泥古，创新而不忘古，广取百家之长，集成正骨推拿、针灸拔罐、膏药贴敷融为一体的综合特色疗法，采用规范标准化调理，独成一派。并且操作简单，容易复制推广，真正实现了有病可调，无病养生的中医理念。

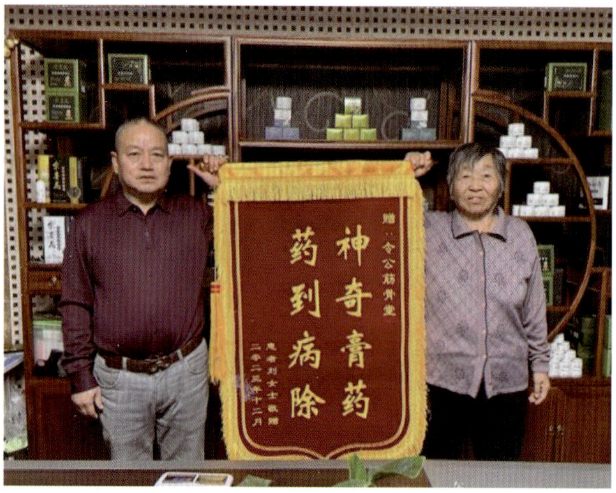

玄力非药物能量新疗法亚健康中医调理技术

随着人类社会生活水平的不断提高，人们越来越重视疾病的预防和自身的日常养生保健，关注的重点也逐渐从“已病”向“未病”转变。尤其治未病中的未病先防、既病防变、愈后防复的核心理念也逐渐引起人们的重视。而玄力非药物能量疗法在中医“治未病”以及防治亚健康的应用中独具优势。非药物疗法具有适应证广、疗效显著、操作简便、便于推广、经济实用、自然绿色、安全等特点。通过调动人体自身内在潜力，充分利用外界有利因素，进而达到整个身心平衡和谐的经典养生方法。

【原理】非药物能量新疗法主要基于中医基础理论，《黄帝内经》的“智者之养生也，必顺四时而适寒暑，和喜怒而安居处，节阴阳而调刚柔”。“顺时而养”是古人践行“天人相应”的创举与智慧，这一点在中医五运六气学说中有体现。根据每年不同的节气特点来防病治病，再结合能量静坐法、禅意舞养生法、音乐疗法等，使人体身心放松，调节人体气血，以提升人体的正能量。其内容与理论，是基于能量传统医药学的理、法、方、药等理论体系，通过人体的气、形、神，望、闻、问、切，判断人体五脏六腑、经络关节、气血津液的变化、判断邪正消长，以制订调理原则。

【适应人群】亚健康状态人群。

【适应状态】缓解疲劳、调节失眠、轻度抑郁、失眠等。

能量静坐法步骤:

（1）调身：在床上或凳上，解衣宽带，从容入座。先置两脚，或单盘，或双盘，也可自然盘坐。次要安置两手，把右掌背迭在左掌心上，贴近小腹，轻放在腿上。然后左右摇动身体7～8次，端正身体，脊柱勿挺勿曲。头颈端正，令鼻与脐成一直线，不低不昂。开口以吐腹中秽气，吐毕舌抵上腭，由口鼻徐徐吸入清气3～7次，于是闭口，唇齿相着，舌仍抵上腭，再轻闭两眼，正身端坐。若坐久微觉身体有俯仰斜曲，应随时轻轻矫正。坐毕开口吐气十次，令身中热气外散，然后慢慢摇动躯体，再动肩胛及头颈，再慢慢舒放两手两脚；再以两大指互相摩擦生热，擦两眼，然后闭眼，再擦鼻及两侧，再以两手掌相搓令热，擦两耳轮，再周遍抚摩头部，以及胸、腹、背、手臂、腿、足至足心而止。待汗干后，方可随意动作。

（2）调息：调息和调心实际上是与调身同时并行的。分开来讲的目的是叙述方便。调息是要使呼吸缓极轻，长短均匀。也可用数息法或数出息，或数入息，从一数至十，反复循环。若未数至十，心想他事，以至中断，可再从头数起。不断修炼，久久纯熟，自能息息调和。

（3）调心：调心是要使妄心调伏。但凡初学此功的人，每患心中散乱，支持不定，应放下一切，专心一念，存想小腹中间，自然能够徐徐安定，如出现心中昏沉，容易瞌睡，可提起意念，注意鼻端，使精神振作。也可用数息法，使心息相依，则两者均可避免。练此功时间最好选择在子时（23～1时）与寅时（3～5时），地点最好是静室，每天练功3～4次，每次30～40分钟。习练本功法一般1个月左右可以见效，3～4个月可以全面控制症状，但此后每天仍宜坚持练功20～30分钟，以此巩固。

辅助调理：玄力能量五行水、玄力能量八方水。

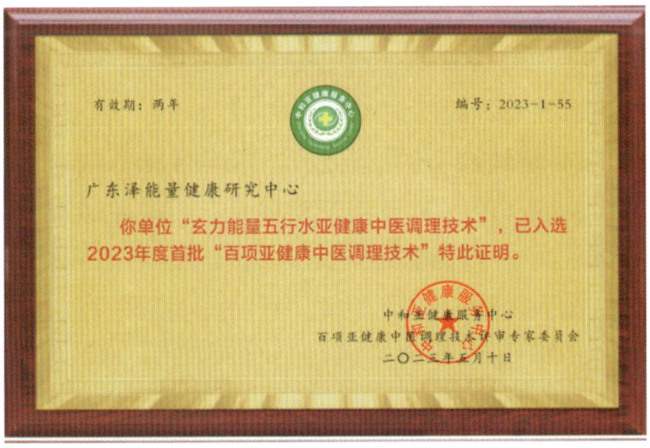
有效期：两年

编号：2023-1-55

广东泽能量健康研究中心

你单位“玄力能量五行水亚健康中医调理技术”，已入选2023年度首批“百项亚健康中医调理技术”特此证明。

中和亚健康服务中心

百项亚健康中医调理技术评审专家委员会

二〇二三年五月十日

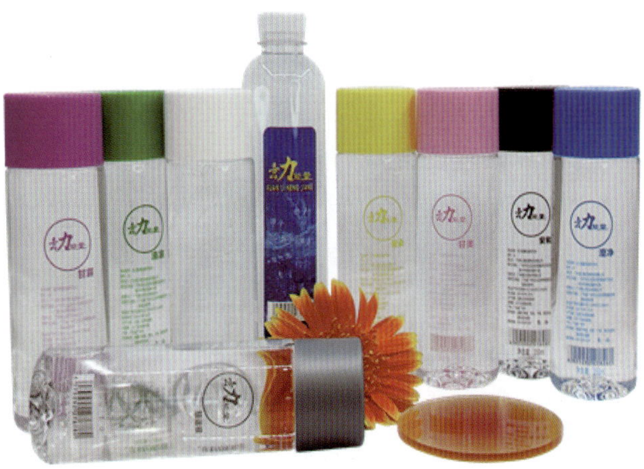

纵贤光子床·医用升温垫亚健康调理技术

【原　理】

纵贤光子床·医用升温垫亚健康调理技术运用国际公认的光波热能疗法，遵循中西医预防医学原理：三分治七分养、阳气足百病除，温度决定生老病死、新陈代谢中利用光波热能高温解毒、排毒、排堵，清血。恒温温肾造血在睡眠中修复脏养，持续唤醒人体自愈能力，增强免疫和代谢，不动身体，身体自然恢复！

【适宜人群】

体质虚弱、经常感冒、代谢差、免疫力差、寒湿重、气血虚。

【功　效】

排毒、排堵、清血，恒温温肾造血、修复细胞、活化脏腑、养血、养骨髓、强化体质。

【技术产品原理】

1. 光子光波

医用级光，光子光波国际公认的LLLT低功率光波疗法。光子穿透光波共振将人体大颗粒的毒素打散化成小颗粒的毒素，透由高温经人体11窍排出体外。光子还具有超强再生修复功能，能养颜嫩肤。

2. 光疗软罩

医用、食品级别的胶，360度折射光子光波，聚光让光进入人体经络，通经活络，按经络穴位排列，对穴位有类似针灸的作用，对抽筋，瘀堵很有疗效。

3. 电气矿石（功能性陶土颗粒）

纯天然矿石颜色深浅度不一样，终身释放电负离子、纯天然负氧离子、远红外线，矿石的硬度可支撑脊柱。

（1）电负离子：形成有益微弱电磁场，改

善血液循环；补充修复细胞膜，调节生理平衡，负离子能有效增强人体造血功能，促进血液正常化，对血液疾病修复具有良好的作用。

（2）负氧离子：被誉为空气中的维生素，增强血氧量，净化血液、稳定血压，助力血液循环，激活细胞，提高新陈代谢，消除疲劳安眠舒压。

（3）远红外线：电气矿石释放的远红外线，具有修复细胞、促进细胞再生分化，软化血管，修复全身血管壁，有助身体新陈代谢，提升免疫力，同时还有杀菌消炎之功效。①浅色：释放远红外线。②深色：释放负离子。③浅灰色：以活性碳为主，消除异味除臭杀菌。浅灰色矿石遇汗水（水）会变黑色，干了恢复原色。

4. 水晶透气网

天然专利网丝，爽肤润肤嫩肤，让皮肤光滑细腻，打开毛细孔，可以排毒透热。

5. 牛津防水布

牛津防水布，起源于英国，以牛津大学命名的始于1900年左右，质地轻薄、手感柔软、防水性好、耐磨耐用，防汗水渗漏。

6. 石墨烯布

附载天然石墨稀材料，加热释放热能、远红外光波、吸湿透气、抗静电、抗菌抑菌，持续产生对人体健康有益的能量。

7. 火山石能量布

附载上亿年黄色火山泥粉，快速聚热、快速升温、蓄热持久，对人体的温度保护有良好的效果。有除臭抑菌功能。

8. 特制铜网布

具有良好的传热性能、抗腐蚀，耐磨， 防止静电，床体内部起保护结构。

9. 防辐射铝箔

保护热量不散失，让床垫均匀受热，二次防水，阻绝有害电磁波。

10. 航肽热丝（碳纤维发热线）

天然发热源，具有导热性、耐高温、耐腐蚀、防水，它还含有远红外和电负离子，这两种成分让它在导热的速度上更快吸收。发热源特点是升温迅速，热效率高，使用寿命长，不漏电、不触电、无有害性电辐射。

白天高温出汗，促进循环代谢，排寒湿瘀堵毒，56℃30分钟以上杀菌消炎灭病毒、预防肿瘤、癌细胞。

晚上恒温升温补阳、温肾造血，再生修复，提升免疫力，十二脏养、健康长寿。

11. 智能温热保护中心

医用升温垫床体温度保护，自动测温，防止温度过高（防止控制器失灵，设的床体三重保护）。

12. 生态无纺穿线布

耐用的0.2毫米无纺布穿线布保护发热线。

13. 负离子布

持续释放有益于人体健康的负离子，抗菌、抑菌、除臭、脱除异味。

14. 活性炭布

释放有益于人体健康的能量，吸附性能强、透气性好，可有效吸附各种废气、毒气等，除臭、除螨。

15. 医用级弹力茧棉

弹力茧棉端正骨架。骨架端正可保护人体脏器在睡眠时正常运行，解压舒压、消除疲劳、提高睡眠舒适度，增加机体自我修复能力。

16. 防水布

床体外底层， 三次防水，安全保护。

17. 高档麂皮绒布

触摸手感柔软、稳定性强，而且具有良好的透气性，防虫、防腐蚀、防止静电，耐磨、耐用。

【调理方法】

1. 高温排毒

温度调节50～70℃，早上高温提阳气， 晚上睡觉前高温排寒湿。高温加快代谢，共振解毒，排毒、排堵，清血、养血，血通病自愈。清除血液当中毒素垃圾，促进血液循环。排出体内寒湿、毒素，疏通身体瘀堵，达到通血液、通血管、通皮肤、通细胞、通筋骨、通心肺、通肌肉、通脊髓、通骨髓、通神经、通淋巴、通脏腑。

每天高温时间：1小时——保养；2小时——抗衰；3小时——化症；4小时——化久症；5小时——快速化症。

高温疗程效果：使用1个月——排皮肤表层毒素 ；使用2～3个月——排脏腑毒素；使用4～8个月——排深层毒素（未来的毒素，最大的疾病），恢复身体健康，高温占10%作用。

2. 恒温修复

作用：温肾造血，活化脏腑。标准恒温温度38～42℃（秋冬42～48℃），恒温修复晚上睡6～8小时。滋养脏腑：养肾，航肽热丝，温肾造血；养肝，光子光波，共振解毒；养脾，防水能布，除湿防燥；养心肺，电气石矿，负氧离子养经络，光疗软罩；养脊椎，弹力茧棉，修正脊椎；养血液，电负离子，净化血液；养血管，远红外线，修复血管壁；养体质，远红外线加光子光波，共振解毒，改善体质，加速新陈代谢；养筋骨，弹力茧棉；养皮肤，透气网丝，打通皮肤通道，加速皮肤代谢；养细胞，电负离子，激活细胞；恢复身体健康，恒温占90%作用。

3. 高温加恒温

提升免疫力，增强身体机能，加强身体代谢，预防疾病。

【注意事项】

（1）燥热、易失眠、心脏搭桥、装起搏器、手术患者、患有重大疾病患者群建议30～36℃使用，身体适应一到三个月再慢慢加温；寒湿重、体温低、怕冷、标准恒温太低，没感觉，可调温到45～48℃根据自身可调节温度。

（2）婴幼儿、小孩晚上睡恒温36～40℃以下。伤风感冒使用可根据感知调节温度，出汗排毒一次一小时左右，一天可分2～3次躺着使用，注意多喝水，勿受风着凉。

（3）体虚弱者，患高血压、高血脂、高血糖，心脑血管疾病、心脏病患者、心脏搭桥、装起搏器，体内有钢板、癌症患者等躺床36～38℃恒温养1～3个月，随后可根据自身状态舒适调节。

（4）怕热者可常温使用，体寒者根据自身可调节温度。

（5）舒适度根据个人可下铺一层薄被或毛巾被。

（6）根据自身感知可借助腰带、肩背夹、颈椎枕等，其他部位做局部加强，效果更好。

（7）建议按照血红细胞更新代谢周期120天（4个月）为周期使用；体质调理至少按照24节气（一年温度变化）调节使用。

纵贤纯石墨烯亚健康调理技术

国家专利技术（专利号：ZL 2015 1 020332 0.1）纯石墨烯发热膜是纵贤医疗科技（广州）有限公司携手中国石墨烯产业奠基人冯冠平教授强强联合、重磅特制的，是目前世界上已知最薄、最坚硬、电阻率最小、导电、导热性能超强的新型纳米材料，被誉为 21 世纪“新材料之王”，也是纵贤纯石墨烯系列所采用的核心材料。在全球率先运用于医疗及健康养生领域，被视为引发下一次医疗革命的关键，也引领了世界石墨烯从军用到民用产品的发展。

【原理】

（1）光能：纯石墨烯发热膜工作时，会产生光效应，发射和人体相同频率的6～14μm远红外光波，与人体远红外波长达到95%以上的一致性基本吻合，只有与人体释放的远红外频率接近甚至相同时，才能相互作用，产生同频共振，形成高效率的能量吸收。此波段的频率会使人体细胞中水分子振动相互摩擦，从而由内向外产生温热效应（实现远红外线的非热医疗效应），所以纯石墨烯发热膜发射的远红外具有更好的活化体内细胞水分子，能瞬间将机体激活（激活沉睡慵懒的细胞、激活脏腑器官功能、激活人体微循环）、再生（新生细胞做更替、促进新陈代谢、让人体细胞如虎添翼）、修复（修复受损病变细胞、组织、脏腑器官、恢复其功能）、软化（软化皮肤、肌肉，软化经脉、血管，软化脏腑、器官，软化骨骼外的所有组织）。它释放的远红外线光波具有无创抗肿瘤的医疗价值。

事实上，波长为6～14μm的远红外线作用于人体，是一种自然疗法；对于现代人类疾病来说，远红外线是一种日光万能药；它是通过激活人体自身机能，来达到抗病、理疗作用的。

（2）热能：纯石墨烯发热膜工作时，会产生热效应，3秒快速均匀发热。纯石墨烯热波是垂直于人体皮肤发射的——垂直热，（其他性质的热源是沿皮肤水平面扩散渗透热，垂直热波结合远红外线同频共振产生更强效的温热效应，被人体细胞更好吸收，是可吸收热），热源可以渗透人体的肌肉和骨骼组织（让骨骼发热），真正的纯天然内源热疗。纯石墨烯发热恋膜采用的非热效应，在使用之后的2～3小时之内热效依然存在。给身体升补医疗级阳气，促进循环代谢、排毒，提升免疫力、恢复自愈力。

纵贤纯石墨烯颈部养护仪

【适宜人群】颈部、甲状腺、上呼吸道问题人群。

【调理功效】调理改善甲状腺功能失调、甲状腺良性结节、咽喉炎症、干痒痛症、异物感、支气管炎症、颈椎劳损、肌肉僵硬、酸胀痛症、血管瘀堵，淋巴瘀堵包块结节、颈部肌肤老化、颈纹、湿疹、敏感、甲状腺大。

【使用方法】

（1）仪器分高、低两档，长按开机响一声，蓝色灯亮为高档，温度约65℃，再按响一声绿色灯亮为低档，温度约55℃。仪器正方位佩戴，前、后、左、右不同部位均可调理。

（2）仪器每次充电约1.5小时左右，充一次电可以使用两次，每次使用40分钟即会自动关机，关机后调理部位还将持续发热2小时以上，在深层继续起到调理作用。所以每个部位佩戴40分钟，后休息1～2小时，再使用第二次，一天可以使用2～4次。

（3）当仪器显示橙色灯光闪烁时，即为电量弱，黑色则要充电。充电时会显示绿色灯光闪烁，不闪即为电已充满。

【注意事项】

（1）该产品需充满电后使用，不可用充电宝边充电边使用，切不可换其他充电线和充电头对产品进行充电，否则会影响产品电池寿命。

（2）产品的核心发热区采用蜂窝状镂空设计，两侧为弹性卡扣+U型双曲线，无缝贴合颈部，佩戴更牢固。切忌不要用力过大去掰卡扣处，其易断、易裂，注意防摔。

纵贤纯石墨烯扶阳机

【适宜人群】腿部问题、内分泌失调、妇科问题、体质偏寒人群。

【调理功效】调理改善腿部酸胀疼痛、静脉曲张、手脚冷凉、老寒腿、浮肿、麻木抽筋、关节炎、痛风、膝盖积液、半月板磨损、脚趾关节疼痛、脚气溃烂、银屑病、皮肤干裂、坐骨神经疼、髋关节酸疼、 股骨头坏死、腰酸腰疼、宫寒痛经、腹寒腹胀痛、便秘腹泻、月经不调、肾寒肾虚、子宫肌瘤，卵巢囊肿、淋巴结节，改善四高、失眠多梦、疲劳体乏。

【使用方法】

开机自动有红光显示，使用过程中可以随时关闭。时间最长设置为：90分钟。温度最高设置为：55℃。脱鞋后双腿放入扶阳机即可使用，调至自己适应的温度即可，裤子建议不要穿太厚。

【注意事项】

（1）扶阳机内部正面、两侧、底部都有纯石墨烯发热膜片，在使用的过程中脚部会有出汗的现象，所以在底部要垫一条毛巾，否则容易损坏底部纯石墨烯发热膜片。

（2）腿部有伤口、严重溃烂出血现象、扭伤肿痛者，需止血修复消肿几天后再用，且40～45℃低温调理为主，时间15～30分钟，可一天多次调理。根据情况调整产品使用温度、时间及次数。

（3）严重心脑血管问题、高血压患者根据情况调整产品使用温度40℃起、时间15～30分钟，可一天多次调理。

纵贤纯石墨烯智能能量房

【适宜人群】气血不调、虚寒体质、亚健康人群。

【调理功效】手脚冰凉、宫寒体寒、 血压低、 贫血、免疫力下降、慢性病、风湿病、关节炎、手脚冰凉、腿脚不适、代谢差、入睡困难、睡眠障碍、失眠、 睡眠质量差、易醒、 睡眠不规律、减脂塑型、皮肤色差无弹性、长斑长痘、运动损伤、膝盖损伤、 脚踝损伤、扭伤。

【使用方法】

（1）时间使用范围在5～90分钟，温度使用范围在25～66℃。 每天可以使用1～2次，初始建议每次在45℃，20～30分钟。

（2）特殊体质（气血虚弱）、高血压糖尿病患者、心脑血管疾病患者，手术后康复者，其他疾病体质虚弱者，建议隔天一次，或一周3～4次。

（3）调理反应特别大者，需缓缓用，隔天或两天使用一次。

【注意事项】

（1）使用前应卸妆、淋浴。

（2）使用过程中根据需要喝800～1800毫升小分子温水或茶饮。

（3）使用后2小时内不宜吃冷饮，4小时内不要淋浴。

（4）使用时座椅底部及脚底部需垫毛巾，避免污渍渗入到纯石墨烯发热膜中。

（5）严重病理问题使用前咨询专业人士。

苗大桶蒸骨通瘀调理技术

调理技术由来

苗大桶蒸骨通瘀调理技术是苗大桶(浙江)生物科技有限公司，以苗族古法熏蒸为基础，汇聚古今技术提炼研发出来的一项外用调理技术。它将现代科技与传统苗方相结合，现代医学与苗族技术相结合，利用现代科技提升熏蒸对人体肌肉、骨骼、经络的调理效用，打造“人与自然和谐共生，注重天人合一”的养生理念，排出身体内的寒湿，舒经活络，疏通瘀堵，达到排寒排湿、温阳固本的效果，从而实现身体由亚健康状态到健康的转变。

发明企业简介

苗大桶(浙江)生物科技有限公司，目前总部设立在浙江省诸暨市，2021年起公司启用《苗大桶》商标。公司集养生设备研发生产、苗族古法熏蒸养生、健康管理规划于一体，专注于智慧健康管理联营千家门店的建设。

公司以创新、求真、务实为办企理念，传承苗医千年精髓，创造超越商业的社会价值，立足新苗医康养研发，持续为大健康时代赋能，为健康中国助力。

技术基本原理

苗大桶蒸骨通瘀调理技术，目前主要有“银砖熏蒸疗法”“靶向汽灸疗法”两种呈现方式。其中“银砖熏蒸疗法”的前身为苗族“火砖熏蒸疗法”，是国家级的非遗项目。

原理一：透皮给药

高温雾化后的小分子药物通过人体皮肤表层进入血液循环，通过激活组织细胞的受体参与调节新陈代谢水平等生化过程，达到调理生理机能的效果。

原理二：热疗调理

热力效应扩张皮肤微小血管，煮沸后产生的热药蒸汽以对流和传导的方式，温度合适后直接作用于人体相关部位，由表及里，在温热中改善局部不适症状。

原理三：穴位刺激

人体足部有60多个穴位，是肝经、脾经、肾经、胃经、膀胱经及胆经共同循行的部位，通过足部物理热温刺激，以药酒带路，由足而上，打开全身通道，加快血液循环，舒经活络。

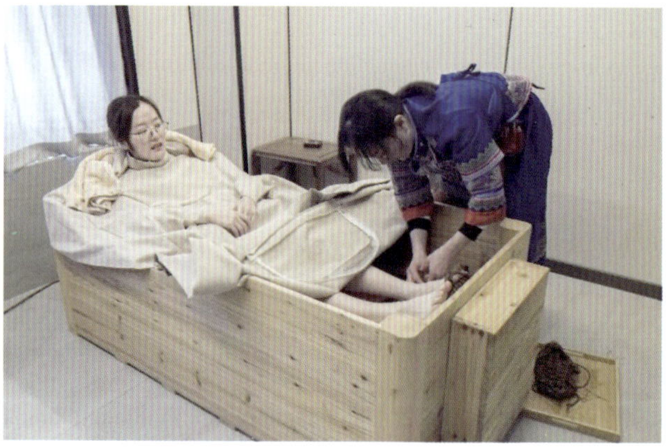

银砖熏蒸疗法

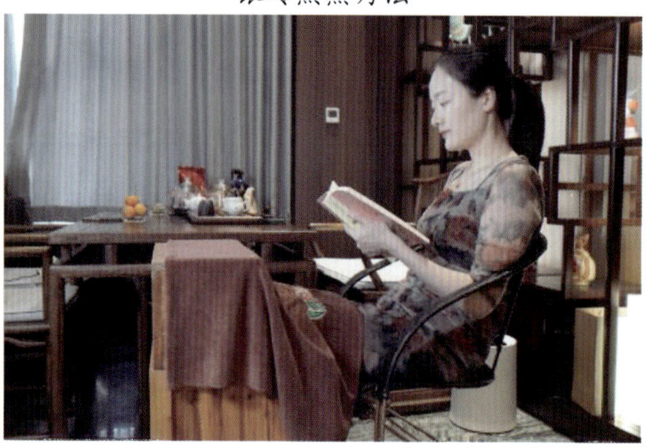

靶向汽灸疗法

调理技术疗效

1．活血化瘀，消肿止痛

《黄帝内经》中说道："气为血之帅，血为气之母。"当体内发生瘀堵而人体缺少气去运行时，就需要通过一些外力去补充，而苗大桶蒸骨通瘀调理技术就能很好地解决这个问题。在调理过程中，足部通过热温刺激打开全身通道，结合外部的高温药汽作用，加快血液运行速度，疏通经络，缓解因瘀堵导致的疼痛，其中的药汽直达病灶，以达到活血化瘀、消肿止痛的目的。

2．祛寒排湿，温阳固本

正常情况下，人体对于自然界温度湿度变化有自然调节的能力，但因不良生活习惯等因素导致体内寒气积聚，阳气亏损，体内水分调控系统失衡，水分排不出去，导致水肿、体虚、女性身上尤为常见的痛经、宫寒等。苗大桶蒸骨通瘀调理技术通过热药蒸汽熏蒸补充体内阳气排出体内湿寒，所排出的液体不臭不黏，不似自身出的汗有汗味，则证明排出的是体内的湿寒，并不是普通汗液。

3．缓解疲劳，改善睡眠

运动过后或长时间久坐容易导致乳酸堆积和局部瘀堵造成身体负担，苗大桶蒸骨通瘀调理技术可以促进血液流动，释放堆积在肌肉中的乳酸，减轻肌肉压力，减少机体疲劳感；同时熏蒸过程使人情绪放松，身心舒畅，使生理和心理达到平衡，从而改善睡眠质量。

4．改善皮肤，促进微循环

熏蒸可以使皮肤毛囊及角化细胞软化，有利于清除毛孔深层的污垢和角化细胞，减少皮肤中的黑色素沉着，改善皮肤的微循环，增强皮肤弹性，使皮肤清爽、光滑和细腻。

调理适宜人群

因瘀堵导致的关节疼痛、气滞血瘀或有体寒、体虚的亚健康状态的人群，症状如下：

排汗不畅、湿气湿疹、易寒感冒、手脚冰凉、手脚麻木、失眠多梦、淋巴结节、关节肿痛乏力、肌肉酸痛、静脉曲张、肩颈僵硬、背肌僵硬、肾亏肾虚、腰痛，女性宫寒、痛经、乳腺增生等。

调理方法

本调理需要配合器械、药物外用。

调理禁忌人群

（1）肿瘤患者，严重心脏病或心脏做过手术患者；严重糖尿病或糖尿病并发症者。

（2）有活动性出血者，严重高血压（160/105mmHg）、低血压（90/50mmHg）；高热者、传染性皮肤病者。

（3）在24小时之内服用头孢类抗生素者，两个月内注射过玻尿酸者。

（4）刚动过手术的，身体部位放有钢板、心脏搭桥者。

（5）24小时内饮酒，其他需要陈述的病史，无法药蒸者。

轻苗康美（康美稀）营养代餐治未病中医特色诊疗技术

技术来源

轻苗康美（康美稀）营养代餐是台湾优生生物科技股份有限公司出品，广州纵贤国际贸易有限公司国内独家代理，通过不同的系列产品，补充身体全面营养、健脾祛湿，针对内脏减脂及高血压、高血脂、高血糖症状者进行干预，全面提升人体免疫力，增强体质。

对肥胖人群、脾胃失调、营养不良群体，免疫力低下、皮肤过敏、便秘、肠胃不适，月经不调等亚健康状态，有缓解症状及辅助调理效果。

基本原理

轻苗康美（康美稀）营养代餐主要是根据“控制血糖震荡、平衡胰岛素分泌、修复胰腺功能”以及“热量控制原理”两大核心机理为理论，结合了多项国际专利认证营养成分，而发明、研制的消除内脂、调理三高、健脾祛湿、预防疾病、抗衰养颜的营养食品。

营养代餐有三个系列，分别为内脏减脂健康瘦身系列、细胞营养修复调理系列、祛湿消肿调理脾胃系列。

内脏减脂健康瘦身系列，主要针对肥胖人群、三高人群、饮食作息长年不规律导致亚健康现象产生的人群，通过最大限度地控制碳水化合物中糖分的摄入，控制身体血糖、平衡胰岛素分泌、修复胰腺功能，促进体内原本囤积的脂肪作为每日的能量消耗进行分解燃烧，达到专减脂肪，保护肌肉及其他非脂肪组织，有效消除肥胖状态，调理三高症状，打造健康的饮食结构和身体健康结构。

细胞营养修复调理系列，多种国际专利成分相结合，均衡补充人体细胞所需全面营养，修复受损细胞、组织、器官、系统，还原细胞纯净的内环境，增强身体自愈力、代谢力，恢复人体本能，对于免疫力降低、机能下降、体质偏弱的群体，能够有效地增强体质、提升免疫力、预防疾病、抗衰长寿。

祛湿消肿调理脾胃系列，独有的红豆提取物结合国际专利成分，补血养心、调理脾胃、祛湿祛寒、消除水肿，补充充足的微量元素，增强脾胃

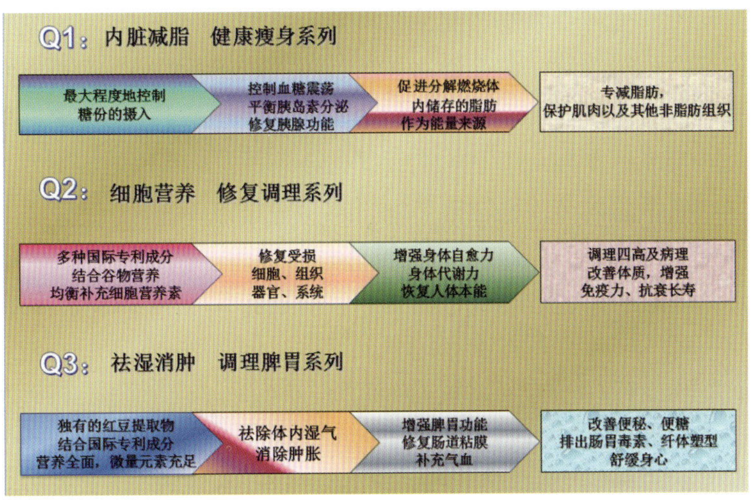

功能，修复肠胃黏膜，补充气血，改善便秘、便溏、排出肠胃毒素、纤体塑型、舒缓身心。

以上三个系列在临床上通过大量的顾客使用后效果对比证实，对于调理多种亚健康状态以及疾病的预防有极其显著的效果。

操作方法

内脏减脂健康瘦身系列

84包/28天，减重4～8kg，三种口味：抹茶拿铁、水蜜桃、香草白巧克力，3包/天。

早餐：7：00～9：00点，300mL温水冲泡1包谷物粉；午餐：11：00～12：30点，300mL温水冲泡1包谷物粉加250g；下午：15：00～16：00点，300mL温水冲泡1包谷物粉；晚餐：17：30～19：30点，250g蔬菜加200g的蛋白质类食物（鱼或瘦肉）。每天配合3000mL以上的水饮用。

1. 宜食

（1）优质蛋白质类食物，如：①所有的无皮（海水或淡水）鱼，其中红金枪鱼和三文鱼只能每周一次。②所有的海鲜类（以去壳后的重量计算）。③所有的无皮无肥精瘦肉（牛肉、猪肉、羊肉、家禽肉类或其他动物肉类）。④鸡蛋4只或水豆腐200g（注：鸡蛋每食用1只，海鲜类相应减1/4）。

（2）①蔬菜类（补充粗纤维食物，调理肠道）：大白菜、小白菜、生菜、空心菜、莜麦菜、茼蒿、苋菜、菠菜、菜心、木耳菜、新鲜豆苗、苦苣菜、番薯叶、莴笋、芦笋、鲜竹笋、各种辣椒、西兰花、菜花等。②新鲜菌类：香菇、平菇、草菇、杏鲍菇、金针菇、猴头菇、茶树菇、竹荪、木耳、银耳。③白萝卜、西葫芦、冬瓜、苦瓜、黄瓜、丝瓜、秋葵等素菜可与肉类一起食用。

（3）选用的佐料： 橄榄油、海盐、有机酱油、白米醋、味精、姜、蒜、干辣椒、胡椒粉。注意：不可太油腻或混合种类太多，宜清淡。

2. 忌食：

（1）禁止碳水化合物（米面）类：米饭、面条、包子、馒头、面包、蛋糕、披萨、茶点、米粉。

（2）禁止类蔬菜： 胡萝卜、蒜薹、莲藕、玉米、甜豆、豌豆、扁豆、土豆、南瓜、红紫薯、芋头、山药、橄榄、甜菜、牛油果、坚果、干的菌类、熟洋葱、大豆类（黄豆、黑豆、红豆、绿豆、芸豆）黄豆芽。

（3）禁止类佐料： 鸡精、生抽、老抽、红醋（陈醋）、芝麻酱、沙茶酱、生粉、黄芥末等所有含油、淀粉或糖的调料品。

（4）热量或者糖分过高食物：①所有的水果和果汁。②各种汽水和可乐类饮料。③坚果类包括：瓜子、花生、杏仁等（核桃例外）。④牛奶、酸奶奶酪和其他奶制品。⑤糖果（包括口香糖）巧克力、薯片、锅巴等所有包装类零食。⑥所有酒精类饮料（啤酒、白酒、红/白葡萄酒、香槟、洋酒、鸡尾酒、黄酒、米酒等）。

（5）不可食用油炸或混合淀粉：炸虾、炸排骨、炸鸡腿鸡翅、肉丸、鱼丸、火腿肠等。

（6）禁吃深加工食物如：油炸、烘烤、腌制肉食、各种卤肉、卤内脏等。

适应症

“轻苗康美（康美稀）营养代餐治未病中医特色诊疗技术”补充身体全面营养、健脾祛湿，针对内脏减脂、三高干预，全面提升人体免疫力，增强体质。对肥胖人群、脾胃失调、营养不良、免疫力低下、皮肤过敏、便秘、肠胃病，月经不调等亚健康状态，有缓解症状及辅助调理效果。

注意事项

①孕妇、哺乳期女性不建议服用减脂疗程。②癌症发病期和康复期或治愈小于3年时期的，宫颈癌不服用。③1型、2型糖尿病患者建议辅助食物来调节，不建议服用。④严重肝脏及肾脏疾病者谨慎调理，不建议服用。⑤心脏病发病6个月内，充血性心力衰竭不建议服用。⑥帕金森

氏症患者，不建议服用。⑦红斑狼疮、癫痫病严重者不建议服用。⑧使用期间不饮酒，不喝花茶、蜜茶等，绿茶、普洱、咖啡可以喝，每喝半杯，补充一杯水，不喜欢喝水者可以喝青柠檬泡水。⑨原有的保健品和营养品糖分高的在方案开始时都停止服用。⑩患有慢病缓解期者咨询医生在进行使用。⑪调理中身体代谢特别差的，始终变化不大的，可以结合经络疏通等其他方式进行。⑫服用期间注意不要长期晚睡、熬夜，以免影响效果。

瞳先生草本眼部精华乳亚健康中医调理技术

视疲劳威胁着眼部健康，据统计，随着智能终端的普及，我们每个人都面临着过度用眼。过度用眼会导致视疲劳，而长期的视疲劳则会引起以下眼部亚健康状态，严重影响我们的视力，长期会导致近视、散光、飞蚊症、迎风流泪、青光眼、白内障、黄斑病变、老花眼、视网膜脱离等症状。另外，视疲劳还会影响眼部血液流通，降低眼部代谢，加速眼睛衰老，增加眼睛病变风险，严重的会威胁视力，甚至剥夺我们的光明。

【原　理】

人体的眼部周围有13个穴位，经络十分丰富，并且与眼球内部和颅内的血管、神经相连，使之能够快速吸收产品成分。瞳先生草本眼部精华乳通过眼部周围经络的疏通功能，运用乳液通过透皮按摩吸收，直接作用于睫状肌，缓解睫状肌的紧张；加快眼部血液循环，提高眼周通氧量；产品还含有眼周所需的营养物质，直接给眼睛供给营养。通过缓解睫状肌紧张、提高眼周通氧量、从而能够很大程度的缓解视疲劳。

瞳先生草本眼部精华乳正是根据这一原理，通过对眼睛外部的涂抹，利用透皮吸收起到滋养眼周，提高晶状体和睫状肌的弹性，从而起到辅助改善视力、改善眼部亚健康状态的作用。

【适宜人群】眼部亚健康状态的人群。

【功　　效】通过眼部周围经络的疏通功能，毛孔快速渗入，通过透皮吸收作用，营养成分直接作用于眼部肌肉。舒缓眼部肌肉紧张，让眼部循环保持畅通。

【调理方法】

（1）闭目涂抹，用滚珠沿着睫毛上下1.5厘米处环绕涂抹2～3圈。

（2）涂抹时，从上下眼眶由里向外，使眼膏均匀涂抹眼周，注意不要涂入眼内。

（3）涂抹后放松，闭目休息15～20分钟。

（4）初次使用时，眼周皮肤有清凉或麻辣的感觉。此时不可揉擦眼睛，若眼缝内有少量眼膏而稍有不适，可流出眼泪将其冲出，减缓异感。

（5）约15分钟后慢慢睁开眼睛（视疲劳严重者、年长者及做过近视手术者等需要40分钟左右），若有不适让眼泪流出逐渐适应。睁眼后用力眨眼睛数次，活动眼球数次，并向远处眺望2～3分钟，使眼睛充分发挥自主调节功能。

（6）为达到更好的效果，建议每天使用2～3次。

【手法调理】

穴位点压：攒竹穴6次，睛明穴6次，鱼腰穴6次，丝竹空穴6次，瞳子髎穴6次，承泣穴6次，太阳穴6次次，四白穴6次，反复6遍。

【产品规格】每支净重8g。

【贮　　存】密封置于阴凉干燥处，避免孩童接触。

【有 效 期】两年（于标注日期前使用）。

【注意事项】

（1）不要涂到眼睛里。

（2）有伤口、红肿处禁用。

（3）每天最好不要超过3次，2次为最佳（睡前必涂）。

（4）皮肤敏感者，使用前请先做局部皮肤敏感性测试，无刺激反应方可使用。

（5）使用后如有任何不适或持续红肿现象，应立即停止使用并咨询医师。

【禁忌证】

①手术三个月之内禁用。②眼底出血期禁用（保守治疗人群慎用）。③视网膜脱落禁用。④易过敏性皮肤慎用。⑤孕妇，哺乳期，三岁以下禁用。⑥眼压高慎用。⑦糖尿病中后期患者禁用。⑧严重的心脏病、高血压、高血脂、甲状腺功能亢进、动脉粥样硬化等高危人群禁用。

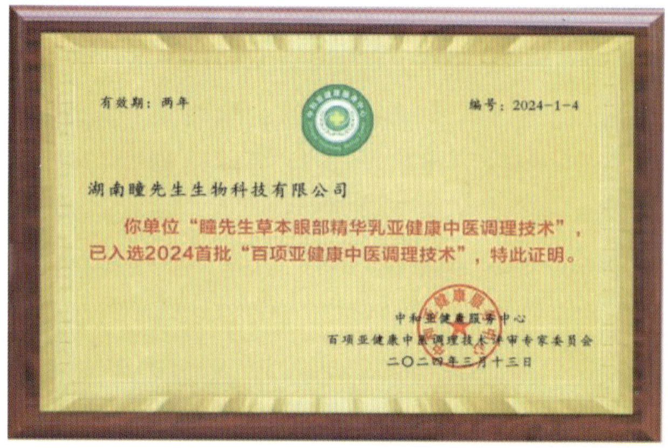
有效期：两年

编号：2024-1-4

湖南瞳先生生物科技有限公司

你单位“瞳先生草本眼部精华乳亚健康中医调理技术”，已入选2024首批“百项亚健康中医调理技术”，特此证明。

中和亚健康服务中心

百项亚健康中医调理技术评审专家委员会

二〇二四年三月十三日

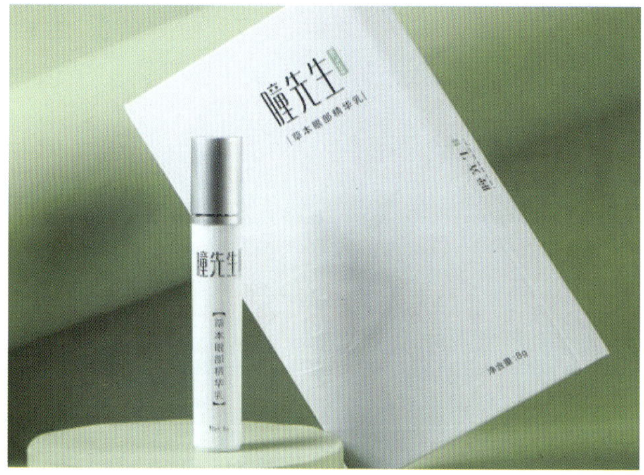

2024

国医年鉴

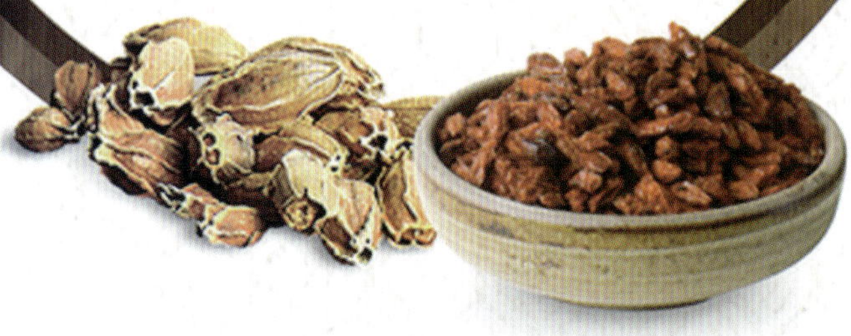

大医精诚　医者仁心

知名国医堂馆

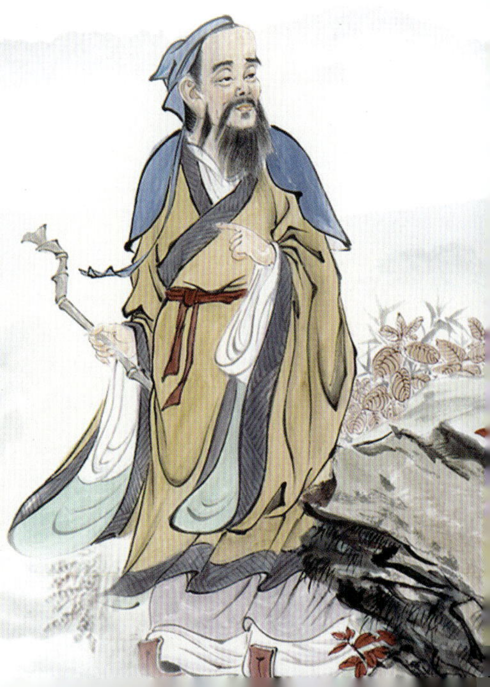

中医文化

知名国医堂馆

华夏传统

长沙圣达综合门诊部 湖南长沙市

长沙圣达综合门诊部隶属长沙圣达综合门诊部有限责任公司于2017年9月18日成立。法定代表人李月红，公司经营范围包括：门诊部；健康管理；医学检验技术咨询；医学研究和试验发展；医学检验技术开发；医学检验技术服务；医学影像科；医学检验科；病理科；眼科；口腔科；耳鼻喉科；肿瘤专科；心血管病专科；胸科；妇产科；儿科；精神病专科；骨科；传染病专科；皮肤病专科；内科；妇科；外科；中医科；急诊医学科；康复医学科；互联网信息技术咨询；保健咨询（不含医疗诊断）；健康医疗产业项目的管理、运营等。

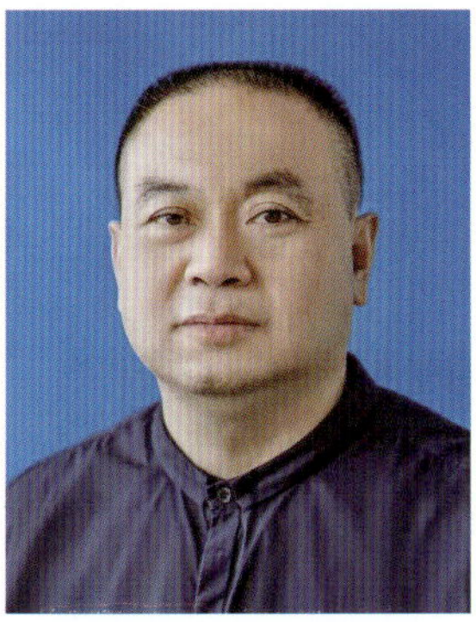

刘宏彬

长沙圣达综合门诊部特聘专家：刘宏彬，男，民革党员，出生于1967年，云南省玉溪市红塔区人。刘氏玄义针古法密灸第29代非遗传承人，刘氏中医针灸传承人、滇草药非遗传承项目传承基地导师、世界道医研究院院士、中国人口文化促进会中医文化国际传播分会副会长、中国管理科学研究院滇草药博物馆基地导师、滇草药科普馆非遗传承研究基地——滇草药博物馆基地传承保护基地导师、联合国世界生物多样性文化研究院院士、中国中医针灸快针手法创新人、世界生产力科学院院士、中国管理科学研究院特聘副院长、中国管理科学研究院特聘全科中医针灸营养学首席科学家、中国医药教育协会专家委员会主任委员、一带一路金砖国家中医专家委员会委员、金砖国家健康医疗国际合作委员会传统医学医师。他多次参与中俄传统医学及东盟国家、加拿大、澳大利亚等国家和地区中医药文化交流项目，获得高度认可。

刘宏彬擅长的刘氏玄义针古法密灸体系最具特色的就是采用“快针”对穴位进行浅表刺激，辅以药酒、药油的联合作用，达到通经脉、调气血的目的，并结合中药方剂及营养食疗，使阴阳归于相对平衡，脏腑功能趋于调和，从而起到防治疾病之目的。除了上述特点之外，刘宏彬在传统中药组方与现代中医组方与中医药文化融合创新领域，以及在临床经验整理归纳上拥有丰富的理论知识。尤其是在利用云南野生中草药开发出药食同源绿色自然疗法，结合营养医学，承续家传营养养病方剂，以针灸治疗加以“清、化、润、补”的独特医学医治理念，在治疗某些疑难杂症疾病方面取得了许多成功案例。获得了来自全国各地，特别是云南、湖南及欧美、东南亚、南非等国家和地区的友人的高度认可。

北京中医药大学门诊部（国医堂）

所属区域：北京市

国医堂是始创于1984年，是北京中医药大学融医疗、教学、科研为一体的地方，是弘扬和展示博大精深中医药文化的窗口和基地。

国医堂的特色和优势：

其一，多年来国医堂以专科、专病为基础，同时发挥中医各科之间的综合治疗手段，形成和设立了中医肾病科、肝胆病科、男科、妇科、痔瘘科、痤疮科、糖尿病科、疲劳综合征及亚健康专科、健康管理中心、医学整形科、口腔科、脑病科、慢性咽炎、肿瘤科、疑难病会诊中心、外宾医疗中心等特色科室，同时还保留了中医内科、儿科、针灸科、推拿等传统中医科室。

其二，国医堂应诊的是名副其实的中医专家，这里既有博古通今的国家级名老中医，又有众多才华横溢、学贯中西的中青年专家、医学博士，他们始终站在中医学科技进步和技术发展的前沿，在重大疾病诊疗和现代难治病的防治研究中发挥着重要作用。

其三，国医堂集名校、名家、名药三位为一体。以著名学府北京中医药大学为依托，汇集众多享誉海内外的名医，北京中医药大学 600余位副教授以上的中医药专家群体，以及在医疗实践和科学研究中不断研制出的协定处方及其制剂，这些源于众多名老中医亲传，疗效显著，科技含量高的制剂，在消除和缓解病痛的同时，也极大地方便了病患者的服用和携带。受到国内外患者的普遍好评。成为国医堂能够占领中医医疗制高点的一大优势。国医堂从开诊之日起，就把“对患者负责、为患者服务”视为自己的唯一宗旨，国医堂的发展和成绩的取得与国内外友人和广大病患者多年的关心和支持密不可分，国医堂珍惜和感谢这些信任和支持，也定将始终如一地坚持它的服务宗旨，弘扬光大中国传统医学，更好地为国内外友人和广大病患者服务。

钟益寿堂

所属区域：浙江省宁波市

钟益寿堂是一家民办非企业中医门诊部。由国家级名老中医钟一棠1915年发起创办。目前设有中医科；中医内科、中医妇科、中医儿科、针灸科、西医科。钟益寿堂为宁波市医保定点单位。钟益寿堂有近40位主任医师、副主任医师坐堂。钟益寿堂秉承名医好药的原则，以服务大众为己任。

创办人介绍：

钟一棠，1915年6月出生于宁波中医世家。2016年02月23日去世。

钟一棠，15岁求学于上海中医专门学校（上海中医药大学前身），毕业后从其兄钟一桂专习中医二年余，然后独立悬壶甬城。1977年受命创建宁波市中医院。1980年担任宁波市中医院首任院长，历任中国中医学会首届理事，浙江省中医学会副会长，宁波市中医学会理事长。1983年被授予“浙江省名老中医”称号；1991年被评为首批“全国老中医药专家”；1992年被评为全国有突出贡献的科技人员；2004年荣获中华中医药学会最高奖——中华中医药学会成就奖，并荣任中华中医药学会终生理事；2009年时，被评为新中国成立60周年对宁波发展作出杰出贡献60位人物之一；2011年重兴钟益寿堂。

嵊州市夏陆富中医诊所

所属区域：浙江省嵊州市

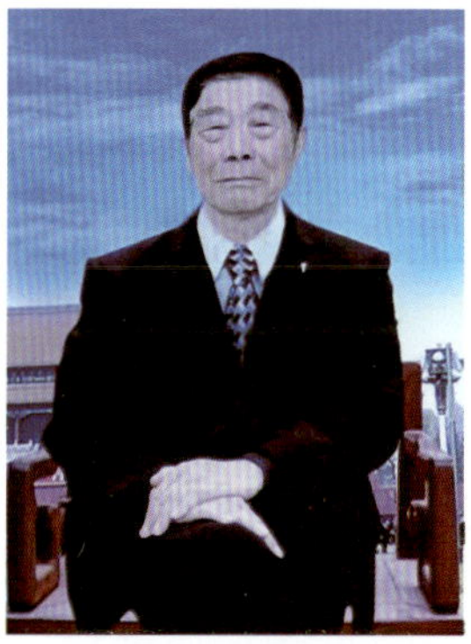

嵊州夏陆富中医诊所位于浙江省嵊州市崇仁镇。

夏陆富出生于浙江省绍兴市，今年82岁仍体健神清，主持嵊州夏陆富中医诊所工作。夏陆富运用家传三代中医秘方治疗烧、烫伤、跌伤、扭伤，伤口速效止血，技术安全，疗效明显，疗程短恢复快，而且对患者使用药物成本极低，节省了医疗费。伤口大患者，一般不用植皮，自然生皮，恢复好无瘢痕。夏陆富尽管年事已高，但永远保持勤奋好学的态度，在2022 年浙江省确有专长医生考核合格，成为合法合格医生，是全省考生合格医生中年龄较大的一位，受人敬重。

夏陆富特色疗法主要如下：

1. 水火烧烫伤麻油救急止痛

夏陆富接诊烫伤之后，立即用麻油涂伤口急救。芝麻油在《本草纲目》记载：芝麻油是补阴药，内服润肠胃，外用润皮肤。芝麻油外涂伤口后，杜绝细菌侵入，就像建成一间灭菌病房。原理：鱼缸里放几滴油，水下的鱼就会缺氧而死亡，连空气都钻不下去。夏陆富治疗其他皮肤病，比如:陈年烂脚、压疮、济疮、凡是人体一切毒疮，都要配合芝麻油，可抑制感染和促进愈合。

2. 治疗其他皮肤病家传疗法举例

①蛇缠病：此为病毒引起，缺乏专用针对药物，用蛇体加工来治效果显著。②手背肿块红肿发炎、背上肌瘤红肿，好像蟹背一样，家传特色疗法就要用毛蟹来治疗。③手指头红肿发炎，好像蛇头一样，用青蛙治疗效果好。④牛皮癣，因为难治，故而有“世界奇疹或不死的癌症”之说。夏陆富的特色疗法从牛身上取物配药来治疗。

3. 陈小麦治疗体虚盗汗。用储存5年的小麦煎汤主治暴热、阳毒、瘟毒、体弱虚汗、夜汗，提高免疫能力，增强体质，多喝红光满面。陈小麦药用，源自李时珍《本草纲目》的有关记载，在实践中可以变通创新。夏陆富非常推崇中医古籍中简、验、便、廉的实用方药，尤其是顽固难治的疾病，由于治疗时间相对较长，疾病容易复发，夏陆富更推崇采用粮油、百草、果蔬等特色疗法，经济、安全，又不伤正气，有利于康复和维持疗效。

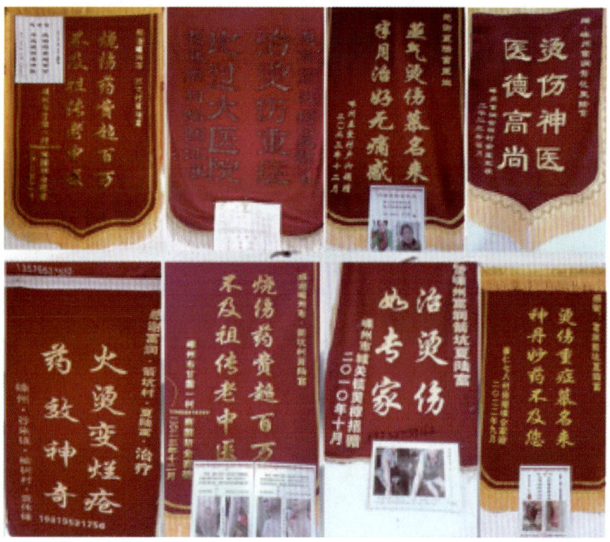

2024 国医年鉴

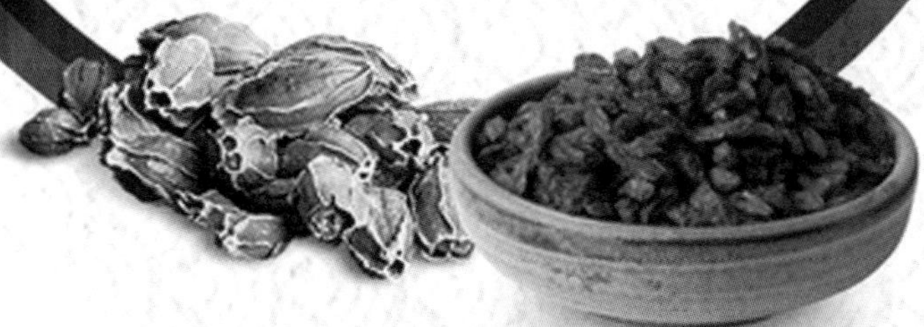

大医精诚　医者仁心

百家学说

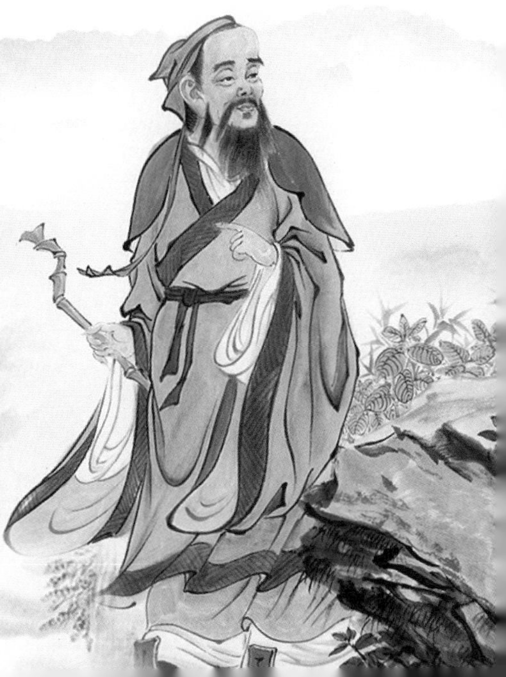

中医自律发展伦理之道
——国医大师孙光荣所倡《医师规》解读

刘　蔚　湖南中医药大学副教授
何清湖　湖南省政协常委 湖南中医药大学副校长
孙光荣　国医大师 孙光荣传承（湖南）工作室主任 教授 博士生导师

编者按：国医大师孙光荣，著名中医临床家、文献学家，中医药文化学者，首倡“中和思想·中和辨证·中和组方”，为中医药发展做出了诸多贡献。孙光荣强调中医人才培养要“首重德行”，并于2007年为其弟子们制定《医师规》，以期践行“大医精诚”精神，并在实践中产生了积极效果。

在我国首部《中华人民共和国中医药法》将于2017年7月1日施行的大背景下，《医师规》这一实践模式更有其特殊意义。《中华人民共和国中医药法》第一次从法律层面明确了中医药的重要地位、发展方针和扶持措施，就中医药发展做出了外部规范与制度安排，而《医师规》则强调中医师内在道德建设，并以此来规范执业行为，净化行业风气。《医师规》的弘扬与推广，将与《中华人民共和国中医药法》互为表里、相辅相成，必将有利于医药事业的大发展、大繁荣。特编发此文，以飨读者。

国医大师孙光荣为其弟子们所立《医师规》，蕴含了丰富的中医学伦理理念、原则、方法，尤对中医行业之伦理现状，极具针对性、可操作性，用以指导执业者必将有利于新时期我国中医临床人才培养。

纲领：严守伦理规范的简易之道

大道至简。《易传·系辞上》曰：“乾以易知，坤以简能。”简易之道，实为天地乾坤之道。各行业都会自觉、不自觉地遵循简易的伦理法则去运作。《医师规》全文仅1000余字，核心内容为“诚、净、严、精”四条，深度契合伦理规范制定的简易之道，既避免了伦理规则为追求全面化而趋于碎片化，也符合中医学文化沿袭的约法省言、简易疏阔之传统。

层次：注重应然实然的实际区分

《医师规》将四条核心准则又分为“必须”“应当”“不准”三个层次：必须做到的基本准则（“必须”），行业推崇的高尚境界（“应当”），以及需要规避的制业禁区（“不准”）。这就避免了伦理规范制定的大忌——“道德高标”，那样往往造成伦理规范脱离实际，难以践行。《医师规》切实关注个体道德规范的实践难度，立足现实，兼收并蓄，深深扎根于新时期中医临床人才培养 的现实土壤。

其中“应当”这一层次，直接指向从业者的职业价值追求，重在倡导风气，属于“应然”层面，是较高标准的道德规范，不强制遵行，做到、做不到都可以，但是希望倡导更多的执业者做到。如《医师规》倡导“应当以仁爱、悲悯之心给患者一视同仁的重视、关心、照顾；在不违反法律法规的前提下及条件许可时，满足患者及其家属的合理要求；以诚恳、友好的态度建立互尊、互信、和谐、合作的医患关系”。这些“应然”层面的高要求，只奖励、不惩罚，明确指出了培养高尚医德的方向，可引导一批医德水准较高的执业者身体力行，而推动行业风气的优化。

而“必须”“不准”这两个层次，属于“实然”层面，明确指向从业者在事理上、情理上乃至于法律上的绝对施行、绝对禁行，重在约束执业者行为，一定要践行“必须”层面要求，也一定要杜绝“不准”层面要求。这两个层次的规矩是基本层次的道德规范，带有一定的强制性，旨在规范执业者的执业行为。如《医师规》规定，必须坚持“生命至贵，病人至上”的服务理念，“尊重患者的人格与选择诊疗方式的意愿”。又规定：“不准以夸大病情等方式恐吓、误导、讹诈病人。”这些“实然”层面的要求，做到了才是医德合格的执业者，做不到的执业者必将在事实上破坏行业的风气、信誉与发展，有必要加以惩罚，甚至被清除出执业者之列，而促进行业风气的靓化。

自律：针对常见多发的行业弊端

《医师规》瞄准人民群众深恶痛绝的行业伦理缺失的四大弊端，针锋相对，力求杜绝常见多发的不良现象：一是拒绝收治患者，“不准由于种族、国籍、信仰、性别、出身、地位、病种、病情及经济状况等因素歧视甚至拒诊、拒治患者”；二是过度医疗，“不准在非诊疗必需时为炫耀医术或为谋取利益而开具大处方、大检查”；三是谋取不正当收益，“不准以任何方式接受企业及 其中介为推销其产品而提供的赞助、提成、宴请、礼品、旅游、休闲等利益输送”；四是同行相轻，“不准在患者、学生中诋毁、贬低、打击、讥讽同行”。这四种常见多发的行业不正之风，有违基本的医德要求，不仅祸害行业的良性发展、阻碍医患之间的信任形成，也事实上常常是构成恶性医患冲突的导火线，务必令行禁止，最好能杜绝其发生，而促进行业风气的净化。

立规矩必重执业初心。拒诊、拒治患者，尤其是由于患者的经济状况不佳等因素而拒诊，直接违背“生命至贵，患者至上”的核心理念，如此行事，只会让执业者、医疗机构，乃至行业都背负“见死不救”“拿钱买命”之类的恶名。

立规矩应参透人情。临床上，的确部分患者的种族、国籍、信仰、性别、出身、地位、病种、病情及经济状况等因素，会为医师的诊断、治疗甚至名誉（收治高危患者，最容易导致患者不治身亡而影响医者声誉）带来一些困扰。即使如此，将患者诸如此类的因素、医师诊疗过程中会遭遇的困扰，置于患者的生命健康之上，依旧是《医师规》所不能容忍的，包括“自顾名誉而隐避”导致的延误治疗行为。任何规矩的存在，无非基于利益的调节；而经济、声誉之类的利益，总是不宜凌驾于人的生命健康利益之上。

立规矩要针对弊端。过度医疗，执业者一方面“滥伐无过”易损害患者的生命健康，另一方面在诊疗过程中徒增一些医疗资源耗费（这些耗费并不能真正提高诊疗价值），因之更具隐蔽性、 普遍性。《医师规》明确列举了开具大处方、大检查这两类最常见的过度医疗行径。临床上，有执业者在确有把握治疗好患者疾病的情况下，谋求不正当的经济利益而开具大处方、大检查，也有执业者为了规避医疗纠纷的风险而“狂轰滥炸”。无论哪种原因导致的过度医疗，既与医德相违背，也为我国法律所禁止。由于执业者正当经济利益与不正当额外收益之间的界限，事实上难 以明确厘清，同时“大检查”总可以排除一些患者隐性的诊断治疗风险，因此，对过度医疗的治理，更有赖于重视自律的伦理规范，而非重视他律的法律条文。

以药品提成为代表的不正当收益，在 2009 年新医改之前，在我国医药界包括中医药行业都是普遍存在的、有违医德的现象。药品提成，有的以现金支付，更具隐蔽性的是制药企业及其中介以宴请、礼品、旅游、休闲、赞助行业活动、会议等等

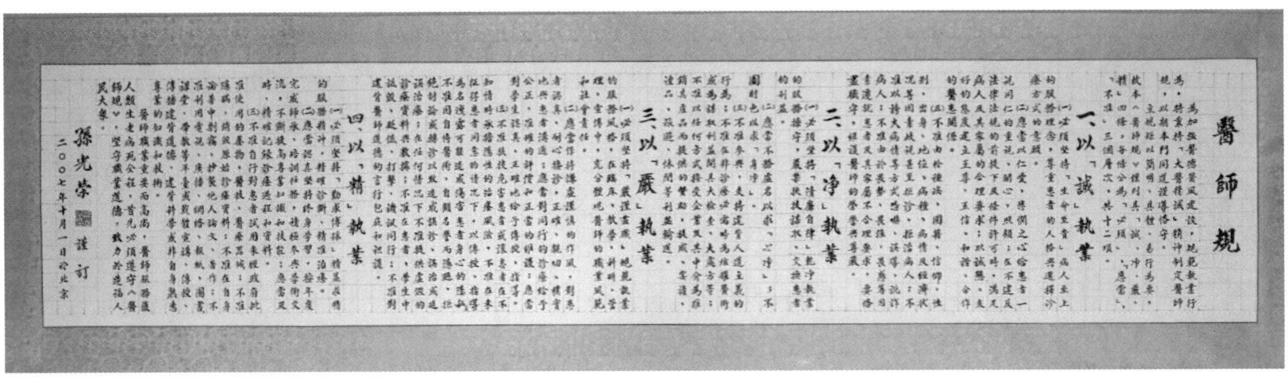

形式来支付。不论是哪种形式，这些费用最终还是会转嫁给患者以及支付医保的政府，侵犯的是人民、国家的利益。因此，《医师规》明确列举为执业者必须规避的“不准”类。

同行相轻，这一行业积弊由来已久，其滋生的土壤与医派的不同理念、执业者医术水平的高下都有关系。我国当前的同行之争，广泛发生在秉承不同传承理念的医派之间，中医与西医之间，乃至于纯中医与中西结合医、西医之间。对同一患者的不同诊疗思路，也常常不乏大量的学术理论、前期病案实践积累作为党同伐异的支撑。我国中医药行业发展，更是在近100年间经历过来自行业内外的诋毁、贬低、打击与讥讽，一度陷入生死存亡的危急时刻。其中，不排除一部分热衷于攻击同行的执业者，其实初衷是出于热爱自身所在医派、坚信自己秉承的理论与积累的经验。但“在患者、学生中诋毁、贬低、打击、讥讽同行”，有违我国医疗卫生与健康工作的方针之中的“中西医并重”，临床上也必然导致患者对行业整体的不信任感的滋生与蔓延。执业者的互相尊重，和谐共赢，才是真正有利于行业的学术繁荣、长远发展。

（经济参考报/2017年/1月/20日/第023版财智周刊·养生/中医）

中医一技之长的新概念及其全球发展

张超中　中国科学技术信息研究所

“中医”不是一个一成不变的概念，其内涵也将随着时代变化而丰富发展。我们看到，《中华人民共和国中医药法》对“中医药”的定义已经实现了时代性的突破，把其创造主体由原来的“汉族”扩展为“中华民族”，使得“中医药”也反映出了“中华民族多元一体”的文化和文明特征。

扩而论之，如果把“中医”放在全球的背景下来定义，或者说，“中医”若发展成为遍及全球，人人可用的一种医学体系，中医的概念及其形态将会发生怎样的变化？能否发展出新的“多元一体”？其发展的路径又是什么？对“中医一技之长”的研究和分析将有助于回答上述问题。

1.“中医一技之长”的本义

“中医”是一个与“西医”相对的概念，虽然同样是医学，概念不同，其内涵也必然有差异。在西医占据统治地位的情况下，一般用“中医药的特色和优势”来形容和概括这种差异。从方法论和思维方式来看，中医是一种个性化或者个体化的医学，这种医学具有自己与生俱来的理论特征，通过“一技之长”的具体实践能够充分表现和体现这个理论的特色和优势。

当代对中医药特色和优势的理解是指西医所不擅长的那一部分，大多局限于临床医学的范畴，如其对慢性病的康复作用等等。一旦进入“治未病”的领域，这种特色及其优势已经超越了目前狭隘的医学范畴，进而成为一个“文化典范”，这就是《黄帝内经》所说的“圣人”之事。一般来说，“圣人”最擅长的是教化，以“礼乐文明”等为手段奠定社会健康发展的文化基础。对中医药来说，教化的基本目标就是人人皆具有“一技之长”，这就是孙思邈在《备急千金要方·序》中所说的：“余缅寻圣人设教，欲使家家自学，人人自晓。”

当然，古意不明，教化则未免受到曲解，甚至得不到重视。汉代去古不远，可以借鉴。《汉书·艺文志》所说的“方技”包括“医经”“经方”“房中”“神仙”四家，此四家又有各自的“技艺”体系，由此可以想见上古“一技之长”的丰富多彩和博大精深。但是，仅从形式上去了解是远远不够的，还应该了解其精神实质，做到知其然和其所以然。实际上，在中医药理论和文化体系创立发展的过程中，也曾经历了从“为己”到“为人”的“古今之变”，这就是孔子在《论语·宪问》中所说的：“古之学者为己，今之学者为人”。能否观察到和体会到中医药的“古今之变”，这是指导中医药实践的关键。从上古文明的高度来看，中医药本是“为己之学”，从事者都是“真人”“至人”“圣人”“贤人”或者“高士”，因而“一技之长”就是“为己之学”，一旦掌握了“一技之长”，就能够完全主宰自己的健康，“做自己健康的第一责任人”。这里的“长”，更能体现中医药的特色和优势，谁能掌握“中医一技之长”，谁就能接近和获得“健康自由”，这是比“财富自由”更根本的“自由”。

2.“健康权”赋予“一技之长”以新义

在数千年的中医药发展史上，由于社会意识的变迁，作为“为己之学”的“一技之长”逐渐被遮蔽，与此相适应，健康本应由自己来主宰也变为交给他人来掌控，从而使得“一技之长”失去了本来的功能。目前，人们已经习惯于认为“医生”是“一技之长”的代表，这在当代则演化出中医药的“确有专长”的合法性问题。《中华人民共和国中医药法》第十五条规定：“以师承方式学习中医或者经多年实践，医术确有专长的人员，由至少两名中医医师推荐，经省、自治区、直辖市人民政府中医药主管部门组织实践技能和效果考核合格后，即可取得中医医师资格。”据西安交通大学马治国教授统计，截止到2023年，全国已有3000多名“确有专长”人员通过考核，而陕西一省就有1000多名，占比1/3，创造出了“陕西经验”。具体来看，之所以多少不等，其原因就在于全国各地的中医药主管部门对中医药法精神的领会程度有高有低。目前，中医药发展已经列入我国各级党政部门的政绩考核体系，深入学习和领会中医药文化的真精神，“陕西经验”也将有望上升为“中国经验”。

从各地弘扬和发展中医药的经验来看，《论语·卫灵公》指出的“人能弘道，非道弘人”确非虚言。中医药本来有自己的发展规律，但是需要那些意识到自己的历史使命且勇于担当的“传承者和弘扬者”，才能使中医药事业兴旺发达起来。我们看到，如今中医药的师承教育已经被广泛接受，但是追溯历史，这是二十年来以邓铁涛、朱良春等为代表的中医药界有识之士不断努力的结果。邓老、朱老皆享有高寿，“度百岁乃去”，究其原因，他们都有自己的“一技之长”，做到了“为己”与“为人”的统一，树立了“一技之长”的典范。

今日之中医药，“为人者”多，“为己者”少。这种现象正说明了中医药文化建设尚处于“初级阶段”，而在这个阶段中，需要通过“确有专长”考核才能保障“一技之长”的合法服务。这是一部分人为另一部分人的服务，属于“治疗”范畴，不是“教化”行为。随着现代社会的转型发展，“中医一技之长”也需要向历史文化汲取经验和智慧，争取自己的“合理合法”权益。《老子》指出：“既以为人己愈有，既以与人己愈多。”很多人不明其义，这其实就是“生生不息”的另外一种表达，也是“为己之学”的高明之处，即只有“合道于天”，才能永续发展，而这需要对健康的“觉悟”。

因此，从更根本的意义上来看，“中医一技之长”是对生命与健康的“觉悟”，也是一种“自觉”状态。从“扁鹊三兄弟”的故事中清晰可见，“一技之长”的最高境界其实是无形的，也是“个人”的。如果人人皆具备“一技之长”，那么这个社会的法律所要保障的就是人人追求健康的权利，这也应是制定《中华人民共和国基本卫生与健康促进法》的基本目的。该法第四条规定：“国家和社会尊重、保护公民的健康权。……国家建立健康教育制度，保障公民获得健康教育的权利，提高公民的健康素养。”第六十九条规定：“公民是自己健康的第一责任人，树立和践行对自己健康负责的健康管理理念，主动学习健康知识，……形成符合自身和家庭特点的健康生活方式。”由此可见，发展“中医一技之长”是对“健康权”的最好阐释和最佳实践。

3.秉承“文明互鉴”精神，促进“中医一技之长”的全球发展

“健康权”是每个人与生俱来的权利，正如禅宗所说的“迷时师度，悟时自度”一样，保障每个人的“健康权”也需要个人和社会相结合，做到“标本兼治”。从上可见，“中医一技之长”具有“为己”与“为人”两个可能的发展方向，其中“为人”者固然可以成为“确有专长”的医生，同时也可发展成为“健康教育工作者”，启发和帮助更多的人研究“为己之学”，获得“一技之长”，实现“自己就是医生”的文化理想。

从原理来看，中医精神所强调的就是“自治”和“自化”，“中医一技之长”则是便捷实效的“自医”手段。毋庸置疑的是，如果看不到“中医一技之长”的历史性作用，就难以理解中医自身发展规律，难以解释这种文化性的和群众性的实践对保障中华民族健康的基础性贡献。可以说，“中医一技之长”也是“多元一体”的，而且这个“体”是比“群体”更基本的“个体”，从而更能显现医学“多元一体”的发展潜力。我们看到，世界卫生组织（WHO）曾经两次制定传统医学发展战略，这在全球范围内显示出传统医学的不可或缺。虽然可喜，但其中也有遗憾，这就是对“医学与文化多样性”的阐释受到了来自西医视野的严重影响，未能建立起医学文化的“多元一体”格局。应当说，与西医的还原论不同，中医的整体论更适合促进“多元一体”格局的生成和发展。

我认为，中医不仅是一种医学，更是一种方法，其作为医学具有中华文明的特色，其作为方法则超越了这种文化的特殊性，表现为对每个人的“普适性”。每个民族，每种文化，每门医学都有自己的“一技之长”，在“文明互鉴”的背景之下，“中医一技之长”具有更现实的发展道路可走，即促进不同文化背景的人觉悟到自己的“健康权”，实现自己的“健康自由”。

中医系统平衡论的智慧与实践

杨永琳

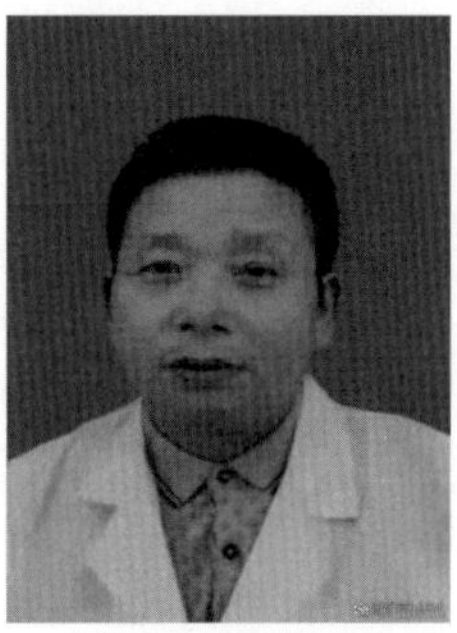

杨永琳，湖南省永州市宁远县人，中医系统平衡论倡导和践行者，国医大师石学敏院士弟子，擅用中西医学、气功按摩，治愈了许多疑难杂症，被患者称为“仙家医生”。

在古老的东方智慧中，中医以其独特的理论体系和实践方法，为人类的健康事业贡献着无尽的力量。它不仅仅是一种医学体系，更是一种生活哲学。整体观和气血阴阳学说，是中医理论体系的基础，治病养生的指南。笔者从事中医药养生多年，悟得中医治病养生，主要讲究人身整体的系统平衡，正所谓“阴平阳秘，精神乃治”。

中医系统平衡论，强调整体性和动态平衡。它认为，人体是一个有机的整体，各个脏腑、组织、器官之间相互依存、相互制约，共同维持着人体的生命活动。同时，中医还强调人体与外界环境的和谐统一，即“天人合一”，认为人体的健康与自然环境、社会环境息息相关。

在医学实践中，中医系统平衡论的应用广泛而深入。例如，在诊断疾病时，中医不仅仅关注病变本身，更注重从整体角度分析病因、病机和病情的发展变化。在治疗上，中医采用个体化治疗方案，通过调整人体的阴阳平衡、气血运行、脏腑功能等，促进身体功能整体和谐，从而达到治愈疾病的目的。

与西医相比，中医的独特性和优势在于其整体观和动态观。西医注重疾病的病灶和病损治疗，借助药物或手术攻邪。中医则更注重整体调理和预防保健。这种思维方式上的差异，使得中医在许多慢性疾病和复杂疾病的治疗上，具有独特的优势和疗效。

随着现代医学的发展，中医系统平衡论在现代医学中的地位和作用逐渐受到重视。中医在预防、治疗等方面的独特优势，以及与现代医学结合的可能性，成为医学界关注的焦点。在现代医学中，许多疾病的治疗需要长期的药物治疗和手术治疗，这给患者的身心健康带来了很大的负担。中医的调理和预防保健方法，可以为患者提供更为全面的治疗方案。通过中西医结合的方式，可以更好地发挥中医和现代医学的优势，提高治疗效果和生活质量。

中医系统平衡论在实际医疗中的应用广泛而深入。例如，在针灸治疗中，医生通过刺激人体特定的穴位，调整人体的气血运行和阴阳平衡，达到治疗疾病的目的。这种治疗方法不仅具有疗效显著、不良反应小等优点，还可以结合现代医疗技术，如电针、磁疗等，提高治疗效果。

中医系统平衡论不仅关注疾病的治疗，更注重健康的管理和养生。在饮食方面，中医注重食物的性味归经和营养搭配，提倡食补食疗，通过合理的饮食搭配和适度的控制饮食量，可以调整人体的阴阳平衡和气血运行，达到预防疾病和提高生活质量的目的。在运动方面，中医提倡适度的运动锻炼，如太极拳、八段锦等传统的健身方法。这些运动不仅可以增强人体的体质和免疫力，还可以调整人体的气血运行和情绪状态，有助于保持身心健康。

中医系统平衡论，作为中国传统医学文化的重要组成部分，不仅承载着数千年来的医疗实践智慧，更蕴含着深厚的哲学思想。它以人体阴阳五行相生相克的原理为理论基础，倡导人体内在环境的和谐平衡，通过调节身体免疫力，达到预防疾病、增进健康的目的。这一理论体系在保障中国人民健康水平提升的同时，也以其独特的养生文化深深影响着全球医学界。

从核心理念来看，中医系统平衡论强调的是整体观念和辨证施治，认为人体各部分之间存在着相互依存、相互制约的关系，当某一生理功能偏盛或偏衰时，就会引发疾病，导致身体失衡。因此，中医的治疗原则不是简单地应用单味药物或简单的物理疗法，而是根据患者的具体体质、临床表现和病因病机，制定出个性化的综合治疗方案。

养生的理念是中医系统平衡论的重要组成部分，它倡导人们顺应自然规律、调和饮食、适量运动以保持身心健康。具体到养生与健康领域，中医系统平衡论强调要因人而异，根据个体的年龄、性别、体质和季节变化等因素制定个性化的养生方案。

跨文化交流与传播层面，中医系统平衡论展现出顽强的生命力和国际影响力。随着全球化进程的加快，中医已在越来越多的国家得到认可和广泛应用。通过与西方医学体系的融合创新，中医系统平衡论为解决全球卫生难题提供了独特的解决方案，也为东西方文化的交流搭建了坚实的桥梁。

内证修为

熊婉贞

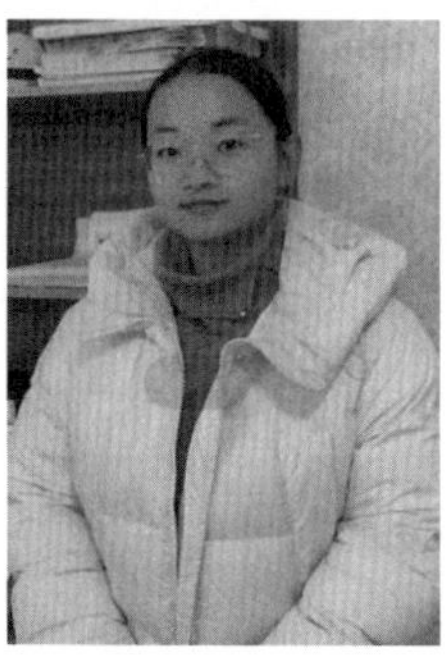

本人为庚辰年生人，自觉幼时即能通感，但并未重视亦无人引导。刚上大一，由于高中长期饮食作息失调身体孱弱，应付学业都感体力不支。为改变这一困境，于是积极寻求自救方法，机缘巧合结识了一些教导冥想、身心灵疗愈的老师，交流学习后，发现自己的感应与其所述区别甚大，最重要的一点是，观察到了不以“我”意志为转移的客观规律的世界，从此打开内证内观的大门。

一、内证观察

如今大众偏好西医，有的对中医不信任，很大原因在于人们更倾向于相信自己眼睛能够看见的事物。中医所讲的血、气、精、经络是能量层面的理论，而西医给人们展现了“看得见摸得着的、能够通过影像呈现”的人体，营造出身体循环易见易懂的幻觉。内证与观察即是中医的解剖学，本人愿以自身内观内证经验，让大家能透过中医能量理论的面纱去更好地领悟中医健身的道理。

开启观察视角的朋友们总会想到这样一句话：万物互联。内证以人体自身为舞台进行内观实证，观察则将视角投放至身外，重新认知自己所在的天地。一切观测，核心在解读，解读建立在观者对世界理解的基础之上。身病本质是行有缺，行有缺漏，归根结底是认知的欠缺。凡事皆有因缘，时刻保持觉知才能及时调整问题，正所谓“人生无处不修行”。

二、人体内观

人之内观，首先是气、血的观察。阳气阴血，血气会相互转换，达成平衡。人体有不同的气，五脏对应脏气，呼吸对应气息，人体对应气场，血有血管运输，气在经络中行走。人体经络半指宽，运行旺盛时，能观察到莹莹光彩。穴位如同开关，推拿针灸即刺激开关，实现减缓、激活、引导、疏通气的运行的效果。

中脉外层有气，内莹白，有淡蓝色泽，修行人依据功法不同色泽亦有区别。偶有观察到进行打坐、站桩等练气修行之人，中脉旺盛充盈质密。中脉之粗细反映人生命力的强弱。本人所观到的案例里，相对而言，少年时中脉粗，老年时中脉细，少年时中脉旺盛发散，老年时中脉平稳、收敛。经常干体力活的人中脉的能量质地结实，且能有效关联五肢。四体不勤之人中脉细弱，且主要只关联头颈，难达四肢。

三、世界无涯

人与土地、与宇宙以丹田为门户相互连通，地气即一地之气场，地脉是形成时间更长、影响范围与层次更深远的地气。地气起于自然而发于人文，地脉则与山川草木紧密联系。地脉有灵，通过频率传递信息。不同地脉所承袭因缘之源头不同，因此有不同的特征，形成不同格局。

一如人体血承载气，地脉之于自然就像血脉之于人体，人体的血管和经络分别承载血气，地脉与山系、水系乃至延申出来的植被等就承载了自然的生机。因水是包容性极好的优秀载体，水系常随地脉走势。物质是营养生命的基础，非物质层面的滋养则由生机供给——灵魂、神智、心灵的生养皆依赖于此，正所谓“地灵人杰”。

人影响地脉主要通过影响地气。人居环境污染有物质污染和气场污染，物质污染源于自然界难以降解的化工产品。气场污染源于人的心情情志形成的负面情志能量场，即基于人思维、行为固有模式诞生的“新”地气，本质是记录负面情志与行为的磁场，作用于人的表层意识。当此类磁场壮大之后会与当地的自然环境进一步融合，此类磁场相比人单纯的思维、行为形成的场稳定程度更深，作用范围更广，一般作用于人的潜意识，于无形之间产生影响。

四、修行与修身

人调理环境的同时也是在治愈自己。摄入的食物营养身体，构成物质的一部分，物质躯体也会影响灵魂的纯净度，以己昭昭，才能使人昭昭。家中风水良好，则聚气纳福，家和万事兴，一家人力往一处使，生活也必然一路生花。且环境磁场会记录过往事情来影响人，因此刻录好的经历与情绪就能营造好的气场，从精神层面感召良好气运。当营造了正向循环，即使自己状态不佳，进入此处亦能“心随境转”，相互促进形成良性反馈。故而有很多病患通过旅游转换生活场景，病情大为好转。

说到底，欲要治未病，本质是使人在德智体美劳五个方面“修行”，德即是品德，智是智慧，体是身体素质，美是艺术，劳是接地气的劳作。从这五个方面入手，提升生命层次，思想通达，不生龃龉，也就消除了生病的负向场能。环境会记得发生的事情，宇宙会回应每个人的所思所想。福人居福地，即使不是福地，有福之人也会调理使得它变成福地。观察、调理的作用正在于此。

创立《神经内分泌系统阴阳平衡学》的重大意义

王锡民

我国中西医汇通研究始于清代医学大家王宏瀚先生著《医学原始》一书，至今已 330 多年。我国自 1956 年起开展中西医结合研究，开创了临床“优势互补”的中西医配合治疗模式，然而在中西医理论结合上仍然是结而不合，甚至还得出了“中西医理论不可通约”的结论。

2019 年 8 月，我国中医系统论研究名家祝世讷教授著《中医学原理研究》一书指出，“中医的理论和实践，现代科学之所以不能研究和解释，其本质是中医研究的先驱性与现有科学发展的局限性之间的矛盾。”他得出的结论是，破解“中西医理论不可通约难题”将导致中医复兴与医学革命。

二十多年来，我国慢性病呈井喷式爆发。尽管医院越建越多，药店星罗棋布，仍然阻挡不了慢性病患者的增加。据 2021 年资料，慢病死亡率已占总死亡率的 86%。由此证明，眼下的西医和中医都无法改变这一现状。时代呼吁医学科学家急需找到比中医和西医更加有效的治疗手段，以遏制慢性病的蔓延。

西医公开承认慢性病不能治愈，只能依赖药物暂时缓解症状，并要求患者终生服药来维持疗效，显然难当重任，故只能把希望寄托在中医整体治病理念上，因为中医毕竟可以治愈一些慢性疑难病症。

然而，尽管中医能够治愈一些慢性病和疑难病症，但总体治愈率并不高。在现实中，真正能够治愈多种慢性疑难病症的中医高手少之又少。有人认为中医治愈率低是由于医者悟性不高所造成的，其实并非如此。靠“悟性治病”本身就证明治病原理不清楚，治病原理不清必然导致疗效不高。例如，四诊辨证靠揣测病机试药来治疗异病，此乃“隔皮猜瓜”之理，揣测病机和试药本身就是不知真实病机和治病原理的表现，只凭现象层面的经验试药治病，疗效不确定就是其必然结果。这显然是中医治病方法无法避免的先天缺陷。面对今天的慢性病井喷式暴发，如果不纠正中医揣测病机试药治病疗效不确切的缺陷，就无法提高慢性病的治愈率。时不我待。

作者从事疑难病症治愈的探索性研究几十年，同时应用多学科理论破解中医理论本质，研究中西医统一学原理，主张衷中参西，通过增加理化指标实证疾病本质属性结合四诊确定真实病机，然后可针对真实病机用药或手法治疗，结果大大提高了疑难病症的治愈率。作者成功地治愈了大量经过中西医久治不愈的数十种慢性疑难患者，从而成为地方名医，并因此多次接受市电台、电视台和报社等媒体的采访。

作者得出的结论是，唯有借鉴现代医学原理，实证疾病本质属性结合四诊辨证才能确定疾病的真实病机，只有针对真实病机精准用药才能纠正四诊辨证揣测虚拟病机试药疗效不确切的缺陷，从而达到提高治病疗效的目的。这是提高中医治病疗效的唯一办法。

2012 年 1 月出版的《现代科学破解元气阴阳千古之谜》一书，首次破解了脑命门、肾命门、先天之精（元精）、元气、阴阳、阴气、阳气、阴阳平衡、阴阳偏盛偏衰、阴阳消长、阳化气阴成形、阳生阴长、阳杀阴藏等中医基本概念的现代医学本质，提出“下丘脑自主神经-内分泌联合中枢”就是调控人体元气、阴阳平衡的“整体系统阴阳平衡中枢”。著名中医学家朱良春国医大师，中国未来研究会医学委员会会长、未来医学家王绍臣教授等几十位专家学者读过此书后给予高度评价，王绍臣会长著《未来世界与中国》一书称之为“世界未来医学之新曙光”。

《神经内分泌系统阴阳平衡学》先后于 2023

年5月和2024年2月两次出版，一是为“下丘脑自主神经-内分泌联合中枢”补充生理学证据、临床研究证据，论证其客观存在；二是重申该中枢就是调控人体元气盛衰、阴阳平衡稳态的脑命门和“整体系统阴阳平衡中枢”，也是调控人体自主生命活动阴阳平衡稳态的“本能自主生命系统中枢”（执行中枢）；三是重申脑命门元气功能是脑命门阳气与脑命门阴气对立平衡的结果，脑命门阳气即“下丘脑交感神经-内分泌阳精激素功能”，脑命门阴气即“下丘脑副交感神经-内分泌阴精激素功能”；四是强调健康生理三态所对应的三种阴阳平衡稳态模式均由该中枢调控，疾病的自愈和治愈也由该中枢调控等。

作者在研究中发现，中医诊治疾病原来是以虚拟“阴阳平衡”作为判定健康的标准，以虚拟阴阳偏盛偏衰作为判断定疾病的标准，皆是以四诊现象阴阳属性揣测内在阴阳本质得来的意象认识，而非健康和疾病的真实阴阳原理。

本书揭示的“下丘脑自主神经-内分泌联合中枢”调控原理，第一次揭开了健康的真实“阴阳平衡”原理和疾病的真实“阴阳偏盛偏衰”原理，以及“以平为期”的治病原理等千古之谜。该中枢既是人体健康和疾病之本，也是诊病和治病之本，“下丘脑交感-副交感阴阳中枢”为人体阴阳平衡调控之标，“下丘脑内分泌阴阳平衡调控中枢”为人体阴阳平衡调控之本。

《神经内分泌系统阴阳平衡学》还进一步创建了“内分泌阴阳激素调控分解代谢与合成代谢阴阳辨证18纲”，为中医吸纳理化指标实证疾病阴阳本质属性，进而确定真实病机提供了原理上的辨证依据，纠正了中医以四诊现象阴阳属性辨证揣测虚拟阴阳病机而对于病理学真实阴阳本质属性一无所知的先天缺陷；中药调控“下丘脑自主神经-内分泌联合中枢”阴阳平衡的药理学证据，则为中草药四气阴阳属性调控疾病阴阳失调提供了治病原理上的用药依据，弥补了四诊揣测病机试药治疗的证据缺失。毫无疑问，将四诊辨证揣测病机试药法升级为结合理化指标实证真实病机进行精准用药的“五诊精准辨证识病治疗技术”，对于提高辨证精准度，减少辨出假证，提高治病疗效都会大有裨益，进而促进中医从“知其然不知其所以然”的古代经验医学，向“知其然又知其所以然”的现代原理医学转化。当然，本书只是迈出了第一步，今后还有更长的路要走，需要后来者进一步补充和完善。

著名大科学家钱学森院士早在1985年就曾预言：“中医理论包含了许多系统论的思想，而这是西医的严重缺点。所以中医现代化是医学发展的正道，而且最终会引起科学技术体系的改造——科学革命。”其后又说：“医学发展的方向是中医不是西医，西医也要走到中医的道路上来。用人体科学这个观点，来吸取所有西医的这些成果，不是从前的所谓中西医结合，用西医来化中医，我认为那是错误的，而是反过来，用中医来化西医，把西医的结果全部拿过来，吸取到人体科学里来。”他特别指出：“从人体科学的观点，中医有许多比西方医学高明的地方，但将来的医学一定是集中医、西医各民族医学于一炉的新医学。”

《神经内分泌系统阴阳平衡学》正是这样一种集中医、西医于一炉，既高于中医又高于西医的新医学体系，架起了现代科学通往古代自然哲学（中医学）的桥梁。这对于弥补中医、西医两大理论的缺陷，提高中医、西医治病疗效，引领中医、西医向更高水平发展，并改变当前中西医理论上结而不合的现状等方面而言，都是一次重大的理论突破和医学革命。

肠道康复功能在急性血管血栓中的医疗应用价值

刘晓清

我于 2008 年 8 月在《中外医疗》杂志上发表了论文《开启人体的健康隧道》。论文的主题是讲述肠道系统所具有的康复功能及其在治疗疾病和预防保健中所能产生的作用。阐述了其药理作用，即微量的细胞因子等合理剂量、合理配伍，通过诱导激发肠道系统派氏集合相关淋巴组织的免疫反应，连锁式全身性淋巴组织发生免疫反应，可以使全身性得到抗炎症作用、抗免疫损伤和改善内环境，提高免疫防御。炎症及自身免疫损伤，可以是疾病的主因，也可以是疾病的伴随现象，几乎所有内科获得性疾病都存在着炎症及自身免疫损伤。从运用肠道康复功能可以治愈各种各样疾病的事实中，我们不难得出如下结论：炎症和免疫损伤是大多数获得性(非先天性)疾病的源头。在内因和外因的综合因素作用下，引起自身组织反应性炎症，是疾病缓缓向前推进的基础。应用肠道康复功能不仅具有抗炎作用、抗免疫损伤作用，还可以改善内环境，提高免疫防御，从而标本兼治，从内因提供康复的基础，具有很好的医疗价值。

民间有许许多多的饮用尿液治病报道，并非人们想当然谬传，其医学原理就是启动了肠道康复功能而取得的成果。

在应用肠道康复功能免疫疗法对各种疾病治疗的探索中，偶然发现对急性血管血栓具有显而易见的医疗应用价值。从 2020 年至今，通过治疗一些病例，并探究其应用效果，现报道如下。

1.资料与方法

冯某，女，61 岁，山西省壶关县人。于 2020 年 3 月因子宫内膜癌行子宫切除术后，突然出现左下肢均匀性重度肿胀、水肿性肤色。左下肢浮肿后第 7 天，彩超报告：左下肢深静脉血栓形成，以“左下肢深静脉血栓；子宫内膜癌术后”入住山西省壶关县妇幼保健院。采用常规治疗，给予患者抗血小板聚集药物治疗，口服阿司西林肠溶片，1 次/天，100mg/次。抗凝血药物治疗，静脉滴注肝素，一日 20000U，加入 0.9%氯化钠注射液 1000mL 中持续滴注。另外口服肠道康复功能免疫疗法之食物粉。每周复查凝血功能无异常。治疗至第 16 天，左下肢浮肿突然消失，接着治疗 4 天后复查左下肢彩超报告左下肢深静脉血流通畅，正常血流信号。之后观察 3 年无异常。

崔某，男，70 岁，山西省壶关县人。于 2021 年 2 月 10 日睡醒后突然发现右下肢抬腿困难、偏瘫、不能行走。当日上午在家人陪伴下查脑 MR 示：左侧半卵圆中心梗死；多发腔隙性脑梗死，部分病灶软化，脑多发缺血灶。于当天下午入该院，采用常规治疗，给予患者抗血小板聚集药物治疗，口服阿司匹林肠溶片，1 次/天，100mg/次。抗凝血药物治疗，低分子量肝素 5000U 皮下注射，12 小时 1 次。降血脂药物治疗，阿托伐他汀钙片，20mg/天，日 1 次。另外口服肠道康复功能免疫疗法之食物粉。每周复查凝血功能无异常。治疗 20 天时，患者可以独自上下楼梯，走平路时能看出右腿走路不正常，走 200 米时需休息一下。自诉右腿走路力量不达。办理了出院手续，在家坚持原治疗方案 20 天，家人帮助打针。进行家庭随访，患者自诉行走有改善，行走 500 米路程即需要休息一下，右腿走路有劲，但力量不达，不如左腿行走自如。之后观察半年，右腿行走变化不大，可以正常到田地干活。

赵某，女，61 岁，山西省壶关县人。双下肢行走乏力多年，右下肢行走乏力加重 15 天，但仍然可以独自行走。查 MR 示：左侧额叶新发腔隙性脑梗死；脑内多发缺血灶。于 2021 年 2 月入住该院治疗。采用常规治疗，给予患者抗血小板聚集药物治疗，口服阿司匹林肠溶片，100mg/次，1 次/天。抗凝血药物治疗，低分子量肝素 5000U 皮下注射，12 小时 1 次。降血脂药物治疗，阿托伐他汀钙片，20mg/次，日 1 次。另外口服肠道康复功能免疫疗法之食物粉。治疗 20 天出院。出院时双下肢行走有力，较前明显改善，可持续行走较长的路程。

韩某，女，36 岁，山西省壶关县人。突然出现右侧面部和右侧舌根偏瘫僵硬 4 天，于 2021 年 2 月入住该院。检查脑 CT 报告未见异常。采用常视治疗，给予患者抗血小板聚集药物治疗，口服阿司匹林肠溶片，1 次/天，100mg/次。抗凝血药物治疗，低分子量肝素 5000U 皮下注射，12 小时 1 次。降血脂药物治疗，阿托伐他汀钙片，20mg/次，日 1 次。另外口服肠道康复功能免疫疗法之食物粉。治疗 20 天办理出院手续。出院时，患者右侧面部和右侧舌根偏瘫僵硬症状消失，谈吐自如。检查脑 MR 诊断报告未见异常。

刘某，男，83 岁，山西省壶关县人。双下肢行走动乏力 3 个月，走路颤颤悠悠，检查脑 MR 示：多发腔隙性脑梗死，双侧脑室周围多发缺血灶。采用常视治疗，给予患者抗血小板聚集药物治疗，口服阿司匹林肠溶片，1 次/天，100mg/次。抗凝血药物治疗，低分子量肝素 5000U 皮下注射，12 小时 1 次。降血脂药物治疗，阿托伐他汀钙片，20mg/次，日 1 次。另外口服肠道康复功能免疫疗法之食物粉。共治疗 20 天，治疗结束时，患者行走正常，抬腿乏力情况减轻，可持久行动。观察 1 年无变化。

2.结果

一例下肢深静脉血栓，从血痓形成到第 7 天开始治疗，采用常规药物治疗，另加肠道康复功能免疫疗法，治疗 15 天，血栓消失，血管通畅，痊愈。三例 1～15 天的急性脑梗死，采用常规药物治疗，另加肠道康复功能免疫疗法，偏瘫康复快，减轻了脑梗死导致的器官功能残障。

一例缺血性脑病引起的行走乏力症，采用常规药物治疗，另加肠道康复功能免疫疗法，治疗 20 天， 双下肢抬腿乏力减轻，行走正常且持久。

3.讨论

近年来，我国脑血管疾病发病率不断攀升，目前已成为严重危害公共卫生健康的重大疾病。急性脑梗死的发病原因主要为血栓形成和脑组织灌注作为治疗原则。从急性脑梗死病理和病理生理分析分为急性脑梗死病灶和周围缺血半暗带。急性脑梗死病灶，超过 5 分钟，脑组织即发生不可逆的损伤，完全缺血的中心梗死区会致脑细胞死亡。周围缺血半暗带，存在侧支循环和部分血供，有大量可存活神经元，如血流恢复、脑代谢改善，神经细胞仍可恢复功能。缺血半暗带脑细胞损伤的可逆性是急性脑梗死患者抗血小板聚集、溶栓、抗凝血、降纤、他汀降血脂等治疗的病理学基础。脑血栓形成常规药物治疗，在发病 72 小时之后各种药物的治疗意义已不大，重点转向器官功能的康复训练。

本研究发现，在脑血栓形成后的更长时间内，在常规药物治疗的基础上，配合肠道康复功能免疫疗法，不依赖物理康复训练，仍能促进肢体器官的功能恢复，减轻肢体器官功能残障。本研究从一例左下肢深静脉血栓形成 7 天开始治疗产生的结果探索分析肠道康复功能免疫疗法在其中发挥的生理作用。 静脉血栓形成后，局部会产生炎症反应，聚集大量的炎症细胞、炎症因子和坏死的红细胞、血小板，破坏其中的生理环境，促进纤维组织增生，血栓向病理环境转化最终形成机化。人体的血液系统具有凝血功能系统和纤溶功能系统，凝血功能系统和纤溶功能系统保持平衡是血液流畅稳定的保证。启动肠道康复功能免疫疗法，可以得到抗炎作用、抗免疫损伤和改善内环境，提高免疫防御。在抗血小板聚集、抗凝血等常规药物治疗的基础上，下肢深静脉血栓形成急性期血栓尚未机化，启动肠道康复功能免疫疗法，可以消除血栓的炎症环境，增强白细胞对坏死的红细胞，血小板等吞噬消化作用，且增强了血液系统纤溶功能，使聚集的血栓逐渐消散， 最终血栓消失，血流再通。

同样的疗法，在急性脑血栓和缺血性脑病的治疗中，也可取得显著好于常规医疗治疗所取得的成效。急性脑梗死的完全缺血灶会因断血供而坏死，治疗 20 天血栓未能化解，血管血流需要再做治疗。缺血半暗带经过治疗可以促进血流再灌注和建立侧支循环，减轻神经组织缺损程度。缺血性脑病所导致的下肢乏力，在治疗 20 天后，下肢运动功能会明显得到提升，也说明在常规的抗血小板聚集、抗凝血等治疗基础上加上启动肠道康复功能免疫疗法，能显著改善脑组织的血液循环，从而使其神经功能得到不同程度的恢复。因为本疗法治疗急性脑梗死数量偏少，还未能得到对急性脑梗死所导致的语言不清、口角歪斜、肢体偏瘫、眩晕、甚至昏迷现象等症状的治疗意义，有待临床实践的进一步观察、探讨。

综上所述，为急性脑梗死患者和急性深静脉血栓患者实施肠道康复功能免疫疗法，治疗效果有显著提升，能够有效改善患者神经功能，减少不良反应的发生率。

环保推进与医疗创新

王涛　北京凯元环保技术有限公司

王涛：中国科学院中国能源与环保高质量发展专项课题组研究员；北京凯元环保技术有限公司董事长；中科未来（广东）低碳产业科技发展有限公司董事；中科未来恒泰（广东）低碳科技有限公司董事兼总工程师；国医大师李佃贵传承弟子；中国民间中医医药研究开发协会民间疗法研究专业委员会常务委员；中国人口文化促进会中医药健康科普分会常务委员副会长。

一、碳中和背景下，烟气净化技术创新模式

人类进入工业文明时代以来，在创造巨大财富的同时，也制造了大量的工业污染。随着工业的快速发展，“双碳”目标标志着自工业革命以来，环境治理进入了一个全球保护环境的新发展阶段，也是一场广泛而深刻的经济社会系统性变革——全产业环保革命。“双碳”的提出也是我国进入全面新发展阶段、实现高质量智慧化发展的迫切需要。

“双碳”目标提出后，工业用煤炭再次受到热议，要求能源转型，以石油、天然气来代替。煤炭作为工业的主要能源，在我国能源中工业用煤占比高达80%以上。因此，当工业烟气的碳排放成为主要排放源后，通过工信部提出“工业烟气超低排放治理及其资源综合利用技术装备”这一烟气净化技术可实现低碳减排，变废为宝并促进早日实现碳中和、碳达峰。同时，在实现碳减排的过程中回收的二氧化碳，可转化为纳米碳复合材料等新材料；烟气余热生成蒸馏水；废气、二氧化硫等有害物质转换成环保生态基坪进行盐碱地治理、土壤修复、沙漠治理，来促进植被的发展，绿化的进程；高纯氮气用于工业用气和食品保鲜剂。通过碳中和的落实，实现碳产业循环经济体系的生态闭环系统。

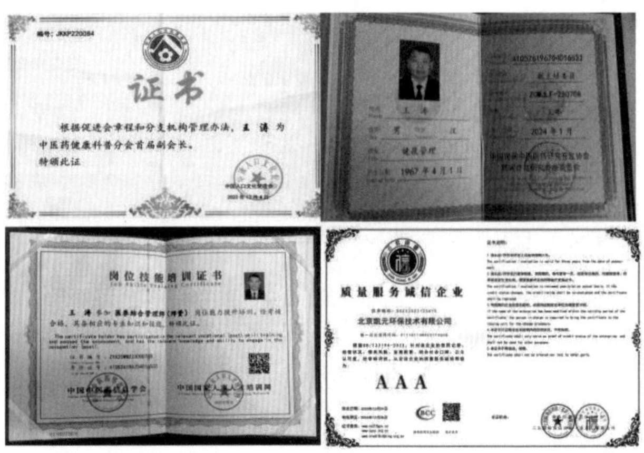

目前市场上，烟气治理技术多种多样，但能达到回收效益的技术不多，要想达标就需要企业每

年连续投入，增大生产成本。在这种现实情况下，既要发展经济又要保护环境，并且还要在短时间内完成碳达峰的任务，实现绿色低碳发展的目标提高其净化回收利用技术，实现碳产业自循环经济效益体系。

二、推动烟气净化技术创新，早日实现碳中和

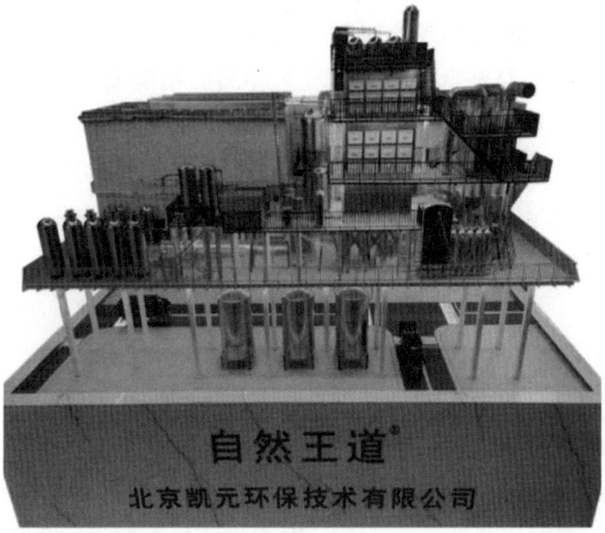

为保护世界环境，提倡绿色环保，我国“十四五”规划正式提出“双碳”目标：二氧化碳排放力争于2030年前达到碳峰值，努力争取2060年前实现碳中和，是我国对世界的庄严承诺。以此为目标，全国人民一起行动，积极响应党中央号召，助力早日实现“双碳”目标。

北京凯元环保技术有限公司研发的烟气净化技术即“工业烟气多污染物超低排放治理一体化及其资源综合利用成套装备”，是把烟气中有害物质彻底回收利用，排出与自然空气相一致的气体。通过烟气净化技术处理后的产物方便回收再利用，不但不会造成二次污染和浪费，而且还可以为企业降本增效，快速回收投入的资本。

该技术不仅在专利知识产权、节能性减排、安全性上具有优势，还具备实现自我造血功能的优势。适用领域广泛，如火力热电厂、冶金厂、石墨厂、水泥厂、玻璃厂、陶瓷厂、化工厂等需要燃煤、燃气、燃油、燃生物质的装备的尾气净化处理与回收再利用。通过烟气净化技术及碳中和治理回收的二氧化碳制成纳米碳复合材料，可用在医疗行业的杀菌消毒，杀菌消毒服装布料，疾病治疗等产业；农业的土壤改良、沙漠治理、盐碱地治理，叶面肥、防病虫害、增加产量、提高食品品质；军事行业、工业、建筑、航海、飞机等高强度轻质板材；动力蓄电池行业，增加储存电量的高能电池（泡沫碳铝合金材料等）、蓄电器、超导电路等诸多领域。而通过烟气余热回收生产蒸馏水，可用于医院医疗，化妆品、食品生产用水等无菌纯水用水。

与此同时，在烟气净化过程中回收的灰尘，二氧化硫，氮氧化物水汽等有害物转化生产为环保生态基坪。主要用来沙漠治理盐碱地治理，荒山野岭治理，达到根治成绿洲；城市绿化造型，家庭绿化等种植绿化行业需求。同时，回收高纯氮气可加工成食品及蔬菜、肉类、粮食等农产品保鲜用的气体保鲜剂；车胎充保护气，电焊保护气等工业用气。

随着煤、石油的消耗，不但污染环境，而且大规模开采有限资源造成的损失也很严重。如果全面推行全球治理，每年不但减少了大量的损失，维护了环境生态平衡，而且通过回收合理利用产生大量效益，不但可以提前20多年在我国率先实现碳达峰、碳中和，而且可以在20年内实现我国无沙漠化，无尾矿荒芜化，全部修复可耕种土壤，烟气净化技术具有很好的社会环境效益，还具有很可观的经济效益，是实现“双碳”目标的首选方案。

三、促进碳中和，构建碳产业循环经济闭环

我国土地面积144亿亩。其中，耕地约20亿亩，约占全国总面积的13.9%，林地18.7亿亩，占12.98%，草地43亿亩，占29.9%，城市、工矿、交通用地12亿亩，占8.3%，内陆水域4.3亿亩，占2.9%，宜农宜林荒地约19.3亿亩，占13.4%。而沙漠总面积约70万平方千米，连同50多万平方千米的戈壁在内总面积为128万平方千米，每年水土流失量居世界之首。需治理耕地面积5.4亿亩；需治理的草原牧地29亿亩；土壤的水蚀和风蚀现象严重，需要治理的水土流失面积还有47.26亿亩需要治理；需要治理的沙漠地19.2亿亩；需治理石质裸岩地6.9亿亩。合计107.8亿亩。

以2020年为例，全年煤炭、石油、天然气等含碳能源消耗量折合标煤为49.8亿吨。产生约52.3万亿标立方米干烟气量，损失热量209 160亿千卡；产生污染物140.852亿吨：其中二氧化碳130.1亿吨，二氧化硫0.423亿吨，氮氧化物0.369亿吨，产生烟尘9.96亿吨。把以上材料回收转化成环保生态基坪：可加工成环保生态基坪453亿立方米，每立方米可一次性根治沙漠或盐碱地4～8平方米。453亿立方米可治理2.72亿亩沙漠。19.2亿亩沙漠地需要7年时间治理好。

在正常情况下，耗时18.3年，最多20年完成二氧化碳回收再利用完成9.2亿亩沙漠土地治理，促进绿色经济发展，实现碳中和目标。

烟气净化技术的实施，由单一能源结构转变为多次能源结构，促进了碳中和的早日实现，使燃烧物产生的二氧化碳及其副产物服务于绿色产业发展，绿色产业的副产物作为工业清洁能源，加快了碳产业循环经济生态闭环的步伐，进入真正的人类社会绿色发展时代。碳中和的实现将会极大促进我国各地经济建设和推进国民经济可持续快速发展。培育发展战略性传统产业升级成为新兴的智慧化产业。致力于早日实现蓝天白云，青山绿水的美好愿景。

四、生物纳米碳元素在医学领域有着广泛的应用

（1）首先，纳米碳元素在肿瘤治疗方面具有重要的应用价值。通过将药物包裹在纳米碳材料上，可以提高药物的稳定性和穿透性，实现对肿瘤的精确治疗，减少对正常组织的损伤。同时，纳米碳元素的光热转换性能可以实现肿瘤的热疗，通过局部加热来杀灭肿瘤细胞。在肿瘤治疗方面，纳米碳元素的应用可以进一步细分为以下几个方面：

药物输送：通过将药物包裹在纳米碳材料上，可以提高药物的稳定性和穿透性。这种技术可以利用纳米碳的生物相容性和目标导向性能，将药物精确地输送到病变部位，从而实现对肿瘤的精确治疗。这样不仅可以提高疗效，减少不良反应，还可以解决一些药物难以穿越细胞膜的问题。

光热治疗：纳米碳元素具有优异的光热转换性能，可以实现肿瘤的热疗。这种治疗方法通过局部加热来杀灭肿瘤细胞，同时避免对正常组织的损伤。在近红外光的照射下，纳米碳可以高效地将光能转化为热能，从而实现对肿瘤的精确加热。

影像造影剂：纳米碳元素还可以作为磁共振成像（MRI）的对比剂，提高图像的分辨率和清晰度。这种应用可以提供更准确的诊断信息，帮助医生更好地判断肿瘤的位置、大小和形状。

（2）其次，纳米碳元素在生物传感器方面也有广泛应用。通过将纳米碳材料与生物分子结合，可以实现对生物分子的高灵敏度检测，例如血糖、血脂等指标的监测。

电化学生物传感器：在这类传感器中，纳米碳材料可以作为电极材料，用于检测生物分子。例如，通过将纳米碳材料与生物分子结合，可以实现对血糖、血脂等指标的监测。这种技术具有高灵敏度、快速响应和低成本等优点，适合于大规模的生物分子检测。

光学生物传感器：这类传感器利用纳米碳材料的光学性质，实现对生物分子的检测。例如，纳米碳材料可以作为荧光基团或荧光共振能量转移（FRET）中的能量接受体，用于检测生物分子相互作用过程中的荧光信号变化。这种技术具有高选择性、高灵敏度和快速响应等优点，适用于痕量生物分子的检测。

（3）此外，纳米碳元素还可以用于组织工程和再生医学等领域，通过与细胞相互作用，促进组织的再生和修复。

组织工程材料：通过将纳米碳材料与生物材料相结合，可以构建出具有特定功能和结构的组织工程材料。这些材料可以用于修复和替代人体受损的组织，如皮肤、骨骼和肌肉等。纳米碳材料的高生物相容性和良好的电学性能使其成为组织工程材料的理想选择。

干细胞研究：纳米碳材料还可以用于干细胞的研究和治疗。干细胞具有分化为多种细胞类型的能力，因此在再生医学中具有巨大的潜力。纳米碳材料可以作为干细胞的生长支架和药物载体，促进干细胞的增殖和分化。这种应用可以为损伤组织的修复和替代提供新的解决方案。

药物研发：纳米碳材料还可以用于药物的筛选和研发过程。通过将纳米碳材料与不同的候选药物相结合，可以评估药物的吸收、分布、代谢和排泄等特性。这种应用可以帮助科学家们更好地了解药物的性能和作用机制，加速新药的研发过程。

医用纳米碳元素具有独特的功能和应用，可以在肿瘤治疗、生物传感器、组织工程和再生医学等领域发挥重要作用。随着纳米技术的不断发展和完善，相信医用纳米碳元素在未来将会有更广阔的应用前景，为人类的健康事业做出更大的贡献。

浅谈“快速排瘀法”的传承和发展

李 岳　关 伟

李岳：中国未来研究会医学委员会智能中医管理中心主任、中国管理科学院能量养生中心能量养生专家。在中医智能化、慢病快治技术方面进行了有效的探索。关伟的弟子。

关伟：中国科学家协会会员，中国管理科学研究院经济论坛知名专家、客座教授，历任中国未来研究会医学委员会执行会长、中国管理科学研究院能量养生研究中心主任、中国百姓益寿健康促进公益活动组委会执行秘书长等。致力于中医智能化与慢病快治技术的研究，获得国家发明专利 2 项，实用型专利技术 20 余项。在无创治疗乳房、前列腺、腰/颈椎、膝关节、神经疾病等方面有独到的疗效，安全无不良反应。

摘要：“快速排瘀法”能在短时间内有效疏通气血、祛除瘀阻，调理各类由气滞血瘀造成的症状，更能防病于未然。在新的历史时期，不仅要继承传统中医文化的施术方法，更要融合现代检测科技和心理疗愈技术，培养新时代的传承人。

关键词：快速排瘀 传承发展 化繁就简 心理疗愈

中医学认为“久病必有瘀，难病必有瘀，怪病必有瘀”，而排瘀疗法的出发点是找出并除去生病的根本原因，从而达到恢复人体原有的机能促使疾病康复。“快速排瘀法”是以解决疾病的根源“血瘀”为主，该法既坚持中医之所长，又学习西医先进之处，整合现代化的智能检测仪器，融合心理疗愈技术。其特点是快速、安全无创伤、易操作、易复制、易推广。

“快速排瘀法”的原型是一种御用疗法，创始人关伟女士家族中有长辈曾是清朝宫廷中的御医，为患病的妃子诊断、治疗。早年间此方法只在家族中代代传承，有过辉煌，也历经过多次的危机和衰落，时至今日有许多方法已然失传，实在是可惜。痛定思痛，关伟女士意识到只有人才才是传承之本，她抛开门户之见，培养新一代的“快速排瘀法”施术者。一方面要开班授艺、选拔优秀的施术者，言传身教、薪火相传，培养专业的人才。另一方面也要对公众做科普教育，让更多的人了解、接受“快速排瘀法”，培养爱好者、消费者，最终让更多人成为“快速排瘀法”的受益者。

一、化繁就简、能尽其效

血是人体生命活动中的重要物质基础，六淫外感、情志失调、跌仆损伤等，均可引起局部或全身的血流不畅、瘀滞不行。瘀血停积体内，不仅失去血液正常濡养作用，还必然影响和加重气机郁滞。不通则痛就会产生疼痛、肿胀、麻木等一系列症状，影响人体正常生理功能，引起脏腑功能障碍变生百病。

几乎所有的病症都存在着轻重不同的气滞血瘀的现象，瘀血阻滞的部位不同，形成原因各异，病症繁多，症状错综复杂。“快速排瘀法”化繁就简，手法简单易学。施术时以身体上的压痛点、疼痛局部、病灶部位或反射区点为施术部位，用刮、按、捏、颤、拍等手法直接刺激体表特定部位，均匀、柔和、持久地渗透，介入病灶，在短的时间内激发人体经气或温热效应，以调理局部气血运行。另一方面通过经络系统调整心肺等脏腑功能，推动全身的气血运行，达到化瘀祛结、理筋整复、气血运行正常的治疗和康养目的。

“快速排瘀法”培训过程中，在有限的培训面授时间里，主要是采用理论加实操的方式。系统详尽的理论知识，用最通俗的、易于理解的形式展现，使学员们快速掌握主要的知识点。实操部分课堂上轻松友好、安全的氛围，用常见的病例，鼓励学员亲自动手操作，导师及时给予有针对性的指导，教授学员安全有效的方法。更鼓励学员们课外的自主学习，导师在日常教学中也要做到提醒、督促，使学员迅速累积和总结有关预防、诊断、治疗、康复等相关实践经验，对认识生命、维护健康、防治疾病等方面有更加清晰、深刻的理解。做到好上手，易操作，学员们能在较短的时间内能尽其效，学以致用，更快、更有效地为广大患者服务。

二、气滞血瘀、智能检测

血瘀是指血液运行不畅或血液瘀滞不通的病机变化，是某些疾病在一定发展阶段出现的病因、病理、病位、病势的综合性表现。瘀血内阻是多种病症的主要致病因素，又有不少疾患是在发病过程中出现血滞瘀阻的症状，其临床表现复杂多样。

气滞血瘀的主要症状有疼痛（痛处固定不移）或麻木，身体外部或内部发现肿块或外伤引起的血肿，内出血会在出血时夹有紫黯色血块，皮肤黏膜或舌质出现瘀斑。同时，可能出现胀闷、疼痛、舌紫暗、脉涩、烦躁或抑郁、心悸、肢体麻木、头晕、偏瘫、病理性肿块、皮下瘀斑、肌肤甲错、腹泻等不同慢性症状，也有可能出现“离经之血”这样病程短暂的急性血瘀症。更是涉及循环系统、消化系统、呼吸系统、神经系统、内分泌系统等各种疾病，辨证上对施术者有着很高的要求。

随着现代科学技术迅猛发展，“快速排瘀法”整合了现代科学技术的智能检测系统，使传承方式科学化、标准化、更易复制。

智能检测系统通过有机体内除物质、神经控制机制之神经电波外尚存有以电磁波为媒介的非物质性控制机制，来检测分析评估人体器官功能改变的深度、强度与实证。不用宽衣解带、无须禁食，快速方便，涵盖全身十二大系统。其与超声波、计算机断层扫描、磁振造影等其他检测方法的结果有80%的吻合率。检测结果会辅助施术者设计出最佳康复治疗方案，快速有效地为患者做最好的调理。

三、通利血脉、化瘀散结

血液处于高凝状态，造成微血管血流减慢，引起供血不足，血脉不畅，必然导致血瘀。“快速排瘀法”作用于人体相关部位，体表、腧穴或病变部位，温通经脉、调和气血、协调阴阳、扶正祛邪、激发调动自愈能力。能有效作通利血脉、促进血行、消散瘀血，对“瘀血症”的疾病作用是多方面的。通过改善血液循环，特别是微循环，改善缺血状态。降低血液黏稠度，防止血栓形成。

流通血脉，所谓一通百通，可以实现改善多项人体生理状况，包括：改善机体失调，有利于组织的修得、创伤的愈合；改善结缔组织代谢，既能促进增生病变的转化吸收，又能使萎缩的结缔组织康复；改善毛细血管通透性，减轻炎症反应，促进炎症病灶消退和吸收；调整机体免疫功能。

经多年累积实践，“快速排瘀法”能快速消除乳房疼痛，对增生、瘀结、副乳、纤维瘤、脂肪瘤、结节等乳房问题，关节退行性改变、神经疼痛、前列腺及肩周炎、颈椎病、静脉曲张、久治不愈的面瘫、糖尿病、高血压等疑难杂症有迅速、明显的效果。

四、情志致病、心理疗愈

情志因素与血瘀互为因果。生理健康和心理健康是统一的整体，具有内在的相关性。心理是心、脑等脏腑对外界信息的反映，其功能活动也总是表现为某种特定的情感、情绪反应与认知活动。人的喜怒忧思悲恐惊七情意志，可直接影响气血的运行。心情过激，气血拂乱。气为血帅，气行血行，气虚则血流迟缓瘀滞。长久的或突然骤烈的情志刺激作用于人体，使人体气机不畅、气血运行失调，导致血瘀的发生。情绪致病，引起五脏气机失调，损伤五脏，即怒伤肝、喜伤心、思伤脾、悲伤肺、恐伤肾。长期的情绪紧张或思想负担沉重均可导致气血逆乱，扰乱心神。

“快速排瘀法”以物理按摩手法祛瘀化结、调理脏腑功能有很好的效果，也能使患者放松心情，减少焦虑和抑郁，产生良好的心理状态。但同时也要认识到，人的心理特征不仅与形态、功能有关，而且与不同个体的生活经历以及所处的社会文化环境有着密切的联系。所以“快速排瘀法”还融入了心理疗愈技术，调节患者思想负担，促其心情舒畅、调理气机，减少血瘀症的发生机会。调情志、畅情志，理气机、活血化瘀并用可增加疗效。

心理疗愈师理解和倾听患者的情感心声，不评判、不指责，运用专业知识和技能，帮助他们理清生命中的卡点、目标和需求，主动适应自然和社会环境，走出心灵的困境，重拾生活的信心。

综上所述，血液的浓、黏、凝、聚倾向是血瘀的本质。血液处于高浓、高聚、高凝的状态，血液的黏滞性增大，血流变性减弱，极易形成血栓，造成血管栓塞，是许多病理变化的重要环节。熟练掌握“快速排瘀法”，不但可以判断、调理由血瘀引起的多种症状，达到保健、康复的调理效果，更要在未病先防、已病防变、愈后防复等方面发挥应有的作用。

秋石制作工艺（二）

张志旭　张晓宜　刘建力　茅为众

生石膏法秋石制作工艺

健康儿童或成人的尿液，医用脱脂棉纱布过滤，倒入食品级酵素大桶，密闭，静置 10～30d，取上清液（静置时的沉淀液留用），2～36h，弃去上清液（可用虹吸管食品级硅胶管内径 7mm、外径 9mm，内径 3mm、外径 6mm。弃去上清液可作肥料），收集沉淀液合并静置时留用的沉淀液，水洗 1～2 次，置于吹风烘干机 50℃（一次 300L 尿的沉淀液，可用家用吹风烘干机）中烘干（约 12h），即得生石膏法制得加入生石膏粉（药材粉碎机粉碎 3 次，用瓷乳钵加少许净水研末 20min 使生石膏末更细，1L 尿液用 0.52g 生石膏细粉。10L 尿液用 5.2g 生石膏细粉，20L 尿液用 10.4g 生石膏细粉，200L 尿液用 104g 生石膏细粉），倒入装尿液大桶，桑木棍儿搅拌 20min，静置后，经药材粉碎机粉碎，得生石膏法制得的秋石粉，收率 1L 尿液制得约 1g 秋石。密闭干燥保存。

说明：生石膏粉加量在实际操作中还有适当加大的空间。

皂角汁法秋石制作工艺

健康儿童或成人的尿液，医用脱脂棉纱布过滤，倒入食品级酵素大桶，密闭，静置 1～30d，取上清液（静置时的沉淀液留用），加入皂角汁（药用皂角煎煮2次合并2次煎液，即得。1L尿液用4g干皂角，10L尿液用40g干皂角）桑木棍儿搅拌20min，静置12～36h，弃去上清液（可用虹吸管食品级硅胶管内径7mm、外径9mm，内径3mm、外径6mm。弃去上清液可作肥料），收集沉淀液合并静置时留用的沉淀液，水洗1次后，置于吹风烘干机50℃（一次300L尿的沉淀液，可用家用吹风烘干机）中烘干（约12h），即得皂角汁法制得的秋石，经药材粉碎机粉碎，得皂角汁法制得的秋石粉，收率1L尿液制得近1g秋石。密闭干燥保存。

火炼法秋石制作工艺

健康儿童或成人的尿液，医用脱脂棉纱布过滤，倒入不锈钢大盆，80℃恒温加热，待尿液蒸发至盆底仍为液体（原尿液体积的约1/7～8）时，停止加热，放凉，收集棕褐色液体（固体残留也收集，潮湿时会液化），即得火炼法秋石，装瓶保存。

使用分享

（1）生石膏法所得秋石功效（摘自《本草纲目》）：咸，温。滋肾水，养丹田，返本还元，归根复命，安五脏，润三焦，消痰咳，退骨蒸，软坚块，明目清心，延年益寿。治虚劳冷疾，小便遗数，漏精白浊，噎食反胃。肿胀病，以此代盐。

用法：口服0.3～0.5g，1日2次，单服。也可和鸡肫蛋粉混合（体积 1∶1）后单服用。

（2）皂角汁法所得秋石功效（摘自《苏沈良方》）：体如金石，永不暴润，与常法功力不侔，久疾人只数服便效。（比火炼法秋石疗效快）。用法参考石膏法制得秋石。

（3）火炼法制秋石（又名秋石还元丹）功效（摘自宋代《证类本草》）：大补，火炼法制秋石（又名秋石还元丹）功效（摘自宋代《证类本草》）：大补，暖。悦色进食，益下元。久服去百疾，强骨髓，补精血，开心益志。久服，脐下常如火暖，诸般冷疾皆愈。久年冷劳虚惫甚者，服之皆壮盛。

用法：熟枣肉或熟山药粉为丸，如绿豆大，每服5～7丸，渐至15丸，日2次。穴位贴敷，脐敷。病痛或肿瘤局部区域外敷，2～3天换一次。全身外敷或涂抹（1次30min）。

（4）推荐肿瘤患者口服生石膏法和皂角汁法制得的秋石。肿瘤局部区域浓缩尿（尿液浓缩汁体积的1/4）24h外敷，每天换一次。火炼法秋石全身外敷，每天一次，每次30min或全身浓缩尿外敷每天一次，每次2h。直至痊愈。

（5）火炼法秋石外敷的方法：用火炼法制得的秋石液涂抹外敷部位，再用食品级美容美发用膜覆盖即可，必要时可用医用无纺布透气胶带固定。

（6）注意事项：可辅助治疗大面积创伤面，溃疡，方法：火炼法秋石直接涂抹即可，以能够耐受为度。

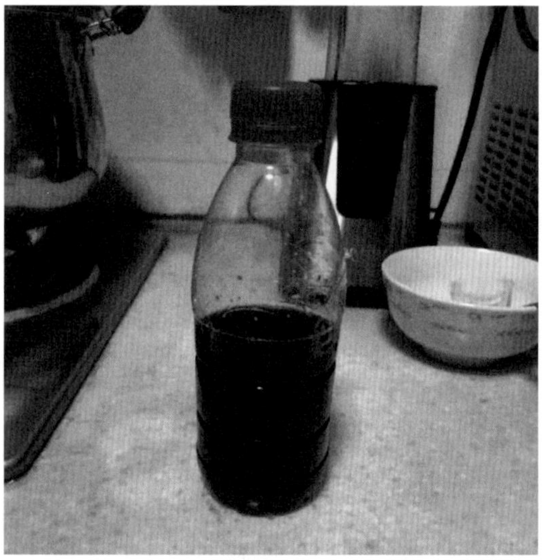

秋石 火炼法制得

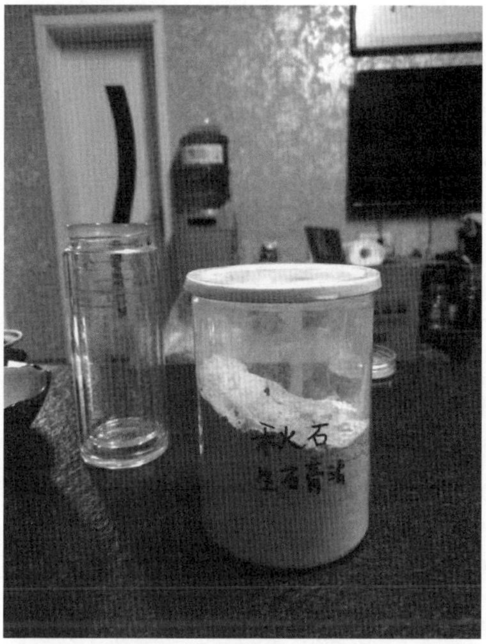

秋石　生石膏法制得

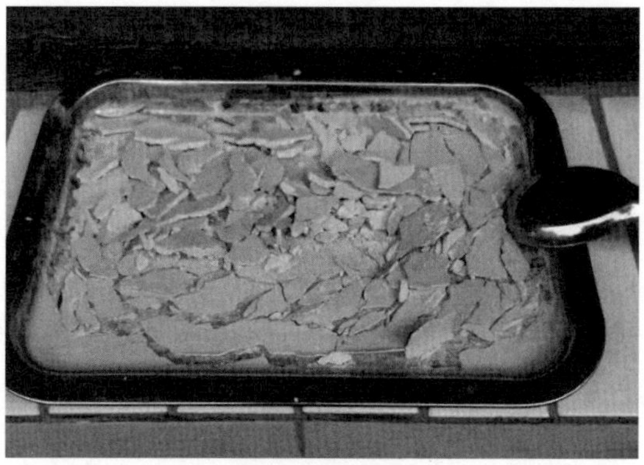

烘干的秋石

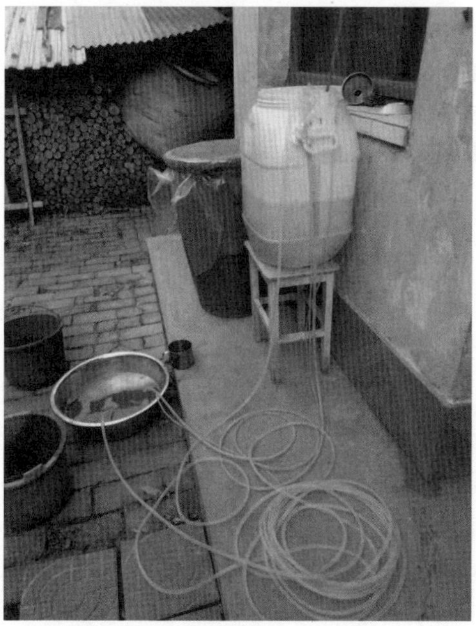

生石膏法制秋石现场

重视心脏康复，减少心血管疾病损害

北京市隆福医院康复医学科　李丹红

近年来，随着人口老龄化、社会节奏的加快以及人民生活饮食习惯的变化，我国心血管疾病发病率不断攀升，心血管疾病已经成为当代人健康的头号“杀手”。《中国心血管健康与疾病报告 2021》报告显示，我国心血管疾病患者数已达 3.3 亿，其中高血压 2.45 亿、冠心病 1139 万、心衰 890 万，每 5 例死亡病例中就有 2 例死于心血管疾病，心血管疾病独占我国居民总死亡原因的“鳌头”。面对如此高发、高危的疾病，除了做好早期预防和发病时的积极治疗外，进行心脏康复也极为重要，大量循证医学表明，心脏康复可以有效提高患者生活质量和降低再住院率，其中心肌梗死后患者死亡率可下降 8%～37%，心血管死亡率可下降 7%～38%。

1.什么是心脏康复

人体的心脏就如同汽车的“发动机”，要想延长人体“发动机”的使用寿命，我们需经常的对其进行保养和维护。如果出现小问题时不进行保养和维护，出了大问题再来“大修”就错失了最佳治疗时机，因此平时要注意“保养”。特别是心血管疾病患者在经过医院规范化治疗后，通过康复评估、运动训练、生活方式指导、定期检测和康复宣教等多方面干预的康复治疗，可更好地控制症状并恢复心脏功能、提高心肺运动耐力和健康状态。这就是心脏康复。

2.为什么要做心脏康复

心血管疾病患者在后期病情稳定后，如不及时进行康复治疗，时间久了就会导致相关并发症，如废用综合征、运动耐力下降、心肺功能减退、继发性肺炎、下肢血栓形成、心理障碍等。开展心脏康复能起到预防疾病进展、减少并发症从而降低再住院率的效果，使患者达到最佳生活质量和工作能力的状态，并延长患者寿命，是心血管疾病“防病、治病、稳病”的一种有效治疗方式。

3.哪些人需要心脏康复

（1）心脏自身疾病：心肌梗死、慢性心力衰竭、心脏瓣膜病、冠脉搭桥术后等。

（2）慢性疾病：高血压、高脂血症、糖尿病、肥胖等。

（3）心脏功能不足：疲劳综合征、心肺功能不全、亚健康等。

（4）其他情况：某些需要提高心脏功能者。

4.心脏康复治疗五大处方

（1）药物处方：合理有效的药物治疗是心血管疾病的基石，要针对患者具体病情，科学精准制定个体化药物处方。康复治疗师进行心脏康复治疗前，要详细了解患者使用药物的名称、剂量和治疗时间，综合判断病情，然后制定一个科学安全有效的心脏康复处方。

（2）运动处方：运动是心脏康复的核心手段，主要包括：运动方式、运动强度、运动时间、运动频率等。给患者制定运动计划前，康复治疗师应先评估患者的运动耐力情况，综合判断心脏适合的运动强度，做好运动时的心电图、血压、血氧饱和度等情况的监测，预防危险事件的发生。

（3）营养处方：控制每天摄入总量，均衡饮食，避免暴饮暴食，合理搭配粗细，保持排便通畅，避免因用力排便而诱发脑出血、心绞痛等心脑血管意外事件。定期进行体重和腰围的测定，BMI 值控制在 18.5～25 之间，腰围男性控制在＜90cm，女性＜85cm。

（4）心理处方:心血管疾病患者大多因对疾病本身的恐惧、家庭经济的负担，常伴有明显或隐匿的心理问题，出现不同程度的焦虑和抑郁，导致原有疾病进展、加重，使患者再发的心脏事件风险及病死率均显著升高。应及时对患者进行系统的心理评估，尽量做到早发现、早教育、早干预、早治疗。

（5）戒烟处方：吸烟会导致血管痉挛、管壁增生从而导致冠心病、动脉硬化性外周血管疾病和卒中等问题，戒烟可以降低心血管疾病发生和死亡风险。

5.心脏康复的三个阶段

（1）院内康复：这个阶段主要针对心脏介入、术后或有较严重心血管疾病的患者，整个住院期间康复治疗师会根据患者个体情况循序渐进开展心脏康复，以提高心脏及有关脏器的功能，防止疾病进展、复发和相关并发症，缩短住院时间、提高治疗效果。

（2）门诊康复：这个阶段主要针对有一定心血管症状的患者在出院后 1～6 个月在门诊进行心脏康复，通过核心稳定训练、柔韧性训练、有氧运动和抗阻运动，逐渐增加患者运动量，以帮助患者恢复正常生活，提高生活质量，重返社会。

（3）家庭康复：这个阶段的任务是维持日常健康状态，定期接受随访，主要针对轻症或无症状患者。康复训练以有氧运动为主，以改善肌力和耐力，逐步提高自身机体活动能力，减少危险因素，控制病情进展。每 3～6 个月需要对患者运动、饮食、血脂、体重和药物治疗做一次全面复诊评估。

6.自我心脏康复小妙招

在专业医生指导的情况下，可利用平时空闲时间进行自我心脏康复，以提高心脏功能，预防心血管疾病：

（1）呼吸训练。①改变呼吸方式：经常练习缩唇呼吸，用鼻子吸气嘴吹气，就像闻花香、吹蜡烛一样，尽量做到吸气和呼气的比例为 1∶2。②训练呼吸肌肌力：在卧位时腹部放一个沙袋做腹式呼吸，吸气时鼓肚子、呼气时瘪肚子，3～5 分钟/次，强化呼吸功能，提高呼吸效率和呼吸肌的耐力，从而减轻心脏负荷。

（2）有氧运动：先对各关节、韧带以及肌肉柔韧性和肌力热身训练 10 分钟，就是常说的“撑筋”；再进行散步、慢跑、八段锦、太极拳等有氧运动 20～30 分钟；最后抖动四肢进行肌肉放松和静态拉伸练习，5～10 分钟，每周可 3～5 次。运动过程应遵循循序渐进、适可而止、量力而行的原则。

（3）控制饮食：养成低盐、低脂、低糖饮食习惯，经常监测体重。

（4）规律作息：每天保证充足睡眠，保持积极向上的心态。

作者简介：李丹红，北京市隆福医院康复医学科康复治疗师（中级），先后在湖南省岳阳市妇幼保健院儿保科、北京市隆福医院康复医学科从事小儿、老年康复工作近 20 年，具有丰富的临床康复经验，曾在湖南省儿童医院、中国康复研究中心、北京友谊医院进修学习儿童脑瘫、音乐治疗和心脏康复，熟悉和掌握最前沿的康复医学知识，受到了同行和患者的一致认可和好评。

基于医院管理的中风单元建设

任浩师 任浩恬 肖燕 陈毅 傅秋兰 杨美林　金侨医院

中风病不仅严重损害患者身体健康、救治成本高，还因致残率高、复发率高，严重影响患者后期生活质量和心理健康。而心理负担又反过来影响病情康复，增加复发风险，形成恶性循环。因此，中风病患者的疗愈，不是仅有临床治疗就能解决好的，需要医疗救治、功能康复、心理建设、康养指导等多元综合协同。1950 年，北爱尔兰率先报告有组织的卒中服务模式，即在老年病房建立专门的卒中康复组，对患者全面评估的基础上，综合运用药物治疗，心理指导、功能康复等多种方法，实施结果显著提高救治质量。此后，陆续出现多种中风病单元管理模式报告。如急性卒中单元、急性神经血管单元、移动卒中单元、延伸卒中单元等。

北京天坛医院神经内科主任王拥军早在2001年5月，作为我国政府派出的卒中单元考察团成员参观考察了国外卒中单元的运行现状，回国后进行了系统研究。王拥军指出，卒中单元是指改善住院卒中患者医疗管理模式、提高疗效的系统，为卒中患者提供药物治疗、肢体康复、语言训练、心理康复和健康教育。因此，卒中单元的核心工作人员包括临床医生、专业护士、物理治疗师、职业治疗师和社会工作者。由于中风病本身的复杂程度以及病损的身心同创，综合性的中风病单元救治模式，国内外均报道表现出更好的治疗效果。“2004年首都医科大学附属北京天坛医院发表了国内首个卒中单元的研究证据，结果显示与普通神经科病房相比。卒中单元能降低脑梗死住院患者的病死率，明显提高患者的早期生活能力，减少神经功能缺损，提高其回归社会的能力……2021年，一项纳入国内20个省份16家医院的研究，比较了24090例2013—2015年入住传统病房及21332例2017—2019年入住卒中单元的两组卒中患者的出院结局，结果发现后者出院时死亡率更低，3个月随访死亡或致残的风险更低”。卒中单元虽然从西方传入，但与中医整体观、辨证施治、治未病思想、情志致病等理念多有相通之处。北京中医医院、天津中医学院第一附属医院分别于2004年、2005年报道对中风病实施中风单元管理提升疗效。

虽然单元模式管理中风病使得救治质量有显著提升，但是这种模式的推进却很缓慢。50年间，“美国1999年只有18%的医院设有卒中单元”。而国内从文献报道看，截至2024年6月，以“中风”为检索词，文献量为74765篇；以“中风单元”为检索词，文献量为67篇。数量的悬殊足以说明，中风单元的实际推广应用任重道远。究其因，一是医学教育体系尚未开设语言训练、社会工作专业，担当这部分职能，依靠医学人员兼修，短期难以达到普及。二是常规的医院分科治疗模式，以医疗为主的中风病专科，难以兼顾长期的康复训练，更无法触及院前、院后的患者日常管理。三是医学对中风病的认识和救治都仍在探究过程中，虽然治疗手段和药物不断出新，但中风病的发病率、死亡率、致残率、复发率一直居高不下是不争的客观现实。中风发病前高危症状干预、病后康养和预防复发，更是薄弱环节，缺乏专用方案。中风病实施单元管理，需要推广和建设并举。一个理想的中风单元，既要突破单纯医疗资源的格局，又必须有足够的医疗保障能力。推进中风单元模式，从医院管理发力不失为有效途径。

我院多年专注于以创新特色引领，从救治方法到管理模式，构建全程、多元管理中风病的系统工程，核心技术方案先后入选湖南省中医药专长绝技全省推广培训项目、省非遗传统医药项目。

一、创新理法方药，全程干预中风病

中风病发病率与高血压、高血脂、高血糖等病症有关，这已经是业界共识。但是多年推行控制“三高”，中风发病率没有随之下降。国家心血管病中心报告，农村心血管病死亡率从2009年起超过并持续高于城市。这意味着我国人口基数最大的群体，中风高危人群处于持续增长，迫切需要实用性强的综合措施实施干预。我院中风病研究团队在中医理论指导下，创新理、法、方、药，对中风病实施未病先防、欲病早治、已病防变、病后防复，全程干预中风病的发生、发展与转归。

1.未病先防，量表直观评估中风高危程度

我院中风病研究小组从长期临床实践中发现，“661”因素者为中风病易感体质。“661”是指与中风发病密切相关的消渴、眩晕、胸痹、痴呆、头痛、颤证6种中医疾病；高血压、高血糖、高血脂、高血黏、高尿酸、高体重6种亚健康高指标；本人或直系亲属有过中风病1种病史因素。简称为“661体质”。

为实现快速筛查中风高危人群和检测干预效果，编制了661体质风险状态评估及疗效评定量化表，各因素分值权重源于大量临床案例。在防中风健康科普宣教中，该量表直观、通俗、简明，容易被接受、理解、记忆，成为医患沟通的好帮手。

2.欲病早治，专方干预“661”体质高危中风综合征

公认的中风高危因素“三高”，其实是身体内环境失衡的症。单因素口服药物维持指标正常，主要作用是减少并发症，应该辅以相应的病因调理，才能更好地改善中风高危程度。在中医整体观指导下，我院中风病团队审证求因，认为因身体受中风高危6病6高1病史因素影响，在慢性病变过程中所出现的头痛、头晕、头胀、头脑不清爽、肩颈不适、视物昏花、健忘失眠多寐、胸闷、胸痛、易感冒、易疲劳等精力、体力、听力、视力、记忆力、逻辑思维能力、免疫力等“七力”下降的未老先衰亚健康症候群，应归结为“高危中风综合征”，运用中药复方进行综合整体调理，扶正祛邪理顺气机，提高健康指数，从而降低中风或减轻中风发病危害。我院发明专利（ZL00113515.5）和医院制剂批号（湘药制剂字Z20090933）处方心脉康，专为先天正气不足，后天饮食起居失常，脏腑功能失调，肝阴亏虚，肝阳上亢，痰瘀阻络的中风易感体质而设，是据半夏天麻白术汤合多经方、验方化裁，结合临床实践而成的经验方，用于“661”因素引起的高危中风综合征，在临床应用近30年证实安全有效。

3.已病防变，专方无创治疗中风病保功能

中风病的临床治疗一直是医学难题，有研究者报道：“至今国际上并没有一种被公认的药物对急性脑卒中具有确切疗效，我国每年为此所花费的医药费用高达上百亿，但是对疾病的病死率、致残率以及生活能力的恢复仍然不尽人意。那么治疗急性脑卒中的靶点究竟是什么？科学的认识应该是：在保护和管理已经发生的脑改变的基础上，积极预防由此而引发的各种并发症，尤其是预防各种感染和加强营养支持。”这种观点与清代医家王清任对中风病肢体功能障碍的认识有相通之处。王清任认为，中风半身不遂之本源于元气亏损，此外中风多种伴随症状，如口角流涎、舌强语謇，亦多与气虚有关。王氏主张中风病治以大补元气，兼以活血化瘀通络之法。我院发明专利（ZL00113514.7）和医院制剂批号（湘药制剂Z20090934）处方脑脉苏，全方袭天麻钩藤饮、羚角钩藤饮、大活络丹、补阳还五汤等化裁并融入临床经验而成，功能平肝潜阳、益气活血、搜风通络，通过中药大复方，以扶正助驱邪，口服无创治疗，不产生二次伤害，可谓效验便廉。

4.病后防复，医养结合指导家庭康养防复发

中风病是复发率较高的病种，而且病情随复发次数呈进行性加重。因此，对出院患者，既要充分告知复发的风险和危害，又要给予防护的信心。我院预防、治疗专方之外，还开发了用于大关节疼痛、肢体功能障碍的专用外敷协定处方药。三种专方使用方法简便，基层大众可及可得，在医院诊疗过程中，患者或家属即可熟悉运用。离院病友配合661体质风险状态评估量表、医院定期电话回访，居家康养仍可及时得到医疗指导。

以上模式运行多年，通过广而告之中风病易复发的特点，部分首发中风患者，或每年回院调养，或自我评估需要服药时来院门诊，多年保持正常工作状态，有些可以追溯20年以上未再发生中风。

二、优化医院职能，多元管理中风病

虽然完备的中风单元大于常规医院职能，比如社会工作者参与、家庭康养指导。但是不论哪种中风单元，医疗的基础作用无可替代。因此，实施中风单元的可行途径，是优化、扩充医院职能。我院在多学科中风单元人员组建、防治—康复—功能科室设置外，还采取以下措施增强中风单元的防治功能，取得良性成效。

1.康复科室集中管理分散运营

为减少减轻中风病致残，我院康复科按照一级科室配置，场地设施均为当地领先水平，但康复医师日常作业是分配到各个中风病区，患者入院即开始医护康一体化管理。

2.护理部选编中风专科健康宣教指导院中、院

后康养

中医的药食同源、饮食起居宜忌等更贴近患者居家生活，护理部以国家中医药管理局医政司编写的《33 个病种中医护理方案》为基础，选取日常护理中经常用到的：良肢体位，患侧不做静脉通道尽早开始康复锻炼，穴位按摩、药敷，饮食性味宜忌、营养搭配，睡眠改善，情志疏导、发音锻炼、心理抚慰等，在住院期间日常护理中，随时引导患者和家属学习理解，自觉运用，出院医嘱和回访予以指导实施。通过健康宣教和回访，将院中管理延伸到院后。

3.内科门诊选择性开展中风高危量表评估

内科门诊纳入“661 体质”高危量表评估，对就诊的有关人员进行量表解读和评分，直观宣传中风预防，启动院前干预。

4.通过医联体建立患者有序流动的绿色通道

我院已加入湖南省湘中医联盟；通过地方中心卫生院，与辖区 45 个村卫生室建立本地区医疗联盟，开展村医生专科适宜技术培训，对接医院移动中风单元。中风病不同病期、需要不同治疗方案的患者，均可快速接洽相应的医疗团队。通过村卫生室终端网络，实现医院移动中风单元按照用户需要定向行动。

5.发挥综合优势开设医养结合专区

我院地处城乡接合部，自有配套中药材种植基地，含水植荷莲，具备天然的山、水、园、林，具有开办医养结合专区的综合条件，获得相关批复开始试运行，正在着手将理法方药创新中药专方指导思想，结合《中华中医药学会标准（T/CACM 007-2016）：药食同源药膳标准通则》，逐步开发药食同源的食疗方，和生活保健物理治疗套餐，适应中风患者长期康养的需要，使他们的医疗生活化，生活保健化。

6.开展院内专题继续教育，加强中风单元内涵建设

中风单元的核心是，全面有序规范管理中风病的防治康全过程。为保证中风单元有序、有效运行，各环节的重要技术文件，除本部门应熟练掌握应用，关联环节也应知晓，以便达成有效配合。比如治疗评分，是后期康复方案的基础资料；住院护理记录，是出院康养方案的基础资料；各个环节的评估记录，是选择健康宣教知识点、制定生活康养方案的重要参考。我院集合医务科、护理部、科教科，持续联合开展本院继续教育学分项目专题培训，比如望闻问切四诊中，中风病各有哪些典型症状；精气神的相互关联及其中风病临床表现等，全员普及中风病防治知识。提高医护人员的专业认知，不仅有益于提高本职工作质量，还有利于促进医患有效沟通，增强依从性。

7.设置远程管理职能部门，避免病友出院后失联失管

随着社会信息化程度提升，全民获取医疗健康信息更为便捷，医患之间的沟通更为便利，为优化医院中风单元构建提供了有利条件。我院已经专设职能部门负责管理各病区微信群，患者需求及时响应，康养指导适时发布，出院病友也能持续保持监管，及时给予帮助。

随着健康观念的进步，多元化的中风病单元管理是必然趋势。医医务工作者理当顺应趋势，优化知识结构和服务模式，最大限度降低中风病危害。

参考文献

[1] 王拥军.卒中单元[J].现代康复，2001.5（2）：16-17.

[2] 高远，刘凯，等.卒中中心建设及质量控制研究进展[J].中国卒中杂志，2023，18（9）：979-985.

[3] 厉秀昀. 北京中医医院首创“卒中单元”治中风[N]. 中国中医药报，2004.9.22.

[4] 石学敏.脑血管病与中风单元[J].天津中医药，2005，22（1）：1-3.

[5] 国家心血管病中心. 中国心血管健康与疾病报告 2020[M].北京：科学出版社：2021：4-8.

[6] 邵湘宁，何清湖. 湖湘当代名医医案精华第二辑[M].北京：人民卫生出版社，2015.

[7] 王少石. 卒中单元：值得我国借鉴的急性脑卒中综合干预模式[J]. 上海预防医学杂志，2002，

14（7）：303-304.

[8]亓鹏浩.补阳还五汤治疗脑中风的理论溯源及研究进展[J/OL].辽宁中医杂志,1-7 [2024-06-29] .http://kns.cnki.net/kcms/detail/21.1128.R.20240625.1048.004.htmL.

彭同兴诊疗癌症的思路

彭同兴

彭同兴，男，出生于 1958 年，湖南人。1982 年毕业于湖南医科大学中医系，在湖南省平江县长寿人民医院工作，1990 年在湖南省长沙市天星区人民医院第二门诊工作，1995 年南下广州市益寿医院工作，2000 年在国际疑难病香港研究院任研究员，2003 年回湖南省长沙市天星区人民医院工作。擅长妇科杂病、不育不孕、乳腺瘤、宫颈肿瘤及前列腺等病症的研究治疗。

一、治疗癌症的思路

首先需要了解患者本人的体质，借此找出诊疗疾病的思路。通常癌症患者经历各种绞杀癌细胞的治疗手段，这些方法基本属于祛邪不扶正，比如放疗和化疗。中医较多应用“扶正祛邪”的法则，即培扶人体自身的正能量来抗衡病邪。扶正祛邪决定着中医大夫所开出的药方的配伍和成分，同样也因此影响着患者的疗效。基于“扶正”而使用的中药配伍和君臣佐使，与“只驱邪，而不扶正”的方法相比，其逻辑、用药和效果是截然不同的方法。

本人主张中医治疗癌症，要避免盲目“扶正”，通过慎重合理地“驱邪”，治理癌症导致紊乱的身体内环境。

这就好像“水与堵”，正为水，邪为堵；春夏天简易河道里经常看到，山洪和泥石流之后，河道里瘀堵，形成一个堰塞湖，如果采取扶正祛邪，增加流水的力量（扶正），这样瘀堵可能被水冲走一大部分，但也可能对下游薄弱之处形成破坏性灾难。彭同兴的思路方法是，先清除淤泥，疏通淤堵（驱邪）而不增加水流（扶正），运用中药性味归经合理组方，理性驱邪而不伤正也不扶正，排除堰塞湖淤泥，恢复河道正常水路。

古人物质条件匮乏，往往因生活条件不好而形成营养不良的状况（阳气不足影响肾阳衰弱），所以古代医者治疗先补充营养增强体质（扶正、扶阳）。但现当代与古人患病有所不同，现在有许多人注重保养身体，不缺营养，反而是营养过剩，缺乏运动和锻炼，使邪瘀堵于里，因此得“富贵病”的人较多。

我因此重点放在“祛邪”但不伤正，叫作“使邪祛”，暂不扶正，这样治疗癌症比较显效。

二、治疗癌症采取治法

1.经络疗法散邪减痛

古人言：通则不痛，痛则不通。主要多促进癌症患者经络通畅。用中草药材的主干，并采用敷、蒸方法。按患者部位配伍药材，药材打粉蒸热，外敷，外用疏通经络有活血化瘀，行气通络，消肿止痛之功效。反复坚持经络治疗方法，使患者痛苦减轻，心情得到抚慰。

2.中药配伍活血消痛（消癌汤剂）

根据患者的体质调理配伍药方，根据患者各项机能，如患者有心脑血管疾病、糖尿病等其他病症，尤其长期患病的巨大的压力，各项功能都属于不正常状态，我常用托脓、生肌、解毒之剂。

3.食疗酒引止痛

选用纯中药食材开具食疗药方，配纯酱香酒为引，作用是止痛、消瘀、消肿瘤。此法治疗各种癌通用。

4.中药外敷穴位

经验方中药粉适量，放入60度以上白酒调和，加热外敷，如手心、脚心；乳腺癌外敷患处及背部等穴位。85%以上患者感觉疗效明显。

癌症是一种复杂的疾病，成因至今尚无公认的定论，治疗也同样没有权威的方法。在长期治疗癌症患者的实践过程中，遇到各类型患者，我经过对治愈患者的跟踪，总结了一些共性问题，供癌症患者和家属参考，希望能帮助患者高效、快速地选择适合自己正确治疗路径。

三、癌症治疗过程的几个关键点

1.方向关

选择中医治疗还是选择西医治疗是癌症患者及家属最关键的一步。

西医治疗的方法：切除、化疗、放疗。区别主要是主刀大夫的技术差异，其他治疗措施大同小异。优点是可以快速清除癌瘤，给患者带来安全感。缺点是放化疗过程中大多产生疼痛、恶心、掉头发、暴瘦等。通常根据病情预判1年期、3年期、5年期存活率，几乎等同于拿钱续命，患者余生在痛苦中挣扎，没有生活质量。尤其是一些误诊的患者，或者被过度治疗的患者，原本可以保守干预的病情，却让患者接受了不必要的手术，然后该患者列为治愈患者。

中医治疗癌症原则是：以消除不适症状让患者舒服为目标，调动体内的正气，恢复自身修复的能力，活血化瘀，让浑身的气血通畅，从而恢复健康。

本人建议：找中医治疗癌症一定要找到有真实治愈案例的医生，最好是治愈多例患者，医案可以公开，治愈患者可以见到并可以交流的。这样的可信度高，容易共情提振患者信心。

2.知情关

很多老年人被确诊癌症后，子女们都不愿意让其知道，这样对其配合治疗有很大的阻碍，因为癌症治疗既漫长又费钱，所以治疗的过程中是瞒不住的，反而会给老人一次次的心理打击，一开始是怀疑，然后是拒绝配合治疗，后期甚至引发其内疚的心理（花费巨额费用），最终导致治疗前功尽弃。

老百姓常讲，很多的患者是得知自己患癌症后被吓死的。我称其为恐癌症。实际上癌症并不可怕，治疗得当中医完全可以治愈。所以，心理关（知情关）非常重要，我的经验是，在确诊癌症后，一定要让患者自己知道病情，只有患者内心深处的求生欲望战胜自我恐惧之后，治疗效果才会事半功倍。

3.认知关

这是消除恐癌症的关键步骤；是提升疗效的有效步骤。癌症患者与家属都应该对“癌症”进行学习，学习内容应包括：癌症的定义（中医、西医不同）、癌症的治疗方法、癌症患者的禁忌及注意事项、健康的生活习惯、健康的心理调节方法、合理运动的习惯与方法，如果有兴趣可以学医，久病成医，很多医生都是经历了家人或自身战胜疾病的痛苦之后励志成医的！

认识疾病才不会害怕疾病，才可以配合医生，战胜疾病的概率才会增加，我们倡导患者和家属成为学习型患者，学习型家属。

4.家属关

患难见真情，这句话在这里提出来十分难受，但又不得不提，癌症患者需要家属的精心照料，需要良好的家庭气氛，需要温暖的心理安慰的鼓励。

目前的跟踪情况：痊愈患者的家庭都非常和谐；治疗效果好的患者基本上都是另一半在身边陪伴。反之有些患者治疗一段时间后不打招呼不来的患者，往往是父母，姐妹或子女陪伴而来，有的从来没有见过其爱人（主要指中年人），这类患者往往悲观而影响疗效。

5.经济关

不论中西医，癌症患者治疗都是一个漫长的过程，尤其西医医院需要巨额的资金做支撑，见过很多卖车、卖房子、借钱、贷款来治病的家庭，真的是因病致贫，因病返贫。

这里有必要比较一下西医与中医的治疗费用：

西医：确诊癌症后，在医院花费几万，十几万做切除手术，然后放化疗，再购买昂贵的靶向治疗药物……，有很多癌症患者是因为耗光家财，借遍亲朋之后，实在无力支付医院治疗费用而最终放弃治疗。

中医：目前所知道的中医治疗癌症患者的单月费用，对于普通家庭基本可以承受。

中医的治疗有自身的特色，如果一个月内效果不明显或无效，患者与家属必须重新再找高明的医生治疗，切勿耽误病情；一般情况中医治疗癌症在10～15日内会有明显效果（快的5～7天有明显效果）；如果首月效果明显，建议在40～60天左右的时间要到医院进行复查，用量化的数据进行治疗前后的对照，以确认治疗是否有效及疗效的快慢。

特别提示：短期的疗效好，不代表能够痊愈，西医的情况大家都知道，不再赘述。中医的治疗，除了身体的吃喝拉撒睡恢复正常外，重点关注癌症的病灶大小变化及癌症的关键指标变化，这些都是可以在西医医院通过仪器检查可以量化的，经过前后对比才可以得出治疗是否有效，是否治愈的结论。

6.自律关

自律是健康的关键，也是患者是否可以恢复健康，能否痊愈的关键。很多患者治疗效果良好，我和家属都认为可以痊愈，但结果却是半年后复发，复发后无力回天。

这样的患者往往都是经过三四个月的治疗，肿瘤开始逆转缩小，转移病灶消失，趋势非常好，回家继续服药，注意休息，坚持良好的习惯即可。但是与家属沟通后得知，这样的患者往往认为自己已经康复，有的很快恢复以前的生活，有的参加劳动，干不应该干的重活，有的每天锻炼步行，甚至日行两万步（过分消耗体力）。

综上所叙，癌症患者想要痊愈，需要有十二分的心理准备和付出，需要对照上面的内容一关一关冲出重围，才可能重获新生。

四、总结

①中医可以改善癌症症状，请患者正确认识并树立信心；②中医治疗癌症的费用比西医医院低；③中医方法对癌症患者进行临终关怀效果好（不痛苦），费用低；④癌症治疗需要患者、家属、大夫以及资金等多方面配合，才能够使患者痊愈，而且是一场旷日持久的战斗，各方必须有充分的心理准备。

道者之高者，莫高于医道；德者之大者，莫大于医德；人者之贵者，莫贵于生命；人者，万物之灵也；人之一生，莫能人类有所贡献，是庸人也！以此自勉。

中药附子应用及研究的见解

吴广庆　北京圣芝堂中医研究院　湖北探秘农业科技发展有限公司

长期以来，中医视附子为大热的药物。我们的研究实践证明，附子的作用是“治本”，恢复和稳定以心（脑）、脾、肾为中心生命器官的功能，特别是水盐代谢功能，根除阴虚、痰湿和血瘀，提高自愈力和免疫力，使相关病症没有了发生和存在的基础而自愈，并不再发生，身体还能更健康；所以，《神农本草经》誉附子为“百药之长”。

促进健康是世界卫生组织二十一世纪医疗卫生工作的重点；“不治已病，治未病”是中医经典的谆谆教诲；附子是促进健康治未病不可多得的良药；附子的广泛应用将促成医学由治病为中心向以健康为中心的转变。

药典和医疗法规视附子为有毒危险品，采用毒性排除法炮制，使各重要成分严重流失，同时又对制附片应用剂量严加限制。

事实上，附子的主要药物活性成分是由毒性成分通过煎煮水解转化而来，正确煎煮是附子有效安全应用的保证，此已为古时的应用实践和现代化学分析所证明。为彻底解决附子煎煮的不便和煎煮不好可能的风险，我们研发了新的炮制工艺；所制附子叫附碎，系初加工农产品，可免煎直接服用。附碎的有效性和安全性已得到全国范围十年科研应用的验证。

亦食亦药是中医药的特色。从有效和安全的角度来评价，附子治本，没有偏性，并实现了无毒化安全应用；所以，附子就是我们要追求的、理想的药食同源品种。

《中国药典》所载，附子采收是从夏至开始的一个多月时间内，四川江油是在夏至起的十天内采收完毕。根据附子的植物学特性，夏至只完成生长期的一半，此时附子的有效物质严重不足。我们所用附子是在完全成熟后采收，质量稳定可靠，应用效果非常显著。

排病反应是附子应用中的特有现象。排病反应在中医历史文献中早有记载，但没有形成公认的系统理论。附子应用的排病反应比较常见且强烈，在没有经验的情况下遇此往往不知所措，产生误解，把排病反应理解为药不对症或毒副作用。实践证明，排病反应是附子应用中的客观存在。排病反应不是在每个人身上都会发生，也不是每人会发生同样的反应症状，它会因人因病而有所不同，并且反应轻重程度、反应持续时间、反应发生的频次都会不同。排病反应的类型五花八门，不能事先预知。排病反应的机理目前尚不完全清楚，有可能的原因是正气得到一定恢复，但经脉还不畅通，气血运行受阻而出现的气冲病灶现象。还有一种原因是各脏腑功能恢复有先有后，脏腑间出现暂时不协调的现象。再一种原因是生理上的主动排除病气污垢的行为。不管是什么原因，排病反应的症状不用处理会自行消失，经一次到几次反复身体会完全康复。

有关详细情况请见多方面公开资料，如《当代科学家》2024 第二和第三期，《奋进中国新征程》国家历史文献，《辉煌人物与盛世中国》大型文献，“汪清探秘”公众号等。

2024

国医年鉴

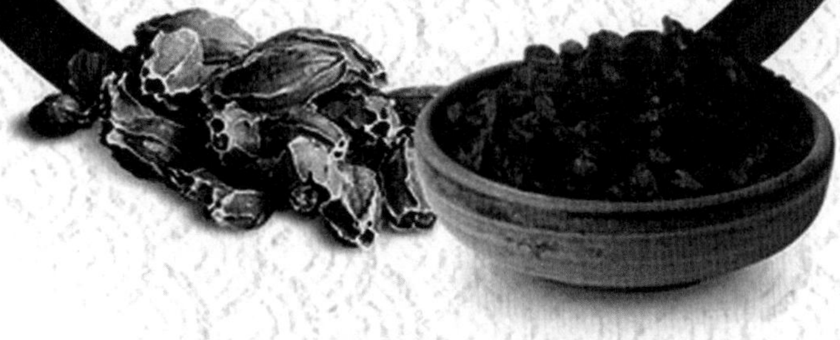

大医精诚　医者仁心

中医药教育与文化

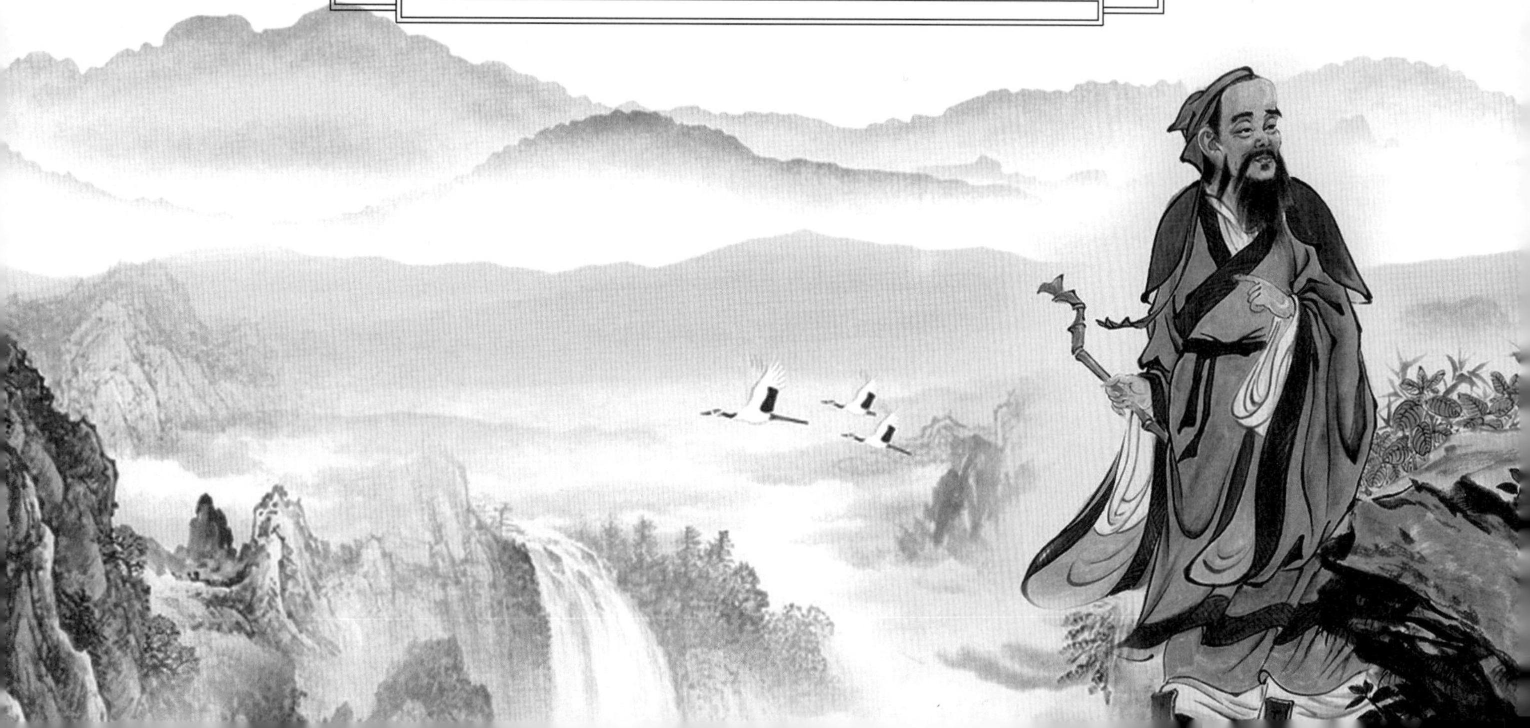

教 育

王琦：中医理论现代化的定义、框架与内涵

王琦，中国工程院院士，国医大师，国际欧亚科学院院士，第四届中央保健委员会会诊专家，国家重点基础研究发展计划（“973”计划）首席科学家。北京中医药大学终身教授（一级教授）、主任医师、研究员、博士生导师，北京中医药大学国家中医体质与治未病研究院院长、王琦书院院长。

他构建并完善中医体质学、中医男科学、中医藏象学、中医腹诊学、中医健康医学、中医未病学六大学术体系，开拓中医原创思维新领域。

基础研究是整个科学体系的源头，是所有技术问题的总机关。中医药基础研究的核心即为中医理论现代化，中医理论现代化是中医现代化的前提。理论是指导实践的灵魂，理论源于实践，又能指导实践，对实践具有重要的检验作用；理论是解释原理的钥匙，理论是由关于自然界和社会的知识的有系统结论，能够解读基本原理和现象；理论是科学发现的源头，科学的理论能够准确把握客观事物本质和内在规律，促使在实践中挖掘更大的科学发现；理论是引领未来的引擎，有些理论具备超越时代的价值，蕴藏着引领未来的重要动力。

当前，中医药理论面临剧烈变化的外部环境，而中医理论尚未形成现代话语体系，单兵作战、缺少多学科交叉，证伪不够、公共认知受限，缺少重大理论的发展转化，缺少对基础理论的现代诠释等问题，严重制约了中医药的现代化发展。

中医药的现代化是《中医药振兴发展重大工程实施方案》的重要内容，科技部发布的国家重点研发计划“中医药现代化研究”是推动习近平总书记提出的“四个面向”在中医药领域落实的重要举措。综上可见，中医理论现代化是中医现代化的前提，是面对外部环境与自身发展困难的根本解决方法，是中医药振兴发展的重要内容。

中医现代化与中医理论现代化的定义

关于中医现代化，笔者曾于 1999 年在《人民日报》发表题为《中医现代化的理性思考》一文，提出现代化是指人类为适应现代社会与文明发展需要，认识自然、利用自然和控制自然（包括人类自身）的能力获得空前提高，由传统社会和文化向现代化社会和文化转变的历史发展进程；中医现代化是在保持自身主体特色和优势的前提下，伴随现代科技进步，使整个中医学从理论到实践都产生新的变革与升华，成为适应时代需求的、具有现代科学水平的科学体系。

对于中医理论现代化，定义性表述是：中医理论现代化是在体现原创思维，保持主体和特色优势的前提下，明确学科前沿，建立概念体系和现代话语体系，形成多学科兼容的开放体系，纳入证伪研究，形成自我更新系统，转型升级促进创造性转化、创新性发展，形成符合科学范式，具有现代品质的理论体系。

从科学发展规律来看，范式是科学发展的核心内涵，而科学范式是特定时期根据“科学共同体”理论体系特征制定的一套理论原则、定律、方法等。建立中医现代化理论体系，亦需要建立中医科学研究的新范式。基于此，中医现代化理论框架应该具有以下特征：保持原创，筑牢中医传承之基；明确学科前沿，建立概念体系；形成开放系统，多学科交叉；纳入证伪研究，自我更新系统；创造性转化，创新性发展；现代诠释，更新话语体系。

中医现代化理论体系的内涵

保持原创，筑牢中医传承之基

原始创新是世界公认的基础性科学创新，其研究成果将为人类增添新知识，在原理、技术、方法等某个或多个方面实现重大变革，是最根本的创新。中医学作为具有中国原创思维特征的生命科学，是具有原创性的医学科学体系；中医原创思维是中医学发展的推动力，也是中医学走向未来的内驱力。

作为国家社会科学基金重大项目“中医原创思维的方法论研究”的首席专家，笔者曾在《中医原创思维方法论的时代追问》中提出了研究“中医原创思维的方法论”应回答三个问题，即中医为何要改变自己的命运？中医能否在未来的文化发展中具有创新意识？中医在中华民族文化复兴中能否发挥重要作用？并提出中医复兴要解决理论思维的问题，研究中医科学的思维方法，探究中医原有的思维本质，及其对未来走向的把握和引领作用，从而对接科学前沿；以中医理论成果转化为契机，推动中医学术的整体发展，对中医临床实践产生指导作用，这是中医原创思维方法论研究的出发点和归宿。

什么是中医原创思维？基于国家重点基础研究发展计划（“973”计划）“中医原创思维与健康状态辨识方法体系研究”项目，笔者提出中医原创思维是“取象运数，形神一体，气为一元”的整体思维模式，它揭示了中医学普遍抽象的内在联系，构建了中医学不可替代的思维体系。中医原创思维树立了鲜明的、独有的世界观、认识论和方法论，从哲学的高度把握了中医学发展的大方向，说明了中医原创思维的认知特点是不肢解、不破坏、不干扰、联系、动态、有序、自然态的整体，回答了中医学对生命与健康的认识和理解，蕴含了丰富的复杂性科学的思维方法，为当代思维科学的发展和人类的原始创新提供了借鉴。

君子务本，本立而道生。中医理论的现代化，首先要保持中医药的基本立场和基本方法，做到“我主人随”，保持中医学的主体思维，以传承经典，呈现中医文化价值；保持自我，不断释放生命活力；深入挖掘，开发理论新境界；融于当代，与现代科学同频。

明确学科前沿，建立概念体系

学科前沿

学科前沿是指科技体系或学科群中居于主导地位，且具有带动其他学科发展并影响人类科学观念转变，最能代表某个学科发展趋势、引领学术发展的关键科学问题。

中医学的学科前沿之一应当为元气论。元气论以元气的运动变化来解释宇宙万物生成、发展、变化、消亡等现象。《素问·宝命全形论》言：“人以天地之气生，四时之法成。”又言：“天地合气，命之曰人。”对于天地大宇宙，气是宇宙万物的本原，运用气的范畴可以论述天地自然的运动变化规律；人身小宇宙，气是构成人体最基本的物质，运用气的范畴可以论述生命的运动变化规律。

天人合一是重大的科学命题。天人关系是在中国传统哲学中被普遍关注和重视的基本问题，并成为中医学的基础理论之一。天人观认为人是一个复杂系统，天地自然为人所处的环境，人在天地之间生存、发展、延续，人体的生命活动随时间规律而变化，蕴含着生物节律。基于“天人相应”理论的中医时间学包括时辰节律、日节律、月节律、四时节律、年节律。2017 年诺贝尔生理学或医学奖表彰了生物钟节律的研究工作，认为“研究成果精确严密地解释了人、动物、植物是如何适应生物钟节律，并能够同时与地球自转保持同步的”，这也提示基于“天人相应”理论的中医时间学具有跨时代的科学内涵。生命科学是当代科学前沿，而中医体质学的系统整体研究模式有助于揭示生命现象的本质，从“体质可分论”揭示生命个体差异，从“体病相关论”揭示生命体与疾病的关联，从“体质可调论”揭示生命动态特征，从“生命过程论”揭示生命时空维度，从“形神构成论”揭示心身统一性，从“表型—基因型”揭示生命内外环境统一，为研究生命科学提供了理论武器。

概念范畴体系

国学大师张岱年先生认为“概念是表示事物类型的思维形式，意义比较广泛，具有普遍性的概念，谓之范畴”，“所有的范畴构成一个总体系”。

建立现代化的中医理论概念范畴体系，应当结合古代经典与现代临床，明确概念、范畴的含义，发掘体系内的潜在联系，总结概念范畴引导的新规律，完善中医药理论框架，促进中医药理论的持续全面发展。

目前的中医理论体系中存在许多的概念问题。如疾病的命名，有依据病因，如伤寒、伤风；依据病机，如虚劳、痿证；依据病性，如瘟疫、疟疾；依据病位，如肝积、肺胀；依据病理产物，如痰饮、膏浊；依据主要症状，如眩晕、咳嗽；依据发病时节，如伤暑、秋燥；依据病程，如百日咳、久痢等。同时还存在着病名的概念与实践的分离现象，如红斑狼疮在中国知网检索篇名相关研究有 1.86 万篇，而中医对应病名红蝴蝶疮仅有 2 篇，血栓性浅静脉炎有 401 篇，而对应的青蛇毒仅有 4 篇。这一现象值得深思。

如何解决概念不一问题？其方法在于中医药标准化。根据中医基础理论核心概念，通过比较、分析，对中医概念进行规范，探明概念，规范选择，确定编码 。近年来我国中医药标准化工作建设不断取得新进展，发布了一系列的国际标准，但仍存在标准体系尚不健全、标准制定存在交叉现象、标准缺乏实施评价研究等问题，亟待解决以推动中医现代化概念范畴体系的建立。

形成开放系统，多学科兼容

交叉学科是指通过两个或两个以上学科间知识结构和研究方法的交叉、融合、渗透开展研究活动的研究范式，是学科交叉后自然形成的新理论体系。交叉科学研究强调各个学科/领域间的汇聚融合，在解决一个科学问题的同时创造或拓展学科视野，进而发展出共同的框架概念。学科之间、科学和技术之间、自然科学和人文社会科学之间均可交叉。

中医药具有多学科交叉的历史，而进行多学科交叉是中医药现代化转型的必经之路。但需注意，中医药多学科交叉不是“以西解中”，而是“拿为我用”；要坚持主体发展与开放兼容相结合，赋予多种方式来呈现当代的需求；不仅要回归经典，还需要重生、延伸经典；积极运用现代多个学科的先进理论与技术成果，在现代哲学思想的指导下，不断揭示中医理论所反映的人体健康与疾病的独特认识和深层规律，揭示其疗效机制，使之产生质的飞跃。

笔者研究团队基于 40 余年研究成果，提出并开展数字中医体质研究，将中医体质学与现代科技相结合，运用数据库技术、数据分析技术、人工智能技术等手段，以构建中医体质的特征与应用的数字化、智能化、一体化服务平台。系统架构由数据存储、数据分析、人机交叉三个部分组成，通过选择适宜的数据库管理系统、编程语言、前后端技术搭建平台，打通体质学科的丰富前期研究结果，形成包含远红外、量表、组学等宏微观多维度刻画的数字化体质特征，包含数字化存储的文字、图像、声音以及论文著作、原始数据、学术传播等多模态研究资料，包含智能检索、智能分析、智能推荐等应用功能，是集科研、健康、教育于一身的数字中医体质平台。

纳入证伪研究，自我更新系统

证伪研究

卡尔·波普尔在其著作《猜想与反驳》提出证伪，认为经验的真正意义在于可以证伪科学理论，而证伪可以避免对错误理论的辩护。证伪的意义不在于证实命题假设为伪，而是在于明确命题的可证伪性，即具有科学属性。

任何一门自然科学都是在“实践—认识—实践”这一螺旋式循环上升的动态发展过程中不断纠正、完善认识，使之成为动态发展的学科体系。中医学作为一门学科，有些尚未建立起相应的概念和原则，表现了理论的含混性、笼统性和随意性，也包含着某些谬误，只有更新、拓展，扬弃旧的思维方式，构建符合科学发展的理论思维，在不断地自我否定中重塑和完善才能促使其蓬勃发展。

证伪研究可通过多路径进行：如流行病学证伪，如本团队基于2007年、2017年两次全国体质类型流调数据，明确了中医体质类型可分为九种及不同体质类型在人群中的比例和地域分布；临床证伪，如吴咸中院士提出用通腑法治疗急腹症，证实了“六腑以通为用”的临床意义；实验证伪，如现代药理研究发现具有引经作用的中药可促进其他药物在靶器官组织的吸收或分布、影响药物转运体，初步阐释了“引经报使”的科学意义；生物学证伪，如吴效科团队基于多囊卵巢综合征相关研究，提出卵巢功能特征具有时限性、节律性和状态性，符合女性天癸活动的特点，间接指出天癸的生物学基础。

自我更新

自我更新，是在实践中发现、认识、总结新规律，继而应用在实践中，以达到自身不断完善、与时俱进。在中医诊疗模式方面，随着时代的发展、疾病谱的变化，若仍采用单一的辨证论治则会面临诸多问题。如无证可辨，包括无症状血尿、肿瘤前期、隐匿性肾炎等；有证可辨、辨而有误，如颅内肿瘤所致的呕吐等；缺乏对新疾病的深入认识，如自身免疫性疾病等；放射、激素等未纳入辨证体系的现代致病因素引起的疾病，如抗生素引起的耳聋等。因此，诊疗模式亟待更新。笔者在2005年首次提出并建立“辨体—辨病—辨证”的诊疗模式，将体质状态、特征与发病规律之间的关系，与疾病全过程和某一阶段的病理特点与规律有机结合，提升了对疾病认识的全面性，丰富了临床诊疗体系。

创造性转化，创新性发展

创造性转化，就是要按照时代特点和要求，对那些至今仍有借鉴价值的内涵和陈旧的表现形式加以改造，赋予其新的时代内涵和现代表达形式，激活其生命力。创新性发展，就是要按照时代的新进步新进展，对中华优秀传统文化的内涵加以补充、拓展、完善，增强其影响力和感召力。这一方针的提出源于对中华传统文化的高度自信。

创造性转化

希波克拉底时代已提出四体液说，《黄帝内经》亦有阴阳二十五人的论述，但两千五百年来未能形成理论体系，未能形成标准，难以指导临床实践。笔者自1978年提出体质概念以来，历经40余年发展，实现了从一个学说到一个学科的创造性转化。目前中医体质学已进入国家战略文件，建立国际学术组织，广泛开展国际合作。

此外亦有中医学“毒”理论的转化。《黄帝内经》中“毒”指风、寒、暑、湿、燥、火之邪亢盛则引起寒毒、热毒、湿毒、燥毒等；宋代陈言《三因极一病证方论》特别重视“毒”在发病中的作用，如提出中暑为暑毒所致、酒疸是酒毒所致、丹毒之病是由心火实热所致，对“毒”的认识由病种上升至病因病机的角度；明代吴又可《瘟疫论》突破外感传统的四时六淫说，提出了“杂气”学说，将瘟疫的疫气归于毒气范畴；清代张锡纯《医学衷中参西录》从中西医结合医学角度对毒邪学说进行论述，首次提出“毒菌”一词，是当时西医理论对毒邪的最新解释。现代研究方面，如王永炎院士在中风及痴呆的研究过程中提出“毒损脑络”，成为现代中医药认识和研究脑系疾病的重要病理机制之一；国医大师周仲瑛认为“癌毒”是恶性肿瘤发生发展的关键，是在恶性肿瘤发生发展过程中体内产生的一种特殊的毒邪；李佃贵国医大师提出“浊毒”属六淫邪气之外。以毒攻毒的理论亦有发展，以毒攻毒治疗多种疾病有千年以上的历史和丰富的文献记载，第一个毒指药物具有毒性，第二个毒指病机；张亭栋教授团队、陈竺院士团队在砒霜治疗白血病领域研究卓有建树，极大丰富了以毒攻毒的理论内涵。中医体质学与“毒”理论的创造性转化，不仅彰显了传统理论的时代内涵与临床价值，更为中医理论现代化发展树立了典范。

创新性发展

当前我国慢病高发，疾病防治关口前移和疾病的共同预防问题亟待解决。治未病作为中国特色的“预防”措施，需要完善理论体系、加强战略支撑、搭建治未病大平台、启动大医学计划。以为适应这个时代出现的情况，达到高水平的创新性发展。笔者研究团队经过十几年的沉淀，从第一本关于治未病解读的书，到第一部中医未病学教材，到第一部中医治未病发展报告，到第一套中医治未病升级建设方案，再到第一个中医治未病重大咨询项目，明确了治未病系列概念，构建了中医未病学学科框架，明确了治未病升级建设建议和评价体系，为治未病服务于“健康中国”、有效防控慢病提供了理论指导。

本团队提出治未病科学性、服务能力、中心建设、健康宣教、民生服务五大升级及配套政策措施；同时承担了有关治未病的国家重点基础研究发展计划、国家重点研发计划、国家自然科学基金重点项目、中国工程院重大咨询项目、国家中医药管理局委托项目，不断引领中医治未病的创新性发展。

现代诠释，更新话语体系

现代诠释

中医理论的现代诠释，是中医理论现代化的引擎。中医理论的阴阳蕴涵最基本的相对关系，是所有关系功能属性的最基本表达。诺贝尔奖获得者波尔认为太极图完美阐释了他提出的互补理论，并将太极图设计在了家族徽章中，并附言“对立即互补”。因此阴阳论或可以关系论阐释其哲学意义。

五行是木、火、土、金、水在其基本物质属性的基础上逐渐引申为五种基本的功能运动属性和运动方向，中医学借以五行理论阐述脏腑形、窍自内而外的整体性、机体与自然的关联性以及疾病发展变化的规律。五行相生相克，蕴含着原始的循环系统论。

“正气存内，邪不可干”是中医发病学的重要思想，从现代医学角度解读，阐释机体与病邪关系要对免疫力数字解码。免疫力是人体抵御病原入侵，清除抗原性异物，控制及维持机体健康稳态的综合能力。回答不同个体免疫力要以不同体质类型（空间）、不同体质状态（时间）的免疫状态为切入点，整合多中心多来源的数据，开展多尺度免疫力大数据耦合，解析免疫系统的复杂性、多样性和免疫力的科学内涵，运用数据模型实现免疫力的整体量化和全景化展示，研发人工智能算法创建中国人群免疫力特征图谱的方法体系，开展基于免疫力干预的健康维护及疾病防治策略研究，形成未病先防、疾病早诊、预后评估的个性化医疗和健康管理新模式。

近年来，中医理论的现代诠释案例不断涌现，如美国加州大学研究团队证实肺具有造血功能，这也印证了中医学“肺朝百脉”理论的科学意义；美国国家过敏和传染病研究所发现参与机体的稳态、哮喘和慢性阻塞性肺病等病理过程的天然淋巴细胞，可能会从肠道迁移到肺部并参与到肺部免疫反应，即肺肠轴的存在，部分阐释了中医学“肺与大肠相表里”的含义；黄连清热燥湿、泻火解毒，为治疗痢疾的要药，而《名医别录》载黄连止消渴，现代研究则显示黄连的有效成分小檗碱可有效降低血糖。

话语体系

话语体系是理论和知识的语词表达，是一个学科对象的本质和规律的、成体系的理论与知识（学术体系）的表现形式和语言载体。一个学科的学术体系只有通过自己的话语体系才能作为一种对象性的存在表达出来，为人们所知晓和理解；一个学科的话语体系只有准确、充分地表达了本学科的学术体系才是成熟的话语体系；一个学科只有构成学术体系和话语体系的统一体，才能称其为一个成熟的、健全的学科。

当前中医学生存环境的语境发生了重大变化，由于话语体系不适应，使之在多元文化的碰撞中影响文化认同，压缩了生存空间，出现文化失落，影响了自身的地位。中医话语体系建设是中医药信息时代科学语境下生存发展必须解决的问题，因此必须建立中医现代话语体系，突破跨文化交流的障碍，实现中医药文化的高速流通，不断强化其科学形象和可信地位，改变中医药在大科学、大医学总体格局中的地位和话语谱系，释放自身的活力。

以象思维为例。中医临床特别重视取象。象的理论有两个概念，一为物象，即一切事物所表达的状态或现象；一为意象，即通过理性思考以后产生的对象的认知。有诸内必形于外，通过对象的梳理、总结，从物象到心象到意象，是一个思维的发生过程。取象运数，就是对象的测量，进行趋于量化的预测判断。象思维是中医学具有的创造性思维，对于这种宝贵的财富，我们需要去传承，去用现代语言让它被更好地理解、运用。此外，中医知识有大量的“心悟”成分及与象思维相似的隐性知识，而隐性知识到显性知识的转变也是语境转型的重要方面。

现代化既是当下所处的历史阶段，也是当下呈现的文明式样，没有任何领域能够回避。中医理论发展史是一个不断推进理论创新、创造的历史，这个过程既是新事实、新实践的积累过程，也是认识和理论不断提升的过程。我们正处在全面建设社会主义现代化的关键历史节点，当代中医学术经历前所未有的深刻变革，提出了大量亟须回答的理论与实践问题。中医理论现代化是中医现代化的前提，我们必须充满自信，自觉地从理论形态表达到科学范式进行变革，以开辟中医理论的新境界，让中医理论迸发出更强大的真理力量，道经千载更光辉。

（本文选编自《中医杂志》2024 年 1 月第 65 卷第 1 期）

徐浩宇代表：积极推动大健康理念宣传落地

健康中国，观念先行，预防为要。当今社会，由于人们工作生活节奏加快、压力增大，亚健康人群、慢性病患者呈上升趋势，且患病基数较大，影响了全民整体健康水平提升，也加重了社会负担。有研究表明，决定健康状况的因素，医疗卫生服务仅占 8%，遗传等生物因素占 15%，而生活方式和社会环境因素占比超过 70%。

为此，全国人大代表，扬子江药业集团党委书记、董事长、总经理徐浩宇带来关于“推动健康观念转变，提高全民健康素养”的建议。

一是积极推动大健康理念的宣传落地。需要政府、社会、企业三方联动。政府需加强宣传引导，厘清大健康概念，倡导“整体健康观”，把健康影响评价评估制度向纵深推进；社会要积极面向大众普及健康教育与健康促进，倡导文明健康生活方式，促进民众自我健康管理认识提升；企业应主动承担在健康教育和健康管理中的社会责任，加强对大健康产业的布局，丰富大健康产品矩阵，坚持民有所需，企有所向，努力为人民群众提供全方位全生命周期的健康服务。

二是倡导树立预防为主的健康观念。健康不仅是“治病”，更是“治未病”，要把防慢病、治未病作为健康管理重点。数据显示，慢性非传染性疾病导致的死亡人数占总死亡人数的 88%，导致的疾病负担占疾病总负担的 70%以上。居民健康知识知晓率偏低，不健康生活方式比较普遍，由此引起的疾病问题日益突出。但这些因素可防可控，将预防关口前移，普及和丰富健康知识的教育与传播，促进全民健康素养提升，做到早发现、早预警、早诊断、早干预，使人们少生病、不生病，提高生命质量，这对于人民群众对美好生活的追求和缓解日趋加剧的老龄化带来的民生问题意义重大。

三是广泛传播中医药健康文化。推动健康观念转变，中医药健康文化的传播作用不可或缺。他建议，进一步发挥中医药在“治未病”、治疗重病大病等方面的重要作用，把中医药健康文化传播与现代健康理念相融合，深入挖掘中医药文化资源内涵，对古典医籍精华进行梳理和保护。（中国中医药报 记者秦怡文）

长春中医药大学附属医院将传统师承教育精粹融入现代教育体系——构建中医药人才培养新格局

2023年，由长春中医药大学附属医院王健教授作为课程负责人的“中医内科学”入选国家级线下一流课程。

为培养优秀中医药人才，长春中医药大学以及附属医院多年来致力于教学改革。特别是党的十八大以来，在教改实践中，该校领导及教务办、实训中心、学生管理办配合指导，附属医院和中医学院取得一系列教改成果，他们将传统师承教育精粹融入现代教育体系，逐步构建起中医药人才培养新格局。

三金战略 金专金课金师

长春中医药大学附属医院、中医学院抓住国家提出健康中国战略契机，在专业人才培养方面，提出培养卓越中医师的“三金战略”。这种战略，不是简单地培养顶尖硕士、博士，而是培养一大批毕业后能及早进入临床的卓越中医师。

金专，是指国家级一流本科专业。强化专业内涵建设，学院的中医学专业、中医骨伤科学专业获评国家级一流本科专业，中医儿科学专业获评吉林省一流本科专业。

金课，是指国家级一流本科课程。长春中医药大学“中医内科学”课程开创于1958年，由已故首届国医大师任继学首讲，后经国医大师南征、全国名中医黄永生等继承发展，以深厚底蕴成为全国中医院校交流学习的品牌课程。近些年，王健带领课程团队独创12项教学体例，在全国中医院校率先引入标准化患者，打造模拟情景教学，拓展中国大学MOOC（慕课）、SPOC（小规模限制性在线课程）线上资源，引入OBE（基于学习产出的教育模式）、模拟复盘等教学法，先后编写进5部全国中医药行业高等教育规划教材。“中医内科学”课程入选国家级线下一流本科课程，标志着这门课程进入国家一流行列。

此外，中医学院“中医骨伤科学”获评首批国家级一流本科课程，“中医骨伤科学”“中医内科学”“中医妇科学”“中医儿科学”等4门课程首批上线国家高等教育智慧教育平台。

金师，是指优秀教师，该院迄今为止已涌现4位国医大师，还有全国名中医、岐黄学者、省级名中医，这些国医大师、教授学者既是临床一线的骨干，也是优秀的教师团体。2021年中医内科学教师团队荣获第二批“吉林省高校黄大年式教师团队”称号，2022年荣获吉林省教学成果一等奖。

“三金战略”根植于吉林省顶级中医成长的黄金厚土，立足于办学定位及培养应用型中医药人才的目标，在教改实践中将传统教育精粹融入现代教育体系，取得一系列骄人的业绩。

立德树人工程 一主线三融合六贯通

长春中医药大学附属医院还挂着中医学院的牌子，多年来，该院高度重视对中医学子的能力培养、综合素质的培养。在教改过程中，该院把院校教育和师承教育深度融合，开展了立德树人系统工程，统称“一主线三融合六贯通”。

一主线：就是坚持立德树人的一条主线。

三融合：是知识、能力和素质有效融合。经典、医案、临床的三知一致；医德、包容、传承、创新、诊疗的五能统一；道术、仁心、勤奋、敏慧、求精、悟性的六品相通。这三知一致、五能统一、六品相通是检验一位学子知识、能力和素质是否有效融合的金标准。

六贯通：通过集成化系统化的方式，创建课程体系。即以典明卓，创建经典学习的课程体系；以榜立卓，深挖名医名家医路；以习练卓，构建阶梯式实践教学体系；以奖励卓，建立创新创业育人的体系；以教雕卓，开展“互联网+”生成性教改；以考验卓，建立“三维三阶段”考评机制。

以立德树人为主线，院校教育和师承教育高度融合，将专业课与思政课相结合，将显性与隐性教育相统一。如学院成立“校内课程思政联盟”，提炼专业课程中思政元素，涵盖了爱国主义、悬壶济世、人文关怀、医患沟通等，依托“中医骨伤科学”等省级课程思政示范课，建立“中医内科学”“医学伦理学”“医患沟通”“医学心理学”等8门校内课程思政联盟，将专业教育与思政教育相结合。

通过开展中医教育思想论坛、院士名医成才之路、名医名师开学第一课等方式，深挖院士、国医大师、全国名中医、全国师承指导教师等名医名家成长成才经验，探究其“直觉”“体悟”“辨证思维”等隐性知识，将显性与隐性教育相统一。

通过“一主线三融合六贯通”工程的实施，促使学生钻研经典、广研医案、应验临床。培养学生立医德树仁心，厚实基础，传承经典，勇于开拓，勤于临证。沿着这条培养现代卓越中医人才的路径，实现中医理论课程内容整合与优化，强化基础、经典和临床思维能力。为了提升学生早期临床诊疗等能力，在大学领导和大学教务处指导下，依托传承创新平台、国家重点研发等科研项目，立足临床，把项目融入实践教学，实现中医生成性教学，让学生可以早临床、多临床，极大地提升学生的知识、能力和素质。

教改成果 任继学教改实验班

2013年，为推进医学教育综合改革，实施“三金战略”，完善卓越医生教育培养计划，探索适应国家医疗体制改革需要的临床医学人才培养模式，长春中医药大学附属医院创办了“任继学教改实验班”（以下简称“任继学班”）。

任继学班采用“读经典、跟名师、早临床、多临床、反复临床”培养方式，大四学年前后，学生跟随师承导师包括国医大师、全国名中医、全国师承经验指导教师、吉林省名中医等临诊，上午跟师出诊，下午理论授课，要求写跟师笔记，记录临床医案、跟师心得。任继学班学生先后获得“吉林省十佳大学生”“长春市十佳大学生”、国家奖学金、国家励志奖学金等荣誉及奖励。

该班师生都是双向选择，实行团队带团队制度。从2023年开始，大一学生入学之后，按照《中医学院任继学教改实验班遴选管理办法》，遴选部分中医学专业学生进入任继学教改实验班，实施“两段式一贯通五统一”教学改革，充分落实现代卓越中医人才培养模式，该班是院校教育与师承教育相贯通的实验成果。

实施院校教育与师承教育贯通培养的教改中，长春中医药大学附属医院为了解决现存问题，提出五个“统一”：一是体制统一，实行院系合一深化改革，达到体制机制的高度融合；二是机制统一，实行医教协同的统一管理机制，将“医”和“教”的工作协同在一起，形成有效的运行机制；三是课程统一，理论教学与实践教学的统一，采取边上理论课边临床实践的方式，实行基础课进临床、经典课进临床的教学模式；四是人员统一，实行教学与医疗人员管理的统一，确保“教”与“医”是同一人，压实责任制；五是环节统一，实行早期导师制与临床医疗和教学的统一，将“读经典-跟名师-做临床-善思悟”贯穿始终。

长春中医药大学附属医院将传统教育的精粹融入现代教育体系中，坚持院校教育与师承教育相贯通，正在构建中医药人才培养体系新格局。（中国中医药记者 李晓峰 许守年 通讯员 王爽）

文 化

国家中医药管理局就中医药文化建设工作情况举行发布会 “十四五”中医药文化建设有了路线图

2023年4月20日，国家中医药管理局就《“十四五”中医药文化弘扬工程实施方案》及中医药文化建设工作情况举行发布会，国家中医药管理局综合司副司长邢超、科技司副司长陈榕虎、国际合作司副司长魏春宇，国家中医药博物馆副馆长陈峥出席发布会并回答记者提问，中宣部文艺局副局长彭云出席发布会。

邢超介绍，《“十四五”中医药文化弘扬工程实施方案》作为首次由国家中医药管理局、中共中央宣传部、教育部、商务部、文化和旅游部、国家卫生健康委员会、国家广播电视总局、国家文物局等八部门联合出台的中医药文化建设的专门方案，是“十四五”时期加强中医药文化建设的“时间表”“路线图”“施工图”。中医药文化建设纳入中华优秀传统文化传承发展工程的总体布局，并在重点项目中新增中医药文化弘扬工程，标志中医药文化传承发展跃上新台阶、迈出新步伐。

近年来，国家中医药管理局始终坚持以文化筑牢中医药事业发展，以文化涵养中医药事业发展，通过开展四方面工作，做好中医药文化建设这篇“大文章”。

一是建立健全中医药文化建设机制。“十三五”期间，国家中医药管理局启动实施中医药健康文化推进行动，会同中宣部、国家卫生健康委等20余个部门组织开展“中医中药中国行”主题活动。“十四五”以来，八部门联合实施中医药文化弘扬工程，中医药文化建设的资源和力量进一步汇聚整合，多部门协同工作机制得到进一步完善，组织保障得到切实加强。

二是持续丰富中医药文化活动。国家中医药管理局会同有关部门支持各地通过展览展示、互动体验、巡讲直播、文化作品征集、知识大赛等多种形式传播中医药文化理念，打造一批全国联动的中医药文化活动。中医药健康文化推进行动全国主题活动分别在鸟巢、中国国家博物馆、北京世园公园等举办，中医药文化传播行动“走进名医故里”主题活动在湖北蕲春、河南南阳、安徽亳州、陕西铜川举办。中医药健康文化知识大赛、文创产品设计大赛、说医解药大赛以及文化精品遴选、科普巡讲、悦读中医等活动持续开展，形成良好示范带动作用。“十三五”以来，各地累计举办各类中医药文化活动2.8万余场，参与辐射人数超1800万。

三是不断优化中医药文化产品供给。国家中医药管理局始终把提供既能满足群众文化需求、又能增强人民精神力量的中医药文化产品作为检验中医药文化建设成效的重要内容，不断创造中医药文化产品的内容、形态和传播渠道，指导创作一批优秀的中医药纪录片、影视作品、主题展览、文化科普图书等，探索“中医药+动漫”的传播形式，推出“灸童”“河洛”等动漫IP和相关文创产品。同时加大新媒体平台产品策划创作的支持指导。

四是积极推动中医药传播平台建设。在全国各地推动建设中医药文化宣传教育基地，中医药文化体验场馆，推动基地和场馆面向群众，为群众提供更为多元的中医药文化服务。支持各地在乡镇卫生院、社区卫生服务中心、基层中医馆、社区居委会、乡村群众活动场所等建设了2万余个中医药健康文化知识角，以小而不简、精而不奢的理念打造群众身边的中医药文化天地，丰富群众的精神文化生活。（中国中医药报 记者 李 娜）

21 项传统医药类项目入选浙江省级非遗目录

2023 年，浙江省人民政府印发《关于公布第六批省级非物质文化遗产代表性项目名录的通知》，公布了 110 项浙江省非物质文化遗产代表性项目，其中何氏妇科、詹氏中医骨伤疗法、陆氏伤科、马氏中医妇科、周氏堂骨伤膏贴疗法、永嘉陈氏蛇伤疗法、苏吴氏骨伤疗法、安吉濮氏骨伤疗法、马桥朱氏中医妇科等 21 项传统医药类项目入选。

《通知》要求，各地、各单位要按照《中华人民共和国非物质文化遗产法》《浙江省非物质文化遗产保护条例》等法律法规要求，坚持保护为主、抢救第一、合理利用、传承发展的工作方针，扎实做好非物质文化遗产代表性项目的保护、传承工作，切实提升非物质文化遗产系统性保护水平，传承弘扬优秀传统文化，为高水平建设文化强省、打造新时代文化高地作出新的更大贡献。（记者秦怡文）

怪医唐慎微与《证类本草》

杨殿兴 成都中医药大学

电视剧《怪医唐慎微》讲述了宋代医药学家唐慎微编著药学巨著《经史证类备急本草》（简称《证类本草》）的故事，使这位语言朴讷、容貌不扬但又睿智明敏、医术精湛、医德高尚的四川蓉城民间中医走进了千家万户，让人们知晓了这部药学著作编写的艰辛历程和感人事迹。

唐慎微，字审元，北宋蜀州晋原（今四川崇州市）人，著名医学家、本草学家。唐慎微出身世医之家，北宋元祐年间行医于成都华阳，“深于经方，一时知名”。唐慎微行医过程中发现，虽然政府组织儒臣医官在嘉祐年间编写了药学著作《嘉祐本草》和《本草图经》，但在临床使用中，一方面方药分离，多数本草有药无方，不便应用；另一方面官修本草对古代医药书籍只是选择性地采录，并不全面，尚有很多药学资料被遗弃。因此，编写一部系统全面的药典，成了唐慎微的最大心愿。

广收博览 著本草经典传数百年

唐慎微好读书，凡经史、医药、佛道无所不读，得一方、一论必记录在案。但是仅凭一己之力，根本无法搜集浩如烟海的中医药典籍，因此他想到了一个好办法，“其为士人疗病，不取一钱，但以名方秘录为请，以此士人尤喜之，每于经史诸书得一药名、方论，必录以告”。就这样，经过长年的积累，唐慎微终于收集到了大量的医药资料。他焚膏继晷日夜兼程，终于在 1082 年编成《证类本草》，全书 31 卷，收药 1558 种（《重修政和经史证类备用本草》时增补为 1746 种），列附方 3000 余首，绘制药物插图 933 幅，共计 60 余万字，是一部划时代的本草学巨著。

《证类本草》规模巨大、内容详博、药物众多、方药并举，是宋以前本草集大成之作，使我国本草从此具备了药物学的规模。《证类本草》问世后，历朝修刊，并数次作为国家法定本草颁行，沿用五百多年。

大观二年（1108 年），艾晟将《证类本草》校补刊行，名《大观经史证类备急本草》（简称《大观本草》）三十一卷。政和六年（1116 年）医官曹孝忠奉诏校勘，更名为《政和新修经史证类备用本草》（简称《政和本草》）三十卷。绍兴二十九年

（1159年）又作校订，更名为《绍兴校定经史证类备急本草》。蒙古定宗四年（1249年），山西平阳张存惠在《政和本草》基础上，又将寇宗奭《本草衍义》分条散入书中，成为日后通行本《重修政和经史证类备用本草》三十卷， 载药1740多种。明代万历年间，还出现《大观本草》与《本草衍义》合编的刊本，名为《重刊经史证类大全本草》。《证类本草》以“大观”和“政和”两个版本为基础，先后修订40余次，唐慎微的毕生心血正是通过这些校正本流传于世，发挥着国家药典的作用。

《证类本草》上承《神农本草经》和《本草经集注》以来的诸种本草文献内容，特别是将《嘉祐本草》《本草图经》两书合一，并予以扩充调整，系统反映了北宋以前本草文献的内容和发展脉络，成为编撰体例较为完备的大型综合性本草，其规模和成就也为此前的多种本草文献难以比拟，是本草学研究的范本，除其后的《本草纲目》外，其他本草文献很难望其项背，在本草史上具有重要地位，将我国本草学推向了一个新的高度，影响了中国古代医学达500年之久，其取得的成就居于当时世界同类学科的前列。英国学者李约瑟博士在《中国科学技术史》中评价说：“十二、十三世纪的《大观经史证类本草》的某些版本，要比十五和十六世纪早期欧洲的植物学著作高明得多。”

以方证药 辑录大量古籍文献

唐慎微是一位临床医生，在编著本草时发扬其知医擅药的特点，注重药物功效和临床方剂的收集、总结与记载，使书中的药物讨论紧密结合临床。他采用“图文对照”的形式，并开“方药对照”之先河，在书中绘制药图933幅，以明辨别，并说明药物的采集、炮制方法和主治功能，在每药之后附载有关方剂。在《证类本草》中采录古典医籍如《伤寒论》《金匮要略》《千金方》等方书共计80余种，还有当时医家常用和民间习用的单验方以及亲验有效的处方共3000余首，方论1000余条，分别载入有关药物项下，使学者开卷尽览其用途、用法。唐慎微开创的这种“方药对照”编写方法，不仅更能体现中医理法方药的特色，且更为切合临床实际，自此而下的药物著作多沿用此种体例，可见其影响深远。

唐慎微治学严谨，在著书过程中广收博采，收集了许多极为珍贵的药学资料，被其引用的书籍达240多种，如《雷公炮炙论》《食疗本草》《本草拾遗》《海药本草》《食医心镜》等许多重要的前代本草著述，皆有赖于他的努力才得以流传至今，为后世保存了宋以前的大量医药文献。明代李时珍编撰《本草纲目》时，也曾用该书作为蓝本：“自陶弘景以下，唐、宋本草引用医书，凡八十四家，而唐慎微居多。”并高度赞扬唐慎微“使诸家本草及各药单方垂之千古，不致沦没，皆其功也”。

最后以一首《鹧鸪天·颂唐慎微》，向一代医药学大家唐慎微致敬。

“西蜀蓉城唐慎微，专攻顽疾大名威。勤求博览集方验，继晷焚膏著药规。增品种，绘图徽。传承百载后人随。声播九域功无量，德惠千秋万世垂”。

构建运河中医药文化课程体系

程岚 北京学校

为了深入实施“京津冀协同发展”国家战略，打造与北京城市副中心相适应的教育体系，人大附中在北京市、通州区政府工作部署下，于2016年正式入驻通州区第三中学，组建人大附中通州校区。2019年启动办学的北京学校是北京市教委直属的十二年一体化全日制公立学校，是北京市委全面深化改革领导小组研究确定的综合改革试验学校，该校紧紧依托人大附中优质教育资源，辐射带动城市副中心基础教育发展，倾力打造人民满意的优质学校。从 2017 年以来，北京学校和人大附中通州校区联合推进以运河中医药为特色的中医药文化课程体系建设。

中医药文化进校园三阶段推进

人大附中在校长刘彭芝的大力倡导与推动下，在全国较早地启动了中医药文化进校园活动，积累了丰富经验，为在通州探索运河中医药文化课程提供了依据。

探索阶段：“运河中医药文化”研学旅行课程的开发（2017—2019 年）。人大附中通州校区将人大附中中医药文化进校园的传统在通州校区延续，并结合通州文化特点，于 2017 年启动了“运河中医药文化”研学旅行课程的探索，每个学科都围绕与运河中医药文化的融合点积极探索，开发了《大运河里流淌的中医药文化探究》研学旅行手册，举办了学校运河中医药文化节暨课程成果展示活动，得到了多位中医药专家和领导的肯定，受到了中央教育电视台等多家媒体的报道，同时还承担了北京市教育科学“十三五”规划重点课题《大运河文化研学旅行课程开发与实践研究》。

发力阶段：北京地区大运河中医药文化资源调查（2019—2021 年）。2019 年北京市中医管理局批准人大附中通州校区承担了“北京地区大运河中医药文化资源调查”课题，学校立足前期对运河中医药文化的基本认识，迅速组建了一支对运河中医药文化有热情、有积累、多学科协作的调研团队。按文献资源、物质文化资源、非物质文化资源进行分组，通过培训和专题讨论，制定了详细调研方案。先后开展了对运河学、中医药学、通州中医药管理部门等行业专家的咨询，同时还围绕相关线索开展了广泛的实地调研，筛选整理运河中医药资源 205 条，编制了运河中医药文化清单，撰写了翔实的调研报告。

深化阶段：“运河中医药文化”综合课程群的开发（2021 年至今）。以运河中医药文化资源调研成果为基础，北京学校和人大附中通州校区携手推进“运河中医药文化”综合课程群的开发，北京学校重点打造“小初高一体化中医药课程体系”，包括凝练课程目标、探索课程实施路径、发掘课程资源、优化课程评价等。

北京运河中医药文化的理论凝练

对通州中医药文化资源家底完成初步整理。对 7 个历史时代、10 种通州志书、70 余卷中的中医药线索进行辑录，按医家、中药、民俗、古迹、灾疫、医政、杂记等分类二次整理，完成对通州中医药古代家底的系统性梳理，涉及医家 53 人、道地药材 20 余种、中医药古迹 14 处、医政相关事项 15 种、特色民俗 7 种。此外还整理出民国时期药店 38 家、民国时期药企 3 家、民国时期药业 31 家；现场考察历史遗存 12 处，对部分文物保存现状进行了摸底和评估；按通州医家、通州药材、通州药事、通州中医药遗存、通州中医药民俗、通州运河与中医药 7 个部分编撰专著《通州中医药文化志》（中国中医药出版社，待出版）。

凝练了北京运河水系各节段中医药文化特色。依据项目整理的 200 余条资源线索，从北京中医药文化交流视角，将北京运河水系初步划分为运河源头段、城区段、通州段、郊县段共 4 个区段，依次凝练为温泉养生文化区、中医药文化深度融合区、漕运中医药文化区和中医药民俗信仰文化区 4 种文化特色。

理清了明清时期南药北上的重要路径。南药北上的地域来源：包括运河沿线各省，以及纳入漕运管理的湖北、湖南等部分非运河流经省，此外还包括东南亚部分国家经福建、广州北上的药材。南药北上的中药品种：包括上述各地区经漕船运输的岁贡药材，也包括漕船携带商货中的中药材。漕船携带商货中常见药材为 20 余种。南药北上的进京途径：明清时期至太平天国运动以前，中药材经运河至通州中转，先后在通州、积水潭等地完成交易，或直供太医院生药库。这些药材不仅供应宫廷和本地药店所需，还直接促进了北京的本草研究，如《本草品汇精要》《本草纲目》等本草名著的问世，都与太医院生药库中经运河南药北上的药材储备密切相关。

该书提出北京依托运河对中医药学术融合产生了重大历史作用。宋元以后，南方医学学术沿河而兴，形成多个流派。明清诸多代表医家纷纷沿运河北上，或任职京城太医院，或旅京交流。1568 年徐春甫组织客居京城的南方医家 46 人成立“一体堂宅仁医会”，成为我国最早的医学学术团体，并编撰了我国最早的医学全书《古今医统大全》，是北京推动中医药融合发展的标志性成果。

运河中医药文化课程体系建设

系统整理了“运河中医药文化”课程资源。我们以京杭大运河的地理链条为线索，系统梳理运河中医药文化“家底”，整理编撰《运河中医药知识纲要》，为开展运河中医药研修提供依据和参考。发布了《运河中医药文化研究指南》，确定 8 大项目方向、24 个科研选题，供学生进行探究学习。我们开发校内课程资源，开展北京地区运河中医药文化资源调查，收集运河沿线中医药文化相关数字资源，建设运河中医药文化课程资源库。

探索形成了“运河中医药文化”课程实施路径。以课题为引领，以课程为载体实现课题成果的转化，以课堂为推手促育人目标的落实，以学生的学业成长作为中医药文化进校园的出发点和归宿点，组建“研究共同体”，在中医药专家和教学专家的指导下，采用“课题研究+课程构建+课例展示+专家指导+方案改进+成果固化”的路径推进，通过重点年级示范，实现全学科覆盖、一体化设计。

有效构建了“运河中医药文化”课程体系。围绕“运河中医药文化如何在校园实现创造性转化”这一课程驱动性问题，构建了基础、拓展和荣誉三个层次共 12 门课程。课程的搭建打破了学科、课程领域的界限，通过组织跨学科主题学习，做到全学科整体育人；同时课程的设计贯通考虑小、初、高不同学段内容，满足学生的个性化需求，通过传承经典、根植本土、面向科技、关注生命四个模块的课程内容，从感悟、践行、传播、创新运河中医药文化四个维度，助力学生形成健康的生命观、正确的科学观和方法论。

凝练了“运河中医药文化”课程设置原则与理念。从厚植中华文化底蕴、增强民族自豪感、坚定文化自信、做堂堂正正的中国人等育人目标出发，凝练了“运河中医药文化”课程设置的三大理念（整体观、系统论、和谐观）。进一步提出了中医药文化进校园的三个原则：一是进什么（遴选中医药文化的核心理念、核心内容）；二是进多少（面向全体学生，结合学生年龄特征，明确各学段学生学习中医药文化的基础要求，同时提供基于兴趣爱好拓展延伸的空间）；三是如何进（基于学科特点和立德树人的根本任务，在指向核心素养的深度学习教学改进的过程中，实现多向度的学科与中医药文化融合，深挖课程思政元素，提升育人实效）。

明确了“运河中医药文化”的课程目标。汲取中医药文化和大运河文化的精华，发挥课程育人功能，促进学生形成健康的生命观、正确的价值观和方法论，让学生切身感受中医药文化和大运河文化，学会在人与自然的和谐中健康成长。

运河中医药文化课程的影响

学生综合素养的广度和深度得到进一步拓展。自 2017 年以来，以“1+3 项目”学生为例，学生共完成 30 项运河中医药文化探究成果，包括人文类 8 项、艺体类 14 项，科技类 5 项和劳动类 3 项，这些都是学生通过课程拓展了学习视野，钻研科学、探究学术的深度得到提高后的成果。

教师的课程领导力和教科研能力明显提升。2018 年代表通州区参加北京市“强化实践育人，培养关键能力”初中综合实践活动成果展。完成“北京地区运河中医药文化资源调查”40 万字研究报告，2021 年结题验收被北京市中医管理局评为良好课题。2022 年学校教师代表参加通州区中医药十四五规划座谈，为北京城市副中心和通州区中医药进校园工作建言献策。2022 年学校教师代表参加“北京市五育并举下的实践育人研学课程高峰论坛”，作《双减背景下“运河中医药”研学课程的开发与实施》主题发言和课例展示，获得专家和领导的高度认可。这些课题和任务，极大提升了教师的课程领导力和教科研能力。

校园文化的建设品质注入了新动力。以中医药文化嵌入学校教育各个环节，使校园文化融入了传统文化中自强不息、厚德载物、中庸和谐的优秀人文精神，同学们更加爱国且身体力行，待人热情但不事张扬，树立理想并能默默奋斗。我们明显感受到孩子们对国家、对传统、对民族的热爱并不空洞。随着课程的持续推进，我们有信心为孩子们安放一颗“中国心”。

创建中医药文化进校园的“北京模式”

深刻认识基础教育是中医药文化传承的“先天之本”。长期以来，中医专业院校和中医医疗机构是中医药传承的主力军，但如果在基础教育阶段做好中医药文化的启蒙，则可为中医药专业机构提供高质量的源头活水，为中医药的薪火相传固本培元。这是我们基础教育工作者的责任与担当。

重新诠释北京推动中医药历史进步的“运河纽带”。以往评述北京对中医药的历史贡献，主要以时间为维度，完成各阶段学术推动作用的评价；古代运河有效促进了不同地区中医药学术资源的交流，并在北京完成了重要的融合发展。因此，通过运河的空间视角，重新评价北京推动中医药历史进步的重大贡献，可为前瞻性阐释北京在当代中医药事业中的新定位、新使命提供重要依据。

携手共建中医药文化进校园的“北京模式”。北京中医药文化资源经过千年孕育和积累，形成了深厚的底蕴、独特的优势。只要利用好、发挥好北京在文化传承、地域区位和资源积累等方面优势，在中医药文化进校园领域就可以走出一条创新之路，在全国产生引领作用，探索创建中医药文化进校园的“北京模式”。

中医药文化融入高校思政课教学的变革与展望

顾云湘 上海中医药大学

党的十八大以来，随着党中央对思政课建设的高度重视、对中华优秀传统文化以及中医药文化的高度关注，中医药文化作为重要的教学资源融入高校特别是中医药院校的思政课基本达成共识，并在理论与实践的探索中不断提升融入的成效，增强思政课的思想性、亲和力、针对性，增进思政课的文化厚度，在赓续中医药文化中进一步坚定文化自信，实现守正创新。2019 年 3 月 18 日，习近平总书记在主持召开学校思想政治理论课教师座谈会并发表重要讲话。正逢学校思想政治理论课教师座谈会四周年之际，在全面贯彻落实党的二十大精神的开局之年，回顾新时代十年中医药文化融入高校思政课教学的变革，并在新的征程上予以展望与谋划具有重要意义。在回顾中汲取进一步发展的力量；在展望与谋划中，推进思政课高质量发展。新时代新征程，高校思政课是推进马克思主义基本原理同中医药文化相结合，实现马克思主义中国化时代化以及中医药文化创造性转化与创新性发展的重要阵地，要充分发挥高校思政课以文化人、立德树人的主渠道功能，致力于新时代中医药事业的发展和中医药人才的培养。

回顾十年变革

中医药文化融入高校思政课教学重要性必要性的认识更加全面和深刻

第一，思政课从肩负立德树人使命到担当文化传承与立德树人的双重重任。中国特色社会主义进入新时代，对高校思政课发挥育人主渠道作用提出新的更高要求，增强思政课亲和力和针对性，提高学生获得感，提升立德树人成效成为思政课改革创新重要使命。中医药院校结合中医药文化特色、学生专业特点，把中医药文化融入思政课教学，有效解决了中医药教育与思政教育两张皮的问题，增强了思政课的针对性、吸引力和感染力，推动了马克思主义理论入脑入心入行。文化兴则国家兴，文化强则民族强。随着文化在民族复兴和社会发展中的作用越发重要，深入阐发中华优秀传统文化精髓，将其贯穿国民教育始终的要求也越发迫切。党的二十大报告指出，中华优秀传统文化源远流长、博大精深，是中华文明的智慧结晶，其中蕴含的天下为公、民为邦本、为政以德、革故鼎新、任人唯贤、天人合一、自强不息、厚德载物、讲信修睦、亲仁善邻等，是中国人民在长期生产生活中积累的宇宙观、天下观、社会观、道德观的重要体现，同科学社会主义核心价值观主张具有高度契合性。中医药文化是中华优秀传统文化传承发展的先行代表和示范性路径。这就启发我们，中医药文化融入高校思政课，不仅是作为有效的载体提升课程教学的针对性和亲和力，而且是作为文化主体，提升文化自觉和自信，承担起传承弘扬中医药文化的使命和责任，二者相互促进、相得益彰，厚植思政课文化底蕴，实现以文化人、立德树人。

第二，思政课从课程教学到特色学科的互为支撑与共生发展。新时代思政课教学，强调政治性与学理性相统一，要擅长用学理分析回应学生，要讲深讲透讲活道理和学理，真正做到以理服人。中医药文化融入思政课教学要讲好道理，除具有马克思主义理论扎实的功底外，还要广泛涉猎其他哲学社会科学以及中医药文化方面的学科与知识领域，需要深厚的学理支撑。高等中医药院校马克思主义理论学科建设，适合中医药事业发展需要，打破马克思主义理论学科建设壁垒，开拓学科建设视野，与中国哲学、中国历史、中医、中药、中西医结合等学科间构建融合共生关系，推动特色学科建设，并服务于中医药文化融入思政课的教育教学，在互为支撑、共生发展中推进思政课内涵式发展与中医药人才培养质量。

中医药文化融入思政课教学的队伍建设更加坚强有力

第一，从思政课教师到构建教学学术共同体扩大教师队伍规模。思政课教师是提升思政课教学质量的关键。中医药文化融入思政课教学是思政课教师不断进行改革创新探索，提升思政课针对性和亲和力的重要举措。教育部印发的《高等学校课程思政建设指导纲要》指出，要发挥思政课程与课程思政同向同行的协同效应，启发了中医药院校思政课教学学术共同体的构筑。中医药文化融入思政课教学涉猎领域广、内容深、方法新，需要构建教学学术共同体，在学科、身份等多元化主体的共同参与下，群智群力，依托团队合力，解决理论困惑和教学难题，助推思政课讲深道理、讲透道理和讲活道理，促进学生获得更佳的学习成效。

第二，从以马克思主义理论和思想政治教育为主到多学科多专业的跨界协同提升教学学术水平。思政课教师的学科与专业背景主要是马克思主义理论与思想政治教育，思政课教师不断学习中医药文化知识、提升中医药文化素养是中医药文化融入思政课的基础。在此基础上，随着教学学术共同体的构建，在中医学、中药学、中西医结合、马克思主义理论、思想政治教育等多学科与专业的多元化主体的共同参与下，共同学习与研究融入什么、如何融入等关键性问题，克服各自为政与闭门造车，拓宽视野、深化思维、提升高度，多视角多维度多层次来解决教学中的理论困惑，并前瞻性地思考教学前沿问题，推进教学与学术良性互动。通过共学共修、协同提升，提高思政课教师的教学学术水平，推动思政课教学的内涵式发展，培养中医药高水平创新性人才。

中医药文化融入思政课的教学过程更为精准与优化

第一，教学理念上，从教师教得好到与学生学得好相结合。为激发学生兴趣，提升思政课针对性，思政课教师收集与运用中医药文化中的案例、故事、视频资料等丰富的教学资源用心用情地开展课程教学，十分关注教师讲的精彩度。习近平总书记在中国人民大学考察时，亲切叮嘱“老师要用心教，学生要用心悟”。思政课教学离不开教师的主导，同时要坚持以学生的学习为中心，发挥学生的主体性作用，促进学生的深度学习。通过学生自主学习、研讨与构建中医药文化与思政理论的关联性，在深度学习、思索与探究中，提升学生独立思考、团队协作、交流表达、质疑创新等高阶思维与综合能力，为培养新时代中医药人才打下坚实的能力基础和使命担当。

第二，教学内容上，从宏观驾驭到与微观把握相结合。思政课教学，内容为王。思政课教学一直努力探索与挖掘与思政理论相匹配的中医药文化内容。主要根据本科 4 门必修思政课的基本特点从宏观上选择与之相呼应的中医药文化内容，比如中医思维融入“马克思主义基本原理”，中医医德融入“思想道德与法治”。在宏观匹配的基础上，随着思政课讲深、讲透、讲活的时代需求，则逐渐结合每一门课的重点、难点、要点从微观上进行了提升与优化。比如，将中医辨证思维融入唯物辩证法中，中医医德融入理想信念、道德规范、社会主义核心价值观中讲清楚他们之间的联系与区别，讲清楚在融合中如何补充丰富马克思主义理论以及中医药文化的守正创新等。

第三，教学方法上，从思政小课堂到与社会大课堂相结合。课堂是学校教育教学的主阵地，是提高教学质量的生命线。思政课教师高度重视和积极探索中医药文化融入思政课课堂教学的实效性。思政课不仅应该在课堂上讲，也应该在社会生活中来讲，把思政小课堂同社会大课堂结合起来。这鼓励中医药文化融入思政课同样也要结合社会大课堂，使大学生在把握时代脉搏中确立自身的责任和使命，立鸿鹄志，做奋斗者。比如，通过中医药校园文化的熏陶，激发大学生对中医药文化的兴趣；带领大学生参观蕴含中医药文化的各类博物馆，体验文化魅力，增强文化自信；组织大学生开展社会调研活动，了解中医药文化传承发展的现状、价值以及趋势，为中医药文化的创造性转化和创新性发展精心谋划与实践创新，促进中医药事业发展和健康中国的建设。

展望未来发展

中医药文化融入高校思政课教学要进一步增强大学生的马克思主义理论自觉和中华优秀传统文化自觉。坚持和发展马克思主义，必须同中国具体实际相结合；坚持和发展马克思主义，必须同中华优秀传统文化相结合。在“两个结合”视域下，高校思政课是推进马克思主义中国化时代化和中华优秀传统文化创造性转化和创新性发展的重要课程载体。特别是“第二个结合”，决定了思政课必须将与马克思主义基本原理相结合的中华优秀传统文化作为重要教学内容。中医药文化是中华优秀传统文化的典型代表，全面、系统和完整地保有中华优秀传统文化的强大基因，集中反映了中华优秀传统文化的基本特质和整体风貌。中医药文化蕴含着天人合一、调和阴阳、动态平衡、仁爱济世、辨证论治等思想和观念，与马克思主义基本原理具有高度的契合性，我们要坚持古为今用、推陈出新，把他们贯通和融通起来，不断增强理论自觉，赋予马克思主义理论鲜明的中国特色；不断增强文化自觉，强化中华文化本位意识，推动中医药文化创造性转化、创新性发展，增强做中医人、中国人的志气、骨气和底气。

中医药文化融入高校思政课教学要进一步推进大思政课建设。2022 年，教育部等十部门印发《全面推进“大思政课”建设的工作方案》，对大思政课建设做了系统的部署。大思政课建设是新征程上中医药文化融入高校思政课教学的根本遵循和重要指导，打通教育场域、贯通教育内容是着力点。在教育场域上，扩展课堂半径，突出实践导向，形成覆盖课堂、校园、社会“点线面”一体的思政大课堂，把思政课的场域有效扩展至社会大舞台，实现学校与社会的贯通。比如，有计划地组织学生走出校门、走向社会，深入基层、深入生活，通过丰富多彩的中医药文化体验、中医药健康志愿服务、中医药文化与健康中国以及人类命运共同体的宣传宣讲等社会实践，把中医药文化融入思政课堂教学搬到更多现实场景中，让理论在实践中得到印证支撑，使大学生在具体可感的实践中见世面、壮筋骨、长才干。在教育内容上，一是各类课程与思政课共同挖掘马克思主义理论与中医药文化的融通性、探究两者的结合，为马克思主义中国化时代化和中医药文化的双创提供学理支撑和前提保证，扎实推动各类课程与思政课的同向同行。二是高校思政课带动中小学思政课根据各学段学生的认知特点，针对性地选用中医药文化教学内容，有效实现学段之间的衔接，最终实现从情感、思想、素质到担当的阶梯式递进的思政课一体化目标体系。以常态化和规范化的课程载体形式，将中医药文化融入大中小思政课教学中，加强中医药文化教育，也是近期颁发的《中医药振兴发展重大工程实施方案》中医药文化弘扬工程的重要精神。

中医药文化融入高校思政课教学要进一步加强数字教育。现代信息技术对教育发展具有革命性影响。以技术支持教学，将大数据、移动互联网、人工智能等新兴智能信息技术融入教学全过程，通过创设现代信息技术学习环境，帮助学生自主学习和知识构建，充分发挥学生的主动性、积极性、创造性，提升学习成效。技术支持学习是数字化智能化时代思政课改革创新的发展趋势，其中开发和选择教学资源是重要环节。中医药文化融入高校思政课教学，要根据各门课程特征以及学生的关注点，开发适宜于学生学习的各类电子文档、微视频、微电影、动画、网页等多样化学习资料，并进行多链条的拓展和延伸，构建丰富性、层次性、全方位和立体化的网络资源库。在教学资源的数字化中增强中医药文化的时代气息，在教学资源的丰富性中加强思政课教学针对性和亲和力，在教学资源的层次性中增强思政课教学的思想性和理论性。运用虚拟现实技术，创设虚拟情境体验，也是技术支持学习的重要方法。通过对诸如中国共产党推进中医药事业发展历程、马克思主义与中医药文化相结合的原理、传承发展中医药文化提升文化软实力等比较抽象的教学内容予以虚拟情境体验，使学生在身临其境中激发学习兴趣，提高情感认同，加强感性认识，提升理性认知，更加坚定四个自信，在推进中医药现代化中、在全面建设社会主义现代化国家新征程中、在构建人类卫生健康共同体中勇当开路先锋、争当事业闯将。

陕西省西安市灞桥区中医药文化传承基地授牌

2023 年，陕西省西安市灞桥区举办“名医走基层 弘扬中医药”中医药健康文化活动暨灞桥区中医药文化传承基地授牌仪式。

活动上，陕西省中医药管理局副局长孔群、西安市中医药管理局副局长翟静娴、灞桥区人大常委会副主任朱列、区政协副主席张明华为灞桥区“名医走基层、弘扬中医药”活动特聘专家颁发聘书。特聘专家们将深入基层医疗机构，结合医疗机构实际需求，充分发挥专家引领带动和辐射作用，进行人才培养、技术支持、科研创新等方面的深度协作，助推基层医疗机构中医药技术和服务能力提升，从而更好地实现分级诊疗优化和优质医疗资源下沉。

灞桥区卫生健康局局长白莉、区教育局局长曹宏顺、区文旅体育局局长吴小进共同为灞桥区中医药文化传承基地授牌。区政府副区长樊明在致辞中介绍了灞桥区中医药服务网络、中医药深入参与疫情防控、中医医疗联合体、中医药重点项目建设、中医药健康文化活动开展等情况。翟静娴在讲话中对灞桥区中医药工作提出了要求。（中国中医药报记者 卓坤利 通讯员 赵冬梅）

2024
国医年鉴

大医精诚　医者仁心

年度成果

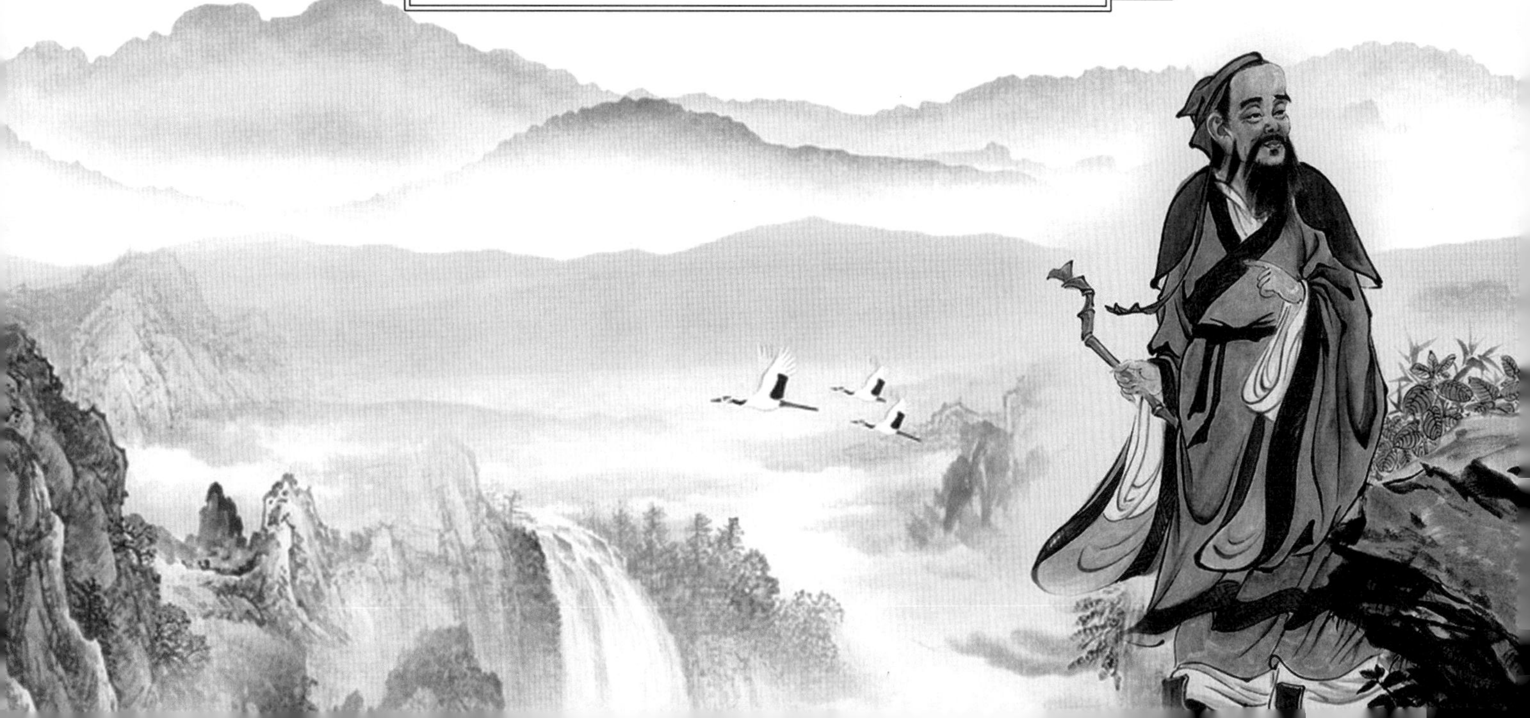

规　范

《中医药标准管理办法》出台

2023年，国家中医药管理局印发《中医药标准管理办法》，加强中医药标准化工作，规范中医药标准管理，促进中医药标准高质量发展。

《办法》包含六章共31条，从计划与立项、起草与征求意见、实施、监督与评估等方面明确了中医药标准管理相关要求，并强调制定中医药标准应当在科学技术研究成果和社会实践经验的基础上，深入调查论证，广泛征求意见，保证标准的科学性、规范性、时效性、协调性，提高中医药标准质量。

《办法》提出，国家中医药管理局组建中医药标准咨询专家库，下设若干专家组，由标准化工作办公室负责组织专家组对中医药标准开展审核。中医药行业标准的代号为“ZY”，编号由行业标准的代号加“/T”、顺序号和年份号构成，顺序号为自然数。鼓励政府部门、社会团体、企业事业组织以及公民积极提出中医药标准制修订计划建议。

《办法》指出，发布的中医药标准属于科技成果，并作为主要起草人专业技术资格的评审依据。鼓励将中医药标准纳入各级奖项评选范围。国家中医药管理局根据中医药标准化需求开展标准化试点示范工作，传播标准化理念，推广标准化经验。（记者 徐 婧）

《西藏自治区藏药材炮制规范》发布

2023年，《西藏自治区藏药材炮制规范》（国家通用文字版）正式发布。

据了解，《西藏自治区藏药材炮制规范》共收载62个植物药材品种、73个矿物药材品种和47个动物药材品种，共计182种藏药材的炮制规范，明确了药材的来源、细化了炮制操作技术要点、规范了名词术语，为保障藏药在研发、生产、使用中的质量控制和安全有效提供了标准规范，对推动藏药的规范化、标准化、现代化以及藏医药“走出去”将产生积极影响。（藏药）

山西省发布火龙药灸操作地方标准

2023年，山西省市场监督管理局发布《灸疗技术操作规程 火龙药灸》等35项地方标准，《灸疗技术操作规程 火龙药灸》由山西省针灸医院申报。

火龙药灸疗法在山西太原、晋城等地有近百年的历史，是一种大面积施灸法，以民间火龙（热敷）疗法为治疗手段，具有快速镇痛、消炎、消肿、除湿、驱寒的功效。临床中，火龙药灸作为一种常用外治手段，操作方便，技术容易掌握，是集预防、保健、诊断、治疗于一体的自然透皮给药疗法，目前已广泛应用于各种疾病，临床效果显著。（通讯员 缑佳鑫）

江苏省南京市确定6个“老药工传承工作室”

2023年，江苏省南京市卫生健康委公布“南京市老药工传承工作室”名单，确定夏勤、雷茂华、李文、陈磊垚、曾白林、赵林钢6个老药工传承工作室为2024年市级老药工传承工作室建设项目。

6个传承工作室分别依托南京市中医院、南京市中西医结合医院、南京市溧水区中医院、南京市六合区中医院建设。工作室的成立将为推动全市中医药传承创新发展、做好传统中药技艺接续做出新的探索与实践。

本次遴选工作自2023年12月起实施，是南京市以传承工作室为模式，探索建立具有专业理论资质、中医药理论深厚、中药传统技艺精湛的中医药人才的综合管理培养路径。南京市卫生健康委已出台了相关文件明确建设目标和建设周期，并对老药工的基本条件、工作室团队条件、依托单位条件等提出具体要求。

南京市卫生健康委将持续做好经费扶持、考核考评工作，进一步推动工作室建设，充分发挥老药工在推动南京中医药事业传承与发展中的重要作用，进一步扩大南京中医药事业的影响力。（记者 杨 璞）

宁夏回族自治区规范中药材产地趁鲜加工

2023年，宁夏回族自治区药监局印发《宁夏回族自治区规范中药材产地加工（趁鲜切制）指导意见（试行）》，自发布之日起实施，有效期三年。提出建立鲜切药材品种目录、健全鲜切药材质量标准、规范产地加工行为以及规范鲜切药材采购和使用行为等四项工作任务。

《指导意见》明确，药品生产企业购进、使用鲜切药材，应当制定与中药饮片质量标准相适应的鲜切药材质量标准；产地加工企业应当按品种制定趁鲜切制加工工艺流程，建立并保留完整的生产加工记录，配备适当的生产、储存等设施设备；药品生产企业应建立完善信息化追溯体系，逐步实现鲜切药材在种植、采收、加工、干燥、包装、仓储及饮片炮制、销售等全过程可追溯。（李易真）

山东省菏泽市规范中药材市场经营秩序

2023年，山东省菏泽市市场监督管理局、农业农村局、卫生健康委等8个部门联合印发《菏泽市中药材市场管理办法》（以下简称《办法》），进一步规范菏泽市中药材市场经营秩序，提高中药材市场监督管理水平。

菏泽市中药材生产经营历史悠久，位于菏泽市鄄城县的舜王城中药材市场是山东省内唯一的国家级中药材专业市场，占地面积700亩、建筑面积21万平方米，固定经营户300多家，散户3000多户，经营品种1400多个，年交易额达50亿元，是山东省重要的中药材集散地。

《办法》共5章32条，针对中药材经营管理、中药材专业市场管理、部门监管等方面作出新规定，重点明确了中药材经营者应具备的条件、经营质量的主体责任以及中药材经营的范围和要求。

对于中药材专业市场管理，《办法》明确了市场开办者、销售者的责任，规定了中药材专业市场的仓储管理、经营范围和从业人员资格等内容，还明确了专业市场内禁止销售的品种，包括中药饮片、中成药、化学原料药及其制剂、抗生素、生化药品、血清疫苗、血液制品、麻黄草、毒品原植物种子、国家公布的毒性药材、野生濒危中药材、假劣中药材以及法律法规规定禁止销售的其他中药材。

《办法》明确，中药材市场管理坚持当地政府负总责，监管部门各负其责，市场开办者、企业和经营业户是保证中药材质量的第一责任人的原则。（田洪顺）

重庆市开展中医住院医师规范化培训工作会

2023 年，重庆市中医住院医师规范化培训（住培）事务管理办公室组织召开重庆市 2023 年中医住院医师规范化培训和中医助理全科医生培训工作会。

会上通报了 2022 年中医住培和中医助理全科工作及教学督导情况，同时聚焦住培痛点、难点问题，提出了推进制度建设向质量内涵建设转变的具体措施。

会议要求，要加强住培基地骨干师资培训，提高住培招生生源质量，加强住培工作过程管理。

会议提出，培训基地要进一步发挥住培基地的主体责任，进一步梳理短板，提高住培教学水平，严格学员过程管理；市中医院、北碚区中医院、垫江县中医院要发挥龙头示范作用，创先争优，在全国范围内做出品牌和名声，争创“示范门诊”“示范基地”等；培训基地要多外出交流学习，增长见识，将外省市先进经验做法运用到重庆改进提升中。（中国中医药报通讯员 赵学良）

《药品标准管理办法》发布省级中药标准制定有了新要求

2023 年，国家药品监督管理局发布《药品标准管理办法》，设“国家药品标准”“药品注册标准”“省级中药标准”“监督管理”等章节，分别明确了三类标准的制定和修订程序及要求，并明确中药、化学原料药、医疗机构制剂等定位和适用情况。

《办法》在“省级中药标准”章节中明确，省级药品监督管理部门依据国家法律、法规和相关管理规定等组织制定和发布省级中药标准，并在省级中药标准发布前开展合规性审查，负责组织省级中药标准中收载使用的除国家药品标准物质外的标准物质制备、标定、保管和分发工作，制备标定结果报中检院备案。“省级中药标准”属于收载有禁止收载品种的，与现行法律法规存在冲突的以及其他不适宜备案的情形的，国务院药品监督管理部门不予备案，并及时将有关问题反馈相关省级药品监督管理部门。同时明确，省级中药标准禁止收载包括无本地区临床习用历史的药材、中药饮片，国内新发现的药材等七类品种。

《办法》要求，国家药品标准起草单位或者牵头单位应当将起草或者修订标准使用的中药标本送国务院药品监督管理部门设置或者指定的药品检验机构保藏；国务院药品监督管理部门发现省级中药标准中存在不符合现行法律、法规及相关技术要求情形的，应当责令相关省级药品监督管理部门予以撤销或者纠正。

《办法》还明确，中药标准管理有特殊要求的，按照中药标准管理相关规定执行。中药标准管理专门规定由国务院药品监督管理部门另行制定。省级药品监督管理部门在医疗机构制剂注册管理过程中核准的注册标准、应用传统工艺配制中药制剂的备案标准应当符合医疗机构制剂注册和备案的相关规定。（记者 方碧陶）

中药新药临床试验用药品有了技术标准

2023年，国家药品监督管理局药审中心发布《中药新药临床试验用药品的制备研究技术指导原则（试行）》，为中药创新药、中药改良型新药等中药新药临床试验用药品（包括试验药物、安慰剂）的制备、质量控制等研究提供技术指导，以保证临床试验用药品质量，满足临床试验需求。

《原则》对试验药物的制备、质量控制、包装、贮藏和有效期，安慰剂的剂型、处方、制备、质量控制、包装、贮藏和有效期以及对照药品等主要内容作了说明。

《原则》提出，中药新药临床试验用药品应当符合《药品生产质量管理规范》临床试验用药品附录、《药物临床试验质量管理规范》等相关要求。同时，中药新药临床试验用药品应当能满足相应临床试验目的和要求，如剂量探索时对药品规格的要求、临床试验的盲法要求等。基于中药的特殊气、味等特征，必要时可在安慰剂中使用一些类似中药气、味等特征的辅料。（记者 李 娜）

中华中医药学会发布《中医养生保健服务（非医疗）技术操作规范·推拿》等10项团体标准

2023年12月17日受国家中医药管理局委托，为贯彻落实《中华人民共和国中医药法》，我会按照《中医药团体标准管理办法》的要求组织制定了《中医养生保健服务（非医疗）技术操作规范·推拿》等 10 项团体标准，现予以发布。

中医养生保健服务（非医疗）技术操作规范（10项）目录

序号	标准编号	项目名称	承担单位	牵头人
1	T/CACM 1560.1-2023	中医养生保健服务（非医疗）技术操作规范 推拿	中和亚健康服务中心	孙涛
2	T/CACM 1560.2-2023	中医养生保健服务（非医疗）技术操作规范 刮痧	中和亚健康服务中心	孙涛
3	T/CACM 1560.3-2023	中医养生保健服务（非医疗）技术操作规范 拔罐	中和亚健康服务中心	孙涛
4	T/CACM 1560.4-2023	中医养生保健服务（非医疗）技术操作规范 艾灸	中和亚健康服务中心	孙涛
5	T/CACM 1560.5-2023	中医养生保健服务（非医疗）技术操作规范 耳部按摩	天津中医药大学	郭义
6	T/CACM 1560.6-2023	中医养生保健服务（非医疗）技术操作规范 穴位贴敷	天津中医药大学	郭义、赵雪
7	T/CACM 1560.7-2023	中医养生保健服务（非医疗）技术操作规范 小儿推拿	江苏省中医院、山东中医药大学附属医院	陈秀珍、于娟
8	T/CACM 1560.8-2023	中医养生保健服务（非医疗）技术操作规范 中药药浴	辽宁中医药大学附属医院	吕静
9	T/CACM 1560.9-2023	中医养生保健服务（非医疗）技术操作规范 足浴	北京中医药大学东直门医院	刘长信
10	T/CACM 1560.10-2023	中医养生保健服务（非医疗）技术操作规范 熏蒸	宁波市中医院	周建扬

科　研

多项中医药成果获贵州省科学技术奖

2023 年，公布了 2022 年度贵州省科学技术奖名单，共评选出 120 个奖项，多项中医药成果获奖。

其中，贵州中医药大学完成的“贵州药用蕨类和石松类植物的资源及其相关研究”、贵州医科大学等单位完成的“系统性自身免疫性疾病发病机制及中医药诊疗新策略”、贵州中医药大学等单位完成的“以黔产山辣子皮为代表的中药民族药抗病毒药效物质和衍生物研究”、遵义医科大学完成的“淫羊藿苷、淫羊藿次苷Ⅱ抗高血压心脏病作用及机制研究”等项目成果获省自然科学奖三等奖。贵州医科大学等单位完成的“中药多组分体内过程关键技术在贵州名优品种中的创新应用”，贵州中医药大学、中国中医科学院中药研究所完成的“贵州道地药材种子种苗和商品规格等级标准研究及应用”，贵州大学等单位完成的“常用中兽药制剂产业化关键技术集成创新与推广应用”等项目成果获省科学技术进步奖三等奖。（记者 李 芮）

《中医体重管理临床指南》在广东省珠海市发布

2023 年，中华中医药学会团体标准《中医体重管理临床指南》在广东省珠海市发布。

该指南由中华中医药学会中医体质分会、中国整形美容协会中医美容分会和广东省针灸学会肥胖专病联盟发起，广东省中医院、广东省中医院珠海医院牵头起草，联合广东、北京、江苏、甘肃、上海等地的中医药院校、中医院、研究院等机构专家，共同完成了国内第一部指导中医体重管理临床诊疗的技术规范性文件。

中医体重管理是以中医传统理论为指导，采用中医体质调护、中医营养、中医运动、中医心理调适、中药及针灸特色疗法等手段，实现标本兼治、内外兼修的体重管理方法，体现了中医辨证、辨病和辨体的施治理念，蕴含着中医整体观、审美观和健康观。（徐弘毅）

中国中医科学院 2 项成果荣获北京市科学技术奖

2023 年，《北京市人民政府关于 2022 年度北京市科学技术奖励的决定》发布，郭兰萍研究员主持完成的“中药材生态种植理论和技术体系的构建及示范应用”荣获北京市科技进步一等奖，武晓冬研究员主持完成的“针灸标准化体系的研究与创建”荣获北京市科技进步二等奖。

著作·论著

藏医《四部医典》入选《世界记忆名录》

2023年，联合国教科文组织宣布将64项文献遗产列入其《世界记忆名录》，现保存于西藏自治区藏医院的五种版本《四部医典》成功入选。至此，包括2011年5月入选《世界记忆名录》的《黄帝内经》和《本草纲目》，中医药领域已有3部典籍入选成功。

“藏医药是中医药的重要组成部分，藏医典籍《四部医典》入选《世界记忆名录》对于藏医药的发展意义非凡，不仅给予我们向世界正面宣传和推广藏医药的机会，也让世人直观了解和知晓了深藏雪域高原的藏医药。”西藏自治区藏医院党委副书记、院长次仁表示，“我们将以此为契机，积极响应新时代党和国家提出的促进中医药传承创新发展的号召，始终将落脚点放在提供优质医疗服务和弘扬中华优秀传统文化上，把握机遇、以点带面，促进藏医药医疗、教育、科研和文化发展”。

《四部医典》成书于8至12世纪，是藏医学奠基之作。文献全面反映了藏医学发展的历史轨迹，对藏医学传播发展起到了不可替代的作用。此次入选《世界记忆名录》的1546年木刻“扎塘版”、1640年木刻“达旦版”、1662年木刻“甘丹平措林版”、1892年木刻“药王山版”和1942年“金汁手抄本”五种版本的《四部医典》，为不同时期的校对和厘定版本。

《四部医典》全书分为根本部、论说部、秘诀部、后续部等四大部分共156章，书中记载了2258种方剂、1616个病种的诊治方法，构建了独特的藏医药学理论体系，创立了“三因均衡论治”法则，完善了“五源”“三因”辨证思想，确立了自然哲学、身心与社会“三合一”的医学模式。据悉，2014年，西藏自治区藏医院筹备该5种版本的《四部医典》申报第四批《中国档案文献遗产名录》，并于次年成功入选；2018年，《四部医典》正式入选《世界记忆亚太地区名录》。（记者 张 霄）

《中医药行业发展蓝皮书》发布

2023年3月22日，在广东省深圳市举办的中国中医药高质量发展大会开幕式上，《中医药行业发展蓝皮书（2022年）》发布。《蓝皮书》由中国中医药出版社组织行业专家、学者编撰出版，邀请国医大师张伯礼院士、孙光荣担任顾问。

《蓝皮书》包括总报告、政策环境篇、中医医疗篇、中医药人力资源与教育篇、中医药科技创新篇、中药产业篇、中医药健康产业篇、中医药文化传承与传播篇、中医药促进乡村振兴篇、中医药信息化篇、中医药国际交流篇、附录共12大板块40篇报告。

《蓝皮书》聚合行业内外专家的研究成果，全面、系统地梳理了近两年我国中医药事业发展现状及成绩。《蓝皮书》显示，中医医疗服务能力持续提升，中医药和基层医疗卫生机构数量稳步上升。2021年，全国医疗卫生机构中中医类医疗卫生机构（包括中医类医院、中医类门诊部、中医类诊所及隶属于卫生部门的中医类研究机构）达到77336个，与2020年的72355个相比，增加了4981个，增幅为6.9%。其中，中医类医院5715个，比上年同期增长 4.3%；中医类门诊部 3840 个，比上年同期增长 8.5%；中医类诊所 67743 个，比上年同期增长 7%。同时，中医药人才队伍规模不断壮大。2021 年，全国医疗卫生机构中中医类医疗卫生机构人数超 160 万人，全国中医类医院人数超 139.4 万人，全国基层中医类别执业（助理）医师近 19.6 万人。

此外，《蓝皮书》显示，在中药产业方面，国内中药材产量保持平稳增长趋势，2021 年全国中药材产量约为 487.50 万吨；国内中药材市场成交额由2016年的1228.99亿元增长至2020年的1664.83 亿元；2022 年前三季度，我国出口中药材及饮片 18.65 万吨，出口额为 10.36 亿美元，同比增长 7.87%。在中药工业领域，2021 年，中药工业总营收达到 6919 亿元，同比增长 12.39%；利润总额达 1004.5 亿元，同比增长 37.02%，其中，中成药利润额同比增长 23.28%，中药饮片全年营收达到 2057 亿元，利润额同比增长 106.89%。

《蓝皮书》总结了国家对新时代中医药事业传承创新发展的决策、部署、安排，展示了中医药行业发展新态势，展望了中医药事业重点推进的工作，观点鲜明，数据真实，来源可溯，为政府部门及中医药医疗、教育、科研、企业等机构提供了重要参考。（记者 叶奕君）

《枸杞标准实用保健手册》出版发行

2023 年，由宁夏回族自治区中医医院暨中医研究院、自治区林业和草原局合作编纂完成的《枸杞实用保健手册》由中国中医药出版社出版，面向全国公开发行。

该书由中国工程院院士、国医大师张伯礼、王琦，中国科学院院士仝小林，国医大师张大宁等指导并担任学术顾问和名誉主编，从枸杞子的种属、营养成分、药理分析，以及挑选、储存、食用方法等，系统讲解了如何科学认识枸杞子、合理使用枸杞子；从茶饮、面点、粥汤、菜肴、糕点、蜜膏、酒类七方面，详细介绍了生活实用枸杞子保健方；从降血糖、降血脂、心脑血管病预防等方面，讲解了枸杞子养生方；从枸杞子的来源、传说故事、诗词名句等方面，让读者认识枸杞子背后的文化记载和历史传承。（中国中医药报通讯员 李学智 罗政锋）

《全国中小学中医药文化知识读本》繁体版发布

2023 年 6 月 15 日，《全国中小学中医药文化知识读本》繁体版在第 29 届北京国际图书博览会澳门馆开幕式上发布。《读本》（小学版上下册）繁体版由中国中医药出版社授权澳门文化公所出版发行。

2020 年 7 月，《读本》由中国中医药出版社出版，由国医大师孙光荣、王琦院士担任主编，中国工程院院士王永炎、国医大师张伯礼等组成专家指导委员会。《读本》分小学版和中学版两个版本，分别设上册和下册，共 4 册，每册 18 学时。《读本》多次获“全国优秀科普作品奖”等国家、省部级奖项。

中国中医药出版社董事长、总经理宋春生表示，《读本》繁体版发布，对促进中医药文化交流，讲好中医药故事、传播好中医药声音具有重要意义，将让更多澳门及海内外青少年了解中医药、走近中医药，增强文化自觉和文化自信，增强民族自信和国家自信。澳门文教出版协会理事长、文化公所总经理赵香玲表示，澳门出版业界期望扩大与内地出版业界的合作。澳门中医药学会副理事长、青年岐黄学者蒋永兴表示，《读本》能够更早让孩子们了解中医药文化，更深入加强对中国文化的认识和兴趣，培养爱国情怀。

发布会上，中国中医药出版社和澳门文化公所签署了战略合作意向书。（记者 王青云）

《2022国家中药监管蓝皮书》发布近五年中成药质量抽检合格率超99%

2023年，在上海举办的2023国家中药科学监管大会上，《2022国家中药监管蓝皮书》发布。《蓝皮书》由国家药品监督管理局组织编写，全面展现我国中药监管现状，为深化中药审评审批和监管体制机制改革、增添中药产业发展新动力提供参考。

《蓝皮书》分为中药审评审批制度改革、中药质量安全监管、中药药品标准管理、中药监管科学、国际交流与合作、中药研发及行业动态、后记共七个部分，全面系统总结梳理中药全产业链、全生命周期监管政策法规和技术规定等成果。

《蓝皮书》显示，2022年共抽检中成药47个品种5805批次，经检验合格率为99.3%。近5年国家药品抽检结果表明，中成药质量自2019年来有明显提升，合格率均保持在99%以上。

《蓝皮书》显示，2021年获批上市的12个中药新药中，有3个来源于经典古方、8个是在临床经验方基础上研制而成的。2022年批准10个（以受理号计算）中药新药上市，包括中药创新药品种5个，按古代经典名方目录管理的中药复方制剂1个、其他来源于古代经典名方的中药复方制剂1个。加快确有临床价值的中药新药审评审批，可进一步助力中医药发挥在疾病防治中的独特优势。此外，在适应证方面，中药新药临床试验主要集中在精神神经、消化、呼吸、心血管和妇科5个领域，呼吸和消化适应证是中药新药临床试验的重点领域。

在中药生产企业和经营企业情况方面，《蓝皮书》显示，根据国家药品监督管理局发布的《药品监督管理统计年度数据（2022年）》，截至2022年底，全国有效期内生产中成药的企业有2319家，占全国药品生产企业总数的29.1%；中药生产企业4569家（其中含中药饮片生产企业2250家），占全国药品生产企业总数的57.3%。专营中药材、中药饮片的药品经营企业486家，其中批发企业459家，零售连锁企业27家。（记者 叶奕君）

仝小林、周仲瑛主编《中医疫病学》正式出版

近日，“十四五”普通高等教育本科规划教材《中医疫病学》正式出版。据了解，该教材由中国科学院院士仝小林和国医大师周仲瑛牵头，全国20多家中医药院校或医疗单位的37位专家教授共同参与编写而成。

仝小林介绍，该教材分为上中下三篇，上篇主要介绍了疫病的定义、发病特征、分类、病因、传变特点等基本概念，中篇细致讲解了寒疫、温疫、寒湿疫、湿热疫、暑燥疫、杂疫这六类疫病的病因、病机、辨治要点、分期分证辨治方案等，下篇以新型冠状病毒感染、严重急性呼吸综合征、流行性脑脊髓膜炎、流行性乙型脑炎等十种现代传染病为例，介绍了中医疫病理论和辨治方案在现代传染病当中的应用，附篇中呈现了中医古籍文献中与疫病相关的经典论述。全书理论与实践结合，较为全面地展示了中医在辨治疫病时的基本要领。全书将传统中医与现代医学有机融合，契合时代背景，为中医疫病理论在现代传染病中的应用进行了示范。

据了解，该教材可供高等院校中医学、中西医结合临床医学、针灸推拿学等专业学生使用，也可供中医临床医师、教师、科研人员阅读参考。（记者 徐 婧）

合作交流

云南省临沧市与云南中医药大学开展校地合作

2023年2月6日，云南省临沧市党政代表团在昆明与云南中医药大学开展座谈交流，双方就全面拓展中医药合作领域、全力推进临沧中医药事业创新发展等内容进行沟通交流。云南中医药大学党委书记邱勇主持座谈会。

云南省临沧市委副书记、市委宣传部部长杨宇表示，希望学校能在中医医疗机构管理、专业学科建设、人才培养、科研教学、民族医药特色打造、健康产业发展等方面给予支持，助力临沧中医药事业高质量发展。

邱勇表示，学校将充分发挥中医药少数民族医药人才培养、科学研究与成果转化、中医药文化传播、助力生物医药和大健康产业发展等方面的优势，与临沧市人民政府开展深度合作，为临沧的中医药事业发展提供有力的人才和智力支撑，共同为云南打造“健康生活目的地”作出贡献。

校长丁中涛从人才培养、师资队伍建设、学科学位点建设、科学研究、社会服务、对外开放等方面对学校总体情况做了介绍。他表示，希望双方在以往良好合作的基础上，进一步拓宽合作领域、创新合作方式，着力在中医药人才队伍建设、中医药传承创新、少数民族医药产业发展、中医药服务体系建设、中医药国际交流与合作等方面加强合作，共同加快推进中医药事业发展。

会上，双方就合作具体事宜进行了交流探讨。（袁梓玥）

国家中医药管理局与中国联通在京签署战略合作协议

2023年3月30日下午，国家中医药管理局与中国联通在京签署战略合作协议，深入贯彻落实党中央、国务院关于加快数字化发展的决策部署，以“数字中医药”建设赋能中医药高质量发展。国家卫生健康委党组成员、国家中医药管理局党组书记余艳红，国家中医药管理局局长于文明，中国联通党组书记、董事长刘烈宏，中国联通总经理陈忠岳出席签约仪式。

余艳红强调，将进一步贯彻落实数字中国建设规划部署，推进数字化与中医药融合，深化数字惠民便民服务，创新数据资源治理与应用，确保中医药数据安全。

于文明表示，加快中医药数字化发展，是推动中医药高质量发展、增进民生福祉的重要举措，要夯实数字化基础，推动中医药数字化创新。

刘烈宏提出，中国联通将与国家中医药管理局共同推动数字技术与中医药深度融合，加快数字中医药创新应用，助力实现中医药振兴和高质量发展。

当日，国家中医药管理局举办中医药传承创新讲坛，邀请中国联通副总经理何飚以《关于落实数字中国战略的实践探索与思考》为题作报告。国家中医药管理局直属机关、中国联通部分干部职工参加论坛。（国文）

促进兵团中医药事业发展国家中医药管理局与新疆生产建设兵团签署合作协议

2023年，国家中医药管理局和新疆生产建设兵团签署关于促进兵团中医药事业发展合作协议，国家卫生健康委党组成员、国家中医药管理局党组书记余艳红，国家中医药管理局局长于文明，新疆生产建设兵团党委常委、副司令员李旭出席签约仪式。

余艳红指出，国家中医药管理局将深入贯彻落实习近平总书记关于中医药工作的重要论述，充分发挥中医药在深化兵团医药卫生体制改革中的重要作用，进一步推动兵团中医药服务体系和人才队伍建设，为建设健康兵团、服务新疆工作总目标作出积极贡献。

于文明表示，双方以此为契机进一步深化合作，遵循中医药发展规律，从更大范围、更宽领域、更深层次释放中医药多元功能和价值，推动兵团中医药健康服务能力加快提升，有力促进兵团中医药传承创新发展。

李旭对国家中医药管理局一直以来关心和支持兵团中医药事业发展表示感谢。他表示，兵团党委始终高度重视中医药事业发展，兵团中医药服务能力和水平不断提升。双方签订协议将进一步推动兵团中医药事业高质量发展。

国家中医药管理局、新疆生产建设兵团有关部门负责同志等参加活动。（国文）

于文明会见香港中医中药界联合总会会长李应生一行

2023年4月23日，国家中医药管理局局长于文明会见香港中医中药界联合总会会长李应生一行。

于文明肯定了香港中医中药界在推动中医药传承创新发展、服务民众健康方面作出的积极贡献。他表示，国家中医药管理局将继续支持香港开展中医师培训、建设首家中医医院等工作，促进内地与香港发挥各自优势、共赢发展，为建设健康中国、实现中华民族伟大复兴贡献中医药力量。

李应生对国家中医药管理局长期以来给予香港中医中药界的支持表示感谢。他表示，希望国家中医药管理局继续加强指导，促进香港中医药事业高质量发展，让香港中医药发展成果惠及更多大湾区居民。

国家中医药管理局医政司、科技司、国际司有关部门负责同志参加会见。（国文）

余艳红会见新加坡卫生部长王乙康

2023年11月21日，国家卫生健康委党组成员、国家中医药管理局党组书记、局长余艳红会见新加坡卫生部长王乙康一行。双方就进一步加强中新中医药合作进行深入交流。国家中医药管理局副局长、党组成员黄璐琦参加会见。

余艳红高度赞赏中新中医药合作取得的成果。她表示，国家中医药管理局将与新方共同努力落实好第十三次中新中医药合作委员会会议共识和新一轮中医药合作计划书，希望双方继续互相支持人才培养，共同推动中医药循证研究和中西医结合，为高质量共建“一带一路”合作贡献力量。

王乙康表示，新加坡卫生部在学历教育、科学研究、监管政策和临床应用等方面将采取系列举措，积极推动中医药融入其主流医学体系，希望与中方进一步加强交流合作。

国家中医药管理局有关部门负责同志陪同会见。（国文）

2024

国医年鉴

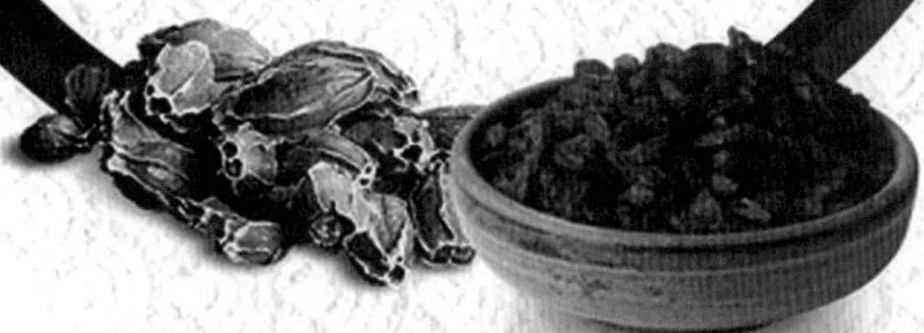

大医精诚　医者仁心

特色医案

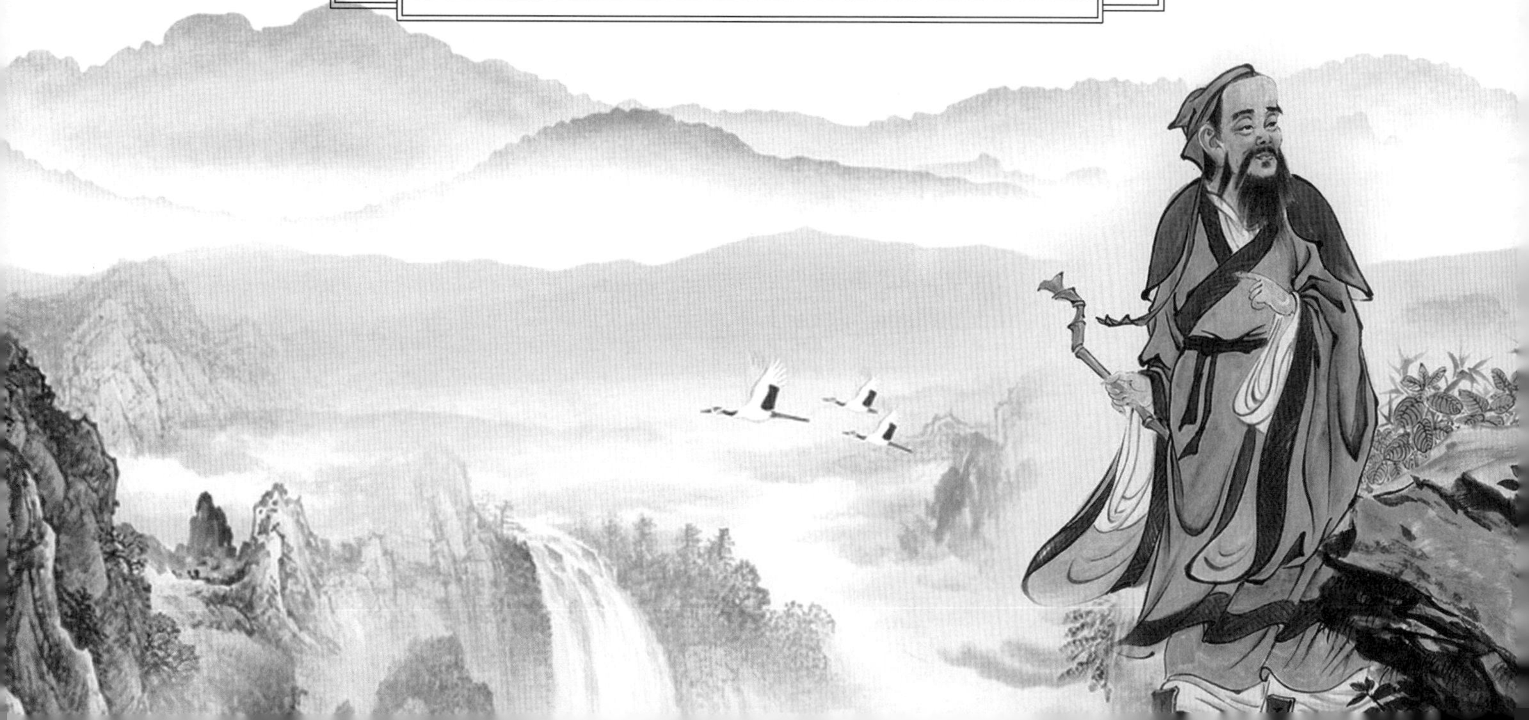

王烈治疗小儿鼻性哮喘经验

马敬璐 长春中医药大学

孙丽平 长春中医药大学附属医院

国医大师王烈是长春中医药大学附属医院教授、主任医师，早在 1997 年提出“鼻性哮喘”这一医学术语，鼻性哮喘以寒热之邪为主要病因，病机为外寒犯肺，内热蕴脾，将鼻性哮喘分为发作期、缓解期和稳定期。本病临床表现为流清涕、鼻痒、鼻塞、频繁喷嚏、咳嗽和喘息等，还可伴有眼痒、流泪等症状。可发生于任何年龄，以秋冬季多见，寒冷地区多发。近年来鼻性哮喘的发病率逐年上升，已成为全球性健康问题。王烈具有多年临床经验，治疗鼻性哮喘疗效显著，体现了中医药治疗的独特优势。笔者有幸跟随导师王烈学习，分析和总结王烈对本病的学术观点及本人体会，现总结如下。

临证经验

王烈认为当代临床的儿科疾病，哮喘之病者众，但其难获久效之碍，首推鼻病。王烈将本病分为：发作期、缓解期和稳定期。

鼻鼽与哮喘同时发作时称为鼻性哮喘发作期，治疗应根据两病症状的轻重而选择处方用药。哮喘发作期，以止哮平喘除痰为主，可用苏地止哮汤加减。基本药物组成：全蝎、苏子、前胡、地龙、苦杏仁、黄芩、射干、白鲜皮、川芎、白屈菜。

鼻鼽症状明显，哮喘已缓解时，治以培土生金，利鼻通窍为主，选用利鼻方治疗，药物组成：黄芩、黄芪、细辛、防风、乌梅、甘草、白芷、川芎、苍耳子、辛夷、白术。鼻鼽及哮喘症状均明显时，用鼻哮汤治疗，药物组成：细辛、全蝎、苏子、地龙、麻黄、黄芩、射干、苍耳子、辛夷、白鲜皮、徐长卿、白屈菜。缓解期根据证型综合调理，稳定期以扶正之剂治其本，可参照王烈治疗哮喘的三期分治的中医诊疗方案。因本病临床表现具有多变性，故应随症加减，辨证论治。

鼻鼽症状不明显，无哮喘症状时，该病就进入哮喘稳定期。患者有时候没有任何的临床表现，或者偶尔出现咳嗽、胸闷等相关的情况。对于哮喘稳定期的患者，通常需要坚持用药。

典型医案

患者，女，12 岁。2016 年 1 月 19 日就诊。既往于当地医院诊断为哮喘 5 年，平素易感冒，伴喘促，常于晨起时流涕、喷嚏，时鼻塞。此次因受寒外感后发病 10 日，病起表现为鼻痒、流涕，继则出现咳嗽、喘促。除上述主症外，无其他不适症状。家长代述患儿对海鲜类食物过敏。五官科诊为鼻鼽，儿科以哮喘治疗，病情未见明显好转，为求根治而来本院。就诊时患儿咳嗽、喘促，多于活动后及夜间加重，晨起喷嚏、鼻塞、流涕，食纳尚可、夜卧不宁，大便略干，1 日 1 行，小便略黄。检查：神疲，面色㿠白，鼻孔处色红，流清涕，口唇红，咽部略红，舌苔薄黄、舌质淡红，脉数无力。

诊断：（寒热夹杂型）鼻性哮喘，发作期（西医称为过敏性鼻炎和支气管哮喘）。

治则：散寒清热，利鼻止哮，化痰平喘。

一诊处方：鹅不食草 15g，细辛 2g，麻黄 5g，全蝎 3g，苏子 25g，地龙 25g，前胡 25g，白屈菜 10g，苦杏仁 5g，射干 25g，黄芩 25g，川芎 25g，白鲜皮 25g。2 日 1 服，1 日 3 次，水煎服。服用 8 天后，哮喘缓解，晨起仍有鼻塞、流涕，余症可。

二诊处方：改服黄芩 25g，川芎 25g，黄芪 25g，白术 25g，白芷 25g，通草 15g，白木通 8g，防风 15g，乌梅 15g，细辛 3g，甘草 5g，苍耳子 10g，辛夷 10g，五味子 5g。续服 8 天，鼻息通畅，无涕。临床所见亦较平稳。

三诊处方：上方减细辛、白木通、通草，加白果 8g，紫草 5g，续服 16 天，患儿无咳，无涕，偶有鼻塞，一般状态可。

四诊处方：黄芪 25g，补骨脂 20g，百合 25g，赤芍药 20g，黄芩 20g，苍耳子 5g，五味子 5g，乌梅 5g，甘草 3g。2 日 1 服，续服 16 天，患儿已无症状，疗效巩固。

五诊处方：黄芪 25g，百合 25g，玉竹 25g，补骨脂 20g，牡蛎 20g，女贞子 20g，大枣 10 枚，五味子 5g，太子参 5g。连服 1 个月，其中第 1 周，前方加山药 20g。第 2 周加熟地黄 20g。第 3 周加何首乌 20g。第 4 周加海螵蛸 20g。服用 4 周停药。分别于 3 个月、1 年后复查，鼻鼽与哮喘均未发作。

按：本医案为王烈临床治疗鼻性哮喘的典型病例，因患儿及家长依从性好，方可系统治疗。鼻鼽和哮喘之疾，均属临床难治之证，而两病并存则治疗更为棘手。该患儿曾先后于儿科和五官科诊治，因分而治之，收效不明显。王烈则以鼻性哮喘合治而起效。鼻性哮喘临证多见，但临床因个体差异，而表现迥异，故需医者结合患儿病情变化加减用药，方能取效。因本病迁延难愈、疗程较长，以三期分治序贯治疗以善其后，尚需鼓励患儿及家长坚持治疗。

对于本病，治疗主要采取对症处理，避免致敏原。其治疗时，常应用糖皮质激素、抗组胺类药、β_2受体激动剂等，而这些药物临床应用时，存在不良反应多、停药后易复发等弊端。近年来，中医药对本病的研究逐步增多，但尚未形成系统的辨证论治体系。通过中医特色的系统辨证治疗，可有效缩短病程，预防复发，提高生活质量，减轻家庭负担。

本病需要患儿家属关注，避免接触发物，防止外感，调理脾胃等。

王新陆治重症肌无力经验

王中琳 山东中医药大学附属医院

重症肌无力是一种神经－肌肉接头处传递障碍的自身免疫性疾病，因其似瘫非瘫，似痿非痿，中医尚无特定的病名与其相对应，多以痿证论之。国医大师王新陆系山东中医药大学教授，善治内科疑难病症，对于重症肌无力治疗经验独到，倡立“重症肌无力当调肝理脾益肾”，对临床治疗本病有较强的指导意义。本文兹就王新陆在重症肌无力方面的经验特色总结归纳，以飨同道。

病因病机

临床上重症肌无力常表现为：面肌无力、眼睑下垂、复视、斜视、疲乏倦怠、吞咽无力、饮水呛咳、声低气怯，甚则呼吸困难等。王新陆认为其病因复杂，多由先天禀赋不足，后天供养失调，或情志内伤，或劳倦过度，或为外邪所侵，或疾病失治误治，或病后失养，导致元气亏虚，肝脾肾功能失调而形成。在病机方面，因脾胃为后天之本，气血生化之源，居于中焦，为气机升降出入之枢纽，脾主四肢肌肉，脾虚则四肢肌肉不得禀水谷气，故四肢痿软不能自主；脾主升清运化，上睑属脾，脾虚气陷，升举无力，故眼睑下垂；脾胃表里相关，脾虚则胃亦弱，气机升降不利，受纳无权，故见吞咽困难；脾胃运化水谷之气，通过脾之散精作用上归于肺，积于胸中而为宗气，以行“司呼吸”“贯心脉”之职，若中气下陷，则胸中之气难以持续，故见气短不足以息，心慌胸闷，甚则出现肌无力危象。肝藏血，开窍于目，主筋而为罢极之本，肾藏精，主骨，为作强之官，若肝血亏虚，血不养筋，罢极无本，则宗筋弛纵不能耐劳；肝血不足，肝窍失养，肾精不足，精明失养，“精脱则视歧，视歧见两物”，故见复视、斜视。因乙癸同源，肝肾为病，常相互影响，肝血不足，可致肾精亏损；肾虚精亏，水不涵木，非唯肝肾俱亏，亦且生风动血，气机乖乱，聚津生痰，肝风挟痰阻滞经络，筋脉肌肉失养亦致弛缓痿废；“伤于风者，上先受之”，肝风扰于睑络，痹阻气血，则使眼睑缓纵下垂。故重症肌无力主要责之于脾胃气虚，肝肾亏虚和肝风扰络。

分型论治

王新陆根据重症肌无力所表现的不同证候，进行辨证论治。属于素体脾弱或因病致虚，使脾胃受纳运化功能失常，气血化源不足者，治以补气健脾升阳。因于久病体虚，阴精气血亏损或房劳过度等伤及肝肾者，治以调补肝肾，强筋益精；若由情志所伤，劳倦过度而致肝血不足，风扰络阻者，治以柔肝疏风通络。具体分型如下：

脾气虚弱：常见于本病的单纯眼肌型，症见眼睑下垂，面色不华，懒言气短，倦怠乏力，纳呆便溏，舌淡、苔薄白，脉细弱。治宜健脾益气，补中升阳，予补中益气汤化裁，基本用药：黄芪30～90g，当归10g，白术15g，党参30g，淫羊藿10g，葛根15g，升麻6g，柴胡6g，山药15g，炙甘草6g，马钱子0.3g（冲服）。

肝肾亏虚：常见于本病全身型，症见眼睑下垂或音喑，吞咽困难，构音障碍，四肢痿软无力，甚则萎缩，膝胫痿弱不能久立，伴腰膝酸软，头晕耳鸣，目涩目眩，或有遗精、遗尿或月经不调，舌淡红稍暗、苔薄，脉弦细。宜补肝肾，益精养血，基本用药：怀牛膝18g，山萸肉15g，杜仲15g，熟地黄15g，白芍药15g，天麻15g，鸡血藤30g，桑枝15g，鹿衔草12g，黄芪15g，巴戟天15g，老鹳草15g，马钱子0.5g（冲服）。

风扰络阻：常见于重症肌无力全身型，症见眼睑下垂，或四肢肌弱无力，咀嚼吞咽困难、头晕、头痛，指甲色淡，舌淡暗、苔薄，脉细弱或弦细。治宜养血柔肝，疏风通络。基本用药：明天麻12g，全当归15g，川芎15g，熟地黄15g，白芍药15g，黄芪30g，菊花12g，马钱子0.5g（冲服），全蝎6g，白芥子6g，地龙9g。

用药特色

调补脾肾为关键：王新陆认为本病元气亏虚，肝脾肾功能失调为其病机特点，因脾肾为先后天之本，脾肾的盛衰影响着本病的发展及转归，所以调理脾肾尤为治疗之关键。《黄帝内经》云：“形不足者温之以气，精不足者补之以味。”故王新陆喜用黄芪、党参，以大补元气之不足，辅之以熟地黄、山萸肉、杜仲、怀牛膝、巴戟天等温而不燥，补而不腻之品，以补益肝肾。若病程中见肝风挟痰阻络，气血不调者，则以养肝柔肝为主，稍佐以疏风化痰通络，肝体得调，气机疏达，则风阳诸邪自不再生，是谓治病必求其本之法。

重用黄芪：王新陆喜重用黄芪疗此病，每获佳效。黄芪味甘、性微温，入脾肺经。现代药理研究证实，黄芪能增强机体免疫功能，调节免疫反应等作用。《名医别录》谓其“逐五脏间恶血，补丈夫虚损……益气”。《日华子本草》也云其“助气壮筋骨，长肉补血”之功。《本草撮要》又认为黄芪能“补气，活血”。其是以黄芪用于本病的治疗乃基于其补虚益损，又能通运血脉的作用。验之临床，黄芪走而不守，能大补元气，活血通脉，由于气血同源，精血同源，重用黄芪又能使气旺血生，并利于长养精髓。

善用马钱子：马钱子味苦、性寒，虽毒性强烈，但长于开通经络，通达关节，用于重症肌无力，有起痿振颓之效。因本品具通行之性，可使元气布达于上下内外。若炮制得宜，用量恰当，在辨证治疗基础上，加用马钱子往往取效甚捷。

临证时，对于重症肌无力危象患者，王新陆多采用中西医结合紧急救治措施，兹不赘述。

陈民藩运用宣肺肃降法治便秘经验

陈蓉蓉 福建中医药大学 蔡而玮 福建中医药大学附属人民医院

国医大师陈民藩是福建中医药大学附属人民医院主任医师、教授，从事中医药临床、科研工作多年，他不仅在手术治疗上精益求精，而且擅用中医辨证保守治疗肛肠病，在诊治的过程中积累了丰富的临床经验。笔者有幸侍诊，跟师学习，将陈民藩的宣肺肃降法在便秘中的运用总结归纳。

肺与大肠关系密切

肺与大肠的生理联系：肺主行水，《素问·经脉别论》称肺“通调水道”，以其气的宣发与肃降运动输布水液，因肺为华盖，在五脏六腑中位置最高，汪昂《医方集解》称“肺为水之上源”。陈民藩指导临床上治疗便秘时，常用徐大椿《医学源流论》中“开上源以利下流”，即《黄帝内经》提出的“开鬼门”之法。《素问·六节藏象论》提出“肺者，气之本”，肺有主司一身之气的生成和运行的作用。《灵枢·五味》“其大气抟而不行者，积于胸中，命曰气海，出于肺”，肺有节律的调节，对人体全身气机的升降出入至关重要。肺气清肃下降，气机条畅，并布散津液，能促进大肠的传导，有利于糟粕的排出，大肠传导顺畅，糟粕下行，亦有利于肺气的肃降。肺与大肠在经络上相互联系：《灵枢·经脉》“肺手太阴之脉，起于中焦，下络大肠，还循胃口，上膈属肺”“大肠手阳明之脉……下入缺盆，络肺，下膈属大肠”。通过经脉的络属，一脏一腑，一表一里，一阴一阳，相互配合，组成肺与大肠构成表里关系。

肺与大肠的病理联系：大肠有传化糟粕和主津的生理机能。肺与大肠在病变时亦可互相影响。如肺气壅塞，失于肃降，气不下行，津液不能正常布散，津不下达，可引起腑气不通，肠燥便秘。大肠传导功能失司，及本经粪便传送至大肠末端，直至经肛门有节制地排出体外，是机能失去控制，则出现排便异常，如便秘或泄泻。反之，大肠实热，积滞不通，影响肺气的宣发肃降，从而发生呛咳气逆。肺病可传至大肠，大肠病也可累及肺系，引起病变。

宣肺肃降法治便秘经验

便秘指粪便在肠内滞留过久，秘结不通，排便周期延长，或周期不长，但粪质干结，排出艰难，或粪质不硬，虽有便意，便而不畅。

肺与大肠相表里，治疗上可用脏病治腑、腑病治脏、脏腑同治的方法。便秘以虚实为两大分类。《景岳全书·秘结》曰：“阳结者邪有余，宜攻宜泻者也；阴结者正不足，宜补宜滋者也。知斯二者即知秘结之纲领矣。”实证有热结、气滞、寒积，虚证有气虚、血虚、阴虚和阳虚，便秘的基本病变属大肠传导失司，陈民藩在多年临床中，体会到基本的寒热虚实相互夹杂或相互转化，大体实热以祛邪为主，因邪留肠胃、滞塞不通，予温通、导滞、泻热治疗；虚秘以扶正为主，因肠失津润、无力助推，予益气、养血、滋阴、温阳治疗。在辨证治疗药物的基础上，宣肺肃降法酌情拟药物，以两至三味为佳，剂量上宜轻，轻清宣肺，为佐使之用，其不可超过主药的剂量，以免喧宾夺主，君不君，臣不臣，配伍无主次，药不达效。笔者在临床跟诊的过程中总结，实秘和虚秘的常用宣肺肃降的中药药性有异。盖肺主一身之气，轻开上焦肺气，气行则病理产物不致积聚，湿去则脾胃健运。

实证：实秘加桑叶、菊花、薄荷、桔梗、连翘。桑叶：味甘、苦，性凉，疏散上焦风热，善走肺络，清宣肺气；菊花：辛、甘，性寒，清利头目肃肺；二药轻清灵动，直走上焦。吴鞠通《温病条辨》“桑叶芳香有细毛，横纹最多，故亦走肺络而宣肺气；菊花晚成，芳香味甘，能补金、水二脏”。薄荷：

味辛，性凉，辛以发散，凉以清热，轻扬升浮，芳香通窍，可宣散肺中郁热。桔梗：味苦、辛，性平，宣开肺气而通二便，《珍珠囊药性赋》“一为诸药之舟楫；一为肺部之引经”。连翘：味苦，性微寒，入心肺二经，长于散上焦风热，清心火，《珍珠囊药性赋》：“连翘之用有三：泻心经客热，一也；去上焦诸热，二也；为疮家圣药，三也。”《素问·阴阳应象大论》：“阳胜则身热，腠理闭，喘粗为之俯仰，汗不出而热。”肺气肃降，可将脏腑代谢后产生的浊液下输，成为尿液生成之源，小肠泌别清浊的机能失常，清浊不分，水液归于糟粕，就会出现便溏等症状，因此，增强肺气的肃降机能，小肠泌别清浊功能正常发挥，大便才能成形，临床上“利小便所以实大便”应用显而易见。

虚证：虚秘加葛根、升麻、紫菀、款冬花。葛根：味甘、辛，性凉，轻扬升散，清宣肺胃，于清热之中，鼓舞清阳之气上升；升麻：味辛、甘，性微寒，性能升散，又可引脾胃清阳之气；紫菀：味苦、辛，性温而不热，质润而不燥，长于润肺下气，开肺郁；款冬花：味甘、辛，性温而润，润肺下。“虚则补之”，虚秘采用润肺，肺脏清虚而娇嫩，吸之则满，呼之则虚，清轻肃静，不容纤芥，肺气宣降，肺气向上向外宣发，与向内向下肃降相反相成的运动。可将脾转输来的水谷之精上输头面诸窍，将吸入之清气与谷气相融合而成的宗气，向下布散至脐，肺气充足，大肠的传化糟粕功能得以正常发挥，以助大便排出顺畅。

典型医案

患者，男，56岁。因“反复大便秘结2年”就诊。平素饮食辛辣，熬夜饮酒，作息不规律。2年来自服痔康片等药物后，症状无明显好转。大便干结，3～4日/次，如羊粪状，腹胀腹痛，口干口臭，面红，心烦躁动不安，身热，小便短黄，舌红、苔黄厚，脉滑数。

诊断：热秘型便秘。

治则：宣肺泄热，润肠通便。

方药以麻子仁丸合黄连解毒汤加减：火麻仁12g，苦杏仁9g，白芍药15g，黄连3g，黄柏9g，黄芩12g，芒硝12g，桑叶6g，菊花6g，桔梗6g，生甘草3g。5剂，每日1服，餐后口服，早晚各1次。

二诊：服药5剂后，大便2～3日/次，质软、色黄，腹胀腹痛好转。前方续服5剂。

三诊：二诊后继服5剂。大便1～2日/次，质软，无明显腹胀腹痛，寐纳佳。

按：麻子仁丸合黄连解毒汤加减出自宋金时期成无己编撰的《伤寒明理论》。根据“燥者润之”，王子接《绛雪园古方选注》卷上：“麻、杏润脾燥，白芍药安脾阴。”火麻仁、苦杏仁润肠通便，其中杏仁上肃肺气，下润大肠。白芍药养血敛阴，芒硝泻下攻积，润燥软坚，《神农本草经》载芒硝“除寒热邪气，逐六腑积聚、结固、留癖”。黄连、黄芩、黄柏苦寒直折，清泻三焦之热。桑叶、菊花轻宣肺气，更加桔梗载药上行，宣利肺气，通调水道，起到“开鬼门，洁净府”，“去菀陈莝”之效。

止嗽散：随证加减治疫咳

方霞 安徽省黄山市屯溪区寿康诊所

止嗽散的作用机制关键在于“通”，疏通气道、调理肺气的升降出入是治咳之本，故无论新咳、久咳、热咳、寒咳，均以止嗽散为基本方加减治疗。

止嗽散既能治外感咳嗽，又能治内伤咳嗽，适用于新型冠状病毒感染肺炎后各期咳嗽，但需根据患者年龄、体质、发病轻重、兼症及咯痰的量、色、质等情况随证加减。

清代医家程国彭在其所著《医学心悟》中明确

指出，止嗽散能治“诸般咳嗽”，且“投之对症，其效如神”。后世医家以止嗽散为基础方，加减化裁治疗各种外感咳嗽和内伤咳嗽，均能获得良好疗效，这也是止嗽散被众多医家推崇之缘由。本文就该方组方及治疗新型冠状病毒感染导致咳嗽的临证体会简要介绍如下。

组方及用法

《医学心悟》记载止嗽散组方和服法：“桔梗（炒）、荆芥、紫菀（蒸）、百部（蒸）、白前（蒸）各二斤，甘草（炒）十二两，陈皮（水洗去白）一斤，共为末。每服三钱，开水调下，食后临卧服。”书中记载该方使用范围有：①初感风寒：生姜汤调下；②风寒初起，头痛鼻塞，发热恶寒而咳嗽者，用止嗽散加荆芥、防风、苏叶、生姜以散邪；③暑气伤肺，口渴、烦心、溺赤者，加黄连、黄芩、花粉以直折其火；④湿气生痰，痰涎稠黏者，加半夏、茯苓、桑白皮、生姜、大枣以祛其湿；⑤燥火焚金，干咳无痰者，加瓜蒌、贝母、知母、柏子仁以润燥；⑥咳而喘息有音，甚则唾血者，属肺脏，风寒咳血也，加荆芥、紫苏、赤芍药、丹参；⑦咳而两胁痛，不能转侧，属肝脏，加柴胡、枳壳、赤芍药；⑧咳而喉中如梗状，甚则咽肿喉痹，属心脏，前方倍桔梗，加牛蒡子；⑨咳而右胁痛，阴引肩背，甚则不可以动，动则咳剧，属脾脏，加葛根、秦艽、郁金；⑩咳而腰背痛，甚则咳涎者，属肾脏，加附子；咳而呕苦水者，属胆腑，加黄芩、半夏、生姜；咳而失气者，属小肠腑，加芍药；咳而呕，呕甚则长虫出，属胃腑，前方去甘草，加乌梅、川椒、干姜，有热佐之以黄连；咳而遗屎，属大肠腑，加白术、赤石脂；咳而遗溺，属膀胱腑，加茯苓、半夏；久咳不止，三焦受之，其证腹满不食，令人多涕唾，面目浮肿，气逆，以止嗽散合五味异功散并用。②⑥中加荆芥，应为加重荆芥用量之意。

方义分析

止嗽散由桔梗、荆芥、紫菀、百部、白前、陈皮、甘草七味中药组成。桔梗：味苦、辛，性平，发散上行，能升提、宣通肺气，促痰外排；白前：苦、甘，性微寒，善于降气祛痰。两者相配，一升一降，着力宣通肺气，为君。紫菀：辛、苦，性温，重在润肺下气、化痰止咳；百部：味甘、苦，性微寒，重在润肺止咳。两者相伍，起到辛甘宣发、苦甘肃降之效，助力祛痰化痰、疏通气道，为臣。荆芥：味辛，性微温，疏风解表、利咽止痒，适用于各种外感表证、咽痒而咳者；陈皮：味辛、苦，性温，理气健脾、燥湿化痰，为佐。甘草：味甘，性平，既调和药性又润肺止咳，为使。陈皮、甘草又可健脾以减少痰液之生成，正所谓《医宗必读》“脾为生痰之源，治痰不理脾胃，非其治也”。止嗽散中七味药都归肺经，又得桔梗载药助力，使得诸药从不同方位作用于肺，药力集中且各有专攻，协同增效，共奏宣发肃降、化痰排痰、疏通气道之效。

止嗽散系程国彭“苦心揣摩而得”，笔者在临证中也反复揣摩其组方用意：方中白前、紫菀长于祛痰，桔梗开宣肺气以增强祛痰作用，再佐以陈皮、甘草健脾理气化痰，祛痰力量明显强于止咳，利于疏通气道，促进肺气宣发肃降，正常发挥其主气司呼吸、主行水、朝百脉、主治节等功能，咳嗽也就随之而愈。因此，笔者认为止嗽散的作用机制关键在于“通”，疏通气道、调理肺气的升降出入是治咳之本，无论新咳、久咳、热咳、寒咳，均可以止嗽散为基本方加减治疗。

应用注意

咳嗽是肺经受邪气刺激所产生的一种病症，病因无外乎外感和内伤。止嗽散是治疗外感咳嗽和内伤咳嗽的基础方，但从其方药组成来看，无论是治疗外感咳嗽还是内伤咳嗽，均存在一定的不足。此“不足”并非对原方之批判，意在指明临证应用该方之注意事项。

祛邪解表之力较弱

止嗽散中解表药仅一味荆芥，其性微温，意在疏散风邪，适用于风寒初期表证不明显者。程国彭在《医学心悟》中云：“余治外感咳嗽，用止嗽散加荆、防、苏梗以散之。”又云：“风寒初起，头痛鼻塞，发热恶寒而咳嗽者，用止嗽散，加荆芥、防风、苏叶、生姜以散邪。”可见止嗽散解表之力较弱，需根据外感风寒、风热、燥热等不同添加相应解表药物。如风寒犯肺者，可联合三拗汤，以疏风散寒、宣肺止咳；风热犯肺者，可联合桑菊饮，以疏风清肺、化痰止咳；风燥伤肺者，可联合桑杏汤或清燥救肺汤，以疏风清肺、润肺止咳。

寒热方向不明

《河间六书·咳嗽》曰：“寒暑燥湿风火六气，皆令人咳。”止嗽散是温润和平、不寒不热、调和肺气之方。从另一角度，可认为其组方用药的寒热属性不够明确，无论是寒证咳嗽、热证咳嗽，还是肺燥咳嗽、暑湿咳嗽，均需添加相应药物，否则难以单独奏效。风寒型咳嗽，症见咳嗽、咳痰薄白，伴恶寒、发热、鼻塞、喷嚏、流清涕、头痛者等，可加炙麻黄、细辛、干姜、苦杏仁等，加强疏风散寒、宣肺止咳作用；风热型咳嗽，症见咳嗽、咳痰色黄，伴发热、口干、舌红苔黄等热象，可加桑叶、黄芩、薄荷等，以疏风清热、化痰止咳，还可加车前草等导热下行之品；咽痒甚，可加牛蒡子、蝉蜕等，以祛风止痒；咽喉疼痛明显者，可加山豆根、射干、板蓝根等，以清热利咽；咳痰黄稠、心烦口渴、高热者，可加石膏、桑白皮、黄芩，以解表清里。

病因病机针对性不强

《黄帝内经》云：“五脏六腑皆令人咳，非独肺也。”陈修园在《医学三字经》中亦云：“咳嗽不止于肺，而不离乎肺也。”内伤咳嗽病位虽在肺，但根本原因多为劳倦过度、饮食不节、情志失调等因素致脏腑功能失常而引发，而止嗽散功效重在化痰、排痰、疏通气道，故在治疗内伤咳嗽时，需审证求因，联合引发脏腑病理变化的药物，加强治疗用药的针对性，方能做到虚实、标本兼顾。痰湿蕴肺型咳嗽，症见咳嗽，咯痰色白量多，易于咯出，伴胸闷、恶心欲呕者，可用止嗽散合三子养亲汤或二陈汤，以燥湿化痰、理气止咳；痰热郁肺型咳嗽，症见咳嗽，痰黄质黏，咯吐不爽，或痰有腥味，伴口干口黏、舌红、苔黄腻者，可用止嗽散合清金化痰丸，以清热肃肺、化痰止咳；肝火犯肺型咳嗽，症见咳嗽，生气后加重，伴口干口苦、胸胁胀痛，可用止嗽散合黛蛤散等，以清肺泻肝、理气化痰止咳。

不适宜阴虚燥热型咳嗽

止嗽散化痰、排痰功效显著，对于以干咳痰少，甚则无痰或痰中带血丝，伴口咽干燥、五心烦热等症为特征的阴虚燥热型咳嗽不适宜使用，可选用百合固金汤、清燥救肺汤或养阴清肺汤，以滋阴润肺、化痰止咳。

治新型冠状病毒感染咳嗽要点

安徽省黄山市自2022年12月初开始，新型冠状病毒感染病例急剧增加，其发病态势正如《医学心悟》中所描述：“若夫一人之病，染及一室，一室之病，染及一乡，一乡之病，染及合邑，此乃病气、秽气相传染。其气息俱从口鼻而入。”本轮新型冠状病毒感染几乎所有患者均有咳嗽表现，笔者以止嗽散为主方加减治疗，收到较好的疗效。兹将临证体会总结如下。

不同阶段咳嗽均可使用

新型冠状病毒感染引发的咳嗽，初期为外感咳嗽表实证，中期多为表里同病，后期多为内伤咳嗽虚实夹杂证，亦有少数复感患者再次出现表里同病。止嗽散既能治外感咳嗽，又能治内伤咳嗽，适用于新型冠状病毒感染后各期咳嗽，但需根据患者年龄、体质、发病轻重、兼症及咯痰的量、色、质等情况随证加减。咳嗽伴咽痒者，可加防风、蝉衣、牛蒡子等祛风解表、利咽之品；咳嗽痰稠色黄、难以咳出者，多加鱼腥草、瓜蒌、竹茹、黄芩、桑白皮、川贝等，以清肺化痰；咳嗽痰多色白，伴胸闷、气喘者，多加法半夏、款冬花、炙枇杷叶、前胡、葶苈子等，以除湿化痰；燥气灼金，干咳无痰者，加瓜蒌、知母以润燥化痰。止嗽散能使邪散痰消、肺气通畅，在新型冠状病毒感染整个病程中辨证使用，均可取得较好疗效。

清热解毒药可有效减轻咳嗽

新型冠状病毒感染引发咳嗽的患者，部分还合并有细菌感染，在发病初期及时清除病毒、控制感染乃当务之急。清热解毒药如金银花、蒲公英、板蓝根、鱼腥草之类具有较好的抗病毒、抗菌作用。笔者在治咳初、中期，以止嗽散为基础方，在辨证用药基础上，再加清热解毒之品，以抗击新型冠状病毒和细菌感染，减少毒素对机体的危害。

祛痰务净，恢复气道通畅

咳嗽是清除呼吸道内分泌物、改善通气功能的重要方式，是排除病邪的自我保护性措施。外邪袭肺，肺失清肃，痰液阻塞肺窍是引发咳嗽的主因，也是导致病情加重、发生低氧血症及缠绵不愈的关键，故促进痰液排泄，疏通气道，力争尽快恢复气道通畅为止咳的重要举措。笔者在治疗咳嗽时，把患者咳痰情况作为评判病情、治疗效果的重要指征，做到“祛痰务净”，同时慎用镇咳之品，以免影响痰邪排出，贻误病情。

通腑有助肺气宣通

肺与大肠相表里。在诊治新型冠状病毒感染之咳嗽时，需详细询问患者大便情况，对大便不畅、脘腹胀满、不思饮食者，笔者常使用桔梗配炒枳壳，一升一降，一宣一散，加强气机通畅；对大便干结、数日未解者，酌情加制大黄、火麻仁等通腹泻热之品，以疏通脏腑气机；若患者出现矢气增多，可加鸡内金、焦三仙消导，助力肺气之宣发肃降。

补脾土以生肺金

中医认为脾为生痰之源，肺为贮痰之器。在五行生克中，脾土生肺金。《医学心悟》云“散后肺虚，即用五味异功散，补脾土以生肺金”；国医大师徐经世有“内科杂病，治以安中”“补不峻补，温燥适度，益脾重理气，养胃用甘平”之论；“新安方氏通法”也有“脏腑通，重在脾胃通”的学术见解。新型冠状病毒感染后咳嗽日久，或多或少都会出现肺脾气虚之象，表现为神疲乏力、动则气喘、胸闷、自汗等。笔者在临证中运用止嗽散，常合并补中益气汤、四君子汤、六君子汤等方剂，使脾胃升降平衡，以减少痰液的生成，肺气随之而安。

益气固表以防复感

《医学心悟》指出“复感”有三类：一为劳复，补中益气汤主之；二为食复，枳实栀子豉汤主之；三为女劳复（指因房劳而复发），人参三白汤主之。新型冠状病毒感染也存在复感情况，多因洗头洗澡、饮食不当、外出吹风或劳累、熬夜等因素所致，根本原因为气虚卫表不固。为预防复感，对气虚明显患者，笔者常用止嗽散合用玉屏风散，益气固表，虚实同治，收效显著。（本文经国医大师徐经世指导，特此致谢。）

胡椒粉敷脐能治腹泻

前阵子一同学突然打来电话，说因上午吃了一个大苹果而引起腹泻，从中午 12 点到下午 4 点已腹泻 4 次，均为水样便。同学说家中没有治疗腹泻的药物，又不方便外出购买，问我有没有什么好办法。我告诉他：“用 1 克胡椒粉与少量高度白酒调匀，倒在肚脐窝里，用胶布粘好就可以。”第二天一大早他就打来电话，说按照我说的方法贴住肚脐之后，一夜没有再腹泻，很好奇地问我胡椒粉怎么有如此神奇的效果？

其实胡椒既是厨房里的调味品，又是一味常用的中药。中医认为，胡椒味辛性热，归胃、大肠经，具有温中散寒、下气、消痰的功效，主要用于治疗胃寒呕吐、腹痛泄泻、食欲不振等。我告诉同学：“你的腹泻是由吃多了寒凉水果而引起的，正好适合用辛热的胡椒来治疗。”

胡椒治疗腹泻既可以口服，又可以外用。用胡椒粉敷在肚脐上治疗腹泻在多本古籍上早有记载。清代医家赵学敏《串雅外编·痢疾塞肚》云：“绿豆七粒，胡椒七粒……共捣烂……贴脐上。”清代鲍相璈《验方新编》记载，治寒泻用“胡椒末和饭作饼，敷贴脐上”。不但民间流传使用该法，现代亦有学者用胡椒粉 0.3 克敷于肚脐，以胶布固定，24 小时换药一次，共观察治疗小儿腹泻（脾虚型、风寒型）120 例，痊愈率为 73.19%，总有效率为 88.76%，77.43%的患儿在 3 天内腹泻停止，大便恢复正常。（伦西全）

张锡纯治月经血崩医案两则解析

谢妍 三亚学院健康产业管理学院

张锡纯主张中西汇通，制方用药有独到之处，所著《医学衷中参西录》中所载方药用于临证颇有效验，备受业界推崇。笔者结合以下两则张锡纯医案，解析其治疗月经血崩之经验及方药特色。

案例一

“治妇女血崩。白术（炒）一两，生黄芪六钱，龙骨（煅，捣细）八钱，牡蛎（煅，捣细）八钱，萸肉（去净核）八钱，生杭芍四钱，海螵蛸（捣细）四钱，茜草三钱，棕边炭二钱，五倍子（轧细）五分，药汁送服。脉象热者，加大生地黄一两；凉者，加乌附子三钱”。

按：龙骨、牡蛎、海螵蛸、茜草能止崩漏下血，女子血崩多因肾脏气化不固、冲任滑脱所致，此当急以固冲敛血、挽欲脱之气，护欲竭之阴血，故止血塞流乃治标救急之法。张锡纯善用龙骨、牡蛎、乌贼骨（海螵蛸）、茜草相伍为组方。他认为龙骨质最黏涩，具有翕收之力，故能敛元气、固涩滑脱，其性微辛，收敛之中仍有开通之力，可治女子崩漏下血；牡蛎味咸而涩，能固精气，亦治女子崩漏下血；乌贼骨收敛止血、固精止带；茜草凉血止血、通经，《本草纲目》记载“茜根赤色而气温，味微酸而带咸。色赤入营，气温行滞，味酸入肝而咸走血，手足厥阴血分之药也，专于行血活血”，故其有止血而不留瘀之功。

张锡纯认为龙骨善化瘀血，牡蛎善消坚结，最能摄血之本源，其收涩之中兼具开通之力，二药并用，“使血之未离经者，永安其宅，血之已离经者，尽化其滞”。故对妇女月经过多者用之，有止血而不留瘀的特点。对于龙骨一药，张锡纯临证常常生用，而不用煅者，若煅则翕收之力顿失，有留瘀之弊，但对血崩之至危极者必须煅用，以增加其黏涩收敛之力，方能取效，此“借之以收一时之功也”。

乌贼骨、茜草与龙骨、牡蛎二药相伍，则其借龙骨、牡蛎收摄之性，增固崩止带之效，乌贼骨、茜草可借龙牡化瘀之功，达到止血而不留瘀的目的。四药相伍，相须为用，在张锡纯所创治疗崩漏下血之病的安冲汤、固冲汤中皆有应用，治疗崩漏血行不止、月经过多、经期延长者，皆得捷效。四药合用可得“能开通者，兼能收涩，能收涩者，兼能开通”之效，彼此相互为用，相得益彰，可谓曲尽其妙也。

方中配伍黄芪一药，多味收涩止血药与其合用，以达固崩摄血、补虚固脱之效。张锡纯用药遣方常以气化理论为基础，如其总结：元气衰惫，必有收涩之品，如萸肉、龙骨、牡蛎之类，方可使元气的吸摄之力得助，尤应重用萸肉，辅以其他补气药，非此而不效。

案例二

“天津二区，徐姓妇人，年十八岁，得血崩证。家庭不和，激动肝火，因致下血不止。初时下血甚多，屡经医治，月余血虽见少，而终不能止。脉象濡弱，而搏近五至，呼吸短气，自觉当呼气外出之时，稍须努力，不能顺呼吸之自然，过午潮热，然不甚剧……生箭芪一两，白术（炒）五钱，大生地黄一两，龙骨（煅、捣）一两，牡蛎（煅、捣）一两，天花粉六钱，苦参四钱，黄柏四钱，柴胡三钱，海螵蛸（去甲）三钱，茜草二钱，西药麦角中者一个，搀（掺）乳糖五分，共研细，将中药煎汤两大盅，分两次服，麦角末亦分两次送服”。

按：张锡纯治疗妇科瘀血症，用药多喜取西药之长，“盖西医用药在局部，是重在病之标也，中医用药求原因，是重在病之本也。究其标本原宜兼顾，若遇难治之证，以西药治其标，以中药治其本，则奏效必捷，而临证亦确有把握矣”。如上方治疗妇人血崩症，用西药麦角配合中药止血，血止后，急服三七以活血，防血劳之变。

赵尚华：痔疮洗剂

山西省大同新建康医院 周益新 整理

赵尚华，男，1943年出生，山西省原平市人，山西中医药大学教授、主任医师，第四批全国老中医药专家学术经验继承工作指导老师。长期从事中医外科学教学、临床和科研工作，在周围血管病、乳房病和肿瘤的治疗方面有独到经验。著有《中医外科心得集》《中医外科外治法》《中医外科类聚方》等多部著作。

组成：朴硝30g，莲房30g，五倍子30g，地榆30g，槐角30g，防风30g。

功能：消肿止痛，收敛止血。

主治：内痔脱出、出血，炎性外痔，脱肛等症。

用法：上药共为粗末，装入纱布袋中，加水2500～3000mL，煮沸，先熏再洗，后坐浴。每次30分钟，每日1～2次，每剂可用1～2日。

方解：方中朴硝性味咸软坚，性寒降下，故取其清热散瘀之力，而收软坚消肿之功，是为君药；五倍子外用取其清热、收湿、敛疮、止血之功，辅助主药，是为臣药；清热则毒解，瘀散则痛止，湿去则肿消；再佐以化瘀止血的莲房、凉血止血的地榆、泻热止血的槐角；防风外用有止痒除痛、散风胜湿之力，是为使药。合而用之，熏洗痔疮，可收散瘀、祛湿、止血、敛疮之效。

验案举例：赵某，男，32岁。主诉：肛门肿痛伴便血8天。现病史：肛门肿物突出疼痛，呈持续性，伴便血、色鲜红、量多、呈喷射状流出。查体：肛门3、7、11点（截石位）肿物突出、潮红水肿、有触痛，齿线上3、7、11点黏膜隆起充血、糜烂、有散在出血点。舌尖红、苔薄黄，脉弦滑。中医诊断为痔疮，辨证属风伤肠络，治以消肿止痛、疏风止血。处方用痔疮洗剂：朴硝30g，莲房30g，五倍子30g，地榆30g，槐角30g，防风30g。前药置大盆中，加水3000mL，煮沸15分钟后，先熏后洗，后坐浴，每日2次。3日后复诊，便血消失，疼痛明显缓解，继续治疗3天后痊愈。

汪受传治小儿免疫性血小板减少症

张天天 陈秀珍 戴启刚 南京中医药大学附属医院

全国名中医汪受传是南京中医药大学主任医师、教授，长期从事中医儿科临床多年，有着丰厚的中医学理论基础和临床经验，对小儿免疫性血小板减少症（ITP）的诊断治疗有独到见解。笔者有幸研读汪受传的病案及临床侍诊，获益良多。现将汪受传诊治ITP的经验总结如下。

临证治则

清热解毒、凉血止血：新诊断及持续性ITP多以实证为主，汪受传认为临证一般可分为风热伤络和血热妄行证。肌衄，热淫于内，治以咸寒，方中当增入咸寒之味。故热邪为病总体治法为清热凉血解毒。风热伤络证以皮肤瘀点为主症，伴有发热、咳嗽、鼻塞、流涕等外感兼症，宜用银翘散加减，常用药有金银花、连翘、薄荷、白芷、桔梗、牛蒡子、赤芍药、虎杖、败酱草、生甘草，共奏疏风清热凉血之效。血热妄行证，无外感之象，但一般有外感病史，热象较风热伤络证明显，舌红、口干，大便干等症，方选犀角地黄汤加减，药物常选水牛角、生地黄、牡丹皮、赤芍药、紫草、虎杖、玄参、白芍药、蝉蜕、生甘草，达清热凉血化瘀的功效。若齿衄、鼻衄者加用茜根、白茅根凉血泻火解毒；尿血加用木通、小蓟，凉血止血；大便出血加用地榆炭、槐花、白及收敛止血。

温补脾肾填精益髓：慢性 ITP 多以虚证为主，多由于素体亏虚或病程日久或激素伤阴，汪受传认为临证可分气不摄血证、阴虚火旺证、气阴两虚证及阴虚及阳的兼夹证。《温病条辨·治血论》：“故善治血者，不求之有形之血，而求之无形之气。”气不摄血证以脾气虚为主，如紫癜色淡，面色萎黄，易出汗，乏力，舌淡，脉弱，治以补脾益气摄血，方选归脾汤加减，药物组成有生地黄、全当归、玄参、白芍药、鸡血藤、龟甲胶（烊化）、紫草、炙黄芪、党参、丹参、生地黄榆、生茯苓等；阴虚火旺证症见鲜红出血点或无活动性出血，手足心热，口干心烦，舌红、少苔，脉细数等阴虚之象，治以滋阴降火凉血，方用知柏地黄丸、二至丸等，常用药：生/熟地黄 、枸杞子、菟丝子、牡丹皮、补骨脂、知母、龟甲胶、黄柏、阿胶、山茱萸。病程日久，阴虚火旺证合并气虚之候，多汗、气短等症，宜加入补气之品，如四君子汤、玉屏风散等补气固表。汪受传认为，随着激素的停用，阴虚日久伤及阳气，故临证时应仔细鉴别，酌加淫羊藿、鹿角胶、补骨脂等补阳之品，温脾暖肾，生火以滋阴。

养血活血化瘀贯穿始终：《血证论·吐血》曰：“存得一分血，便得保一分命。”汪受传认为，ITP 属中医学中的“血证”，本病的急性期主要临床表现为活动性出血点，离经之血即为瘀血；慢性期患儿虽少见出血点，但可因虚致瘀血，出血仍是潜在的危险症状，故疾病过程中应注意活血止血，使出血得止，瘀血得化，止血不留瘀。常用药：川芎、丹参、赤芍药、仙鹤草、白及、鸡血藤。汪受传在治疗 ITP 时，常用养血补血之品，如阿胶、鹿角胶、紫河车、龟甲胶等血肉有情之品，使血液有生化之源，疾病得愈。

固表防感调免疫：外感是 ITP 反复发病的重要诱因，约有 20%的 ITP 患儿有前期病毒感染史，也可发生于一些疫苗接种（麻风腮疫苗被认为是发生 ITP 的高风险因素）及细菌感染（HP 感染），故汪受传认为在 ITP 的治疗过程中要始终注意防外感、调免疫、抗病毒的治疗，故 ITP 治疗都要酌加虎杖、甘草、银花、连翘等疏风清热解毒药及黄芪、白术、防风等益气固表之品。

典型医案

刘某，男，6 岁。2019 年 3 月患儿因无明显诱因双下肢有出血点，无皮肤及关节疼痛，查血常规血小板（PLT）低于正常值，最低为 1×10^9/L，经骨髓穿刺，确诊“免疫性血小板减少症”。曾就诊于当地医院，给予人丙种免疫球蛋白静滴及泼尼松治疗后，血小板升至正常而出院，服用泼尼松片治疗，15mg/天，平均每半月减半片，在撤减激素时血小板再次下降，再次予人丙种免疫球蛋白静滴，2 天后血小板指数位于 89×10^9/L，就诊于我院。

2019 年 6 月 18 日首诊：小儿感冒不多，出汗正常，口干，无恶心呕吐，无发热咳嗽，大便 1 次/2 天，小便黄，舌红、苔薄黄，脉细数。查体：全身皮肤黏膜未见活动性出血及瘀斑，心肺听诊音正常以及腹部未见明显异常。辅助检查：PLT89×10^9/L。

诊断：阴虚内热型紫癜，（西医称为原发免疫性血小板减少症）。

治则：滋阴清热凉血。

知柏地黄汤合茜根散加减：知母 10g，黄柏 10g，山萸肉 10g，生地黄 10g，牡丹皮 10g，水牛角 25g（先煎），女贞子 10g，墨旱莲 15g，羊蹄根 15g，仙鹤草 15g，茜草 15g，玄参 10g，青黛 3g，鹿角霜 10g，甘草 3g。山萸肉补肝肾之阴，涩精固肾，玄参、生地黄清热凉血，养阴生津共为君药。牡丹皮清泻相火，并制山茱萸之温涩；黄柏、知母助生地黄、玄参清热凉血，养阴生津，均为臣药。茜草清热凉血止血，女贞子墨旱莲滋补肝肾，凉血止血，仙鹤草收敛止血，水牛角、青黛清热解毒，凉血消斑，羊蹄根清热通便，共为佐药。鹿角霜，温性药，补益肾阳，阴阳互根互用，阴阳并补；甘草调和诸药，共为使药。30 剂。

2019年7月18日二诊：大便正常，夜寐欠安，多梦，舌红、苔薄白。查体：全身皮肤黏膜未见活动性出血及瘀斑，心肺听诊音正常以及腹部未见明显异常。辅助检查：PLT89.4×10⁹/L。方药：原方加酸枣仁10g，茯神10g，安神助眠。其余治疗同前。30剂。予醋酸泼尼松5mg配合服用。

2019年8月16日三诊：大便日行2次，不成形，苔微黄。查体：全身皮肤黏膜未见活动性出血及瘀斑，心肺听诊音正常以及腹部未见明显异常。辅助检查：PLT92×10⁹/L。方药：原方加淫羊藿8g，侧柏叶10g，煨葛根15g。淫羊藿性温，制约一系列寒凉药伤脾胃；侧柏叶凉血止血，使热从小便而出；煨葛根善升发清阳，鼓舞脾胃阳气上升而止泻。30剂。予醋酸泼尼松2.5mg配合服用。

2019年9月21日四诊：口干，大便稀，舌红、苔薄黄。PLT124×10⁹/L。知母10g，黄柏10g，山萸肉10g，生地黄10g，牡丹皮10g，女贞子10g，墨旱莲15g，羊蹄根15g，仙鹤草15g，茜草15g，淫羊藿8g，甘草3g。山萸肉补肝肾之阴，涩精固肾，生地黄、牡丹皮清热凉血，养阴生津共为君药。黄柏、知母助生地黄、牡丹皮清热凉血，养阴生津，均为臣药。茜草清热凉血止血，女贞子、墨旱莲滋补肝肾，凉血止血，仙鹤草收敛止血，淫羊藿性温补肾壮阳，与山萸肉阴阳并补，并制约一众寒凉药伤脾胃，共为佐药。甘草调和诸药为使药。30剂。醋酸泼尼松1.25mg配合服用。

2019年10月18日五诊：口干，大便略干，舌红、苔薄黄。PLT132×10⁹/L。方药：6月18日方去女贞子加石斛10g，淫羊藿10g，鹿角胶10g，石斛10g，善滋胃阴，治阴虚便秘，因激素停用加用淫羊藿、鹿角胶类激素药物以温脾暖肾，生火以滋阴。30剂。患儿现PLT指数较稳定，停用醋酸泼尼松。

2019年11月13日六诊：大便可，汗多，苔厚黄。现PLT175×10⁹/L。方药：前方加黄芪15g，水牛角25g，黄芪补气固表，水牛角清热凉血。30剂。

2019年12月27日七诊：纳食一般，晨起口臭，盗汗，舌质红、舌苔厚腻。PLT150×10⁹/L。方药：10月18日方加黄芪10g，牡蛎20g，龙骨20g，槟榔10g，焦山楂10g，焦神曲10g，黄芪益气固表，牡蛎、龙骨固涩止汗，槟榔行气导滞，焦山楂、焦神曲消食化积。30剂。

2020年1月17日八诊：鼻塞，鼻痒，打喷嚏，流清涕，纳食可，舌质淡、苔薄白。PLT163×10⁹/L。方药：2019年6月18日方，加荆芥10g，防风10g，细辛3g。三药共奏祛风解表，宣通鼻窍之效。30剂。

按：患儿家长十分信赖中医药治疗，依从性好，一直定时随诊。患者方证相应，效不更方，继续予以原方服用至今，期间随症加减。并嘱患儿适当参加体育活动，增强体质并注意预防呼吸道感染等疾病，否则易于诱发或加重病情。此后随访3个月，多次复查血常规，均提示血小板在正常范围之内。

国医大师王庆国用乌梅丸治疑难病

张海涛　李小鹏　任丘市中医院

国医大师王庆国，师承伤寒泰斗刘渡舟教授，从医50余年，一直致力于《伤寒论》的研究，对仲景学术思想有着深刻的认识。“刻求经旨，博采众长，传承创新”是其秉承的治学原则。在临床实践中，王庆国老师善用经方，知守善变，不落窠臼，提出“通平致和”思想，非常重视“和法”在疾病治疗中的重要意义。发现并倡导“方元”理论，找到了理解与化裁经方的核心与关键。王老师精于伤寒学说，对经方运用有独到认识，善用柴胡剂、麻黄剂、苓桂剂、泻心剂等类方，积累了丰富的临床经验。

乌梅丸首见于《伤寒论》第338条“伤寒脉微而厥，至七八日肤冷，其人躁，无暂安时者，此为脏厥，非蛔厥也。蛔厥者，其人当吐蛔。令病者静，而复时烦者，此为脏寒，蛔上入其膈，故烦，须臾复止，得食而呕，又烦者，蛔闻食臭出，其人常自吐蛔。蛔厥者，乌梅丸主之。又主久利”。

方用乌梅（三百枚）、细辛（六两）、干姜（十两）、黄连（一斤）、当归（四两）、附子（六两，炮）、川椒（四两，去汗）、桂枝（六两）、人参（六两）、黄柏（六两）。

上十味，异捣筛，合治之，以苦酒渍乌梅一宿，去核，蒸之五升米下，饭熟捣成泥，和药令相得，内臼中，与蜜杵二千下，丸如梧子大，先食饮，服十丸，日三服，稍加至二十丸。禁生冷、滑物、臭食等。

以方测证，乌梅丸调和有3个方面：寒热、表里、虚实。方用黄连、黄柏清热，干姜、黑附子、川椒温阳，寒热并用，温阳为主。《雷公炮制药性解》载“干姜，味辛，性大热……除胃冷而守中，沉寒痼冷”；“附子，味辛甘，性大热，主六腑沉寒，三阳厥逆”。《神农本草经》载“蜀椒，味辛……温中，除寒痹”；《神农本草经》载“黄连，味苦，寒。主热气”；方用桂枝、细辛走表，黄连、黄柏清里热，黑附子、干姜温里寒，和解表里。《雷公炮制药性解》记载“桂枝，专入肺经，主解肌发表”“细辛，味辛，性温……散三阳数变之风邪”。黑附子、干姜善除沉寒痼冷；方用人参、当归、白蜜甘补，黄连、黄柏苦泻，虚实并调。《雷公炮制药性解》载“当归，味甘辛，性温无毒……养血而中守”。《神农本草经》“人参，味甘，微寒。主补五脏，安精神，定魂魄，止惊悸，除邪气，明目，开心益智”。《神农本草经》：“黄连，味苦寒。主热气，目痛，眦伤……”

一、乌梅丸的三大核心病机

（一）寒热不和，上热下寒

乌梅丸中，既有消渴，气上撞心，心中疼热，饥不欲食的热证，又有食则吐蛔，下之痢不止的寒证。对上热下寒，刘渡舟先生认为是“厥阴疏泄不利，气机失调，以致寒热格拒上下，阴阳气不相接，并进而影响脾胃不和，升降失常”。方中连柏配姜附，寒热兼治。钱璜在《伤寒溯源集》中提出“黄连、黄柏，非得苦安蛔，应为《黄帝内经》中热因寒用，盖恐寒邪格据，故用寒药引之”，认为黄连、黄柏，在乌梅丸病症中还有防寒热格拒，交通上下之作用。与中气升降理论看法一致，苦辛并用，升降胃气，运转脾胃之枢，脾升胃降，则阴升阳降，上热下寒自解。

（二）表里不和，魄汗不藏

《素问·阴阳别论》载：“阴争于内，阳扰于外，魄汗未藏。”张景岳对此解释为：“表里不和，则或为脏病，阴争于内也。或为经病，阳扰于外也。然或表或里，皆干于肺。盖肺主气，外合皮毛，内为五脏六腑之长。魄汗未藏者，表不固也。”王冰认为：“若金鼓不已，阳气大胜，两气相持，内争外扰，则流汗不止。”诸皆认为，表里不和是指内外受邪；两邪相争，故腠理开汗出不止。治疗当遵“伤寒表里不和，当两解之”。乌梅丸中，桂枝、细辛配连柏，桂枝、细辛配姜附，辛苦并用，以辛散为主，既祛表邪，又解在里寒热。表里阴阳和，则汗止。

（三）虚实夹杂，脾虚胆实

乌梅丸方证中，消渴，气上撞心，心中疼热为实热，久利为虚寒。刘渡舟先生对此病机总结为：肝胆热，脾胃寒。虚则补之，实则泻之，甘之以补，苦之以泻。方中连、柏配人参、白蜜，苦泻甘补。成无己在《注解伤寒论》中写到“脾欲缓，急食甘以缓之，缓脾气”。叶天士更提出，虚则必用人参，养胃则用人参的论点。乌梅丸中，黄连、黄柏苦寒泄热于上，人参、白蜜益气健脾，培土制木，补泻兼施。

二、验案举隅

案例1：气机失调、寒热格拒案。

张某，男，46岁，2019年11月26日初诊。

主症：胸中灼热，热及咽喉部，入夜舌根、舌尖烫，但不欲饮冷，脐周时痛，喜温喜按，大便日二三行、不成型，半夜2～3点自觉后背热、足热，手欲外伸，记忆力差，舌质淡稍暗、有齿痕、舌尖红、舌苔前部白腻、根部渐黄，脉沉弱。

辨证：上热下寒，病在厥阴，方选乌梅丸合柴胡桂枝干姜汤加减。

处方：乌梅 10g，黄连 15g，肉桂 10g，人参 10g，制黑附子 15g，川椒 10g，干姜 20g，当归 15g，黄柏 12g，煅牡蛎 20g，柴胡 8g，黄芩 10g，浙贝母 15g，乌贼骨 15g，龟甲 10g。14 剂，水煎服，早晚分服。

二诊（2019 年 12 月 8 日）：舌质淡、苔白，脉沉细，大便成形，一日二行，下肢冷减轻。前方黑附子加至 25g，胡芦巴 15g，以补元脏真阳；黄柏用量加至 18g，以坚肾固阴；煅瓦楞子 20g，以制酸止痛。

三诊（2019 年 12 月 24 日）：诸证减，舌质淡嫩、舌尖红、有瘀点、根部黄、苔腻、舌下络脉略青紫，前方黑附子加至 40g，以温阳益气；加羌活 15g，独活 15g，以祛风胜湿；加益智仁 12g，以温脾止泻。

四诊：诸证减轻，无明显异常，嘱定期复诊。

按：本病患者辨证为典型厥阴病之上热下寒证："气上撞心，心中疼热，饥不欲食，食则吐蛔，下之利不止。"黄元御《四圣心源·六气解》言："木为水火之中气，病则土木郁迫，水火不交，外燥而内湿，下寒而上热。手厥阴，火也，木气畅遂，则厥阴心主从令而化风，木气抑郁，则厥阴心主自现其本气。是以厥阴之病，下之则寒湿俱盛，上之则风热兼作，其气然也。"从六气运行看，患者舌苔白腻，脉沉弱，中土常湿，相火又不能潜降，肾中相火 不足故寒，厥阴风木因水寒土湿不能畅达，风木不能左升，相火不能右降，相火居于上而热，故患者出现胸中灼热，烧及咽喉不适，入夜舌根、舌尖烫，但不欲饮冷，舌尖红。肾水不得 温煦而寒，出现脐周时痛，喜温喜按，大便次多，不成型，舌质淡稍暗、有齿痕。半夜 2～3 点为厥阴欲解时，自觉后背热足热，手欲外伸，为阴气将尽，阳气初生，正邪交争，正气不足，无法自身调节。此时助以乌梅丸，调和枢机，使寒热和，则病得解。柴胡桂枝干姜汤，既是太少合病主方，疏解半表半里，又寒热并用，被很多医家用于厥阴病证，证见寒热错杂者可辨证用之。临证又见烧灼感重，加浙贝母、乌贼骨制酸，舌根之苔渐有化热之势，加龟甲以滋阴潜阳。

案例 2：肝郁犯脾、久泄久利案。

李某，女，28 岁，2021 年 6 月 17 日初诊。

主诉：腹泻多年，大便不成形，脾气差，精力不足，免疫力差，易疲乏，记忆力减退，注意力不集中，手足冷，手足心出汗，入睡难。舌质淡红、苔黄白腻，脉滑。

辨证：肝郁脾虚，水湿不化，方用乌梅丸合三仙汤加减。

处方：乌梅 8g，黄柏 10g，人参 10g，肉桂 10g，制附片 15g，干姜 20g，细辛 6g，黄连 10g，当归 10g，川椒 10g，黄芪 60g，防风 15g，仙鹤草 30g，仙茅 5g，淫羊藿 10g，茯苓 40g，炒酸枣仁 30g，煅牡蛎 25g。14 剂，水煎服，早晚分服。

二诊（2021 年 7 月 1 日）：腹泻好转，每日 1 次，较前成形，入睡可。制附片加至 25g，加炙麻黄 5g，细辛 9g。14 剂，水煎服，早晚分服。

三诊（2021 年 7 月 22 日）：服药腹泻缓解，怕冷，恶凉而泻，口水多，睡眠时好时坏，脉弦。黑附子加至 35g，干姜加至 30g。7 剂，水煎服，早晚分服。随访未复发。

按：本案患者肝郁而性急，又见腹痛腹泻，此为肝郁乘脾，肝气郁结，肝木乘脾，脾胃运化失职，水湿不化，停于肠道而发。现代人生活压力大，精神紧张常可见此型泄泻。同时本案患者怕冷恶风，手足不温，乃脾肾阳虚，不得温煦之象。乌梅丸七分热三分寒，重用附子、干姜、细辛，本案中易桂枝为肉桂，更补其助阳之力，暖脏温肠。加乌梅酸以敛肠，叶天士《本草经解》中言："乌梅味酸，能收伏热，吸气下行，所以止烦满也。心者火也，木之子也；味酸气平，能平肝木，木和则心安也。"乌梅疏肝和胃，调达气机，对肝病犯脾 侮胃照顾全面。故乌梅丸对于肝强脾弱，寒热错杂之久利亦有良效。患者又证见免疫力差、怕冷、疲乏、记忆力减退、精力不集中，加黄芪三仙汤补虚强壮，茯苓宁心安神，同时开支河，分消走泄至腹泻。酸枣仁、牡蛎，安神助眠。

名医赵振兴先生诊治肿瘤病经验

李有缘　河北省宁晋县苏家庄中心卫生院国医堂

赵振兴，主任中医师，全国第六、第七批名老中医药继承工作指导老师，河北省名中医，石家庄市名中医；从事中医临床工作40余年，临证擅长治疗内科疑难杂症、情志病、各种肿瘤疾病、老年病等，有独到之处。笔者有幸侍诊学习，受益匪浅，现将赵老师关于肿瘤疾病的诊治琐谈整理如下，以飨诸同道。

行医数十年来，赵振兴老师经手治疗过数千名各类肿瘤患者，积累了丰富的经验，对肿瘤的治疗形成了自己独特的诊治思路和理念，一是有病不治病，调理能祛病；二是肿瘤的治疗以扶正为主，自始至终关注患者的饮食、睡眠和精神状态；三是身心同治，让患者正确认识肿瘤，建立抗病的信心和勇气，信心不倒，病邪即退，信心缺失，加速恶化或死亡。实践告诉我们：肿瘤不可怕，怕就怕患者精神崩溃，或不看体质和承受能力而按西医路径进行治疗。

赵振兴老师通过临床观察发现，可能患肿瘤或重大疾病有7条先兆。并总结指出，如果7条中有3条以上指征者，大多10～15年后会有重大疾患出现。一是舌质紫黯，无生机；二是舌下络脉青紫，浊毒积聚；三是口咽干燥身乏津；四是乏力、消瘦无原因（西医查不出原因）；五是对现实生活总不满足；六是重大创伤难忘记；七是咽喉发堵气不顺。

赵振兴临证心得：肿瘤的治疗，西医主张消灭癌细胞，常采用手术切除和放化疗。中医强调正气之维护，主张带病延年。相同点就是都主张早发现、早治疗。赵老师认为，肿瘤也是慢性疾病，患者需要重视治疗，但不可过度反应，更不能过度治疗，70岁以下适合手术者，应尽快手术，术后直接通过中医调治，只要脾胃不伤，能进食能活动，配合中医治疗，多数人能缓解痛苦、延长生存期。多年来，赵振兴老师在和患者或家属接触中，常常呼吁病患慎重手术，适当放化疗，尽量采用中医疗法，或结合西医治疗辅助中医调整治疗方案，常取得较为满意的效果。

我们在继承赵振兴老师治疗肿瘤疾病总体学术思想经验的基础上，多年来积极地向群众传播中医药治疗肿瘤疾病的特色和独特之处。同时运用中医药论治独特的理论体系，丰富的临床治疗方法不断探索肿瘤疾病的治疗，取得了一些粗浅的认识，不揣浅陋，略谈如下，以飨诸同道。

《黄帝内经·经脉别论》中说：“生病起于过用，此为常也。”包括癌症在内的很多疑难杂症，往往都不是单一因素造成的，很多都是因为我们自己的不良生活方式、行为习惯等积累而来。比如癌症这个病，它不可能是在一夜之间在人体中形成的，而一旦形成，不去改变自己的不良生活方式、行为习惯等，而寄望于一次手术，或者某种药物、手段一劳永逸地成为“健康人”，这是很难做到的。

中医学认为，很多疑难杂病、复杂疾病，一旦形成很难根治。必须在进行积极治疗的同时，在生活中主动顺应自然之道，改变不良生活方式，提高机体的抗病抗邪能力，疾病才会远离，这才是获得健康的长治久安之道。所以临床中，我们中医大夫应该自觉的走出误区，切实依据中医学的理念，灵活应用中医学方法论，结合现代生命科学对于肿瘤一病的研究、认知。对肿瘤诊断、治疗等做出重新认识，帮助患者及其家属树立起对肿瘤一病的正确认知态度，以提高疗效，增加患者的生存、生活质量，延长患者的寿命。

一个真正的好医生，不只是能给人们看病，而且还能看好疑难病症。更为重要的是：要能够把患者从生活误区、医疗误区、用药误区、营养误区、锻炼误区，引导出来，从而走向顺应自然的正道！这才真正体现了医者仁心的大医情怀，而所谓在于引路……即中医所谓的“治病救人”。

因此，作为真正的中医大夫，我们首先不要被“肿瘤、癌症”等字眼所吓倒。结合以上的论述，依据中医理论，展开丰富的思维空间，努力进取、认真体悟，以中医药的理念为主导，就会在临床中找到如何帮助肿瘤患者减轻痛苦、提高生存质量、延长生命的方法。

案例：李某，男，61岁，宁晋县某村人，2015年2月27日首诊。

主诉：喉癌术后1年半，胸腔积液半年余。曾在县某医院多次输液、服用西药治疗，效果不佳。现：咳嗽，右侧胸下部刺痛，X线检查示胸腔积液，大便干燥，怕冷，眠差，面色灰暗，舌苔厚，脉沉缓。

处方：桃仁10g，苦杏仁10g，白茅根30g，泽兰10g，党参30g，陈皮6g，白术30g，桔梗10g，甘草6g，瓜蒌15g，红花10g，麻黄2g，百部15g，桑叶15g，神曲10g。7剂，水煎服，每日一剂。

2015年3月6日二诊：药后效佳，咳嗽时右肋部痛大减。现：大便干燥，自行服用芦荟胶囊可缓解，傍晚时气短、乏力。原方减神曲，加虎杖15g，细辛2g，厚朴10g。7剂。

2015年3月13日三诊：药后效佳，右肋部刺痛消失。气短减轻，食欲佳，精神好转，大便干燥服用芦荟胶囊可缓解，现：眠差、入睡难。原方减虎杖，加地龙10g。7剂。

药后病情平稳，体质逐渐恢复，宗效不更方，加减出入至2015年11月27日二十一诊。

先后服药近一年，后逐渐改为间断服药，维持又一年余停药。服中药2年来，未再输液化疗和服用任何西药，患者自觉舒畅，体质尚可，至今健在，基本生活能够自理，家属对取得的疗效亦较为满意。提高了患者的生活质量，延长了生存期。

以上案例，只是单纯使用中医药治疗癌症患者的案例。目前正在服药治疗中的肿瘤患者还有多位，依据中医药理论体系辨证论治，基本上都可以取得带病延年，缓解痛苦，延长寿命的理想目的，且费用低。

在临床中，我对癌症患者的处理原则是“中医主导（维护正气、调理肠胃、气血流畅、祛邪不过）、中西配合（慎重手术、适当放化疗，选择时机、抑瘤生长）、辨证施治、增强体质、带瘤生存、给人希望”。治疗的根本目的就是把它作为一个慢性疾病，通过调理、治疗最大限度地减轻患者痛苦，从而提高患者的生存、生活质量，给患者一个希望。

咳嗽同病异治验案

蔡声涛　国药河北乐仁堂医药连锁有限公司长安综合门诊部

我在20多年的临床实践之中，坚持辨证论治，对于同样的患者根据其不同体质、证候采用不同的治疗方药，不是始终默守一方，这在新型冠状病毒流行期间对于患者咳嗽的诊治之中，得到切实验证，愿与同道分享。

案例1：李某，男，12岁，2024年1月6日就诊。咳嗽两个月，屡经中西医治疗无效。刻诊：呛咳连声，清涕，情绪激动时咳嗽加重，大便日行一次，纳可，溲黄，舌红、苔薄白，脉弦略数。取验方止咳十一味加味。

青皮6g，陈皮6g，茯苓9g，清半夏6g，浙贝6g，苦杏仁6g，五味子6g，当归10g，川芎6g，桑白皮6g，焦三仙(各)9g，甘草6g。7剂，水煎服。

2024年1月13日二诊：服药后咳嗽见轻，急躁少发，二便调，舌红、苔薄白，脉弦，上方加生山药9g，生鸡内金6g。继服7剂，愈。

按：本病历时两个月缠绵难愈，屡经治疗乏效，属正虚邪恋，用民间验方止咳十一味，加焦三仙调理脾胃，用药7剂后，咳见轻，急躁少发，加山药、鸡内金，健脾和胃以固本，两个月咳嗽就此治愈。止咳十一味治疗咳嗽无表邪时，作为一个收尾的方子疗效很好。

案例2：田某，女，83岁，2024年1月7日就诊。咳嗽1个月，住院20天，出院1周，仍有咳嗽、呛咳连声，口干，乏力，清涕，痰白黏难咳，咳嗽小便不禁，大便日行1次，寐差，胃脘不适，心烦干呕，舌暗、苔薄白略黄。用参苏饮合止嗽散加减。

苏梗5g，半夏6g，陈皮5g，前胡6g，枳壳3g，桔梗3g，茯苓9g，甘草6g，党参4g，木香4g，当归10g，苦杏仁5g，白前6g，百部9g，紫菀9g，焦三仙各6g，生山药12g，生鸡内金9g，生姜、大枣为引。3剂，水煎服。

2024年1月10日二诊：用药3剂，呛咳连声稍轻，痰难咳出，大便溏，日行1～2次，胃脘不适缓解，干呕、心烦仍有。改为六合汤合六君子汤加减。

生山药15g ，生白术12g，生扁豆10g，茯苓10g，党参6g，桔梗3g，炙枇杷叶10g ，浙贝5g，苦杏仁5g ，前胡6g，苏子3g，焦三仙各9g，陈皮5g，清半夏5g，天花粉6g，当归10g，白芥子2g。3剂，水煎服。

2024年1月13日三诊：用药3剂，咳嗽明显轻，呛咳连声少，咳则漏尿止，寐欠安，脉弦略数，继服7剂。

2024年1月20日四诊：用药7剂，咳少，近日有饮食不慎，纳呆，痰白，少量清涕，大便日行1～2次，舌红、苔薄白，脉弦略涩。用止咳十一味合六合汤加减。

青皮3g，陈皮4g，浙贝4g，苦杏仁6g，五味子3g，川芎6g，桑白皮5g，甘草6g，茯苓10g，生白术12g，清半夏6g，生山药18g，生扁豆10g，生鸡内金10g，当归10g，焦三仙各6g，苏子3g，白芥子2g。7剂，水煎服。

2024年1月27日五诊：用药后无呛咳，咳嗽少，痰少难咳，大便日行2～3次，寐差。改方为张锡纯理痰汤加减。

陈皮6g，茯苓10g，清半夏6g，酒白芍药10g，黑芝麻10g，生芡实15g，柏子仁6g，生山药15g，生鸡内金9g，生白术12g，牛蒡子3g，焦三仙各9g，甘草3g，生姜、大枣为引。7剂，水煎服。药后痰消咳止。

按：本例患者年高体弱，咳嗽一月余，出院后仍有咳嗽。素有脾胃不适，又经抗生素、抗病毒等药物治疗，脾胃更伤，故咳嗽难愈，喉主天气，咽主地气，咽痒咳嗽不一定都是喉源性咳嗽，本例即是脾胃失调引起的咳嗽。故先使用参苏饮加减益气解表，宣肺化痰。扶正为主，兼以驱邪。服用3剂后改为六合汤合六君子汤加减，药后症状明显缓解，又有伤食，再改为止咳十一味，最后用张锡纯的理痰汤收功。本病以扶正为主，祛邪为辅，用六合汤，六君子汤，加强扶正的力量，症状明显缓解后，复有伤食生痰，用理痰汤五脏同调治愈。

案例3：李某，女，18岁，2024年1月6日就诊。咳嗽两周，咽部有异物感，饮水不解，痰难咳，有过敏性鼻炎史，纳呆，大便日行1～2次，情志不畅，舌红、苔稍薄白，脉弦。用半夏厚朴汤加味。

清半夏8g，厚朴6g，苏梗6g，茯苓10g， 砂仁3g(后下)，陈皮6g，酒白芍药10g，苦杏仁6g，木蝴蝶9g，玄参10g，桔梗3g，炙枇杷10g，蝉衣6g，天花粉6g，甘草6g，生姜5g。7剂，水煎服。

2024年1月13日二诊：用药7剂，昨日汗出当风，有发热38℃，用复方氨酚烷胺片（感康）后热轻。刻诊：咳嗽，乏力，身痛，鼻塞清涕，无咽痛，纳寐可，舌暗红、苔薄白，脉弦略数。用荆防败毒散合杏苏散加减。

荆芥3g，防风3g，茯苓10g，川芎6g，羌活3g，独活3g，柴胡6g，前胡6g，枳壳3g，桔梗3g，党参 6g，苦杏仁 6g，陈皮 6g，苏梗 3g，清半夏 6g ，当归 10g，甘草 6g，生姜 5g。5 剂，水煎服。

按：本例有过敏性鼻炎史，咳嗽，咽部有异物感，用半夏厚朴汤加减，服药期间，汗出当风，出现风寒外感咳嗽症状，故改为荆防败毒散加减 5 剂愈。本例风寒表证明显，用荆防败毒散加党参合杏苏散加当归而成。起到疏风散寒，宣肺止咳的功效。

曹东义特色医案摘选

陈晓燕　张培红　河北省中医药科学院

曹东义，男，生于 1958 年，主任中医师，河北省名中医，师承国医大师邓铁涛、朱良春，河北省第四、第五、第六批中医师带徒指导老师，河北省中医药科学院原副院长，河北中医学院扁鹊文化研究院院长、世界中医药学会联合会一技之长专业委员会会长，行医五十年。多年来，曹主任在各种常见病诊治，以及疑难杂症治疗方面积累了丰富的经验。作家愚公先生撰写了纪实报告文学《岐黄使者——仲景村走来中医名家曹东义》一书，介绍他的事迹。现在我们选择部分案例，与大家分享。

案例 1：按“痿证”治疗“脊髓空洞症”

2023 年 1 月 31 日，河北石家庄市某医院同仁堂门诊，曹东义传承工作室，迎来一位不同寻常的患者。患者李某，40 岁，辽宁省沈阳市人，身高 180cm，原职业篮球运动员。2021 年 11 月颈部外伤后导致脊髓中央损伤，左右手小指、无名指发麻，4～5 个月后形成空洞，经西医检测诊断为颈椎脊髓空洞症，后经西医、中医治疗多次无明显效果，一度以为不治，郁郁不得欢。患者于 2022 年 12 月 11 日开始咨询曹老师，并先后发来个人病历及检查报告，后因疫情影响一直未能就医面诊。

初诊 2023 年 1 月 31 日。自诉：患颈 6 脊髓空洞症一年余。西医检查：颈部脊髓小空洞，颈椎间盘突出，压迫硬膜囊；脑部核磁检查显示：有些小的点状病灶，类似腔隙性脑梗死。患者患病以来，体重由 95 公斤降至 85 公斤，手变小了，掌纹变多。现在最痛苦的是，感觉肩关节、肘关节、髋关节无力，肩胛骨、髋关节无力，肌肉萎缩，膝关节微变形，走路没有原来稳，酒后肌肉跳动，手足心热，无名指、小指麻木，爱出汗，纳可，寐可，大便每日一行，舌质淡、边有齿痕、裂纹较多（自诉是自幼裂纹舌），脉沉。

辨证：脾胃虚弱，肾精亏虚。

处方：熟地黄 30g，山萸肉 15g，五味子 15g，珍珠母 30g，北柴胡 12g，升麻 10g，鸡血藤 30g，黄精 15g，百合 15g，麸炒山药 15g，白术 15g，桂枝 15g，白芍药 15g，黄芪 15g，当归 12g，醋香附 20g。20 剂，水煎服。

二诊（远程望诊）2023 年 2 月 23 日：20 剂汤药服完，诉效果不错，身体轻松许多，手指麻减轻，肌肉不跳动了，肌肉渐丰，胳膊、腿外形逐渐匀称。目前关节处肌肉还差点，没原来有劲，有些凹陷，经常弹响。另有不射精症状。舌质淡红、舌裂纹变平。

（在本处拿中药后，曾在北京某医院和朝阳市某医院做重金属中毒检测为阴性，专家根据患者症状考虑有可能肉毒素中毒影响了神经和肌肉，但是没有好方法治疗。）

处方：上方加淫羊藿 10g。20 剂，水煎服。

三诊 2023 年 3 月 28 日。患者诉：身体恢复很好，能进行高强度运动，可以打篮球，就是运动后脖子疼，小指、无名指有点麻。全身肌肉恢复很好，关节处恢复慢点，肩关节、髋关节有点凹陷，力量还不够。射精问题和性能力提高一点。5 年前因上火引起耳鸣治疗未愈。舌质淡红、濡润、苔薄白。

处方：继续服用上方 20 剂，水煎服。

四诊 2023 年 4 月 22 日。患者诉：身上肌肉多了，体重增长，手指麻有减轻，肩膀疗效明显，接近正常，肘膝髋关节处略有凹陷，力量稍弱，整体比上个月有所改善，平时打篮球、跑步都没问题。性能力所有提升，射精问题还没恢复，龟头冷热不敏感。还有耳鸣，休息不好时候明显。舌质淡红、苔薄白。

处方：淫羊藿、醋香附各加至 15g。20 剂，水煎服。

案例分析

西医的脊髓空洞症概念：是一种缓慢进行性的脊髓变性疾病。病因不明确，可能为多种因素所致的综合征，可能与先天发育异常、脊髓血管病有关，目前认为是由于第四脑室出口受到堵塞，脑脊液搏动波的不断冲击，导致脊髓中央管逐渐扩大，最终形成空洞。多发于青年人，以 20～40 岁多见，男性居多。西医治疗：尚无特效疗法，对症治疗。较大空洞主张外科手术治疗，较小空洞保守治疗。

辨证：中医没有脊髓空洞症这一病名，但有“痹证”“麻木”“痿证”等类似证候。因本病有肌肉萎缩症状，中医认为脾主肌肉、主运化、主统血，故从“痿证”入手。中医认为，肾为先天之本，脾胃为后天之本，患者除了舌质淡、苔白、自幼舌质有裂纹，似枯萎状，属于先天肾精不足，肾主骨生髓，骨髓失养，藏精不足，故骨骼无力变形，加之后天脾运化失司，气血生化乏源，脾阳不能实四肢，故四肢失于濡养而麻木不仁。

曹老师以症状及舌脉辨病源，以痿证入手，益精填髓、健脾益气、养血荣脏，四次开方，取得了显著效果。目前患者已经基本恢复了正常生活、运动习惯，情绪也越来越好，信心是疾病恢复的灵丹妙药，我们希望患者彻底摆脱疾病的隐忧，早日康复。

总结：这个案例只是曹老师众多案例中的一个，但是值得中医人去深思。不能被西医病名桎梏，如果患者对自己的疾病丧失了信心，我们中医人除了用心思考诸多“绝症”的非绝对性，更应该多用中医思维多角度研究病情，给疾病向愈多一条思路，也多鼓励患者增强信心并为患者治疗提供多条路径。

案例 2：黄疸

《黄帝内经》即有关于黄疸病名和主要症状的记载，如《素问・平人气象论》说：“溺黄赤，安卧者，黄疸……目黄者曰黄疸。”

从中医角度看，黄疸可以分为阳黄与阴黄两大类。在临床上，比较多见的是阳黄。阳黄大多是由湿热引起的，主要是肝胆湿热，患者表现为皮肤的发黄，黄色是鲜亮的，有的甚至可以出现火炎上的症状，比如口干、手脚心的发热、大便偏干、口苦等症状。

下面的案例，是阳黄与阴黄兼有的案例，患者有阳黄的体征，有阴黄的症状，有西医检测的数据，有中医治疗的变化，很典型的中医治疗和西医检查相结合，比较成功的中西医结合案例。

初诊 2023 年 5 月 22 日：患者魏先生，1973 年生，身高 1.73 米，体重 73 公斤。

现病史：最近几天疲乏，食欲一般，睡眠挺好，小便赤黄、大便黏臭。面色、眼睛稍黄。无具体疼痛部位，近几年无体检。面色巩膜黄染，舌质稍暗、边有齿痕、苔白。

辨证：肝郁化火，脾虚湿盛。

治则：疏肝利胆，健脾祛湿。

处方：夏枯草 15g，半夏 15g，百合 15g，生地黄 15g，薏苡仁 15g，香附 30g，泽兰 30g，川牛膝 15g，茯苓 20g，萹蓄 12g，泽泻 15g，蒲公英 30g，炒麦芽 30g，白术 10g，瞿麦 15g。20 剂，水煎服。

患者 2023 年 5 月 22 日远程望诊开方，2023 年 5 月 23 日开始服用，因为巩膜黄染症状比较明显，很担心，曹老师建议做肝胆功能检测。医院根据化验结果，要求患者住院观察治疗，患者坚持在家继续服用中药。2023 年 6 月 9 日再次抽血化验示转氨酶和胆红素数值都有所下降，尤其转氨酶下降明显。患者各方面身体情况都不错，继续服用中药巩固。

西医分型

黄疸分为以下 3 种类型：

一是溶血性黄疸。由于红细胞被破坏过多，产生间接胆红素不能被代谢，出现以间接胆红素增高为主要临床表现的黄疸。

二是肝细胞性黄疸。肝细胞破坏产生间接和直接胆红素增高，可见于药物损伤、病毒导致的肝细胞受损而产生的黄疸。

三是胆汁瘀积性黄疸。胆汁瘀积性既可以分为肝内胆汁瘀积，又包括肝外胆道梗阻。

肝内胆汁瘀积，可见于药物损害，也可见于原发性肝内胆汁瘀积性肝硬化，主要的治疗是促进胆汁分泌，如优思弗（熊去氧胆酸）等药物改善黄疸。

肝外梗阻性，主要是由于胆道受阻，胆汁不能排泄引起，治疗以直接胆红素为主，不以药物为主，比如内镜、手术下治疗可解除梗阻，缓解黄疸症状。

案例总结

本案例西医也要求入院对症治疗，患者坚定地选择了服用中药治疗。中医辨证以脾虚湿盛入手，健脾祛湿、舒肝利胆，一次调方，不仅黄染减退，精神转佳，西医检测数据也有显著变化。我们古代没有仪器，没有数据，只有望闻问切，患者也可痊愈。但是现代西医和很多患者都愿意看到数据，那么中医药完全可以让中医好转和西医检测数据相合。很多时候检测不是不自信，是为了让患者看到，增加治疗的信心。

西医讲数据、影像根据，老百姓也愿意看到直观的检查结果和治疗效果。西医能看到，不能根除，比如肿瘤摘除，积液抽取，反复再生再抽，切了又切。一是财力问题，二是身体承受问题。这是长期以来存在的现实问题。

中医药恰恰能解决这个问题，通过调理形成的原因，解决根除问题，通过气血、津液、阴阳、寒热的朴素辨证来消散已经形成的症状。中药现阶段虽然市场涨幅较大，但是在大病动辄一日千万的巨额医药费、手术费面前，中医药不仅安全有效，而且费用依然是最经济的。中医药更需要的是中国人的全民自信，相信固本与祛邪有效且长远。

村医闫文杰治疗新冠肺炎经验

倪淑芳　卢青玉　整理　河北省中医药科学院

闫文杰，中医执业医师。河北省宁晋县徐家河乡鱼滩头村卫生室，常年服务于基层，熟练运用传统中医药理论，治疗肺系疾病、脾胃病、呼吸系统病、泌尿系疾病、妇科病、男科病及常见疾病。乡村草医，穷巷陋室，箪食瓢饮，其乐融融。

“新冠”的流行已过一年有余，前面陆续写了几篇有关新冠后遗症的小作文。在众多的后遗症中咳嗽是最多的，所以把它放到了靠后的位置。这样一来，拖拖拉拉了好长时间，终于想着把它给完成。

案例 1：李某，就诊于 2022 年 11 月 11 日。5 天前确诊为新型冠状病毒感染，经自服药物后发热已去，现症：咳嗽有痰难出，咽干疼，咳引两胁肋疼痛，食欲差，二便调，眠安，舌质红、苔薄腻。疫情流行期间，无法脉诊。处方：生麻黄、生石膏、苦杏仁、炙甘草、茯苓、桂枝、白术、陈皮、清半夏、紫菀、百部、太子参。水煎服，1 剂药分作 2 杯，患者服完 1 杯之后，咳嗽反而加重，痰更难咳出，并且音喑。随即让患者停药，另处方：生麻黄、生石膏、苦杏仁、甘草、桑叶、苏叶、前胡、浙贝母、黄芩。为颗粒，2 剂，分作 4 份，一次 1 份，每天2次，水冲服。

2022年11月14日，经服用上方后，咳嗽有所减轻，频次减少，仍有黄痰，伴有咽痒，食欲差，二便调，舌质红、苔白腻。处方：桑叶、苏叶、浙贝母、前胡、银花、连翘、石菖蒲、郁金、白豆蔻、佩兰、茵陈、川木通、滑石、炙甘草。3剂，水煎服。

2022年11月17日，服上方2剂后，患者电话告知，咳嗽逐渐减轻，痰也逐渐减少，随即感觉特别清爽，病愈大半，非常高兴。上方原方3剂，水煎服，药尽后病愈。

病例分析：正式接诊新冠患者，是2022年11月10日。患者多表现为：恶寒、发热、身痛、苔白厚腻。疫情原因，无法脉诊。判断为寒湿疫，疫邪侵袭机体，入里后化热迅速，从而出现咳嗽、刀片喉等上呼吸道感染的症状。这种湿和热的胶着状态很是顽固，燥湿化痰，易助热；单纯清热，由于湿性的黏腻阴寒，更加于病无益。所以本例患者开始时的处方，犹如抱薪救火，服药之后反而症状加重。于是就想到了甘露消毒丹，王孟英说："此治湿温时疫之主方也……但看患者舌苔淡白，或浓腻，或干黄者，是暑湿热疫之邪尚在气分，悉以此丹服之立效。"邓中甲先生在分析这个方子时说："甘露消毒丹主治证候的病机是湿热，湿温时疫，邪在气分，湿热并重证，也就是湿温病当中，病邪在气分，有湿热并重的特点。"同时先生用"三焦分消"的方法分析了甘露消毒丹。具体到这个病例中，桑叶、苏叶、前胡、金银花、连翘，治上焦，清热解毒，宣肺止咳；石菖蒲、郁金、佩兰、白豆蔻，治中焦，芳香化湿；茵陈、滑石、川木通，治下焦，清热利水，使邪有出路。药中病机，所以才能迅速取效。甘露消毒丹充分体现了三焦分治理论，是三焦辨证的重要方剂。

案例2：郭某，就诊于2022年12月18日。"新冠"感染之后，咳嗽已有半月，自感咳嗽很重，痰少、难咳出，口干、渴欲饮水，舌质淡红、苔薄白腻、有裂纹，脉浮滑稍数。寒湿疫毒侵肺，疫毒深陷，化热壅肺，肺失清肃。三焦分治，用仿甘露消毒丹：桑叶、苏叶、浙贝母、前胡、射干、炙麻黄、白豆蔻、苦杏仁、薏苡仁、郁金、佩兰、川木通、滑石、生甘草、桔梗。5剂，每天1剂，水煎服，药尽愈。

案例3：张某，就诊于2022年12月30日。"新冠"感染后20余天，干咳无痰、夜重，口渴欲饮，大便干，舌质红、无苔，脉沉。寒湿疫毒侵肺，化热伤阴，肺为娇脏，阴伤失于濡润，则有干咳夜重，其他如口渴，便干，舌红、少苔等，均为阴伤之症状；患病日久，正气不足，故脉沉。治则：滋阴润肺。主方选用曹东义老师的"桑杷二百五汤"加减。桑叶、枇杷叶、百部、百合、五味子、当归、麦冬、沙参、川牛膝、生麦芽、虎杖、芦根。5剂，每天1剂，水煎服。方中桑叶、枇杷叶，二药善入肺经，宣肺而不伤阴；沙参、麦冬，善养肺胃之阴，有润降之功，与桑叶、枇杷叶相互配合，以复肺之宣降功能；百部、百合，二药相伍，生津润肺，止咳；五味子、川牛膝，一敛一降，有助于肺气的恢复；麦芽行气消食，健脾开胃，顾护胃气。这是曹东义老师的"桑杷二百五汤"的原方。当归在《神农本草经》中，主咳逆上气，后世又有"诸病夜重加当归"的经验，并且其养血、和血、行血，与此患者病机契合，故而加用；虎杖清热利湿，止咳、通便；芦根清热养阴，利小便；二便通利，邪有出路，组方完善，故取效甚捷。

哺乳期耳温升高伴咽痛验案一则

廖成荣　重庆市垫江县中医院　　王欢欢 广州市中医医院

案例1：李某，女，32岁，护士，重庆市垫江县砚台镇人，2024年4月6日首诊。

主诉：耳温高2天。

现病史：患者正值哺乳期，1个月前无诱因出现耳温升高，测得最高温度39.6℃，伴耳堵感，故前往重庆市某中医院住院，期间完善多种检查未明确原因，经中西医治疗，耳温逐渐恢复正常。两天前，患者无诱因再次出现耳温升高，测得最高耳温38.3℃。伴耳堵，头昏，口苦、口干，轻微咽痛。舌质淡、舌苔薄黄，脉弦细。

西医诊断：耳温高，原因待查。

中医诊断：发热。

辨证：少阳阳明蕴热，上扰耳窍。

治法：和解少阳，清解阳明。

主方：小柴胡汤合栀子豉汤合白虎汤。

处方：竹叶柴胡24g，黄芩18g，太子参30g，法半夏15g，干姜12g，甘草片6g，大枣15g，炒栀子10g，淡豆豉24g，荆芥15g，防风15g，生石膏30g（先煎），知母12g。2剂，每日1剂，水煎服。

2024年4月12日二诊：服药后耳温下降至正常，且未出现反复，现咽痛，舌质淡、舌苔薄黄，脉弦细。

辨证：郁火外达，克于咽喉。

治法：清热利咽。

主方：银翘马勃散。

处方：忍冬藤30g，连翘18g，马勃9g，炒牛蒡子9g，射干12g，百合24g，木蝴蝶9g。2剂，每日1剂，水煎服。

2024年4月14日三诊：服药1剂，咽痛即有所减轻，现时而咳嗽。舌脉同前。

于上方基础上，加蜜旋覆花12g，白芍药18g，甘草片10g，苦杏仁15g。2剂，每日1剂，水煎服。

2024年4月17日四诊：服药后咳嗽消失，咽痛明显改善，但是未完全消除。嘱停药观察。

2024年4月20日随访：停药后咽痛逐渐消失，目前已经痊愈。

按语：患者正值哺乳期，以耳温高就诊。中医学认为，循行于耳的经络较多，如足阳明胃经“循颊车，上耳前，过客主人”，足少阳胆经“其支者，从耳后入耳中，出走耳前”。此患者就诊时未见恶寒，而伴有口干、口苦、耳堵，其病位在少阳、阳明。患者正值哺乳期，精血化为乳汁，充于乳房，幼儿吮吸不及，易生郁热；热邪循经过耳，热扰耳窍，遂出现耳温升高。结合四诊，辨证为少阳、阳明蕴热，上扰耳窍，治法为和解少阳，清解阳明，主方选用小柴胡汤、栀子豉汤合白虎汤治疗。

方中柴胡为入少阳之专药，一为引经，二其清轻升散以透邪；黄芩苦寒可清泄少阳肝胆之火，两者相配，一散一清，可驱邪外达。半夏、干姜调和胃气，降逆止呕。太子参、大枣、甘草和营卫，生津液，扶助正气，正气充足于内，以防驱邪无力。生石膏辛甘寒，入肺胃二经，可清解阳明之火热，清热而不伤阴；知母苦寒，可降肺胃之火，二药相须为用，增强清泄阳明，生津止渴之功。炒栀子苦寒，有泻火除烦之功；淡豆豉辛甘微苦，有解表、除烦之效，解表除热而不伤正，二药配伍清热除烦之力宏。荆芥性辛微温，祛风解表，防风辛甘微温，祛风解表胜湿，两者配伍，祛邪于外，且使全方不过于寒凉。

二诊时，患者未再出现发热，但是出现咽痛。考虑为阳明、少阳之火外达，客于咽喉。联想到《温病条辨·上焦》记载：“湿温，喉阻咽痛，银翘马勃散主之。”故选用以银翘马勃散为主清热利咽。

方中忍冬藤（药房无金银花，故用此药代替）味甘性寒，归肺、胃经，清热解毒，疏风通络。《滇南本草》记载：“宽中下气，消痰，祛风热，清咽喉热痛。”连翘味苦性寒，清热解毒。牛蒡子味辛苦性凉，疏散风热，利咽散结。射干味苦性寒，清热解毒，消痰利咽。马勃味辛性平，解毒消肿，清利咽喉，为治喉痹咽疼专药。百合味甘微苦，微寒，养阴润肺。木蝴蝶味苦甘性凉，清肺利咽，疏肝和胃。诸药合用，以清热解毒、清气利咽为主，清热而不伤阴，解毒而不伤胃。

三诊时，患者咽痛减轻，出现咳嗽。考虑到主要病机未发生变化，故于二诊方基础上，加旋覆花、白芍药、甘草解痉止咳；苦杏仁宣降肺气。旋覆花降气化痰，苦杏仁宣肺止咳，一宣一降，条畅气机，而促进肺气宣降。

四诊时，患者咳嗽消失，咽痛明显改善，但是未完全消除。考虑整体药味偏凉，应“衰其大半而止”，让其顺其病势而愈。

跟诊河北省名中医曹东义医案选

卢青玉　齐丽燕 王一琳　整理　河北省中医药科学院

曹东义主任中医师，河北中医药大学硕士研究生导师，河北中医学院扁鹊文化研究院院长，河北省中医药科学院原副院长，河北省第四、五、六批师带徒指导老师。世界中医药学会联合会一技之长专业委员会会长，擅长治疗内科疾病。以下是我们跟诊临证医案选录，以飨读者。

案例 1：胃息肉

陈某，女，60 岁，已婚，山西阳泉人。

首诊：2023 年 9 月 8 日。

主诉：发现胃息肉 1 年余，加重 3 天。

现主症：胃部痞满不适，胃灼热伴反酸，晨起症状明显，饮食不当症状会加重，口干、口苦，平素急躁易怒，手足温，颈项部、背部拘紧不适，纳差、寐差，二便可。舌红、苔薄黄，脉沉细。

辅助检查：2022 年 9 月检查胃镜结果提示：慢性非萎缩性胃炎伴胃息肉。检查幽门螺杆菌：阴性。（阳泉市人民医院）

既往：2015 年行子宫全切手术、甲状腺结节手术。

中医诊断：胃脘痛（肝胃不和，气滞血瘀）。

西医诊断：非萎缩性胃炎、伴胃息肉。

治法：活血散瘀，疏肝和胃。

方药：夏枯草 15g ，清半夏 15g，蒲公英 30g，醋三棱 15g，醋莪术 15g，白芍药 15g，百合 15g，生地黄 15g，川牛膝 15g，炒麦芽 30g，醋香附 30g，郁金 15g，牡蛎 30g，桂枝 15g，泽兰 30g。20 剂，每日 1 剂，水煎服。

二诊：2023 年 10 月 7 日。服上方后胃部痞满症状减轻，颈项部、后背部不适症状改善，饮食冷凉食物会出现胃灼热、反酸，手足心热，纳可、寐可，舌淡、苔白，脉沉。原方加玄参 15g，沙参 15g。20 剂，每日 1 剂，煎服法同前。

三诊：2023 年 11 月 2 日。服上方后，诸证减轻，偶有饮食不节会胃灼热、反酸，后巩固治疗 1 个月，复查胃镜：慢性非萎缩性胃炎，轻度炎症。

按语：本患者经电子胃镜及病理活检诊断为：慢性非萎缩性胃炎伴胃息肉。中医认为，该患者病证属“胃脘痛”范畴，一般成因多由饮食不节，情志不畅，导致肝胃不和，胃气失和，通降功能失常，脾失健运，湿浊停滞，瘀血阻络，导致胃息肉形成。故选方用药，以疏肝和胃、活血散瘀为主。蒲公英、清半夏、夏枯草清热燥湿解毒；醋香附、郁金疏肝理气；醋莪术、醋三棱、百合、生地黄、泽兰、川牛膝活血化瘀、通络止痛；白芍药柔肝缓急止痛；

桂枝健脾利湿；牡蛎制酸止痛、镇静安眠；炒麦芽健脾消食；二诊时患者诉手足心热，故加玄参、沙参养阴清热。患者坚持服用中药近 3 个月，临床症状明显改善，复查胃镜较前结果较前明显减轻，嘱患者节饮食、畅情志，以防胃息肉复发。

案例 2：淋巴结炎

魏某，男，13 岁，学生，石家庄市人。

首诊：2023 年 4 月 3 日。

主诉：腹痛反复发作 1 月余，加重 2 天。

现主症：腹痛，以脐周疼痛明显，纳差、寐差，睡觉容易打呼噜，上课注意力不集中，二便可。舌淡、苔白腻，脉沉细。

辅助检查：2023 年 3 月曾于河北医科大学第二医院查腹部彩超提示：腹部淋巴结肿大、淋巴结炎。腹部 CT 平扫：未见明显异常。

既往：慢性胃炎病史。

中医诊断：腹痛（肝胃不和 寒凝血瘀）。

西医诊断：淋巴结炎。

治法：疏肝理气、温胃止痛。

方药：桂枝 15g，白芍药 20g，炒白术 10g，炒山药 15g，泽兰 15g，百合 15g，生地黄 10g，郁金 15g，醋香附 30g，高良姜 10g，蒲公英 20g，炒鸡内金 15g，炒麦芽 30g，川牛膝 15g，焦神曲 15g，丹参 10g。20 剂，每日 1 剂，水煎服。

二诊：2023 年 5 月 2 日。药后腹痛较前减轻，纳可，多梦。舌淡红、苔白，脉沉缓。原方加牡蛎 30g。20 剂，每日 1 剂，水煎服。

三诊：2023 年 5 月 28 日。药后腹痛明显减轻，发作频率降低，继续服用上方 20 剂。每日 1 剂，水煎服。一个月后随访，患者药后腹痛未发作，睡眠改善，上课注意力集中。

按语：本患者经腹部彩超诊断为：淋巴结炎。中医认为该患者病证属“腹痛”范畴，一般成因多由饮食不节，情志不畅，寒邪凝滞或中虚脏寒导致脏腑气机不利、经脉失养而成。《素问·举痛论》曰：“寒气客于肠胃之间，膜原之下，血不得散，小络急引故痛。”故选方用药，以疏肝理气、温胃止痛为主。桂枝、高良姜，温中补虚；白芍药、甘草、柔肝缓急止痛；炒白术、炒山药、生地黄、百合，健脾益气；蒲公英，清热解毒；泽兰、川牛膝、丹参，活血通络止痛；醋香附、郁金，疏肝理气；炒麦芽、炒鸡内金、焦神曲，健脾消食；二诊时患者睡眠多梦，上课注意力不集中，故加牡蛎镇静安神。患者坚持服用中药近 3 个月，临床症状明显改善，嘱患者节饮食、畅情志，以防腹痛复发。

案例 3：新冠后体虚

汪某，男，35 岁。

首诊：2024 年 2 月 4 日。

主诉：体虚，半年前感染新冠，曾严重到不能言语，气短无力，经曹主任治疗而逐渐好转。

现主症：再次感染新型冠状病毒，身有虚热，气短不足以吸，懒言声低，胸闷，口舌生疮，时有心悸，自汗，大便日一行，入睡慢，舌淡红、右半边剥苔，脉沉细。

治法：党参 10g，沙参 15g，桑叶 12g，枇杷叶 10g，川牛膝 10g，泽兰 30g，桂枝 12g，白芍药 15g，郁金 15g，百合 15g，炒山药 10g，生地黄 20g，香附 30g，炒白术 15g，牡蛎 30g，珍珠母 30g。15 剂，每日 1 剂。

二诊，2024 年 2 月 22 日，药后气短等症逐渐好转，心悸已少，舌淡，脉沉。加山萸肉 12g，继续服用 15 剂。

三诊，2024 年 3 月 16 日，服药后，前天又发热，出虚汗，右胁下不适，心悸、胸闷、气短，均好转，纳差，嗳气，便调，寐可，近期增重 15kg，体重达至 82kg，身高 1.85m，舌边尖红、无苔、舌中苔白，脉沉。上方芍药加量成 30g，加玄参 15g。

再进 15 剂，益气养阴，扶正固本，增进疗效。

按语：本患者虽然属于壮年时期，但是反复感染新型冠状病毒，损伤肺之气阴，因此，治疗应该注意扶正固本，益气养阴，化痰止咳，才能逐渐恢复健康。

背挑刺并耳尖放血治疗头面热证

王中兴　河北省任丘市妇幼保健院中医科主任

肩背挑刺并耳尖放血，属于中医“针刺放血疗法”，对于发生于头面部的热证、火证，如粉刺痤疮、咽喉肿痛、醉酒后头痛等有较好的治疗效果。现代研究表明，针刺放血疗法可促进血液循环，改善组织供血供氧，调节脏腑功能，具有抗炎症、抗过敏、退热止痛、清脑明目等作用[1]。近年来，应用肩背挑刺并耳尖放血法治疗头面热证 99 例，均取得较好临床疗效，典型病例报告如下：

案例 1：李某，女，24 岁。2023 年 2 月 6 日初诊。

主诉：面部痤疮 2 年余，近 1 周加重。

现病史：患者自 2 年前，因食用辛辣之物面部开始长痤疮，有瘙痒感，时轻时重。曾口服阿莫西林，静脉滴注左氧氟沙星等西药效果不理想，经人介绍前来就诊。刻诊：颜面前额部、口唇部、鼻部密布有暗红色丘疹，突出皮肤表面，部分现白色脓头，局部疼痛，瘙痒不适，食纳差，睡眠差，大便偏干、小便黄，舌质红、苔黄厚，脉滑数。

西医诊断：寻常痤疮。

中医诊断：肺风粉刺。

中医辨证：肺胃蕴热，阳明热盛。

治疗方法：

三棱针挑刺肩背部反应点：背部以肺俞穴为中心，寻找淡红色疹点，或敏感点。找到后穴位常规消毒，左手按压施术部位两侧，固定皮肤，右手持三棱针迅速刺入皮肤 2～3 毫米，随即将针身倾斜，使针尖轻轻挑起，挑断皮下部分白色纤维组织，后在其上拔火罐，拔出血水，10 分钟后起罐。

三棱针耳尖放血：轻揉耳郭至局部发热，将耳郭向前对折，最高点处取为耳尖穴。常规消毒，手持三棱针，直刺约 2～3 毫米，迅疾出针。双手拇指、示指一捏一放，挤压出血，用 75%酒精棉球擦拭干净，反复挤压，以血色由紫黑色变为正常淡红色为度。肩背部挑刺并耳尖放血，每周治疗 2 次，嘱其清淡饮食、按时作息。

治疗结果：治疗 2 周后，面部痤疮红肿明显减轻，瘙痒感逐渐消失，没有新的疮点出现。治疗 2 个月后，面部皮肤渐渐变平整，痤疮逐渐消失。

按：吴谦《医宗金鉴·外科心法要诀》云：肺风粉刺，由肺经血热而成，每发于面鼻，色赤肿痛，挤破出白粉汁……缓缓自收功也[2]。肺经起于中焦，还循胃口，故痤疮病多责肺胃蕴热。肩背挑刺并耳尖放血清泄肺胃热邪，见效较快但易复发，要保持疗效需坚持治疗 1～2 个月，这也印证了《医宗金鉴》“缓缓自收功也”的观点。

案例 2：李某，女，35 岁。2023 年 6 月 27 日初诊。

主诉：发热，咽喉肿痛 2 天。

现病史：2 天前感受风寒，恶寒发热，头身疼痛，咽喉肿痛。服用感冒清热颗粒、消炎药，效果不理想，前来就诊。刻诊：发热面容，口渴喜饮，咽喉灼痛，大便秘结、小便黄赤，舌质红、苔黄，脉数有力。查体：扁桃体 2 度肿大，有脓点，颈部淋巴结有压痛、肿大。

辅助检查：体温 38.5° C，血常规白细胞总数 15.3×10^9/L，中性粒细胞占比 80%，C 反应蛋白高。

西医诊断：急性扁桃体炎。

中医诊断：乳蛾。

中医辨证：肺胃郁热上扰，热毒炽盛。

治疗方法：

大椎穴三棱针挑刺：常规消毒大椎穴，用三棱针挑断皮下纤维组织 2～3 根，刺后挤压针孔，令少许出血，在其上拔火罐，拔出血水，10 分钟后起罐，用消毒棉签擦净。

耳尖放血：搓揉耳郭至局部发红，将耳郭向前对折，最高点处取为耳尖穴。常规消毒，手持三棱针，直刺 2～3 毫米，迅疾出针。双手拇指、示指一捏一放，反复挤压出血，用棉球擦拭干净，以血色变为正常淡红血色为度，双侧取穴。

治疗结果：施术完毕，患者即觉头痛减轻，咽喉疼痛好转，嘱其多喝水、注意休息，隔日告知，体温转至正常，咽喉疼痛消失。

按：大椎穴位于第七颈椎之下，为督脉穴，督脉具有统帅全身阳经的作用，有“阳脉之海”的说法，而手足三阳经，都汇聚到督脉的大椎穴上，故大椎穴被称为“阳中之阳”穴，大椎穴刺血拔罐，属强刺激，其退热作用快速而明显[3]。耳尖穴，属经外奇穴，耳尖放血，功善清头面之热、清喉利咽。二者合用治疗咽喉肿痛，不失为一种安全、有效的绿色疗法。

案例 3：李某，男，59 岁。2024 年 1 月 13 日初诊。

主诉：面红目赤，头痛 1 天。

现病史：1 天前喝酒过度，导致面部发红、目赤、头痛欲裂。服用解酒灵口服液、止痛药，效果不明显。刻诊：面部暗红，目精红赤，头前额、两侧、枕部下连于项均胀痛，口苦咽干，胸膈痞闷，食入即吐，大便秘结、小便黄赤，舌质红、苔黄，脉弦数。

辅助检查：血压 150/95mmHg。

中医诊断：头痛。

中医辨证：肝阳上亢，肝火上扰于面。

治疗方法：

大椎穴挑刺：常规消毒大椎穴，用三棱针挑刺出血，后在其上拔火罐拔出血水，10 分钟后起罐，用消毒棉签擦净。

耳尖放血：搓揉耳郭至局部微微发红，常规消毒耳尖穴，手持三棱针直刺 2～3 毫米，迅疾出针，反复挤压出血，至血色变为淡红血色为止，双侧取穴。

治疗结果：施术结束患者即觉头晕头痛减轻，恶心欲吐好转，叮嘱其注意休息、清淡饮食，二日后告知，头痛消失，食欲恢复，血压也逐渐恢复正常。

按：醉酒后头痛，不管是太阳经头痛、阳明经头痛，还是头两侧的少阳经头痛，大椎穴挑刺并耳尖放血法，都能有效治疗，很多时候一次即愈，充分体现中医“简、便、验、廉”的特色，值得基层卫生机构临床推广。

参考文献：

[1]姜琨，曾宪玉，等. 放血疗法治疗皮肤病临床应用体会［J］. 中国针灸，2017:37(5):534.

[2]邹国明. 医宗金鉴，外科心法要诀白话解[M]. 北京：中国医药科技出版社，2020:180.

[3]梁繁荣，王华. 针灸学[M]. 北京：中国中医药出版社，2023:291.

2024

国医年鉴

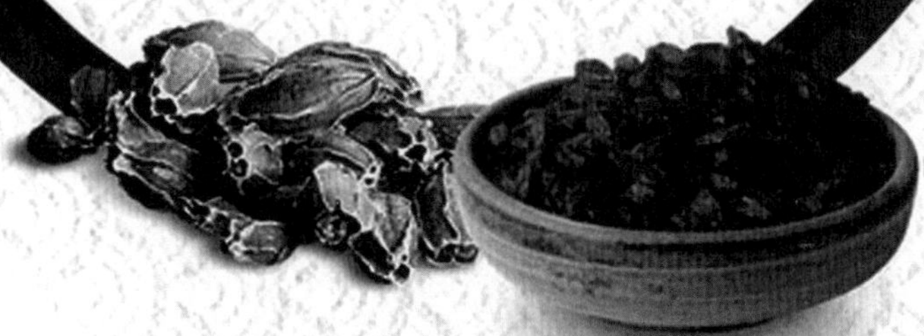

大医精诚　医者仁心

杏林纪事

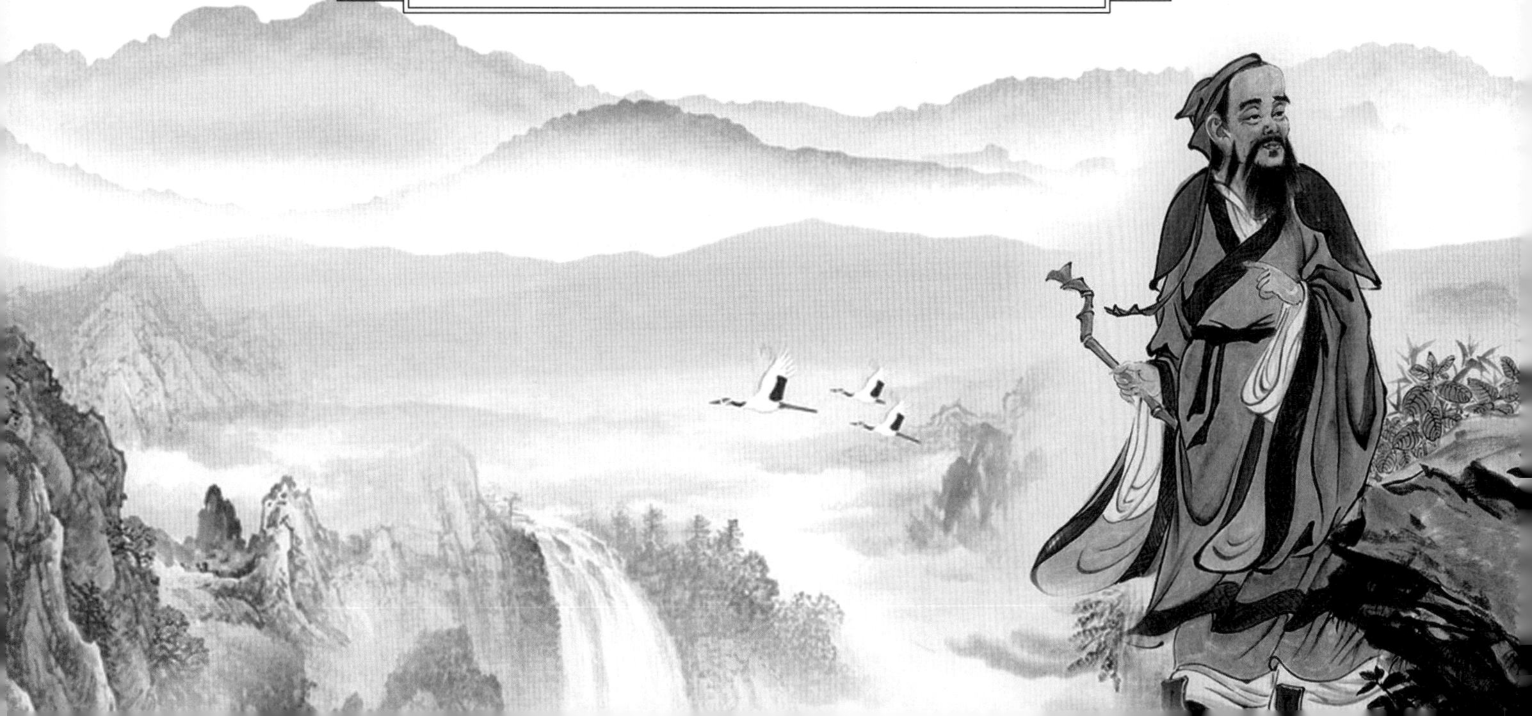

世界中医药学会联合会一技之长在河北会堂举行盛会

张培红　倪淑芳　河北省中医药科学院

2024 年 4 月 19 日至 21 日，世界中医药学会联合会（以下简称：世界中联）一技之长专业委员会换届会议暨第二届中俄传统医学交流大会在石家庄河北会堂大礼堂召开。本次会议约有 1700 人参加会议，大会旨在促进中医药领域的交流与合作，加强中俄两国在传统医学领域的沟通互鉴，共同推动中医药事业繁荣发展。

会议期间，中国工程院院士张英泽、吴以岭，国医大师李佃贵、姚希贤等中医药领域的知名专家，世界中联副秘书长潘平，以及国家卫生健康委员会、河北省中医药管理局等领导出席大会。此外，俄罗斯驻中国大使馆领导、俄罗斯人民友谊大学东方医学院院长乌拉佐夫・维克多、俄罗斯联邦传统医学专家专业协会主席叶戈罗夫・弗拉基米尔亲临现场并讲话。在换届会议上，河北中医药大学扁鹊研究院院长曹东义当选新一届世界中联一技之长专业委员会会长，并携新当选领导团队正式亮相。他们表示，将继续以弘扬中医药文化为己任，挖掘整理中医药一技之长技术，推动中医药在国际上的传播与应用，为人类的健康事业作出更大的贡献。

会议围绕中医药理论、临床应用、科技创新、中医药的国际化发展等议题展开深入交流与讨论。中医药作为中华民族的瑰宝，具有独特优势和潜力，中俄两国在传统医学领域有着深厚的合作基础与广阔的合作前景，未来应进一步加强合作，共同推动传统医学的创新与发展。会议期间，还举办了中医药文化、中医药特色技术等展示活动。

曹东义会长在一技之长换届大会暨第二届中俄会议发言中表示，中医依靠独特的优秀特质，已经走向世界很多国家。中医药善于解决复杂性问题，解决治病、健康养生和康复的问题，而且不是单纯的药物对抗和手术切除，而是善于调动人体的内在卫生资源，帮助人体恢复健康，东方可以用砭石、南方用九针、北方用艾灸、西方用药物、中央用导引，水平高的境界是“圣人杂合以治”和“活法巧治”。

曹东义在闭幕会上说，这是一次 1700 人参加的胜利的大会，创造了很多第一。规模大、规格高，内容丰富，展示出了中医智慧深藏民间，葛又文这样的民间中医还有很多。我们沟通了政府与民间，体制内外，国内外交流的堵点，虽然只是个开始，成绩还很有限，但是毕竟改写了一部分历史。来日方长，术以载道，道术并重复兴中医，任重道远；来日方长，这一次是让大家了解一技之长专委会的大平台，日后还要深耕细作，逐渐推进有关事情。

河北中医药大学终于“功成名就”

薛文铮　河北中医药大学

2023 年 6 月 6 日，经教育部批准，河北中医学院更名为河北中医药大学。河北中医药大学为公办本科层次的普通高等学校，以本科教育为主，同时承担研究生培养任务，由河北省领导和管理。

据介绍，河北中医药大学始建于 1956 年，初名河北省中医专科学校，校址在河北省保定市，1957 年开始招收中医学专业本科生，1958 年更名为河北中医学院。1962 年与天津中医学院合并，校名为天津中医学院，隶属河北省。1969 年天津中医学院整建制迁至石家庄市，与河北医学院合并组建为河北新医大学。1983 年恢复独立设置开始招生。1995 年与河北医学院、石家庄医学高等专科学校合并组建为河北医科大学。2013 年重新恢复河北中医学院设置。

建校 67 年来，河北中医药大学虽历经分合，但中医药本科教育持续开展，培养出了包括中国工程院院士石学敏、吴以岭、张英泽，国医大师李士懋、李佃贵在内的数万名优秀人才。现为河北省人民政府与国家中医药管理局共建高校、河北省属重点骨干大学、河北省“双一流”建设高校、博士学位授予单位、教育部卓越医生（中医）教育培养计划改革试点高校、中医学专业“5+3”一体化培养院校，具有推荐优秀应届本科毕业生免试攻读研究生资格。学校开设 26 个本科专业，涵盖医学、理学、工学、管理学、文学 5 个学科门类，拥有博士学位授权点 24 个、硕士学位授权点 28 个。

河北是中医药学的重要发祥地之一，中医流派纷呈，名医大家辈出，中药资源丰富，在祖国医学发展史上具有举足轻重的地位，是名副其实的中医药大省。燕赵医学文化源远流长，素有“一部中医史，半部燕赵人”之美名，学术流派精彩纷呈，对中医药文化的传承发展有着重要推动作用。燕赵医学具有“创新、传承、开放”的鲜明特色，这与习近平总书记对中医药工作的重要指示“传承精华、守正创新”高度契合。河北中医药大学作为全国建校较早的高等中医药院校之一，根植于燕赵大地，以燕赵医学作为学校办学特色和发展根基，立足传承、创新、育人，构建“三个体系”，致力于推动燕赵医学传承创新发展。

学校从梳理挖掘、创新研究、传承推广三个维度全面发力，开展具有燕赵医学特色的中医学术继承与创新的系统研究与探索，初步形成了“一院一馆一讲坛”的燕赵医学弘扬体系。

学校加强特色理论科学内涵研究，2019 年以来，燕赵医学相关研究共获批国家级、省部级项目 24 项，厅局级项目 43 项，校级项目 28 项。创新发展中医学理论体系，国医大师李士懋创立的“平脉辨证”思辨体系、国医大师李佃贵创立的“浊毒理论”、院士吴以岭创立的中医络病学说等，对防治重大疾病及新发突发传染病等发挥了重要作用，燕赵医学创新发展展现出蓬勃生机。学校积极搭建高水平研究平台，“中医药传承创新发展研究中心”成功获批为河北省高等学校人文社会科学重点研究基地。

从“河北医家学术创新与中医药传承发展”“河北中药资源可持续利用与产业发展战略”“河北中医药品牌塑造与传播利用”三个方向，开展协同创新，建设特色新型高校智库。

从“燕赵医家学派代表著作收集与整理”“燕赵医学古籍保护与利用数据库设计与构建”“燕赵医学古籍文献标注与术语词典构建”三个方面，开展对燕赵 10 位医家 14 部著作的文献挖掘整理及数据库构建研究。

“中医各家学说”获批国家中医药管理局高水

平中医药重点学科，从燕赵医学学派研究、特色理论研究、特色方药研究、特色文化研究四个方向协同创新一体化推进。组织编写燕赵医学研究著作，出版了由中国工程院吴以岭院士担任总主编，吴以岭院士、张伯礼院士、刘清泉教授、曹东义教授担任分册主编的《燕赵医学学派研究》丛书，编写完成《燕赵名医学术思想研究》丛书 10 册，整理出版《燕赵古代医家针灸学术思想集萃》《河北历代中医人物》等著作 10 余部，挖掘和传承燕赵医学精华，夯实燕赵医学理论研究基础。

学校构建了强化学生中医经典功底、强化学生中医思维能力、强化学生临床实践能力、强化学生人文综合素养的课程体系，建立了具有燕赵医学特色的人才培养体系，编写《河北医籍导读》《历代河北中医学派诊断思想》《河北医家学术思想与临床研究》《古迹名胜与中医药文化》等系列特色创新教材，把燕赵医学内容作为本科生教学计划重要组成部分；重点支持一批燕赵医学特色显著的教育教学研究与改革项目，将燕赵医学研究成果融入本科生与研究生教学实践，把燕赵故地与河北中医药文化展馆作为人才培养的重要基地、把燕赵医学传统文化与医德医风教育作为素质教育重要内容；重点支持一批以燕赵医学为研究内容的大学生创新创业训练计划项目，多维度培养学生中医思维能力和临床实践能力。

以燕赵医学特色为发展优势，河北中医药大学逐渐形成重传承强创新、重师承强实践的具有燕赵医学文化特色的一流中医药人才培养体系，走出了一条中医药院校人才培养和服务中医药事业发展的新路子。守传承以行稳，求发展以致远。

下一步，学校将以实施两个“计划”为驱动，持续向着传承创新发展燕赵医学的美好愿景奋进超越。一是实施基于应用型中医药人才培养的“扁鹊计划”。创造性地提出“早讲早用让他信，活讲活用让他会”的教改思路，建立了以强化中医思维、提高临床能力为目标的四段式师承教育模式，即“早跟师、早临床、多临床、反复临床”，推进了师承教育与院校教育深度融合，进一步坚定文化自信、树立专业自信，真正实现“让会看病的老师教出能看病的学生”。二是实施运用现代科技解释中医药的“解码计划”。基于燕赵医学原创理论开展系统化诠释与创新，在对燕赵医学特色理论进行挖掘整理的基础上，进一步阐释其核心病机及其科学内涵，创新发展传统理论。用现代科技手段把特色理论“说明白、讲清楚”，并在此基础上针对特色理论相关重大疾病展开联合攻关，提出全新的防治方法，优化临床诊疗方案，研发创新药物。以学校第一附属医院防治优势病种“慢性萎缩性胃炎”为切入点，在浊毒理论指导下，应用现代科学技术手段，基于“理论+临床+新药+实验+循证”一体化中医药学术创新与转化模式，开展中医病证诊断数字化、药效物质基础与作用机制、临床观察与新药研发等研究。

国医大师路志正先生在京逝世

张海涛　曹东义

路志正先生于 2023 年 1 月 20 日 13 时 58 分于北京仙逝，享年 103 岁。路志正，字子端，号行健，1920 年生于河北藁城（河北省石家庄市藁城区）。幼承家学，正步杏林。1934 年入伯父路益修创办的河北中医学校学习，先后拜路益修、孟正己、王步举等名医为师，尽得真传。1939 年医校毕业，步入杏林，悬壶乡里，越十年学验渐丰。1952 年入卫生部中医司工作，参与“一司两院”（中医司、中研院、四所中医学院）创建，最早参与并主持对中医药治疗乙脑成效的认定，将中医治疗腹水的经验用于血吸虫病防治，支边期间成功抢救包钢大面积铁水烧伤工人，参加《中国针灸学概要》编写，为针灸走向世界奠定基础。

他于1973年调入广安门医院，从事风湿病、心肺疾病、中医疑难病临床科研教学工作，成立全国最早以研究内科疑难病症痹证为主的内科研究室，担任第一届中华中医药学会风湿病分会主任委员，主编第一部中医风湿病学专著，创建风湿病学科。通过建学科，兴特色，创学会，做科研，抓急症，育英才，为广安门医院建设发展和中医药事业传承创新发展做出了重要贡献。他致力于中医学传承创新，崇东垣之学，尚脾胃为本，集百家之长，善温病之治，精养生之妙，擅书法之美，学纳百川，独有建树。从医八十余载，精通内外妇儿，精研外感内伤、伤寒温病之学，擅治杂病，屡起沉疴。熟稔经典，融汇百家，崇尚脾胃学说，铸就“持中央、运四旁、怡情志、调升降、顾润燥、纳化常”的学术思想。独树一帜，从脾胃论治胸痹；承古推新，发展湿病理论，首创燥痹、产后痹，研发痹病新药；杂合以治，提倡针药并施、内外合用、药食相配、身心同治。主编出版《路志正医林集腋》《中医内科急症》《实用中医风湿病学》《中医湿病证治学》《路志正医学丛书》等20余部专著，发表学术论文200余篇。对于中医人才的培养，甘为人梯，奖掖后学，谦恭厚德，桃李华彰。自20世纪60年代始，培养研究生、学术传承人、中医优秀人才或徒弟200余人，均已成为中医界的中坚力量。传承国粹，弘扬文化，精研书法，尊古意，守法度，结构严谨，气韵清朗，铸就“路氏书法”之韵，出版《路志正诗书墨迹选》，将医道和书法融为一体，展示出中医文化的独特魅力。致力于中医药振兴发展，医政双担、辅政献策、鸿展中医、殚精竭虑，为中医药事业发展奔走呼吁，是中医药事业发展的主要参与者和重要贡献者。“先医—后政—再医”是路老人生轨迹的缩影，“医政双担”的经历不但使他对基层中医药状况有着深刻的了解，而且在卫生部（卫健委）20余年工作经历更使他居高揽阔，对国家的中医药方针、政策更加关注并身体力行。1984年，为推动中医药事业发展，联合多位著名中医药专家，建议设立国家中医药管理局。1990年，再次联合多位著名中医药专家，就加强国家中医药管理局职能提出切实建议。2003年，抗击非典期间，路老积极呼吁中医药参与疫情防治并得到高度重视，中医药进入非典防治主战场使许多患者转危为安，也为日后中医药直接参与应对重大疫情和公共卫生突发事件奠定了基础。近年来，针对中医药事业发展人才不足现状，路老多次致信相关部门和领导，得到上级重视和及时批复，推动了“中医药传承与创新‘百千万’人才工程”的全面启动。“医萃当归杏林住，敢争鸿誉为国呼”。路志正同志，忠于党，忠于人民，忠于中医药事业，以毕生精力推动中医药事业的传承与发展，成为新中国中医药事业发展的参与者、见证者、执行者和推动者。他于90岁高龄入党，将优秀共产党员的品质体现在崇高的医德医风、体现在为党和国家事业不懈奋斗上。他始终把人民群众健康放在第一位，致力于推动中医药事业传承创新发展，是“大医精诚，德艺双馨”的楷模。百岁辉煌、灿烂人生，《说文解字》云：“路，道也，从足从各。”路志正之路，以家国兴旺为己任，以中医浮沉为谋虑，先天下之忧而忧、后天下之乐而乐，体现了一代国医大师关于“国强、家和、学成、业就”的人生期许和独特轨迹，路老的荣寿与成就，正可谓“路直成道业精妙，志正方圆享天年”！

鼓励后学　大家胸怀

曹东义2004年出版了《中医外感热病学史》，自认为这是一件大事，就分别寄给路老、邓铁涛先生、朱良春先生等，请老前辈们批评指正。

2005年1月曹东义收到了路老用毛笔写来的信件，甚为珍贵：“曹东义主任：大作《中医外感热病学史》等三部巨著，已于日前全部收到，除《神医扁鹊之谜》系九六年出版外，其余二部均是去年完成，充分说明勤于写作，与时间争分夺秒。严谨治学精神，值得赞赏。我非常高兴，特别是《外感热病学史》的编成，既弥补了这一急性热病史的空白，又是对前年非典中医防治优势，为指导临床、提高疗效，具有很好地实际应用价值。吴又可之《瘟疫论译注》与《热病史》相互映辉，对广大中医人员在复习前人防治急性热病理论，临床辨证治疗等方面，易了解掌握等优点。这是初步粗浅看法。由于时间关系，还没有详阅，不见得恰当。候有暇，当很好学习。河北历史上不少名医，王其飞所长曾编过这方面专著，惜较简略，如能从金元两大家编成系列专集，则更善矣。祝新年好，并注意劳逸结合为嘱。 路志正 零五年一月二十四日。”

从来信不难看出，路老不仅对于曹东义本人充满关爱，也对发展河北中医事业和金元医学研究，颇为关心和期待。

走近路老　高山仰止

2007 年 10 月前后，曹东义接到中国中医药出版社编辑部肖培新主任、戴皓宁、王秋华编辑的邀请，他们希望我在出版《走近中医大家朱良春》之后，能够继续编写《走进中医大家路志正》，愉快地接受了这个光荣的任务。

路志正先生是我们十分景仰的中医大家、名家。他既是国家的名医，也是燕赵中医界的代表人物。曹东义在读研究生的时候，就对他的情况有所耳闻。听说挂他的号看病不容易，他开的药方往往在平易之中见神奇，疗效颇不一般。而且多次出国讲学、交流学术，为国家争得荣誉。希望有朝一日能够拜访路老，了解路老，走近路老。

2007 年 11 月，曹东义到北京参加全国政协组织的中医药发展高峰论坛大会。会前我与出版社的人员一起到家里采访了路老，自此，这项工作得以启动。月底，在广州第三届“中医药名师与高徒”学术会议期间，对路老再次进行了采访。回到石家庄之后，初步拟定了整个访谈录的框架结构，并争得了路老，出版社的肖主任、戴编辑的认可。春节期间，正月初十过后，曹东义带着助手又一次来到北京，在年味儿浓浓的新春伊始，冒着寒风往返于北京的大街上，到路老家里进行了几次采访。正月十五，在路老家用过晚饭，踏着元宵的月色，返回了石家庄。此后，积极整理访谈的内容，于 2008 年 5 月末，形成了约 12 万字左右的初稿。

初稿形成之后，交路老审阅。为了充分展示路老的学术人生， 2008 年 7 月在三芝堂中医门诊部召开了座谈会，广泛听取了路老及其弟子、子女及王秋华编辑的意见。返回石家庄后，曹东义在初稿的基础上，进一步进行了整理和改写。

在整理历史细节和路老学术思想的过程中，路喜善先生和张波主任做了大量的工作，终于形成了近 20 多万字的书稿。然而，为了整个丛书体例上的统一，又进行了压缩、修改。2008 年岁末，几经易稿压缩之后，近 16 万字的稿件，又一次回到曹东义的手里。可见，尽管此书只是一本面向大众的通俗读物，大家还是非常认真的。

关爱家乡　泽被燕赵

有了这样的经历，就有了很多机会走近路老，曹东义多次与河北省中医药管理局、中医学会的领导去北京，请他参加河北省举办的学术活动。

路老也很乐意为家乡多培养中医人才，繁荣河北的中医学术，他多次莅临“冀港澳台（海峡两岸和港澳）中医文化发展大会”，主讲“易水学派传承和学派发展论坛”，出席河北省中医师带徒典礼，到鄚州扁鹊庙、内丘扁鹊庙考察，祭祀医宗扁鹊，担任曹东义是会长的世界中医药学会联合会一技之长专业委员会的名誉会长。在河北中医学院并入河北医科大学的 18 年里，路老在北京多次与河北省中医药管理局的领导协商，帮助联系有关领导力争重新恢复独立建制；在河北中医学院重新建院典礼不久，就考察了河北中医学院，受到院领导与广大师生的热情欢迎，并被聘为首个顾问。

2022 年，路老得知作家愚公（胡军）以曹东义为原型，写了长篇纪实报告文学《岐黄使者》，他既高兴又担心。他说：“说到曹东义，对我来说不可谓不熟。首先，他是我的好友，原中国中医科学院中国医史文献研究所所长余瀛鳌先生的硕士研究生；同时又是邓老铁涛、朱老良春的入室弟子；更因为我籍贯河北和他有同乡之谊，又缘东义热心中医公益事业，故无论是参加‘名师与高徒’，还是河北省中医业内的学术传承及交流活动，我们相见、交流的机会和热络程度，自比其他青年才俊要多得多。然面对作序的邀请，我还真有些纠结。虽然东义是河北省第四、五批师带徒的中医导师，且退休有年，但在我们这个‘六十成才’的行业里，他毕竟属于小字辈。很多耄耋名宿尚未见经传，却冒出一部以其为传主的长篇报告文学，一旦出版对他是否会有不利的影响？”

鼓励后学　喜做伯乐

路老了解《岐黄使者》书稿内容之后，说：“但当我翻阅全书后，却疑虑顿消，平添几分喜悦！喜悦者何？简而言之，因为从书中我仿佛看到了我们这辈儿中医人，从懵懂少年几经蜕变终成国医高手的身影；体验到志岐黄、苦求索、做临床、终成明医的一路艰辛；也收获到信步杏林、掘橘井、扬‘一技之长’，守正传薪的喜悦；更难能可贵是寻觅到一位出于公心，为中医药事业建言献策、针砭时弊、仗义执言的中医卫士和接班人。另外，在本书的某些章节里，我也看到一些有关东义与我，与邓、朱等老，相互交流互动的片段，其中一些记述还与某些中医大事相关。由于我们每个人都会受到所处时、空的限制，又因为传主和撰稿人的审视、选材视角不同，因此书中所记虽为事实，但多为历史一隅。要知道欲成就一件大事，绝非一人一时之功，若要还原历史的全貌，仍需大量他人资料加以佐证、补充。”

字里行间，洋溢着老前辈对于后学的鼓励和期待，路老说：“我们每一位中医人都应该意识到：自己就是中医的形象大使、代言人和义务宣传员。只有‘德艺双馨’，脚踏实地，立足当下，才能赢得群众、领导的信任和支持；也才能觅得有如胡君（愚公）一样，发自内心、不吐不快，为中医歌与呼的知心人。‘一花独放不是春，百花齐放春满园’。为寻觅、造就千百万‘德艺双馨’中医药事业的接班人，尤乐见更多青年才俊立志岐黄，奋发向上；孜孜以求、勤于临床、攻坚克难、终成明医大家为背景的传记或报告文学等作品的大量问世，并借以助推中医药事业的传承、发展和中华民族的伟大复兴，是为序！”

路老走了，带着他建言献策的睿智，勇于担当普救苍生的大德，也带着对中医事业和后人的关爱，留下无数的宝贵精神财富与无尽的思念。杏林含悲，后人仰望，国医大师路志正先生永垂不朽。

广州纪念国医大师邓铁涛先生逝世5周年

曹东义　河北省中医药科学院

2024年1月10日，为缅怀国医大师邓铁涛教授，传承邓铁涛教授学术思想，砥砺前行续写大医精诚，传承创新守护人民健康，由广东省中医药学会主办，广东省中医院、广州中医药大学第一附属医院、广州中医药大学邓铁涛研究所协办的纪念国医大师邓铁涛教授逝世5周年暨学术思想传承座谈会在广东省中医院二沙岛医院举办。

中华中医药学会原会长王国强，国家中医药管理局医政司原司长蒋健，广东省中医药管理局副局长柯忠，中华中医药学会科技评审部主任于宏伟，广州中医药大学副校长刘中秋，广东药科大学副校长肖炜，国医大师周岱翰教授、林毅教授，广州中医药大学副校长、广东省中医院院长张忠德，广东省中医院党委书记史俏蓉，广东省中医药学会会长吕玉波，邓铁涛教授家属代表、传承人代表、邓铁涛研究所代表、企业代表、媒体代表等领导和嘉宾出席座谈会。此次座谈会开幕式由广东省中医药学会副会长金世明主持。

上医医国——邓铁涛先生是中医发展的战略家、思想家，他曾经建议国家中医药管理局的领导，开始"读经典、做临床"，通过"集体带、带集体"，很快就见到了成效。

邓铁涛先生里程碑式的成就，是勇于针砭时弊，为中医发展指明了道路。

1."泡沫中医"惊当世

五四反帝反封建，提倡新文化运动的主流都是好的。但是，有很多人否定中华民族具有优秀的文化，把传统的中医药看成落后、陈旧的知识，要加以取消，认为中国"事事不如人"，一种民族虚无主义的思潮，影响到了中医队伍之中的很多人。老师与学生之中，都有这种不良思想存在。

邓铁涛先生认为，中医最大的时弊是"自我从属"。许多人看待中医，首先认定中医药学是古老的东西，而古老的科学必然落后，认为中医虽能治好病，但没有实验做依据，与现代科学脱节，就不能算是科学。西医的发展与其他科学同步，因而是先进的。难怪有资深的中医学者说"如今西医学已能洞察细微，无所不至，在治疗上则可换心、换肝，无所不能。"在中西比较中就把中医药学放在"三等公民"的地位上了！

邓铁涛先生认为，中医事业的历史欠账太多，底子太薄是一个客观原因，现在不少中医院，是从民营"联合诊所"或在卫生院的基础上，改换一个中医院的招牌而仓促建成的。中医衰落的根本问题，在于有没有中医的真功夫。临床中不少中医改成西医的人，认为西医能"包治百病"，西医这个病能治，那个病也能治，就是认为中医不能治。某省三甲中医院的心脏科主任，慨叹地认为心脏病科已把中医开除了。但后来一个严重心衰的患者，西医办法用尽，患者却越来越危重。最后请一位民间老中医辨证论治，重用中药附子等，结果患者被抢救过来了。这位主任这才惊叹原来是自己的中医没学好，应开除的是自己这样不合格的中医师。应该说，中医药市场不景气，其原因直接与中医整体水平下降有关。

原卫生部部长崔月犁说："中医大学培养出来的本科生是两个中专的水平。"上海中医药大学的一位博士生在接受记者采访时说："中医院校的硕士生做实验要到细胞水平，博士生做实验要到基因水平，这种中医还是中医吗？"邓老指出，中医教育的病根就在于以西医模式办中医教育，难怪有人说有些中医博士不会用中医治病！中医硕士、博士英语必须达到四、六级，但医古文水平可以不管。教授、主任医师之职称评定，必须考外语，后来中医毕业生已不准考医古文了。邓老说，有些博士生写的汉字简直使人烦恼！说明中医之教育已远离中华文化。"请问一个高学历的中医，他的学术源头在中国还是在西方呢？机械地用西医教育去培养中医之才，南辕北辙，如此下去，这样培养出来的硕士、博士一旦居于领导地位，按他们的理念办中医事业，则中医之消亡指日可待了！"

中医教育必须为临床服务，如果中医教育培养不出合格的中医人才，那么这样的教育模式就必须改革。所以邓铁涛先生说，中医人才首先应相信中医。

中医教育首先要着力给学子们铸造医魂，把热爱中华文化，热爱中医事业的热诚，传承给一代又一代的中医学子。不铸造医魂，只传授些技术，最终只会导致这个没有灵魂的躯壳的自我消亡。因此，在邓铁涛先生从教的60多年间，从来没有停止过对中医学子思想的启迪。在一次硕士研究生班的讲座上，邓铁涛先生问在座的学生："你们读过鲁迅先生的《呐喊》和《彷徨》吗？"他们回答说"读过"。邓铁涛先生接着告诉他们："你们是彷徨的中医；我是呐喊的中医，今天是呐喊的中医与彷徨的对话。"

对于中医的衰落，我在《中医近现代史话》与《永远的大道国医》里也做过一些探索，世人用狭隘的科学观看不到中医的科学性，时代崇尚硬技术以为中医没技术，评价标准的异化，自信心的丧失，造成了泡沫中医的出现。

2."自我从属"是时弊

邓老认为，中医药学不仅仅是一种谋生之术，而且是中华文化的瑰宝，是世界人民共同拥有的科学财富，我们必须继承发扬它，才能对得起祖宗和人民。发展中医事业，就必须解除西医模式的束缚。

几十年来，中医在医、教、研、药各方面，都以西医的模式为准绳。现在看来，这一模式，对中医之束缚多于帮助。因此，必须按历史唯物主义与辩证唯物主义观点，对中医重新做深入的研究和整改。现在有的中医医院已越来越不姓“中”了。一壶中药可有可无，成为摆设，中医院宁要西医院校本科生也不要中医硕士生。

以西医病名诊断的病灶，中医四诊很难发现，辨证治疗之后是否有效，靠四诊也不能评定，而只有依靠西医的“客观检查”。在这种情况下，中医学就好像盲人射箭，既看不见目标，也无法自己评价效果，只好不断地问人家：“我射的方向对吗？我射中了吗？”

在西医的病名下辨证，中医自然就成了二级学科。

笔者认为，这显然是错误的定位。

3.“回归中医”固根本

邓老认为，中医衰落停滞不前已有百年，但仍在群众中有很高的威信，特别是近年来，中医走向世界之后，受到某些科学先进国家的重视，可以预见中医已从绝境中挣扎出来了，它应该随着中华的振兴而振兴，应在科学现代化中占有一席重要的地位。矛盾发展和转化，需要有一定的条件，现在中医学发展的条件如何？①有党中央重视，有宪法作根据。②有人民的需要。③有国家中医药管理局的正确领导。④有教育、研究、医疗等一套初具规模的机构系统，这些机构系统虽然条件很差，但有了前面三条，便大局已定了。事物发展的根本因素是“内因”，中医之兴亡，将取决于现代之中国，如果目标一致，团结合作，中医之振兴经过艰苦之努力是可以做得到的。

一项事业的振兴，离不开优秀人才的培养，中医的发展更是如此。

邓老认为，现在中医老者已老，肩负兴废继绝之责者为现在壮年一辈，特别是其中的骨干。希望他们认识责任之重大，掌握正确方向，以迅速发展壮大中医队伍为己任。这是一个决定的因素，这里必须强调掌握方向问题。既然名为中医，必须不断提高自己中医的水平而不是西医的水平，也不是中西结合的水平。长江后浪推前浪，我们祝愿中青年中医在中医学术水平上远远超过老一辈。如果不超过，邓铁涛先生说：“我们将死不瞑目！”

西医的知识只能做参考，不能代替中医固有的理论。即使是中西医结合，也不能丢了中医的精华，不能没有中医的独立地位。

邓老认为，为了更有成效的创新，全国中医，特别是中青年中医，都应该先来个大温课，重读四大经典与历代名家学说，以提高临床和理论水平，在这个基础上，中医学与21世纪的最新科技相结合，走自己的路才能闯出新天地，为世界人民的健康作出贡献。高楼必须建在厚实的基础上，中医药学之大发展呼吁打基础。

邓老认为，中医药当前的继承与创新，主要矛盾在“继承”，中医工作应在这方面下大力气。所以邓铁涛先生提倡：“认清中医神圣的使命，当中医的脊梁！”这是一项艰巨的任务。

回归中医，就是要回归中医的学术理念，坚持中医学术特色不动摇。笔者学习邓老的学术思想，于2007年撰成《回归中医》对有关问题进行了论述。

4.“铁杆中医”守阵地

“作铁杆中医”是邓铁涛先生为纠正时弊，发展中医学术而做出的战略决策，使中医沿着自己固有的发展轨道前进，并且为世界人民的健康事业做出贡献。

邓铁涛先生认为，中医药不像其他四大发明那样已被外国学到手并已超出我们很远了。中医药学在11世纪曾经影响阿拉伯医学，我国人痘接种曾启发牛痘接种，免疫学的实践源于中医。但中医药真正走出国门，给世界医学以深刻的影响，现在才刚刚开始。如果站在世界的角度看，举凡中医处理疾病卓有成效的方法，在外国专家眼中，都是新鲜事物，是创新。

中医认为，痛苦就是疾病。人体从健康到疾病，是一个失去平衡的过程。治疗这种平衡失调，就可以恢复人体固有平衡，是再一次回到健康。也就是“谨察阴阳所在而调之，以平为期”。因此中医学对疾病的描述，注重状态而不细究疾病的具体形质。

人体患病时的反应，必然是整个身体失调的综合反应，而不是具体形质决定特定的身体反应。比如脑瘤的头痛与脑血管畸形的头痛为什么会相似？同一种西医病为什么有的患者头痛而有的患者不痛？一样的症状为什么病灶并不一样？显然，病灶不能完全决定症状，症状之后有更深刻细致的原因。症状之后有复杂而多变的物理、化学因素，纠正这种症状也不一定需要彻底消除病灶。

作为主症的中医病名和作为整个状态的中医证候，都是随着时间变化而出现的复杂微观世界的整体反应，它与西医所说的综合征不同。西医的综合征与西医的病灶一样，追求的都是相对固定的形态或者状态，可变的因素不能太多，太多了就无法标准化，就无法诊断和排除诊断。西医认为，只要病灶还在，症状有与无、轻与重都是无关紧要的。因此，临床上经常是血压虽然降下来了，头痛、头晕仍然存在；肿瘤虽然切除了，而生活质量未必提高；虽然患者自己觉得十分痛苦，检查可能都无阳性发现。

实证疾病观有它可取的地方，而不是唯一能反映人体健康与否的金标准。中医的病名，有其存在的合理性，而且更有利于中医辨证治疗，更有利于使用具有复杂化学成分的中药。

中医病名作为独立的一级名称使用，与在西医诊断之下辨证论治，有着截然不同的意义。用中医的病名指导中医辨证，就可以完全摆脱以西医标准评价、改造中医的尴尬。有无独立的评价体系，是中医药是否具有独立学科地位的标志。以完全独立的中医辨病与辨证相结合，才是摆脱西医病症束缚、恢复传统的正确措施。而且只有这样，才能使中医药的发展充满生机。

西学中需要跨越“道术并重”这座桥

曹晓芸　陈鹏　河北医大第三医院

国家号召西医学习中医，很多理工男、文史女也很想学习中医药的知识，但是中医与西医有不同的文化背景，也有更深刻的不同哲学基础，它们之间的关系有明显的分歧，可以在当下互补，也可在未来走向包容。

一技之长术以载道，可以让西学中人员首先取得切身经验，感受到学习中医的成就感，从不理解中医到喜欢中医，主动选择中医，经常使用中医方法，更好解决疾病诊疗问题。

一、中医是道术并重的“自然生成之道”

人的复杂性，来源于人体结构与功能的整体性，也与人体的自然属性、社会属性、心理属性有着密不可分的联系。起源于几千年之前的中医，与中华文化一脉相承，是一个重视“有无相生”的“生成论”的文化，其世界观根深蒂固。所以，中医既研究可见的明物质，也研究看不见的暗物质，及其复杂的相互关系，这与《河图》《洛书》的原理完全一样。

（一）“生成论”源于《河图》《洛书》

《河图》《洛书》是中华文化的基因，阴阳五行术数之源泉，是先民智慧的结晶，其中富含着天地万物自然生成的大道理。[1]

《尚书·顾命》说：“河图在东序。”这是记载《河图》比较早的典籍。[2]

《管子·小臣》说：“昔人之受命者，龙龟假，河出图，洛出书，地出乘黄，今三祥未见有者。”[3]

《周易·系辞上》说：“河出图，洛出书，圣人则之。”

上古的《河图》《洛书》正如考古所见，只是图形，没有数字。二千年前传下来的数字的《河图》《洛书》，虽然一个是 10 个数，一个是 9 个数，本质上是相同的，都是天地万物的生成之道。[4]

《河图》天一生水，地六成之；地二生火，天七成之；天三生木，地八成之；地四生金，天九成之；天五生土，地十成之。

所以一为水之生数，二为火之生数，三为木之生数，四为金之生数，五为土之生数；六为水之成数，七为火之成数，八为木之成数，九为金之成数，十为土之成数。

《洛书》把《河图》的“四面”扩展为“八方”，数字上由十个减少为九个（大道从简），成为“太乙九宫”“九宫八风”之图，把阴阳邪（斜）正与人体的阴阳联系起来，也是人体内部充满“神机”的展示。

它既有时空的含义，也是人体“精气神”的立体结构之图，是充满生机的自然生成之图。水流西北，火就西南，木根向下，金镇其上，土运中央，一派生机盎然的景象。

万物有生数，当生之时方能生；万物有成数，能成之时方能成。所以，万物生存皆有其数。生在内，成在外；生的时候小，成的时候大。生的时候，要看其内部有没有生机；成的时候，要看环境允许不允许。

人体是一个完整的生命体，这与万物一样，都是自然生成的。古老的《河图》《洛书》把天地阴阳相生、相成的道理，通过数字表达出来。

不仅有生命的物质可以“整体生成”，就是没有生命的金木水火土的“五行”，也是天地阴阳互相配合、自然生成的。天地气交，紧密配合，化生万物。天生的，地来成；地生的，天来成。

《辅行诀脏腑用药法要》说青龙、白虎，朱雀、玄武，阴旦、阳旦的六组方剂是把人体与天地时空联系在一起，综合调理，是“六合之正精，升降阴阳，交互金木，既济水火。”[5]

天地富含阴阳，大德养育生命。春生，夏长，秋收，冬藏，周而复始，四季轮回，变化不停。天覆地载，孕育无穷。万物繁茂，草药丛生。草根树皮，各有脾性。

细胞是生命的起源，细胞就意味着秩序，意味着内外有别、内外相关，细胞膜是沟通细胞内外的界面，里边接受外界的信息，外边的刺激影响里边的代谢合成分解，内外相关，完整一体。

因此，人的皮肤，不是肤浅的一层皮，而是沟通人体与天地万物联系不可逾越的通路。

（二）五行学说是“天人合一”的哲学

西方的哲学四元素学说，印度佛教的四大学说，都没有“金”。因为自然界没有可以“金曰从革”当作工具使用的“金”，金是人类劳动的成果，也是人类改造世界必不可少工具。就是说，“金曰从革”，社会革命需要金，建设也需要金。可以说，没有金属文明，就不会有文明世界。

中华文化把“金”的巨大价值，体现在五行的哲学体系里，构建了“多元共存，人与自然和谐相处的哲学体系”，这是一个伟大的创造。[6]但是，长期以来一直不被人们所了解，没有认识到它的伟大价值，甚至有人诟病、抹黑“五行学说”。

所谓五行，是古人总结的一套学说，主要用来说明万事万物的互相联系、互相资生、互相制约，达到生态平衡，是一个“闭环管理”的开放体系。是一个善于解决多因素平衡、和谐、共存的学问，是很可贵的理论方法。[7]

五行的具体内容，不能简单地从物质结构来理解，而应该从“时空整体”的角度看世界。

五行之间，是人类劳动参与其间的动态变化过程，是人与自然和谐发展的美丽图画。

五行之中的金，不是自然物质，而是人类劳动成果；五行之间的生和克，都必须有人类的劳动参与才能实现，没有人类活动的参与，五行不能成立，也不能“行”起来。

考古学证实，在金属被冶炼出来之前，只能是石器时代，大量金属工具的出现，才是五行学说产生的物质基础。

五行学说强调的就是整体、和谐、动态、平衡。这种“理想状态”的出现，需要多元世界互相制约，需要大智慧。何谓大智慧？“道法自然”，就是天地日月星辰运动，形成四时五行。

时间与空间是物质的存在形式，在以往的哲学里，时间与空间是分别计量的，好像两条可以任意交叉的线段，只要时间与空间一结合，就会产生不同的物质。因此，以往总是把时间与空间分开说，用不同的理论分别计量，分别标识。在五行学说里，借助人的作用，时间与空间容为了一体。[8]

东、西、南、北、中，空间的五方，春、夏、秋、冬，时间的四季，在五行的指导下，通过人体的五脏六腑结合起来了。

二、西方医学“结构决定功能”的局限性

《圣经》是西方文化的元典，在“创世纪”的描述里，神造了一切，因此，不应该再研究人是从哪里来的，自然生成论在西方不被允许。布鲁诺宣扬哥白尼的“日心说”被烧死，伽利略被迫害，都是挑战了神造一切的观念，天地自然生成的“生成论”，不容易出现在西方。因此，研究物质构成、研究现有物质的结构，是西方科技崛起的重要方法。

（一）“构成论”是研究明物质的法宝

“构成论”是研究明物质结构的科学，生成论是阐述生命成长的知识。

西方研究物质科学在近代取得长足进展，奉行的是“还原论”，是从研究物质结构着眼的，“机械论”也离不开“构成论”，因此，可以说“构成论”是西方的重要研究方法。1747 年，法国朱里安·奥弗鲁·德·拉·梅特里在荷兰匿名发表的《人是机器》，是用“构成论”研究人体的代表作。

西医进入中国，对于中医冲击最大的是其人体解剖知识，以及关于病灶的解剖，震撼了中医界，1830 年，王清任出版《医林改错》是这个冲击标志性的著作。此书出版之后，海内为之震动，并且导致中医逐渐丧失信心。

《医林改错》的成就，主要是在气血理论指导下的活血化瘀方药，但是其“为经典改错”，走解剖道路的发展方向是错误的，背离了几千年以来的中医“生成论”的特色，改弦更辙要实行“构成论”，造成了中医界信心动摇。

但是，中西医之间的这些差别，在复杂性科学、系统论出现之前，在大规模中西医临床疗效对比没有出现的时候，人们是很难认识到的。甚至今天，仍然有人说“你把全中国的癌症都治好了也与本案无关”，这是只认西方标准，不管中医特色的“技术壁垒”“西方科学霸权”。两次反中医思潮的出现，都与狭隘科学观看不见中医科学性有关系。中医优秀的原创特色，都落在西方“还原论”的目光之外。

（二）“构成论”在生命微观领域的困境

西方医学在“还原论”方法的指导下，打开人体进行解剖研究，从结构研究功能，数学、物理、化学等近代科学方法与知识，很自然地进入了西医学的体系之中，取得了前所未有的成就，是中医学所不具备的。

细胞是整体生成的，不是分步合成的。按照“还原论”的方法进行下去，到了细胞、基因水平，就出现了行不通的问题，因为，所有的细胞都具有相同的细胞核，也就是出现了生命结构的“同质化”，这就否定了“结构决定功能”的“构成论”。克隆技术的成功，宣告了西方医学所划分的全能干细胞、定向干细胞、体细胞的划分是相对的；不同细胞结构决定不同细胞功能。其原理受到了来自微观领域的挑战。

不同细胞，只是选择了整体功能的一个部分。共同的细胞核，说明所有的细胞，都可以变成“全能干细胞”，形成一个新的生命。

另外，生命的“结构”，还是一个“不稳定结构”。每个细胞，每时每刻都处于不停的分结合成状态，每个细胞维持生存和活力，一刻也离不开整体为它提供的内环境，一定的温湿度、酸碱度、渗透压、营养物质、生长因子、黏附因子等复杂的微环境，一旦发生改变，就会影响细胞的稳定性，或者出现变性坏死、细胞凋亡。

这种“不稳定的生命结构”，最适合“状态调控”，而不适合构成论的“机械修理”。以分子生物学方法进行治疗，有其清晰的作用靶点，代谢过

程清晰，量效、构效关系明确，可重复性强，都是其优点。但是，化学分子在微观领域的存在是十分复杂的，不是单一的分子在起决定作用，而是形成了极为复杂的细胞因子网络，往往互相影响，彼此互相制约，需要的是调节，而不是祛除、移植某种分子。

以攻击靶点为出发点的单纯一种化学物质治疗，往往是“攻其一点不及其余”，很难求得生理功能的和谐平衡，对于人体自组织能力的干扰作用，可能大于治疗的帮助作用。因此，需要重新评价其远期影响，这也是循证医学崛起的一个原因。

（三）病灶不是构成，是生成

中医与西医分别抓住了不同的东西，西医看重病灶，把它当作“构成”来研究。中医依据生成论来辨识证候，认为所有异常结果，都是生成的结果，而不是原始构成因素。[9]

证候与病灶分别反映疾病的侧面，证候包容病灶，而不是病灶决定证候。比如，冠心病的纤维帽，看似属于很明确的“白箱病灶”，但是它是否稳定，是否发生“冠脉事件”，不仅与病灶形态有关，而且与饮食、情绪、气候、劳倦、感染、血脂、血糖等等都有关系，是一个随机发生的“黑箱控制”。

临床医生不能笼统地说，什么药是治疗冠心病的，而只能说选择的药物是钙离子拮抗剂、血管紧张素转化酶抑制剂、某个受体阻滞剂、激动剂等等，需要说出分子靶点的作用机制。也就是说，在具体治疗过程之中，病理解剖的“白箱病灶”已经太粗略了，病灶既不能精确地说明过去，也不能准确地预测未来，甚至不能精确地指导现在的治疗，因此说，“白箱病灶”诊断实际上只是一个笼统的黑箱。

中医的诊断尽管也是黑箱，但是，经过转化，我们看到中医理论指导下的辨证论治，正是紧紧抓住复杂微观变化的整体综合状态，而且通过反复实践的摸索概括，以中医理论贯穿起来的中药、针灸、按摩、拔罐、饮食、气功，都可以为帮助患者由疾病向健康转化服务，是理、法、方、药一气贯通的整体医学。它往往能够解决西医所解决不了的复杂病情，取得意想不到的临床疗效。

三、道术并重复兴中医

中医属于“道术并重”的医学体系，一百年来“重术轻道”，逐渐走进衰落难逃的怪圈；在面对西医的时候，如果只是“求同存异”，就容易“丢了自己”。只有坚持“道术并重”，与西医“求异存同”，彰显中医个性，才能逐渐走向复兴。[10]

（一）“中医之道”有不同层次与不同表述

中医在整体生成论指导下，它也是形神一体之道，主张“多元并存、整体和谐”“内外相关”“内病外治”“杂合以治”。

中医还可以“用象代数”，自古以来，古人就了解到世间万物，都有数有象，是象与数的统一体，《河图》《洛书》《周易》《老子》之道，生命之学都是这样，都有数，是天地自然之数，也是“大衍之数”，分阴阳，有五行，讲生成。[11]

数组合起来，构成象，表证事物。《周易·系词》说“圣人立象以尽意”，《素问·五运行大论》说：“夫阴阳者，数之可十，推之可百，数之可千，推之可万。天地阴阳者，不以数推，以象之谓也。”中医的脉诊，是脉象；中医的病证描述，辨证论治的寒热虚实，用药的四气五味，也都是用象来描述，不是用数，数被象涵盖起来，“隐而不显”了。

（二）中医之术“杂合以治”活法巧治

在中医的经典《素问·异法方宜论》之中，黄帝与他的师父岐伯讨论医学问题，说：“故圣人杂合以治，各得其所宜，故治所以异而病皆愈者，得病之情，知治之大体也。”

中医的辨证论治富含着“活法巧治”的智慧，施治于外，神应于中，是中医的独门绝技。

中医根据《河图》《洛书》的“生成”原理，认为天地万物都是自然生成的，有表里，有内外，有生有成，每一个生命，都随着天地时空的变化而改变。[12]

因此，生命是一个整体，自然生成，内在的脏腑，与外在的皮脉筋骨肉，四肢百骸，五官九窍息息相关，与天地四时阴阳的消长密不可分，一旦人体由有序转为无序，气血运行，升降出入背离了常态，就会产生疾病。

治疗疾病，无需要深入体内切割，更不需要靶点一一对应，在体表使用恰当的方法，在远离脏腑的四肢针刺拔罐、艾灸按摩，膏药贴敷，都有利于人体恢复有序，重返健康，即使是癌症、类风湿、各种增生，也可以通过这些“不起眼”的“内病外治”，达到治疗疾病的目的。

身心同调是中医的特色，中医认为五脏是五神脏，“形神一体”，不可分离，而不是把精神归结为大脑皮层。因此，中医治五脏，就是治精神。[13]

药食并用，寓药于食，中药的起源，有神农尝百草的传说，很多中药的发现，与古人寻找食物有关系。[14]

西药大多属于人工合成的化学制品，需要作用于细胞的“分子靶点”，它们大多属于大自然的异物，也是人体的异物，因此，生产的时候难免污染环境；吃进身体，难免污染身体，绝对不应该当作食物来对待。

医养结合，养重于治，生命不能创造，只能保养。因此，养生是每个人一生的课题，不得病比治病重要，让人不得病的措施，不是经常体检，也不是依靠“医保”，而是挖掘“内在的卫生资源”，向内求，维护人体的正气，“不妄作劳”，“心安而不惧”，“德全不危”，有饮食起居养生，有顺时养生，有运动养生等，中医有很多方法。

（三）创新发展提升中医地位

中医药在国家自主创新中的战略地位与作用，已经引起政府高度的重视，出台了一系列有利于中医发展的政策，二十大提出“促进中医药传承创新发展”，中医有了彰显个性的保障。

工业文明的标志是机械化、自动化，因此，人们崇尚硬技术。

但是，西医的设备是“认识疾病的成本”，不仅代价昂贵，也可能会带来损伤。这些检查结果，很难纳入中医的知识体系之中，只能做事后说明和参照，而不能做“事前指导”。因为，用事前指导西医诊疗的检查结果，来指导中医诊治疾病，就可能使中医迷失方向，失去自我，失去功能。

中医学应该回归“原创思维”，坚持中医的自主意识，坚持按中医自身规律发展中医，而不是按人们的期待，或者按西医的要求，按物理、化学的标准发展中医。因为，异化中医，只能导致中医的退化。

70 多年前，中国发起成立的世界卫生组织（WHO），是世界上先进医学的代表组织，为健康概念打上了深深的中国烙印，人们重视中医药在全球医疗保健之中的重要作用，几十年之前就建立了十几个“传统医学合作中心”，很多中心分布在我国。

全球 100 多个国家与中国政府签订有关合作中医药的协议，中医药走向世界的势头很猛。国家五大发展理念，与中医完全一致；一带一路战略，让中医药走向世界的步子更加坚定。在“健康中国”“美丽中国”的发展梦之中，中医药具有不可替代的五大优势。

世界是一个整体，关于世界的学问也应该是一个整体，由于人的认识能力有缺陷，才分成了不同的学科（科学）。[15]

中医之所以代表医学未来发展的方向，是因为“生成”的生命有结构，因此，“生成论”可以包容“构成论”，状态可以包容形态，多元并存的治疗方法，可以包容单一靶点的“还原论”方法。因此，中医与西医可以在“道”的层面融合，相互包容，容易为完整的学术体系。

参考文献

[1] 蔡旭. 河图洛书与中医脏象[J]. 安徽中医学报, 1997, 1(1):10-11.

[2] 陈恩林. 河图洛书时代考辨. 史学集刊, 1991: (1).

[3] 王卡. 河图洛书探源. 世界宗教研究, 1994: (2).

[4] 江永, 河洛精蕴[M]. 冯雷益, 整理. 北京: 九州出版社, 2011:14-249.

[5] 张大昌, 钱超尘. 辅行诀五脏用药法要传承集[M]. 北京: 学苑出版社, 2008:415.

[6] 曹东义. 五行八卦与四元素学说探析[J].中

华医史杂志, 2006, 36(4):239-240.

[7] 孙广仁. 中国古代哲学与中医学[M]. 北京：人民卫生出版社，2009.

[8] 董光璧. 中国科学传统的特征及其现代意义[J]. 科学新闻, 2002(1):3.

[9] 曹东义. 中医重视生成论, 西医依靠构成论[N]. 中国中医药报, 2008-2-18(3).

[10] 曹东义. 中医近现代史话[M]. 北京: 中国中医药出版社, 2010.

[11] 邢玉瑞. 中医象思维的概念[J]. 中医杂志, 2014, 55(10):811-814.

[12] 张相鹏, 曹东义. 基于河图洛书的中医内外相关学说探讨[J]. 河北中医学报, 2018, 33(4):10-11.

[13] 李萌, 卢红蓉, 于智敏. "形治" "神治"探析[J]. 中国中医基础医学杂志, 2017, 23(4):447-448.

[14] 胡俊媛, 段练, 等. 从"药食同源"谈到"医厨同道" [J]. 中华中医药杂志, 2018, 33(1):42-46.

[15] 曹东义, 邓铁涛. 未来医学思想探析[J]. 中医药通报, 2007, 5(2):3-5.

舒天先生在海外出版全英文中医著作

雷宝淳　李东辉　姜俊峰　齐丽燕　陈传健　王一琳

人类对宇宙生命奥秘的探索，对战胜疾病、健康长寿、延年益寿的追求从未停止过。在源远流长的东西方璀璨文明中，中医与西医都为人类的生存、繁衍、发展和进步做出了各自巨大的贡献。由于东西方文化的差异和思维方式的不同，中医和西医形成了各自独立且不同的医学体系。

舒天先生《传统中医理论的科学性洞察》全书包括三大部分，共 20 章，共计 525 页。其中着重指出，以“炁一元论”（第 1 章）为代表的东方宇宙观和认识论与西医有着明显的区别。

它不同于西医从原子论和机械论出发的观点，超越了三维空间的局限，涉及“不可观察”的物质，如炁、能量和信息。这一观点涉及宇宙的全息性，以及意识与物质之间复杂的关系。它还涉及宇宙中多维度空间中众多的“能量场”和“意识流”，以及它们与人类的特异联系和影响。这些概念与现代物理学中对暗物质、暗能量和更复杂物质对象的理解有直接关联，因此可能难以为一般人所理解，甚至遭到怀疑和质疑。

中医在走向世界舞台和人们对中医基本理念的认知方面经历了与最初对待量子理论的态度非常相似的过程。现代科学实验，特别是量子力学，为许多看似神秘的中医理论和现象提供了科学的解释和启示。中医的思维方式以整体论和系统论为主导观念，认为物质是“聚则成形，散则成气”。中医的诊断方法起源于数千年前，基于唯象理论，从人体表现的症状出发，进行整体联系的分析和判断。治疗的目标是“治病求本”甚至能诊治“未病”，强调养生、康复和预防医学。中医的治疗思想’强调调整患者自身各种循环（可见的及不可见的）的自我功能恢复。在治疗方法上，除了使用中药和针灸，还包括推拿按摩、气功导引、象数疗法以及患者自我修炼、康复和食疗等多种方法。因此，与西医的直接针对病灶治疗和强调手术的“进攻医学”思维相比，中医有着明显的不同。

东方人几千年前就发现，人体不仅仅由一个受精卵分裂，整体发育生成的细胞组成的血肉骨骼等实体物质系统，而且同时还存在着一个常人无法观察的多种能量（脏炁）组成的系统（实体系统），而且同时还有一个常人无法观察到的能量系统，

（神、魂、魄）（第 6 章）。其中包括人体的经络、气场、各种色彩的不可见光环，以及同时产生的灵感和下意识系统。人的生命的物质实体方面容易被人理解，而后面无形无象的能量系统在以机械论为框架 （注重结构形态），以解剖、解析和还原论为特点的西医中是难以理解的，但它却和现代前沿科学的研究成果直接相呼应的。不仅如此，传统中医还特别注意到人的生命与周围的宇宙环境有着千丝万缕的联系，包括在物质、能量、信息上的联系与转化，注意到生命状态和变化直接会受到环境变化的影响（第 4 章），甚至起到某种主导作用。

中国古代的先哲们还意识到宇宙也似乎是一个类似的生命体，人体本身就是一个小宇宙，保持着全息运动的有序性，是一个与自然和谐相关性的整体。所以东方人体生命科学的哲学指导思想不是机械论而是 “天人合一”，是身体和意识合一的整体系统的统一观和平衡观。意识不仅是由具有生命的人体产生，反过来它又对人体及其生命，甚至周围环境都具有物质、能量、信息交流的作用和影响（第 4 章）。这一作用原理需要在现代量子力学的框架下才有可能得到逐步理解。换句话说，具有生命的人体，有许多经典科学不易了解和解释的功能和特性。已有现代人体科学家明确提出：人体本身就是一个宏观量子体，并显示出部分与微观量子体相似的特性（第 13 章）；要理解生命及其奥妙，我们迫切需要去拓宽当代科学的思路，充分认识到人的生命是不能与意识和宇宙分开的。正是在这个意义上，一位著名的人体生命学家指出：人类应该为宇宙的生态平衡做贡献（第 1 章）。

东方古人几千年前就发现并创造了不同于西方开发人体智能的技术和方法——养炁修炼，以便开发具有生命的人体本来就具备的大智慧，与宇宙中存在的意识流产生共振。这是中国道家和传统中医（TCM）能够在认知人体生命本质的某些方面比现代科学超前了约 2500—3000 年的真正原因（介绍篇）。例如，中医在 3000 年前就发现了心脏的多种功能。与西医的认识差异巨大的是，中医的心脏不仅是一个血泵，而且具有协调五脏六腑、主导意识、思维和情感的功能；它与大脑密切互动，共同处理信息，还具有保存和携带人体重要信息等，许多现代医学最近一些年才发现的功能 ，且心脏本身具有强大的能量场。因此，它被认为是帮助人体战胜疾病、保持健康的核心器官（第 6 章）。同时，中医古籍详细记录了人体最大的内脏器官——三焦腑的结构和功能，以及医学应用，而现代医学直到 2018 年 3 月以前还不知道人体内有这样一个重要器官（第 6 章）。不久前，昆明大学的教授采用特殊方式首次拍摄到了肺经络的彩色照片，回答了人们百年来对经络是否存在的争论（介绍篇）。

人的意识、思维、记忆似乎相应于某种宏观量子纠缠态。量子纠缠在远古就存在，纠缠由概率波间产生，但只要其中一个粒子被测量，纠缠就被破坏（de-integrated）（第 9、13 章）。依据中医（TCM）所揭示的人体一系列功能特性，表现出相似于量子特有的功能，因为人体之间有表现出超远距离意念联系现象。有人提出，从“全息理论”出发，是否可将人体设想为一个宏观量子体，来开启对人体生命特性研究的思路。

要彻底解决中医的问题，首先要解决好传统中医的教育改革问题。在正确总结过去历史的经验教训中，必须认真做好传统中医的科学性教育，促进学生深入学习了解传统中医作为民族文化瑰宝的无可替代的各种优势。让大家明白，创立于约 3000 年前的中医是由开发出人类大智慧的贤人、真人、至人所为，因而具有理论上的深刻、完美、智慧和超世纪预见性。探索、总结并使其规范化系列化，促进人类健康长寿；探索开发人类大智慧的中医理论、方法和实践，是我们当代人的责任与使命，也是我们需要继承的当今人类最完整可行的珍贵文化遗产，也是东方优秀传统文化的核心。根据已编辑成书的历史事实和现代科学实验记录证实，传统中医理论的许多要点正在被最新科学实验逐步证实其科学性和真实性。过去曾错误地被扣上封建迷信、神秘主义、玄学标签等加一排斥。这些都是鼓励科学工作者、中医药专家学者、广大医务人员及对祖国医学感兴趣的仁人志士提高文化自信的精神力量。只有这样，才能学好中医、弘扬光大中医，共同参与创建人类“未来医学”的重任。

这部作品是继2015年“世界科学出版社”发行的《传统中医手册》（英文版3卷）之后的又一部英文力作，旨在展示传统中医及东方文化中一系列科学超前性，并描绘了中医文化面向世界、推动人类未来医学发展的愿景。本书必将受到广大读者，包括哲学家、各学科科学家、有志学子、医生、医学院校的师生、众多患者，以及所有对健康长寿、探究人体生命未知规律和对东方文明有兴趣的人士的欢迎。

澳门中医针灸概况

张俊青　澳门针灸专业学会会长

中医在澳门有着较好的社会基础，民众对于中医的信任度较好。1999年澳门回归前，澳门的中医处于自生自灭的原生态状态，政府规管相对宽松，政府的医院也没有提供中医服务。自1999年澳门回归之后，中医药的管理、发展才有政府介入，不断有所突破。1999年，澳门特区政府正式将中医药服务引入公共医疗卫生体系，增加了中医保健门诊服务。澳门现有的9间卫生中心中，有6间可以提供免费中医服务，受到市民欢迎。

澳门具有全日制中医中药学位俱全的教育机构。澳门科技大学于2000年建校，同年设立中医药学院，学位涵盖本科、硕士、博士教育，专业涉及中医、中药和中西医结合。澳门大学中华医药研究院成立于2002年，以开展中医药创新研究和生物医药类硕士、博士教育为主要任务，设有生物医学、中药学、医药管理等专业的硕士、博士学位。2011年1月，澳门大学和澳门科技大学联合设立中药质量研究国家重点实验室，建设多学科交叉的学术团队，开展系统的转化型研究，为中药创新研发建立科学质量标准。

科研方面，2020年成立澳门中药研发中心，整合国家重点实验室、国家科研所、香港研发中心、知名中医药集团等顶尖产学研单位，聚焦经典名方与配方颗粒研发、优势大品种升级研发、健康精品研发3条主线。2011年4月建立粤澳合作中医药科技产业园，以搭建产、学、研一体化平台、推动中医药国际化以及发展大健康产业为思路与规划开展工作。

澳门医药管理部门包括澳门特区卫生局、澳门特区药物监督管理局和澳门特区政府医疗专业委员会。

澳门特区卫生局目前有中医服务发展厅和世界卫生组织传统医药合作中心两个职能部门与中医药相关。中医服务发展厅是2022年1月1日成立，类似于内地的中医药管理局，目前职能范围包含研究和拟订中医服务发展规划、措施以及人才发展规划；组织中医范畴的培训活动及推动人才培养；组织及开展中医服务；推动中医文化的传承发展及中医健康养生、治病防病知识的普及；研究及制定中医服务质量标准；参与国家及国际中医技术交流，并推动相关合作。中医服务发展厅目前对药物没有管理权限。世界卫生组织传统医药合作中心2015年8月成立，主要负责对世界卫生组织工作提供帮助以及同世界卫生组织合作进行标准制定等。

澳门特区药物监督管理局与澳门特区卫生局平级，于2022年1月1日成立，负责研究、统筹、协调及落实澳门特别行政区药物监督管理范畴的政策，包括中药药事活动及药物注册、药剂专业活动、小型医疗器械注册以及药物及相关产品广告活动的管理。2022年6月22日成立中成药审评专家工作委员会，依法负责中成药注册相关工作，以及中成药质量、效用及安全性评估等，支持药物监督管理局做专业决策。

澳门特区政府医疗专业委员会主要负责医务人员专业资格的认可和注册制，是一个公共行政当局和议机关，规范15类医疗人员，包括中医生和中药师在内的资格认可、登记、执业注册、发注册执照，以及相关职业监察和规范。

目前澳门有3家医院：山顶医院是政府大型医院，没有提供中医服务，2家私立医院：镜湖医院和科大医院有提供中医服务，9家政府的卫生中心（相当于内地的社区卫生中心）有6家提供中医服务。有155家私人中医诊所（2022年数据）。所有提供中医服务的医疗机构都有提供针灸治疗服务，专业水平参差不齐，中医生均毕业于澳门科大（与南京中医药大学合作创办）或内地中医药大学。

虽然现在的澳门政府对于中医的重视远胜从前，但在教育、科研等方面均侧重于中医药，针灸专业教育、科研缺如。政府或民间的中医学术社团举办的学术活动也较少有针灸的范畴。

澳门民间中医学术社团数十个，以“针灸”设立的学术社团极少。2006年底，由我牵头申请成立了“澳门针灸学会”，左常波担任会长，我是理事长。澳门针灸学会成立以来，左常波会长即开始在内地开展针灸培训活动，至今已近20年，但鲜少在澳门开展学术活动，仅约于2010年开展过一次学术交流活动，邀请内地学者授课2天。我曾于2011—2014年间自行组织针灸学术沙龙，邀请有兴趣者参与（陈而国即是在那期间认识），由我主讲，探讨针灸学术，后因诸多原因而停办。

由于左常波会长长期在内地工作、讲学，对于澳门的中医学术参与较少，制约了澳门针灸学会在澳门的发展，于是，由我牵头与陈而国等人于2019年底成立了“澳门针灸专业学会”，由我担任会长，陈而国担任副会长，黄志忠担任理事长（澳门中医药学会会长石崇荣推荐），同时组建了“澳门针灸专业学会学术交流微信群”，开展学术交流活动，不定期在群里分享针灸临床经验（近期较少），大多是我的针灸临床医案或陈而国的针灸临床验案。我们师门也有众多师兄师姐在群里。由于第一届理监事会已经到期，现准备进行改组，以我们师门在澳门的众师兄师姐为骨干，组成新一届澳门针灸专业学会理监事会，聘请师父为我会荣誉会长兼学术总顾问，由我担任会长，陈而国担任副会长兼理事长，其他众师兄师姐担任相应职务。改组后拟在澳门的师门小群或者“澳门针灸专业学会学术交流微信群”不定期开展中医针灸学术讲座，希望能为澳门中医针灸学术的发展做点实在的事。

久病遇良医——李泓学

李少冰

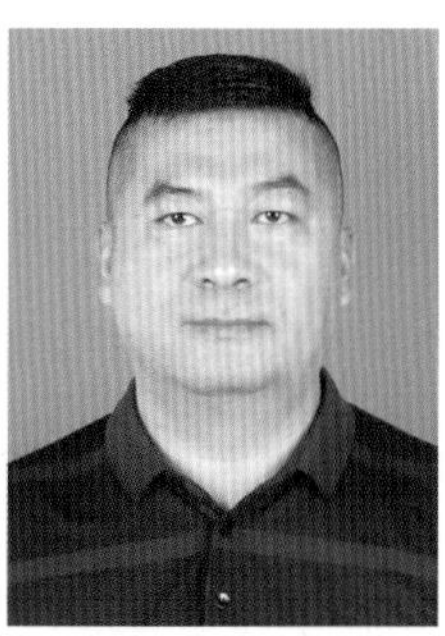

被誉为“膝盖王”的李泓学毕业于辽宁中医药大学，李三筋经堂创始人，非遗经筋骨传人，鄂尔多斯一康中医院名誉院长。

李泓学从小学习中医药、针灸与祖传蒙医刺血拔罐。从事医学生涯多年，曾向多名国医大师、知名大夫、民间赤脚中医学习。他们亦师亦友救治了许多患者，帮助许多的患者脱离苦海，其中有因病而致贫的老百姓。李泓学老师以“仁心仁术，普惠众患”为己任，弘扬中医技法，研究出一套不吃药，不打针的特色疗法，对“伤筋症”的膝关节调理独有创新疗法。擅长调理：肠胃病变、糖尿病、肾病、神经性病变、脑梗死中风后遗症，以及导致的抑郁症、低血糖带来肝损的一系列后遗症等。

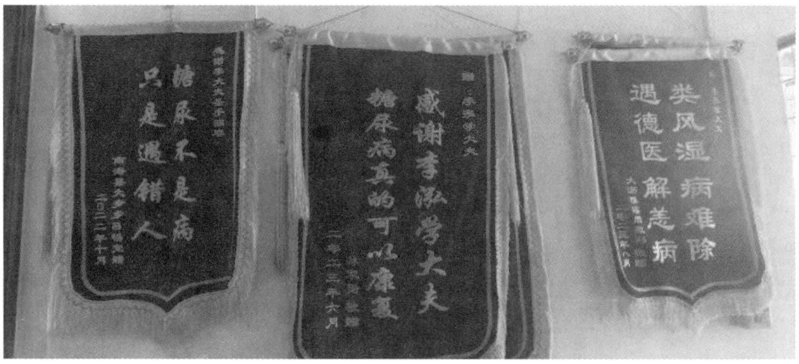

李泓学以“德行技绝，解人之恙”的态度，以“经络者，决生死，处百病，通则不痛，痛则不通”的原则，以“筋柔骨正，骨正筋柔，气血以流”的医学理论，传承发扬中医。

案例分享 1：某患者，自 2019 年患上了类风湿关节炎后，人没精神，起床后手脚关节僵硬。遇上下雨天更难受，到处寻医治疗，都没有好转。由于应用激素类药物，身体更难受，双手腕关节在 2021 年开始红、肿，痛加重，早上洗脸、刷牙都是问题，伴有心跳、心闷、气喘，失眠、消瘦等症状。在 2023 年 7 月初就诊。李泓学利用外治法，理筋、拔筋、点穴法，内服复合益生菌、外用溢小灵泡澡，用药 40 余天后，睡眠改善，由整晚没法入睡到现在睡到天亮，双手关节肿痛减轻，未在李泓学处治疗前，连一支笔都无力，现在十多斤重的东西都能提了，心闷、心跳、气喘症状减轻。

案例分享 2：作者李少冰，72 岁，在 53 岁时，身体出现每晚最多睡 2 小时，逐渐听力下降，现在几乎听不到声音，与人沟通很不方便，患 2 型糖尿病、高血压。2016 年，心脏搭桥手术，每天服用 9 种药物，吃药吃的肚子越来越难受，颈、肩酸胀，去年又做了腰椎手术，没有手术之前，腿脚麻木、行动困难，手术之后还是麻木，在医院理疗多次，效果不佳。在这 20 多年里，去了很多的中西医院，几乎无效，症状越来越严重，中国有这样一句话，有病乱投医。花了不少钱，在最渺茫的时候，来到李泓学处就医，经望、闻、问、切诊断之后，做了 1 个疗程综合调理。

20 余天后，每个晚上睡 4～5 个小时，耳鸣也有所改善，疼痛减轻，腰与双脚无麻木感，食欲佳，血糖也平稳了。患者特别感谢德技双馨的李泓学医师，用中医特技为我解除疾苦！

岭南名医——许刚健

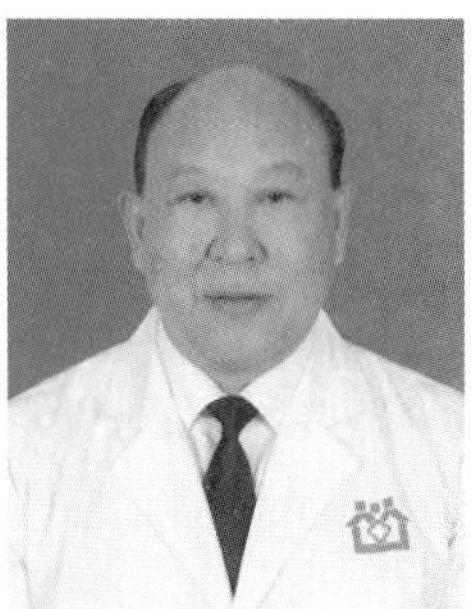

军营从医　仁心仁术祛疾苦

许刚健，男，出生于 1960 年 7 月，湖南省衡阳市人。副主任中医师，国家基本药物遴选专家、岭南名医、华南名医联盟医学专家，中国医药教育协会会员，广东省医学会全科医学分会常委，广东省中医药学会分会常委，东莞市中西医结合肿瘤分会常委，东莞市基层名中医工作室传承指导老师。曾在某部队军医临床工作，曾任二甲医院副院长、社区卫生服务中心副主任。香港卫视《健康中国》栏目国际健康宣传大使。

许刚健医师擅长中医经方治疗内科、妇科常见病，特别对慢性咳嗽、失眠、消渴、便秘、月经病、带下病、乳腺结节增生、前列腺疾病、阳痿早泄、不孕不育及疑难杂症，并具有丰富的临床经验。

许刚健与中医的缘分还要从四十多年前说起：1978 年应征入伍，在新兵严格军训结束后，得到部队首长的关心和支持，使许刚健踏上了医学工作之路。选择了这个职业，他深知责任重大，要想做一名合格的医生，就必须有医者仁心仁术，一切以患者为中心。部队的培育，让许刚健有了医学的基本理论知识，能处理常见病。

转业行医　奇药良方送美满

许刚健热爱中医，多处寻求名老中医老师取经，得到了前辈的指点，结合自己的临床经验，治疗不孕不育的患者时，见到听到不少结婚多年的夫妻、因无法生育导致家庭不和睦，有的还离了婚，家庭破裂。在这种情况下，作为一名医生，应该为患者解难，在名老医师的指教和自己的努力下，许刚健圆了几十对夫妻生儿育女的梦想，使得他们家庭美满。

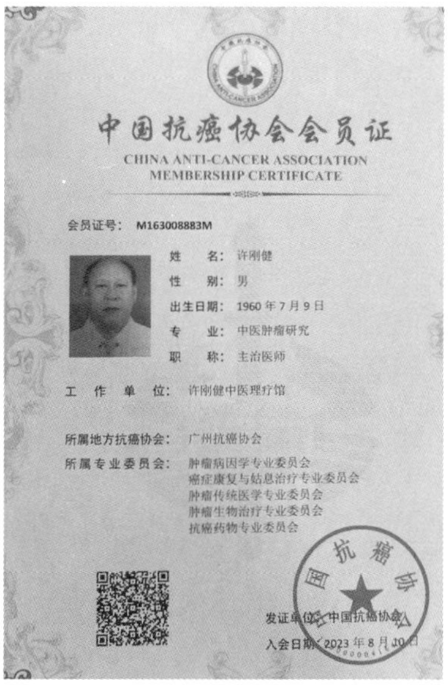

病例一：邓某，女。结婚5年，未避孕未怀孕，经期小腹冷痛，量少、有血块、经常腰酸。曾经多家医院治疗，花了很多钱一直不孕。许医师诊见：畏寒肢冷，腰酸，痛经，面色淡白，舌黯、苔白，脉细沉。辨证：寒凝血瘀。治则：温经散寒，活血止痛，补肾健脾，益气安胎。方用：少腹逐瘀汤合右归饮加减，内服1个月，病情好转，后改用桃仁四物汤合健脾汤加减，服用1个月余、患者怀孕报喜。

病例二:刘某，男。经常腰酸痛、尿频，阳痿早泄、乏力失眠，结婚7年未育。西医诊断：前列腺炎，治疗几年不见效。患者来到许医师处，经详细询问病史，有长期熬夜，酗酒，在改变不良习惯的同时，方用：五子衍宗汤合右归饮加减，服药20剂。后改用右归饮合六味地黄汤、龙胆泻肝汤加减，服药2个月余，患者喜得贵子。

许教授行医40余年来，深深体会到中医药治疗慢性病的好处和妙处，祖国传统医学解决慢性病等疑难杂症，养生延年益寿有独特之处。多年来，他取得了认可和荣誉：2019年获得广东省岭南名医光荣称号，2021年载入东莞市名医库，同年入选为东莞市基层名中医工作室传承指导老师。

在探索中医药奥秘的道路上，许刚健医师坚持传承与创新，以仁心仁术为广大患者造福，为中医药的发展，为健康中国贡献一份力量。

情暖杏林

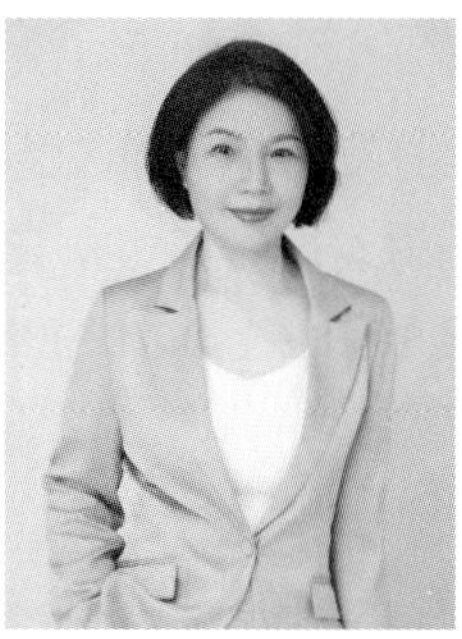

闫静跟随养父长大。养父是位老红军，对她视如己出。她的第一份工作是邮电局的一名正式员工。邮电是国企，在20世纪80年代是人人都向往的工作。有了稳定的工作使她并不满足，总想做点自己喜欢的事情。她经常学习修身养性的理论与方法，向亲友和同事们介绍疾病调养方法。由于效果比较好，得到大家的认可和领导的鼓励，让她可以在此方面发展，这使她内心充满感激，首先感恩养父待她情深义重，然后是领导通情达理，她感觉自己是一个幸福的人，处处有人帮。她要分享这种被人帮扶的幸福，并持续六年做义务调理工作，使她累积了经验。她在湖北省首届面向全国招募按摩大赛中，获评高级技术第三名。1993年，当地媒体报道了她“练就真功拯黎庶”。她成为襄樊市第十届政协委员。获得第三届“襄樊市跨世纪优秀青年人才”称号。2004年闫静独自前往祖国最年轻的城市深圳，落户深圳市罗湖区人民医院中医科，后任罗湖区慢性防治医院康复科主任。2020年创建个人独资的闫氏医学文化有限公司。

闫静创立以指代针术及神经导引术。擅长：闫氏神经导引术、闫氏筋骨揉身术，闫氏祝由术（无声催眠），筋骨揉身下肢护理对消肿、止痛效果明显。

周氏针灸疗法对新型冠状病毒感染后遗症的技术应用被纳入国家卫生健康委“十四五”规划全国重点课题《医疗卫生资源区域配置策略研究》总课题组

课题执笔人：北京针缘堂中医院　周怀明
课题组成员：郸城县针灸研究所　刘桂英
周久凯 单玉丽　周久翔　周久惠 周久超

摘要：随着“阳康”患者越来越多，也不断出现一系列后遗症，比如“阳康”后有咳嗽、心悸、失眠、脱发、胸闷气短、疲累乏力、记忆力减退、肌肉酸痛等后遗症状，并在一定程度上影响患者的工作和生活。鉴于此，本课题旨在探讨周氏针灸疗法对新型冠状病毒感染后遗症的技术应用。

关键词：周氏针灸疗法 新型冠状病毒感染后遗症 技术应用

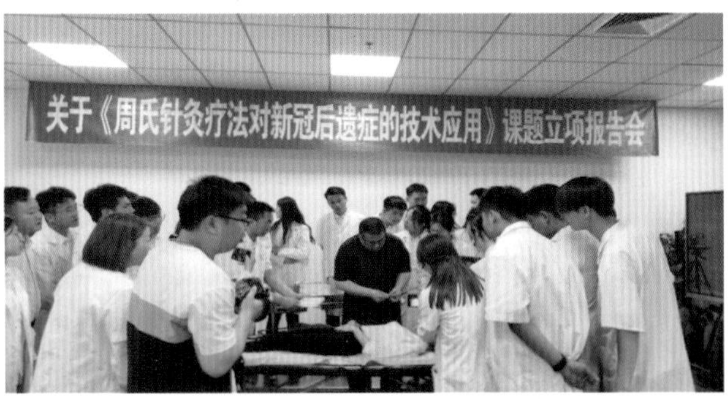
关于《周氏针灸疗法对新冠后遗症的技术应用》课题立项报告会

1.选题的意义、价值和理论支持

1.1 选题的理论意义

新型冠状病毒感染康复后，往往原有基础病会加重；或在原有基础病的基础上合并呼吸不畅。人体的免疫系统在康复过程中，有一段时间的“免疫紊乱期”，即处于中医中的“偏颇”体质。

1.2 选题的实践意义和价值

人体有超过 365 个穴位，是经络气血聚集、输注或通过的重要部位。因此通过针灸刺激穴位，即可联系身体脏腑，调整体内机能，从而调节、恢复、增强人体免疫力。调整人体的“偏颇体质”至“阴平阳秘”的状态。

1.3 课题研究的理论支撑

《黄帝内经》明确指出“正气存内，邪不可干”。中医重视新型冠状病毒感染患者恢复期的康复干预，在疾病恢复阶段病邪已经祛除，或者体内存有少量余邪，但是人体的正气还没有恢复，应该用中医扶正的方法进行治疗。“扶正”就是运用综合干预方法来提升患者的免疫力，比如中医传统外治疗法艾灸、针刺、拔罐等方法，可以扶正祛邪，减轻病毒对人体的损害。“用针之类，在于调气”“凡刺之道，气调而止”。通过肢体穴位刺激，激发和强化脏腑经气，使入侵的秽浊疫戾之邪，得以溃散分离与驱除，邪祛正安，同时提升脏腑自我保护能力，减轻疫毒对脏器的损伤。

1.4 相关概念的界定

感染新型冠状病毒肺炎康复后，仍有不少人会出现：喘、易疲倦、肌肉酸痛等长期症状，或称为“长新冠”。“长新冠”简单来说就是新型冠状病毒感染后遗症，意指感染新型冠状病毒肺炎后衍生的慢性后遗症。

2.课题研究的思路、目标和具体内容

2.1 课题研究思路

随着“阳康”患者越来越多，也不断出现一系列后遗症，比如“阳康”后有咳嗽、心悸、失眠、脱发、胸闷气短、疲累乏力、记忆力减退、肌肉酸痛等后遗症状，并在一定程度上影响患者的工作和生活。鉴于此，本课题旨在探讨周氏针灸疗法对新型冠状病毒感染后遗症的技术应用。

2.2 课题研究目标

埋线疗法（长效针灸）是在传统针灸基础上发展起来的现代针灸技术，它除了具有传统针灸的“即时效应”，还有中、长效的刺激、调节、治疗机制。在新型冠状病毒感染康复者的临床治疗实践中，即可调治基础病、慢性病，也可对新型冠状病毒感染康复的长期症状（呼吸、消化、神经）进行同时调治——传统中医的整体治疗和现代技术的系统诊疗相结合。探讨周氏针灸疗法对新型冠状病毒感染后遗症的技术应用，便于制定更具针对性的研究方案，从而收获更佳的研究效果。

2.3 课题研究内容

周氏针灸疗法对新型冠状病毒感染后遗症的技术应用，具体内容如下：

2.3.1 周氏针灸传承人周怀明的技术特点与方法

周怀明从事中医针灸工作30余年来，具有系统的中医基础理论知识和精湛的针灸医术。擅长各种疑难疾病的临床研究和治疗工作，以非针、脐疗方法为主，辅助周氏中药除湿敷贴系列外用中药，分型论治各科疑难杂症患者不计其数，饮誉豫东地区，使一批批疑难杂症患者得到康复，深受广大患者和家属的好评。

周怀明精于针术，攻于针灸，在临床讲究方精穴简、理明证清、效专力宏，重视针刺手法，四诊同参，针、灸并用，内外兼治，博古采今，在诊治疾病中师古而不泥，治法自出机杼，独树一帜。在行医过程中积累了大量的诊治资料，闲暇之余反复研究，总结出许多行之有效的临证经验，尤其他采用的活用经穴，发挥透穴，妙用奇穴，多选阿是穴，擅长险穴，精简用穴，在临床治病疗效非凡，得到患者的高度赞扬。周怀明医生在治疗堵症、中风偏瘫后遗症、面神经麻痹、中风脑瘫、失语、冠心病、头疼头晕、癫痫病、精神病、三叉神经痛、乙脑后遗症、气管炎、胃病、肾亏肾虚、颈肩腰腿痛、骨质增生、坐骨神经痛、四肢麻木、肌肉萎缩、小儿麻痹症、震颤麻痹、前列腺炎、乳腺增生、痛经、子宫肌瘤、不孕症、月子受风等疑难大症时，将非针、脐疗、敷贴结合，相辅相成，相得益彰，很多顽疾、痼疾疑难杂症都能针到病除，为病患者广泛称道颂扬。

2.3.2 感染新型冠状病毒的后遗症分析

第一，抑郁和焦虑，2022年，世界卫生组织发布了《世界精神卫生报告》，报告显示，仅在大流行的第一年，全球焦虑症和抑郁症的发病率就增加了25%以上。对自己和亲人遭受感染、痛苦及死亡的恐惧，丧亲之痛以及经济上的担忧被认为是导致焦虑和抑郁的源头。在这场持续三年的疫情动荡中，我们每个人的生活轨迹都发生了改变，对病毒的恐慌，以及感染后的种种不适，很容易给感染者带来严重的应激反应，新型冠状病毒带来的更像是一场没有硝烟的战争，战后很多人都会出现心理综合征，表现为噩梦、性格大变、情感分离、麻木感（情感上的禁欲或疏离感）、失眠、逃避会引发创伤回忆的事物、易怒、过度警觉、失忆和易受惊吓。

第二，感染后咳嗽，明明抗原已经转阴，为何还是咳嗽不止？新型冠状病毒感染后要警惕咳嗽，所谓的感染后咳嗽，是指呼吸道感染本身急性期症状消失后，咳嗽仍然迁延不愈。感染后咳嗽多表现为刺激性干咳或咳少量白色黏痰，可以持续3～8周时间，甚至更长。

第三，脱发，头发大把大把掉落，本来头发就不多，阳了之后离秃顶更近一步了，新型冠状病毒感染之所以会引起脱发，原因有两点，一点是病毒引起毛囊周围的炎症反应，另一点是感染后出现的焦虑、抑郁、失眠等心理因素引起了休止期脱发。

第四，倦怠感，阳过之后很多人感到特别倦怠，总感觉全身乏力，精神萎靡，还有人的形容是像丧

尸一样。

第五，味觉障碍，阳过之后，看到什么都没有胃口，哪怕是山珍海味，根本没有饥饿感，吃任何东西都没有味道，这是很多感染者的描述。味觉障碍是新型冠状病毒感染的后遗症之一，这是因为病毒影响了唾液腺的功能所致。

第六，嗅觉障碍，味觉障碍让我们感受不到酸甜苦辣，嗅觉障碍则让我们不能分辨周围的味道，我们既闻不到饭菜的清香，也尝不到饭菜的美味，试问，又怎么会对食物感兴趣呢？

第七，食欲不振和体重下降，一环扣一环，如同多米诺骨牌效应，感染后长时间的食欲不振，使得很容易出现厌食、营养不良，甚至是消瘦。

第八，胸痛或胸部不适感，咳嗽胸痛，呼吸胸痛，说是特别剧烈的痛吧，并不是，可就是难受，就是不舒服，甚至是说不出来的那种难受。

第九，注意力不集中，记忆力下降，感染新型冠状病毒后，与嗅觉、记忆等相关的脑区会发生退行性变化。事实上，越来越多的阳性感染者都能发现自己感染后注意力不集中，记忆力下降，办事效率也大不如从前。

第十，活动后呼吸急促，休息状态下还好，呼吸非常平稳，但是只要活动，马上就会出现呼吸急促，走一下就要停下来休息一段时间，这种感觉真的很痛苦。

第十一，耳鸣和听力下降，很多感染者诉说，即便抗原转阴一段时间了，但自己依然饱受耳鸣和听力下降的困扰，事实上，这是因为病毒攻击了耳神经导致的后遗症。

第十二，对生殖系统的影响，先说说对男性的影响吧，《中国男科学杂志》2022 年第 5 期发表了一篇题为《新型冠状病毒肺炎对男性生殖和性功能影响的研究进展》的综述，文章明确表示，新型冠状病毒可以感染男性性腺并导致男性生殖功能障碍，文章也指出了与新型冠状病毒有关的用药也会影响男性的生殖系统功能，比如抗病毒药物和糖皮质激素。

2.3.3 新型冠状病毒感染后遗症的原因

实际上，目前并没有确切的答案。不过欣慰的是，科学家基于已有的基础研究和临床研究结果，对新型冠状病毒感染后遗症的发生机制已经有了初步认知。

新型冠状病毒感染几乎影响人体所有组织或器官的原因，其实简单来说，就是新型冠状病毒可以通过遍布人体的血管紧张素转换酶 2（ACE2）进入多种组织或器官细胞。

由此，我们来看导致新型冠状病毒感染后遗症可能的机制：

第一，新型冠状病毒感染直接导致细胞或组织损伤。

有研究发现，在呼吸系统内，新型冠状病毒在内皮细胞内的复制，会对肺和呼吸道造成严重损害；在心血管系统内，新型冠状病毒直接感染心肌细胞和内皮细胞，导致心肌细胞的凋亡和内皮细胞的损伤；在其他的组织和器官中，新型冠状病毒的感染，也会导致相关细胞的死亡，进而影响器官的功能，诱发新型冠状病毒感染后遗症。

第二，潜在的病毒库或非传染性新型冠状病毒片段引发慢性炎症。

很多研究在感染者的多种器官中检测到了新型冠状病毒的存在，因此这些器官有可能成为新型冠状病毒的潜在“病毒库”。此外，还有研究暗示新型冠状病毒的部分核酸序列可以整合到人的基因组中，而且整合到人体基因组中的新型冠状病毒片段能够正常转录。或许正是由于病毒库或病毒片段的持续存在，引发的慢性炎症造成了新型冠状病毒感染后遗症的发生。

第三，慢性新型冠状病毒肺炎破坏了相关免疫功能。

当免疫细胞被抗原持续长时间刺激，就会出现功能障碍甚至被损坏。有研究发现，在重症新型冠状病毒感染患者体内，细胞毒性 T 淋巴细胞（CTL）和自然杀伤细胞（NK）等抗病毒淋巴细胞的绝对数量明显减少，免疫功能被损坏。还有研究发现，在新型冠状病毒感染期间，淋巴和骨髓细胞上很多免疫抑制受体表达水平上调。这种免疫抑制和免疫细胞的被损坏，可能会促进新型冠状病毒感染，进而导致新型冠状病毒感染后遗症。

第四，病毒诱导的自身免疫。

有研究表明，新型冠状病毒特异性抗体能够与哺乳动物宿主蛋白发生交叉反应。实际上，已经有研究团队在具有神经系统症状的新型冠状病毒感染患者体内检测到抗神经元自身反应性抗体。因此，新型冠状病毒诱导的自身免疫可能对新型冠状病毒感染后遗症的发生起到重要作用。

第五，线粒体功能受损，会影响人体免疫。

早在新型冠状病毒疫情暴发之初，就有科学家研究了新型冠状病毒编码的蛋白与人体蛋白之间的相互作用。根据研究，科学家推测新型冠状病毒的非结构蛋白（NSP）4 和 8，以及 ORF9c 可以与线粒体相互作用。也有研究发现了新型冠状病毒可以劫持宿主的线粒体。从临床研究数据来看，新型冠状病毒感染患者外周血单个核细胞（PBMC）表现出线粒体功能障碍、代谢改变和线粒体因子水平高等特征。还有研究发现不同亚群 T 细胞出现了线粒体功能障碍，以及死亡风险增加。所以，线粒体功能障碍导致免疫稳态失衡及受感染细胞代谢重编程，可能导致新型冠状病毒感染后遗症。

第六，肾素-血管紧张素系统（RAS）失衡。

RAS 在维持身体生理平衡方面有重要作用，它会影响多个器官系统的功能。有研究发现，新型冠状病毒感染期间，RAS 会失衡，而且这种失衡与新型冠状病毒感染导致的多器官损伤相关。因此，科学家们推测，新型冠状病毒感染期间的 RAS 失衡可能导致了肺、心脏、肾脏和小肠等的终末器官损伤，这有可能就成为新型冠状病毒感染后遗症的诱因。

总的来说，以目前的研究来看，导致新型冠状病毒感染后遗症的原因可能非常多，而且这些机制可能存在不同程度的重叠交织，最终可能一起导致了新型冠状病毒感染后遗症的发生和发展。当然，以上六种可能机制是研究人员根据基础或临床研究的推测，至于新型冠状病毒感染后遗症的真正发病机制，还需要更多的研究探索。

2.3.4 做好新型冠状病毒感染后遗症的预防和管理

形式多样、机制复杂、作用广泛、影响深远、发生率高，新型冠状病毒感染后遗症已然成为全社会需要高度注意的问题。当然，对于当前高度流行的奥密克戎变异株是否同样会引发上述新型冠状病毒感染后遗症，尚需临床研究进一步证实。

因此，我们有必要基于已有的研究成果，制定合理的预防和治疗策略，将新型冠状病毒感染后遗症对人类的影响降到最低。

目前，临床上还没有明确的治疗新型冠状病毒感染后遗症的有效方法，研究人员也需继续探索新型冠状病毒感染后遗症的机制，深入了解新型冠状病毒感染后遗症的成因，以便找到有效的治疗手段。

3.课题研究成果

3.1 针灸治新型冠状病毒感染后遗疲劳综合征

患者女，42 岁，2023 年 1 月 11 日初诊。主诉：经常犯困、想睡觉、疲乏、纳呆、胁胀 20 余日。患者 2022 年 12 月 19 日感染新型冠状病毒，治愈后不分昼夜地犯困，身体困重、疲乏无力，纳呆、胁胀，休息后诸症不能缓解，严重影响正常生活、工作。曾做甲状腺功能、脑电图、脑部核磁、胸部 CT、经颅多普勒相关检查，无明确器质性病变，医生考虑为感染新型冠状病毒后所产生的焦虑、抑郁症，给予氟西汀、氟哌噻吨美利曲辛片、谷维素，以及中药藿香正气丸、逍遥丸，治疗效果一般。既往体健，无慢性病、传染病、家族特殊遗传疾病史。查体：患者神志清楚，精神欠佳，时时欲睡，唤之即醒，舌淡、苔白腻，脉沉缓。诊断：怠惰（脾虚湿阻型，西医称为疲劳综合征）。令患者取俯卧位并将背腰部暴露，将玻璃罐预热后，分别迅速拔于命门、至阳、大椎、右大包穴位处，10 分钟后起罐。令患者改坐位，于百会穴处施以热敏灸 20 分钟。留罐期间患者觉胃脘部发热，胃肠蠕动明显，伴有“咕噜咕噜”声响、排气。艾灸百会时，患者觉温热感内透、眼睛发亮、头皮松弛。将百会穴取穴及热敏灸法教会患者，并告知施灸时注意事宜，嘱其每日自行在家施灸 1 次（20 分钟），隔天来医院拔火罐1次。注意合理安排生活起居，适当进行户外运动。如法艾灸5天、拔火罐3次后，患者身体恢复正常。

按：寒湿之邪由表传里，使肺宣降失职，影响患者脾胃运化功能，导致清阳不得上升、浊阴不能下降、气血不能正常濡养四肢百骸，则见犯困、嗜睡，身体困重、疲乏无力，纳呆、胁胀等临床表现。《景岳全书》记载："然命门为元气之根，为水火之宅。五脏之阴气，非此不能滋。五脏之阳气，非此不能发。"《石室秘录》云："命门者，先天之火也……胃得命门而受纳，脾得命门而转输，肺得命门而治节……无不借命门之火而温养也。"《针灸大成》记载："至阳，主胃中寒气，不能食，腹中鸣。"从解剖神经支配角度来看，支配心脏和胃的脊神经在第5～8处重叠，而至阳穴正处于第7胸椎棘突下两者的脊神经交界处，对于心肺、脾肾之间相关的疾患治疗有独到疗效。大椎内行督脉，外通手足三阳，为风寒外邪入侵人体的重要关卡，有调节全身阳气、克制体内阴寒、扶正祛邪的作用。同属督脉的百会，位于诸阳之会、百脉之宗的头部，温和灸可促进头部血液循环，宣畅气血、醒脑开窍。足太阴脾经的穴位"大包"，亦称为"脾之大络"，因既可调理脾络、宽胸益脾，统全身气血，又可宣通肺气、疏理肝气，使四肢百骸皆受其益，无所不包，由此得名。

3.2 针灸治疗新型冠状病毒感染后遗症之心悸胸痛

新型冠状病毒感染肺炎的后遗症有很多很多，数不胜数，但是有的后遗症会对我们日常生活造成困扰，虽然不要命，但是非常令人头痛，比如说新型冠状病毒感染之后出现屁股痛以及新型冠状病毒感染之后出现乏力、气短等，各种各样的后遗症都有，有的新型冠状病毒感染后遗症很危险，严重的甚至危及生命，事实上在后遗症出现苗头，我们就及时处理，就能将危险扼杀在摇篮里，预防严重事故发生。

在新型冠状病毒感染后遗症里面比较常见的令人头痛的后遗症，就是心肌炎，主要就是心脏疾患比较多一点，一般出现在新型冠状病毒感染之后两个礼拜左右，会出现类似甚至就是心肌炎反应的症状，主要表现为胸闷、胸痛，心悸、心跳过速等，在这种情况下处理不够及时也会有严重的事故发生。此外新型冠状病毒感染后遗症会发生晕厥，所谓晕厥就是晕过去了，也是会有生命危险的，出现这种情况，身边也不乏其人。最后还有心动过速。患者会出现心动过速，常用针灸治疗，出现呼吸困难、胸痛等都可以用玉堂透膻中。此外再加上内关透郄门，因为郄门是心包经的郄穴，心包上的任何炎症都可以用郄门，内关透郄门可以治疗多种心脏疾病，如冠心病。有痰者要加丰隆，针泻丰隆可以极大地缓解心肌炎的症状。

3.3 针刺治疗新型冠状病毒感染后遗症：疼痛、麻木、肿胀

疏通经络：当人体经络瘀滞不通时会出现疼痛、麻木、肿胀等，针刺可以疏通经络，进而改善疼痛、麻木等症状。

扶正祛邪：针刺可以扶助正气、祛除邪气。在治疗新型冠状病毒感染肺炎后遗症治疗方法以补养为主。

针刺频率高的要穴有：

膻中：治疗胸痹、心痛，呃逆、咳嗽、呼吸困难等。

肺俞：咳嗽，气喘，咳血，鼻塞。

天枢：腹胀、腹泻、便秘、肠麻痹、消化不良、恶心等。

气海：本穴位有益气助阳的作用。治疗泄泻，便秘，虚脱，形体羸弱。

关元：培补元气。治疗虚痨冷惫，羸瘦无力，单纯性消化不良。

足三里：调节机体免疫力、增强抗病能力、调理脾胃、补中益气的作用。

丰隆：化痰祛湿要穴，主治头痛眩晕，咳嗽多痰，气喘，胸痛。

太冲：头痛，眩晕，腹胀，呕逆，咽痛嗌干，下肢痿痹。

4.几点思考

结合上述研究情况，现提出如下建议：

一是，针灸从业界应该积极行动起来。针对人数众多的疫苗不良反应者渴望帮助，而西医放任无能的严峻形势，各地的针灸组织、诊所和针灸执业人士不应该袖手旁观，应该迎势而上，肩负责任，在自己的位置上积极用针灸治疗疾病，帮助缓解疫苗的不良反应，以填补这一空白。具体治疗方法除了选穴内关和足三里外，还应该分别针对颈肩手痛者加合谷、外关等穴，下肢痛者加委中、昆仑等穴，胸闷加心俞、膻中，咳嗽加鱼际、肺俞等方法。对拒绝针刺的患者可以用王不留行贴耳穴替代。通过同仁的努力，针灸疗汉定会借此机会在全球大放异彩。

二是，各地在打疫苗处应该增设针灸帮助缓解不良反应这一项，安排人员现场扎针服务。同时做配套服务，发放针灸针和包装消毒棉球，选用周氏针灸疗法。

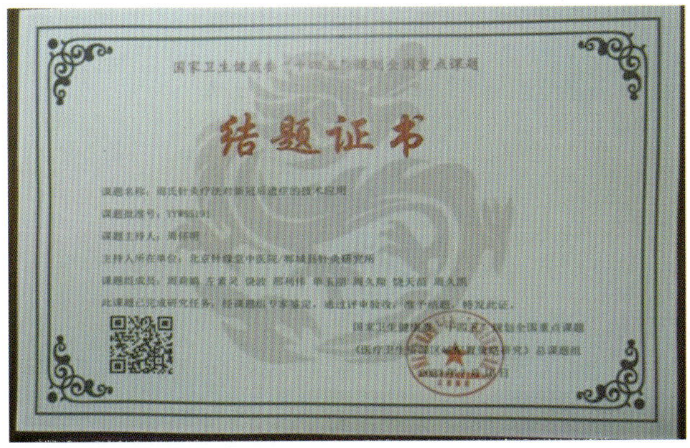

周氏针灸疗法对新型冠状病毒感染后遗症的技术应用被纳入全国重点课题结题证书

村医夫妻26年守护村民健康

46岁的王欣慰、张建美是山东省滨州市邹平市黄山街道郎君村卫生室村医，两人既是同事也是夫妻。26年来，这对村医“夫妻档”坚持每天24小时候诊，用中医药技术尽心守护村民健康。

1996年毕业后，王欣慰放弃了留在县城医院的机会，怀着回报家乡、服务村民的信念，回到邹平市黄山街道郎君村，成为村卫生室一名乡村医生。作为卫校同学的张建美为王欣慰扎根基层的精神所感动，毕业后也来到该卫生室，后来两人结为夫妻，共同行医服务村民。

在村卫生室，王欣慰和张建美肩负着两个村1700名村民的基础医疗及健康教育、慢性病管理、老年人健康管理、孕产妇管理和儿童健康管理等基本公共卫生服务。

随着村民对健康服务需求的日益增长，两人成为1700名村民的家庭签约医生。他们建立起村民健康档案和病历台账，定期通过电话、上门等方式，对签约村民进行健康体检，提供健康咨询、预约诊疗、跟踪指导等保障服务。

王欣慰和张建美所服务的村地处丘陵地带，村民以种植果树为主要生产方式，果树管理期和采摘期，村民因忙于农事而疏于健康管理，两人便主动走进果园为村民进行健康体检、慢病管理，做好健康指导。

除了村医的身份，王欣慰在5年前还担当起“健康扶贫专干”的职责，对接了村里三户贫困家庭。如今这些贫困户已经脱贫，王欣慰仍时常到他们家中询问身体健康状况，进行健康体检和健康生活方式指导，确保脱贫不返贫。早在2018年，夫妻二人已开始免费为村里贫困人群贴三伏贴。患有慢性支气管炎的村民赵华书经过几年连续贴敷，已经恢复健康。除了日常工作，张建美一有时间就向村民宣传普及卫生及保健知识。在她的帮助下，80%的村民学会了七步洗手法、海姆立克急救法等技能。

为了提高业务技能，夫妻二人积极参加学习培训，先后拿到了执业医师资格证书，并拜师省级名中医学习中医。目前，郎君村卫生室除了开展输液、注射等西医治法，还应用中药汤剂、穴位贴敷、针灸、拔罐等中医疗法，为村民提供多元化的诊疗服务。夫妻二人的服务水平得到了村民的一致认可，多次被邹平市评为最美乡村医生、乡村技能选手。

“我当初选择当村医就是为了方便村民看病、治病，这个初心我不会改变。”谈到未来，王欣慰说，他愿意当一辈子村医，一辈子为村民守护健康。（邹平）

丁晓东：随叫随到，让乡亲们有“医”靠

从城里来到乡间，吉林市龙潭区江水乡李家村村医丁晓东成了十里八屯的“活地图”，数十年如一日，用中西医结合的方法护佑一方百姓健康——

2022年8月，第十三届“中国医师奖”颁奖大会在北京召开，在全国受到表彰的78名优秀医师中，一位乡村医生在颁奖台上讲述了他的从医历程，他就是吉林市龙潭区江北乡李家村卫生室村医丁晓东。

30多年前，丁晓东放弃了城市公立医院的“铁饭碗”，扎根到偏远的李家村当了一名村医。村民生病他随叫随到，有钱就给，没钱赊账。这些年来，他出诊骑坏了好几辆自行车，救治过的患者不计其数，累计为困难患者垫付药费达20万元……他就这样一直默默地工作着、奔波着，不辞昼夜，从青丝到白发。

“村里来了城里医生当村医”

丁晓东生于1958年，两岁时意外摔伤，由于救治不及时，造成脊柱后凸，留下终身残疾。于是，自懂事起他就立志要做一名医生，去救治那些被病痛折磨的人。

1978年恢复高考后，丁晓东以优异成绩考入吉林省四平地区卫生学校大专班；1982年4月，他被分配至吉林省海沟金矿职工医院；1986年，因工作需要，他又被调至吉林冶金机电厂职工医院，任业务院长、党支部书记。

他深爱中医药，熟读《伤寒论》《金匮要略》《本草纲目》等中医经典，还经常外出学习，参加针灸等中医适宜技术专业培训，在临床中灵活运用中医经典方。

参加工作后，丁晓东时常回乡探亲。因为他是城里来的医生，所以每次回乡，远近的乡亲都会前来找他切脉看诊，有时丁晓东还会把自己随身带来的药送给大家。乡亲们对丁晓东常说：“咱们如今日子好过了，就是缺医少药，最缺你这样的人啦！”

1992年3月，一个好消息在李家村不胫而走——“村里来了个城里的医生当村医，还是咱亲戚。”原来，这个城里来的医生就是辞去公职来当村医的丁晓东。

辞去城里医院的工作，回到李家村当起了村医，丁晓东的决定令许多人百思不得其解。“没有复杂原因，只是在与村民接触中发现农村的百姓看病难，农村更需要医生。”丁晓东表示，自古以来，行医不分城里还是乡村，只要能施展医术，解人所难，能发挥作用就是好医生。

默默守护，书写爱心和忠诚

刚到李家村时，村里给丁晓东安排了简易的诊室。江北乡是吉林市远郊，而李家村是距离江北乡最远的一个村，包括16个社，7个自然屯，村民居住分散，最远的屯距离村卫生室十几公里。他经常骑着自行车到田间、炕头为村民治病。无论白天黑夜，或是严寒酷暑，只要接到村民的电话，丁晓东就会背起药箱出发。30多年来，他从来没有因路途遥远耽误过一次出诊。他用双脚丈量这片土地，把自己变成了十里八屯的“活地图”，光是自行车就骑坏了好几辆。

1994年4月的一天，一位妇女急匆匆跑到卫生室里急切地喊：“丁大夫，我老伴儿不行了！”丁晓东立即跟随跑到患者家里，发现这位金姓村民已

经昏迷，大小便失禁，半身瘫痪，初步诊断为脑出血。当时的农村还没有水泥路，找车也非常困难，没办法及时将患者送到大医院。于是丁晓东马上采取急救措施，守在患者身旁。3 天后，患者慢慢清醒过来。此后，丁晓东每天为其针灸、按摩治疗，做功能恢复性训练。3 个月后，患者偏瘫的肢体逐渐康复。

2012 年，在丁晓东扎根乡村的第 20 年，村村通了公路，他花了几万元买了一台小轿车，这样能为治病救人争取更多的时间。

只要患者一进诊所门，是本村人还是外地人，丁晓东一眼就能认出。他十分熟悉所有村民的身体情况和住址。自 2017 年起，丁晓东开始为全村 2349 人建立健康档案，其中，869 名 60 岁以上村民的身体健康情况以及常生病的村民，他都了如指掌。

实践是最好的老师。丁晓东善于在行医中苦练本领提高自己。他系统学习中医典籍，根据实际情况活学活用，应用在诊疗过程中。现在，丁晓东不仅对常见病、多发病治疗得心应手，还在白塞氏病、血栓性静脉炎的诊疗中积累了丰富经验。

随着水平的提高，丁晓东的医术在当地口口相传，甚至蛟河市、舒兰市等地的许多患者都慕名前来。蛟河市 25 岁的鞠女士患白塞氏病 6 年，去了很多地方就医，仍反复发作，久治不愈，口、眼等处的皮肤黏膜溃烂越来越严重。她找到丁晓东，经两次治疗，症状就得到了缓解，1 周后病情明显好转，现已康复未再复发。

春天里，村民买种子、买化肥等，钱就花没了，平时手头没钱，只有秋后卖粮才能宽裕些。很多村民平时来丁晓东这赊账看病拿药，等条件好了再还上。丁晓东说："绝不能让村民看不上病、吃不上药。"

丁晓东的抽屉里有个赊账的账本，夹着一沓厚厚的欠条，这些都是没还上钱的赊账，大约有 20 万元。丁晓东每月平均收入只有 2000 元左右，但他从来没去催要过欠款，乡亲们啥时候有钱了再还都行。现在欠款的患者有的已经离世了，有些人不知去向，这些钱很多都成了死账。他说，这几年他也不记账了，遇到临时帮忙抢救的或家庭条件不太好的，就直接免费问诊并送药。

"人命至重，有贵千金。"丁晓东表示："人的眼睛不能只盯在钱上，况且我还是一名中共党员，不能斤斤计较个人得失，只要乡亲们需要我，我就会义无反顾地做下去。"

让老百姓小病不出村

新型冠状病毒疫情期间，丁晓东申请做了志愿者。他负责采样点的消杀、入户采样、接收防疫物资等工作。零下二三十度的天气，一站就是几个小时，手冻木了，脚冻肿了，他依然咬牙坚持。

一天晚上，丁晓东的女儿突然对他说："爸爸，我也想当志愿者。""为什么啊？"他问道。女儿答道："我也要像你一样，做个生活中的强者。"看着女儿稚嫩的小脸，他内心无限幸福，他知道女儿成熟了、长大了。后来，这个三口之家都成了服务乡亲的志愿者。过年时，村民给他家送来对联——"夫妇医德人人夸，贤良家风代代传"。

多年来，丁晓东一直这样默默守护着千余名村民的健康，让老百姓小病不出村，花最少的钱，在最短的时间获得最好的治疗。

城里大医院人满为患，很多医生每天面对上百位患者。丁晓东认为，国家制定的分级诊疗制度非常好，有许多疾病不用出村，不用出乡就能解决，所以基层医生的责任重大，一定要掌握更多技术，认真负责，还要向百姓宣传健康理念，让更多的人防病于未然。

30 多年来，村医丁晓东矢志不渝护佑这一方百姓的健康；从青丝到白发，他把爱心和忠诚书写给党和人民……（中医药报记者 李晓峰）

李福林行医之路

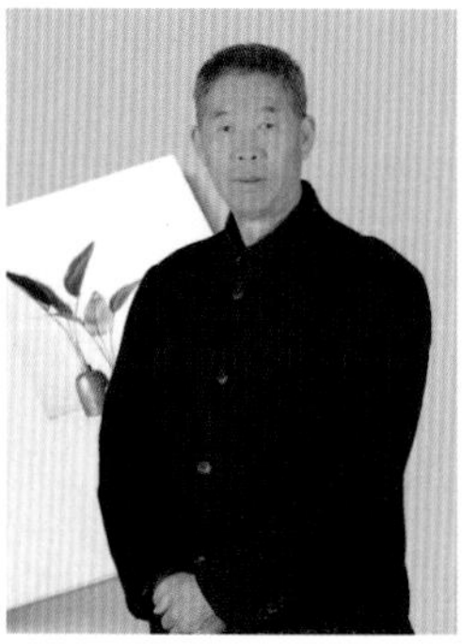

李福林，1976年中学毕业，后由孔繁贵老师引入杏林，承蒙穆广森校长极力举荐，1976年进入辽宁三十家子地区医院赤医班学习。在医院学习期间，感恩张凤兰等老师特别关爱，幸遇孟桂祥医师允许随时前去临诊见习。1978年回村。到现在，他一直在白家油坊村卫生所工作。

李福林1980年获得赤脚医生培训证书。1980年9月—1983年9月，参加辽宁省中医学院第五期中医函授学习，1983年12月，通过考试，以优异的成绩，获得结业证书。1993年左右，只身前往朝阳市卫校，经过解剖教研室丛正茂老师特准，观看了人体解剖标本。1994年5—6月参加北京中华乡村医生进修学院“内疑班”学习，有幸听闻印会合、焦树德、赵宗彦等老师教导，并获得毕业证书。1995年4—6月，10—11月参加北京中华乡村医生进修学院自考辅导班，受到了庞俊忠副教授、刘玉芹教授等老师的喜爱，并参加自考1次，取得3门合格证书。1998年将学籍自北京转回辽宁，并参加辽宁中医学院自考辅导班若干次，于2001年12月获得高等教育自考毕业证书。1988年获得辽宁省省级《乡村医师》证书。2002年获得辽宁省《乡村医生执业证书》。2003年10月、2004年4月，应中华医学会，中国医师学会特邀，分别参加了第三届、第四届“中国名医论坛”，并提交了《纯中药治疗2型糖尿病》《胃痛新证》《中医提呼》三篇论文，其中《纯中药治疗2型糖尿病》获二等奖，并发表在《发现》杂志上；同时取得1类继续医学教育8学分的成绩。2004年，撰写的《热型哮喘急性发作》等4篇论文被《中国民间名医名方大全》收录，并被评为优秀论文；其中《热型哮喘急性发作》被《新医学》转载。2004年，李福林个人的辞条被《世界优秀专家人才名典》收录（416页）。2004年9月被《健康咨询报·医药传媒周刊》聘为专家委员会委员（兼职）。2005年报考执业助理医师并取得执业助理医师资格证书。2005年5月参加了中国民间中医医药研究开发协会在北戴河召开的学术会议，并获得特效医药发掘整理贡献奖。2007年报考执业医师并取得执业医师资格证书。2013年5月参加了第26届全国名老中医专家沈绍功临床经验高级师承班，并取得荣誉证书；同时参加了第5届地坛中医药健康文化节，此次文化节分别被《中国中医药报》2013年5月23日第2版、《健康报》5月14日第2版、《中国社区医师》2013年7月第25期报道。2013年7月参加了第8届中医药发展论坛，并以“杏林漫步三十八年的感悟”为题，通过演讲阐述了个人在骨伤、肿瘤、风湿等慢性病方面所取得的成就。并与参会嘉宾座谈了有关中医药发展的一些问题。2013年8月被聘为中国民族卫生协会培训部全国难治病研究专家委员会委员，中国民间中医医药研究开发协会特色疗法专家顾问委员会常务委员（兼职）。2014年考取中医内科主治医师，2015年领取主治医师证书。2019—2020年学习药学知识。2021年学习中药学知识，并参加执业中药师考试，其中中药一，中药二，中药综已通过考试。2022年参加了在青岛举办的第二十二届世纪大采风年度盛典，并做了简短的发言。2023获得中药执业药师证书。其间还参加疼痛科，近视眼、痔疮及中医药培训若干次。

2023年至今参加中医高级内科学培训。

至此，李福林医海生涯四十七载，弹指一挥间。

自步入杏林以来，李福林在学习中实践；实践中学习。实践中探索，探索中实践；实践中求证，求证中实践。积极进取，笃定前行。他对中医药治疗疑难杂症诸如股骨头坏死、初期白癜风、牛皮癣、脉管炎、糖尿病、类风湿等疑难病，积累了一定的经验。

回忆往昔，李福林感念恩师。前导点引，后生正在努力学习。

2024
国医年鉴

大医精诚　医者仁心

海外中医药

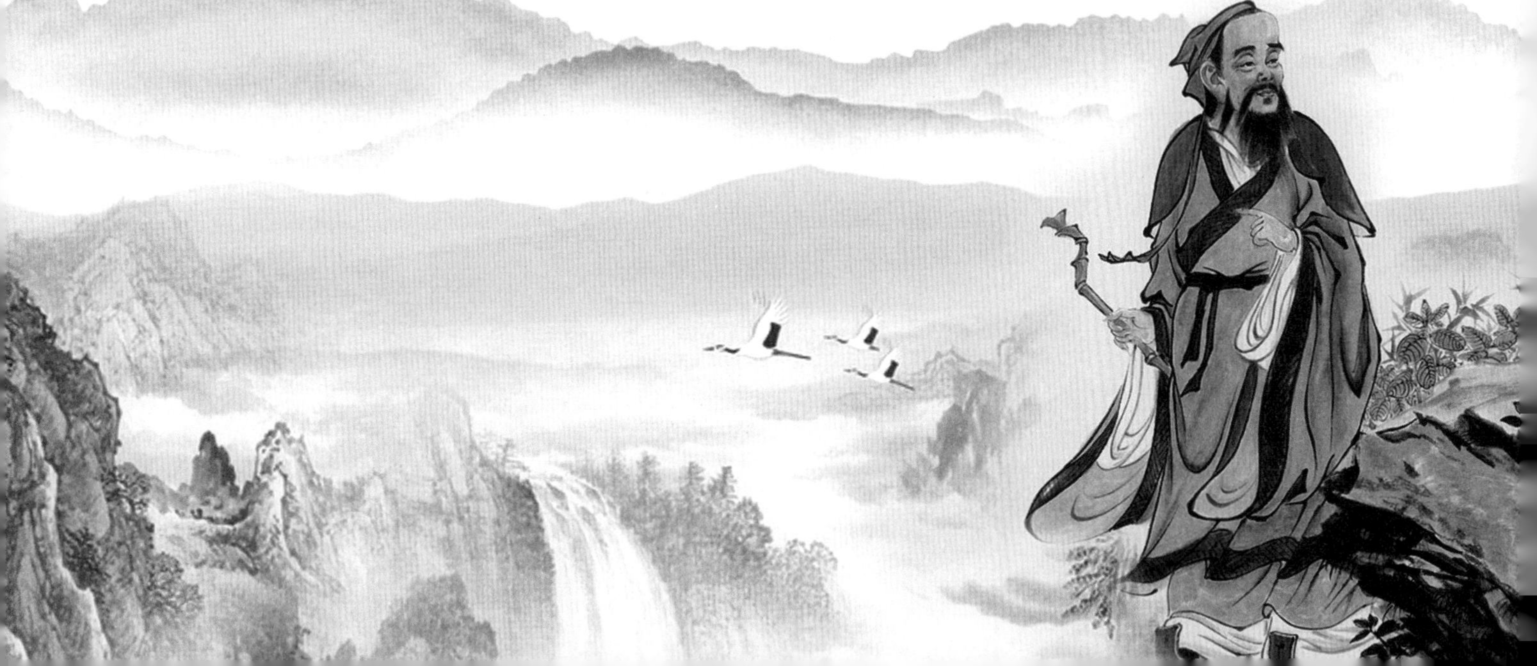

南非约翰内斯堡大学举办中医推广活动

据新华社报道2023年 3月17日，南非约翰内斯堡大学针灸教学团队在校园内举办中医推广活动，展示拔罐、针灸等传统中医技法，并举行中医知识问答竞赛和健身气功八段锦表演。

据约翰内斯堡大学补充医学专业博士生导师、针灸专业负责人胡紫景介绍，自2020年首次开设针灸课以来，针灸已成为该校最受欢迎的专业之一。此次举办中医推广活动，旨在进一步向广大师生和民众介绍中医知识和中国文化，推动两国医学知识交流互鉴。

该校针灸专业学生塔斯尼姆·帕特尔表示，学习中医丰富了她对生命科学的认识，相信未来会有更多南非学生对中医产生兴趣。

据悉，约翰内斯堡大学是南非唯一一所提供针灸专业本科、硕士及博士学位的高校，该专业的本科和研究生毕业后可直接注册为针灸医师。（谢江）

60年“针”情援非的中医人

60年来，湖北省中医院针灸科先后选派31名骨干医师援助阿尔及利亚，他们克服饮食、气候、文化差异等各种困难，主动到偏远地区免费巡诊，充分发挥了针灸特色优势，为数十万的当地患者解除病痛。

1963年4月，应阿尔及利亚政府请求，我国派出第一支以湖北医务人员为骨干的24人医疗队远赴非洲，帮助刚刚独立的北非之国。在这第一批援外队员中，就有来自湖北省中医院的医生。60年来，湖北省中医院针灸科援非从未间断，从湖北到非洲、从驻地医院到沙漠牧区，都留下了他们克服万难为民去疾的足迹。

援阿始于责任，“忠”于坚守

1963年4月，湖北省中医院医生徐贤泽告别家中已怀孕的妻子，拎起装好一摞摞笔记的挎包便随队飞往了阿尔及利亚。他“虽然去之前有一定的心理准备，但阿尔及利亚的条件还是超出我们预期。”时隔50多年，徐贤泽一边回忆，一边摇头。“首先是饮食不习惯。当地厨师所做的牛肉，每块巴掌大，1厘米厚，表面烤熟，切开后里面还有血水。”好在不久后，当时的卫生部派来了中国厨师。更让人不安的是当地的紧张局势，“当时还赶上一次政变”。

条件虽然艰苦，但是当地将中国医生当作尊贵的客人。徐贤泽说，医疗队不时会被邀请参加当地人的婚礼，还两次受到阿尔及利亚时任总统的接见。正因如此，许多队员因割舍不下对非洲朋友的感情，多次援非。

1998年，湖北省中医院针灸科罗惠平辞别年幼的孩子和体弱年长的父母，拖着行李箱踏上援阿之路。“当时条件非常艰苦，没有电视、电脑、手机、空调，上下班都是警察专车接送，不能私自外出。我们在炎热的撒哈拉沙漠唯一的娱乐活动就是听从国内带来的音乐磁带。”罗惠平回忆，除了要克服艰苦的生活环境，他们还要在那里垒砌中医针灸的“地基”。当时进驻的医院，中医医疗物资十分匮乏，针灸针、艾条、电针仪、火罐等，都是我们这几批援阿针灸科队员背过去的。

“十年之后，我再次接到援阿任务。又到了送机那一天，80多岁的老母亲已满头白发，压抑着心中的酸楚，我轻轻地跟她说了一声‘妈，我走了’”。罗惠平遗憾地说，抵达阿尔及利亚三个月后，他接到了母亲去世的消息，未能见上母亲最后一面，成了他心中永远无法弥补的缺憾。

“虽然条件苦，但是每当回忆起援阿的岁月，觉得非常自豪。”罗惠平眼里透着坚定，“是我们带着国粹针灸走出了国门，受到越来越多当地人民的信任，每天上午诊室挤挤攘攘的一百多位患者，就是对我们付出最大的肯定。”2021 年 12 月 17 日，罗惠平代表湖北省中医院针灸科在北京人民大会堂接受“全国援外医疗工作先进集体”表彰，时任国务院副总理孙春兰与她亲切握手。

除了罗惠平，湖北省中医院针灸科冯斌也曾多次援阿。“我是第 18 批、20 批、23 批、24 批援阿医疗队员冯斌。我累计 8 年参加援阿工作。”谈及第一次主动申请援阿，冯斌表示，因为父母就是援非医务人员，在他们的影响下，自己从小对这片土地有一种莫名的向往。而此后的多次征程，却是因为割舍不下两国人民之间的深情厚谊。“走在街上，阿尔及利亚人都会用‘ami’打招呼，就是‘你好’的意思，当看到我们队服上‘china’的标识，他们会竖起大拇指。这不仅是对我们医生的感恩和尊重，更是中阿两国友谊的心声。”

2017 年，湖北省中医院针灸科谭三春接过了援阿“接力棒”。在那里，谭三春感受到当地人民对中医的认可，对针灸的喜爱。他深知，这是 50 多年来，湖北省中医院针灸前辈们辛苦耕耘结下的“果实”。只有真本领能治好病，对患者关爱，才能保护好这来之不易的“果实”。

在阿尔及利亚工作的两年时间里，谭三春除了日常工作外，他一直在思考，除了针刺，还有艾灸、刮痧、熏蒸、穴位敷贴、穴位按摩、手法复位、热疗等多种中医特色疗法，如果能将这些简便验廉的中医适宜技术带到阿尔及利亚，综合运用，疗效会更好。

作为国家最早几批援外工作者，团队中有位 86 岁高龄的队员——康世英。看到后辈们沿着自己的足迹接力前行，他激动地说：“大家能把这个任务一直接力完成下去，我特别高兴和感动，也希望年轻一代的援阿人能继续坚持下去，竭尽所能，为祖国的援外事业贡献我们的中医力量！”

让国粹针灸在阿扎根

“授人以鱼不如授人以渔”，湖北省中医院认为选派优秀医师支援阿尔及利亚只能“解近渴”。如何推动中医针灸在阿尔及利亚扎根？近年来，湖北省中医院积极响应国家号召，将中阿中医药领域合作愿景付诸实践。

2018 年 11 月，湖北省中医院与阿尔及利亚本阿克隆医院在阿尔及尔签署《关于开展中医合作谅解备忘录》，明确在本阿克隆医院建立中医中心，在符合两国现行法律法规的情况下，双方同意合作共建“中医中心”。

2022 年 3 月，中国-阿尔及利亚中医中心远程培训会暨第二期中医针灸培训班成功开幕。开班式上，湖北省中医院针灸科主任周仲瑜讲了题为“中国针灸”的课程，理论知识与实操技术相结合，从古代针灸传承历史到针灸最新国际研究进展，激发了阿国医生学习针灸的兴趣。随后，学员们还将接受 16 次课的学习，内容包括中医基础理论概述、经络腧穴学以及针灸基本操作等，并安排 5 次临床见习，授课老师由五位中医中心医师轮流担任。

第 27 批援阿医疗队中医中心队长、湖北省中医院针灸科医生高锋说：“这种形式的培训班在 2019 年是第一届，当时参加的阿国医生经过考核获得了培训合格证书，并收获了关于中医针灸的知识，我觉得这是中国针灸扎根阿尔及利亚的重要里程碑。”

1965 年，湖北省中医院针灸科医生王全奇作为湖北省第一批援阿医疗队的一员踏上了阿尔及利亚的土地，至今近 60 年来，湖北省中医院针灸科援阿之举从未停歇过，针灸科援外医师在受援国广泛开展医疗服务，从驻地医院到沙漠牧区，都留下了他们的足迹和中非人民友谊长存的佳话。医疗队员们“不畏艰苦、甘于奉献、救死扶伤、大爱无疆”的精神，也赢得了受援国政府和人民的高度赞誉，为增进与发展中国家的友谊作出了积极贡献。（本报记者 胡梦）

中医药文化讲座走进马耳他中学

新华网瓦莱塔2023年4月25日电 马耳他科斯皮夸市圣玛格丽特中学“中国角”的学生们24日上了一堂特殊的课，中国第18期援马耳他医疗队为他们带来一场生动形象的中医药文化讲座。

医疗队队长董晓燕以中医饮食文化为主题，向学生讲解饮食与健康的关系，介绍了生活中常见的因时、因季、因人、因颜色而异的饮食文化，并引导学生们养成健康的饮食习惯且坚持下去。

“中国角”创始人、圣玛格丽特中学科学教师马丁·阿佐帕迪表示，近年来他坚持邀请医疗队走进圣玛格丽特中学介绍中医知识。通过讲座，很多学生对中医萌发出兴趣。受到中医文化的影响，学生们都期待以后有机会能去中国进一步学习中医和中国文化。

圣玛格丽特中学是马耳他一所综合性公立学校，2010年在中方支持下创办“中国角”。近年来，“中国角”已成为当地学生接触中国文化的重要“课堂”。 （陈文仙）

中国—尼日尔中医诊疗中心揭牌

2023年，中国—尼日尔中医诊疗中心在尼日尔综合医院揭牌，该诊疗中心由广西壮族自治区派员的中国援尼日尔医疗队筹划建立。

中国第23批援尼日尔医疗队队长凌永平介绍，随着中国—尼日尔中医诊疗中心的揭牌，中医援尼力度加大，增加中医药治疗手段，扩大中医药治疗面；同时发放中医教材，加强培训当地医务人员，为当地打造一支带不走的中医队伍。

尼日尔综合医院院长奥马尔表示，中医疗法简便验廉，非常值得推广学习。感谢医疗队对尼日尔综合医院在中医建设和发展方面的投入，让尼日尔人民从中医治疗手段中获益。

2022年12月7日，由广西壮族自治区多家医疗卫生单位人员组成的中国第23批援尼日尔医疗队赴尼日尔开展援外医疗服务工作。医疗队自进驻尼日尔综合医院开展工作以来，为尼日尔人民提供针灸、推拿、理疗、火罐等各种中医诊疗技法，开展中医治疗理论、操作、示范教学和中医保健宣教，组织开展中医药健康知识讲座，传授中医药知识，推广壮医药特色疗法，传播中医药文化。

中国—尼日尔中医诊疗中心挂牌成立之后，将继续发挥中医药优势，提升中医药国际影响力。（桂中）

哥斯达黎加将建首个中医药大学

2023年，哥斯达黎加公共教育部全国私立大学高等教育委员会正式批复，批准创建哥斯达黎加中医药大学，该大学将提供中医药和针灸相关教育。

据悉，2019年，在世界针灸学会联合会“一带一路”中医药针灸风采行哥斯达黎加站期间，世界针联与哥斯达黎加传统中医药高级学校等多家机构签订合作意向书，共同建设哥斯达黎加中医药大学。大学将为中医药从业人员在当地的资格认证打下坚实基础，为当地及周边地区中医针灸学术研究、教育培训、文化交流等创造新的机会。（刘晋）

从美国中医针灸立法状况谈传统医学的国际传播

田海河

随着美国总统尼克松访华，打开了中美关系的大门，西方一些科技文化开始进入中国，而中医针灸随着中西交流的大潮也走出了国门，前往美国，继而落户到世界各地。

美国的中医针灸现状

美国的中医针灸立法：目前美国没有全面的中医立法，只有针灸立法，目前有 46 个州和哥伦比亚特区有针灸立法，但没有全国针灸立法，在以上立法的州针灸执业范围和从业人员的称谓也不同。中药尚不可合法宣传其治疗效果，进而限制了它的广泛使用。

美国针灸从业人员构成：全国主要从业人员约 4 万名左右，从中国到美国行医者约 4 千人，占 10% 左右，都是专业技术的佼佼者，学术引领者；美国中医院校本土培养出来的学生约占 60%～70%，西医从事针灸为主业者 4000～5000 人，整脊医师约有 5000～6000 人兼职做针灸，其他国家培养出来的也有一小部分。除此之外，还有宠物医垄断了针灸治疗动物的权利，部分牙医可以利用针灸开展与牙科有关的针灸业务。但近年来其他行业，特别是物理治疗师，跃跃欲试进军针灸市场。

美国针灸从业人员分布：人口密度集高的州，如加州、佛罗里达州、纽约州、得克萨斯州位居前列，占了主要比例，相对边远的地区，虽也有分布，但比例很小。

目前遇到的困境

针灸仍非主流，尚未被广泛接受：中医针灸是中国的传统医学，但到了国外则成为外来医学，在西医为主流的美国，针灸可以说能立足是很不容易的，经历了风风雨雨，被广大民众普遍接受仍有漫长的路要走。

针灸的疗效仍被质疑：西方社会需要用数据说话，循证医学是唯一被接受的检验标准，但针灸研究套用药物研究的模式，使得很多研究，包括发表在高端杂志上大样本的研究经常出现不利于针灸的负面文章。

其他行业在没有正规培训的基础上进入针灸领地，影响民众的安全，针灸的声誉和针灸医生的行业利益。

开始出现去中医化，去针灸化，甚或去中国化的倾向，如美国物理治疗师提出的干针非针灸论。

中药是针灸之外中医大概念的一个重要组成部分，但美国食品药物监督局 FDA 将其列为食品补充剂类别，不可宣传其治疗效果，这会严重影响中医作为完整医疗体系，并进而降低疗效，对中国以中药出口创汇也是一个阻碍。

关于中医针灸海外发展的思考

中医针灸作为对世界人民健康有益的治疗手段，因其疗效卓著，受到广泛欢迎已是不争的事实，但中西国家之间在文化、传统、政治、立法的不同，以及利益集团的缘由，决定外来的中医针灸在海外的发展不可能是一帆风顺的，需要做好长期奋斗的思想准备。

美国和西方其他国家有相类似的地方，即想要让中医针灸立足，并得到长远的发展，必须走立法的道路。立法虽然会有些约束和限制，但是非常必要的，更重要的是对针灸合法性的一个基本保障。

知识产权要提升到重要意识日程上来，中医针灸是我们中华民族祖祖辈辈几千年积累下来的宝贵遗产和财富，虽然可以世界共享，为全人类服务，但知识产权的保护应该引起重视。

加强高水平，可信的科研工作，用可靠的证据支持中医针灸和西方世界的沟通，增强大数据用疗效说话的基础。

中药单方和复方的研究可以进一步深入，是否按 FDA 的西药标准把中药推出去需要谨慎考虑，利弊应该权衡。

中药质量控制要把好关，重金属、农残、添加剂要符合中国和要出口国的双重标准。

国内是中医针灸存在的基础，海外是发展拓展的前沿，需要国内外建立一个有效的，畅通的联络机制和途径，加强沟通协作，支持互助。

中国使用过乒乓外交，也尝试过孔院外交，中华武术、美食也受人青睐，发挥了一下作用，但更有效，更容易让人接受的还是中医针灸外交，因为不论职位高低，人们都会生病，当他们自己的西医学解决不了问题，或因为明显的毒副作用限制了它的使用，民众寻找替代医学时，中医针灸就成为一种最佳选择，它的用武之地就可以发挥显现出来，在人们普遍的称赞中医针灸神奇的疗效时，蕴藏其中的中华文化哲理的内涵理念也就被易于接受，以之作为外交手段也会变得轻松自然，因为追求健康幸福是人类的共同心愿。

英国中医的发展历程和现状

袁炳胜

英国位于欧洲西部，与欧洲大陆隔海相望。全称为大不列颠及北爱尔兰联合王国（The United Kingdom of Great Britain and Northern Ireland，简称 UK，或 Great Britain，或者 Britain）。

英国的医疗卫生体系

1948 年由当时的工党政府创立了国民医疗服务体系（National Health Service），并一直延续至今，为全民提供免费医疗服务。由于几个世纪以来，英国社会相对和平稳定，良好稳定经济支撑下的文化教育发达，所以 NHS 系统建立以来，初级健康保健实施良好，男性平均寿命为 77.7 岁，女性为 81.9 岁（2011 年），在我们中医临床上老年病占相当比例，85～95 岁高龄老人也常常可见。

但是近些年，英国高额的医疗卫生预算令国家财政不堪重负。2011 年，英财政卫生预算达 1260 亿英镑（1 万亿人民币）。2016 年，更是取消了 NHS 对包括针灸治疗腰痛在内的很多治疗，以节省经费。尤其是新型冠状病毒感染肺炎疫情以来，医生和护士等专业人员更加缺乏。

英国的草药政策

在西方现代医药学产生以前，英国也是以草药治病为主，但是主要是单味药为主。

1543 年，亨利八世（Henry Ⅷ，1491 年 6 月 28 日—1547 年 1 月 28 日）在他的皇谕中表示：“任何人都可以用草药给人治病”。

因为前述的英国的政治制度和宪法、法律体系承认（未被废除的）历史上的所有法律，因此，随着针灸传播进入英国，中国中医师也把中医药带到了英国，使英国成为欧盟内草药使用最广泛的国家之一。由于中医药针灸的显著疗效，中医得到了包括英国皇室成员在内的英国社会的普遍欢迎。

中医外传简史

公元 1—4 世纪，中医传入朝鲜，最迟约 5 世纪传入日本，并在汉末三国时期传播到越南等东南亚国家(汉唐时期,越南属于中国,称交趾或交州或安南)。由于卓越的疗效,千百年来,中医成为这些国家地区医学的主体并传承至今。

大约在 350—400 年前的明代晚期，来华的西方传教士和商人可能是最早的开始向西方介绍中医药和针灸治疗者，如 1658—1682 年间介绍中国脉诊的《中国脉理医钥》、1676 年介绍艾灸治疗痛风的《痛风论文集》。

中国人痘接种及其西传

康熙年间中国人预防天花的人痘接种术传播到英国，然后通过英国传播到世界各地；而英国人痘接种医生琴纳 Edward Jenne 在人痘接种基础之上，发现和成功改用牛痘接种技术，使之更加方便、安全和易于推广。可以说，中国的人痘接种这一原创技术为天花这一困扰人类近二千年、死亡率高的疾病的最终消灭，做出了最为重要的贡献，更为人类现代预防免疫接种技术提供了新思路。

已故英国中医师学会创会会长马伯英教授的夫人 Alicia 博士，近年曾专门做了这个课题的研究而获得博士学位，在中国人痘接种如何传播到英国并进一步影响和传播到世界的过程方面，有很多重要发现。她的相关研究可能会在近年出版，我建议她一定要翻译成中文，在中国出版。

中医西传简史

中国针灸在英国的临床最早的记载，是 1840 年代，利兹医院使用针灸治疗风湿病最为著名。在利兹博物馆就有一具中国古代针灸铜人。

达尔文 1859 年出版的《进化论》引证李时珍《本草纲目》内容，并称其为“中国古代的百科全书”。

1945 年英国人华思礼，称其此前在日本及我国台湾学习了中国“失传”千年的古法“五行针灸”，回到英国从事“五行针灸”的教学。实际上，中国古法“五行针灸”从未“失传”，《难经》中的“东方实，西方虚，泻南方，补北方”针法，就是中医古法五行针灸方法学体系。只是西人因为文化的隔阂，难以深入理解其精神，且为了其针灸教学吸引学生的需要，而说是“中国失传的五行针灸”，究其实是一种商业性质的作法。随着 20 世纪 80—90 年代特别是 2000 年以来，中国针灸师大量进入英国，五行针灸教学的流行之势渐衰。

由于美国总统尼克松访华后，对中国针刺麻醉的报道，更是让中国针灸一夜之间举世皆知，一些英国人开始到中国学习针灸；20 世纪 80 年代中国改革开放以来，中国的众多中医药大学，也开始开办各种课程长度不一的“国际针灸培训班”，一些学员学习后或回国执业或者教授针灸。同时，中国中医师开始走出国门，进入包括英国在内的欧美国家和世界各国，进行中医尤其是针灸为主的教学或临床。

20 世纪 80 年代末至 20 世纪 90 年代初，一些中国中医师前往英国，中医治疗疾病的疗效引起当地医生的关注及媒体报道，引发了英国的中医热。一些在英国的华人商家纷纷开设中医诊所，聘请华人中医师。到 2007 年前后达到顶峰阶段，基本上英国大街小巷，每个城市，包括一些数万人的小镇，都有了中医诊所。其中有华人中医师开设的中医诊所，实际上西方本土人学习中国针灸后开设的针灸诊所更多 。早在 1998 年有统计就达到 3000 余家，至 2007—2008 年实际上 4000～5000 家应该是有的。

1990 年代以来，很多中医学会、针灸学会相继成立。针灸学院和教育机构也陆续出现；在 2010—2015 年前后，西敏寺大学、东伦敦大学、南岸大学等总共 9～10 家英国大学也开设了针灸甚至中医药课程。但是很可惜，近些年因为多方面因素，现在很多大学取消了针灸课程，据说仅有 3 家大学尚保留了针灸课程。

李约瑟中国古代科技史研究与中医在英国和世界的传播

1942 年，英国剑桥青年科学家、著名的生物化学家、被誉为“化学胚胎学之父”的李约瑟博士，被英国政府派往中国，作为“中英科学合作馆”馆长，支援中国的抗战，后来又任英国政府驻中国的科学与文化参赞。在中国期间，李约瑟走遍了大半个中国的抗战后方，和中国科学家有着广泛的交流，在给予中国科学界诸如在海外科学学术期刊发表文章等巨大的帮助的同时，他对包括中医、针灸在内的所见所闻的中国古代科学技术的伟大成就惊叹不已。

他和夫人李大斐博士（中文名）在中国的 4 年内，虽然生活条件艰苦，工作劳累，但是中国之行，彻底改变了这两位在化学胚胎学研究方面已经有着举世瞩目卓越成就的西方青年科学家的研究方向，他们从此“皈依于中国文化”。

二战后李约瑟博士结束在中国的工作后，1946—1948 年在法国巴黎任联合国教科文组织科学部主任，是二战后联合国教科文组织的创始人之一。完成联合国教科文组织的工作后，他回到英国，开始了作为总设计师、组织者和主要撰稿人，于 1948 年开始编著《中国科学技术史》的工作。

自 1950 年起，李约瑟博士和他的研究团队开始发表有关中国古代科学与技术史研究的专题文章，英国著名的史学刊物《过去与现在（Past and Present)》还为之出了丛刊。这个研究成为 20 世纪 50 年代至 90 年代科学技术史界最为宏伟的工程。该研究集中了 20 世纪西方世界最著名的汉学研究权威专家，研究计划拟出版 7 卷，34 册的《中国古代科学技术》，现在已出版 19 册，该研究现在仍在继续进行中。

因李约瑟的卓越贡献，被英国女王授予“御前科学顾问”荣誉勋爵(1992 年)，联合国教科文组织给他颁发了“爱因斯坦金奖”(1994 年)，他去世的 1995 年，联合国教科文组织出版了关于他的一部传记，书名叫作《李约瑟：20 世纪的文艺复兴人》。

1980 年，他和鲁桂珍出版了《天朝之针：针灸的历史和理论基础》（<Celestial Lancets: A history and Rational of Acupuncture and Moxa>）一书。该书作为《中国古代科学技术史》丛书第六卷第三部（医学卷）的一部分的针灸专题，（在《医学卷》成书之前）由剑桥大学出版社（提前）出版。书中指出“源远流长的针刺疗法在应付急症时最有用武之地，而灼烙（艾灸）法则更适于治疗慢性病”，得到西方学术界的普遍关注和认同。李约瑟博士的研究，为中医在英国的发展做了重要的理论准备，也为现代中国走向世界起到了实际上的桥梁作用。

该书出版之后，该丛书核心的内容，也是李约瑟最为重视的《医学卷》的编著也被提上议事日程。他委托访问剑桥、来拜访他的中国著名哲学家庞朴先生，帮他在中国物色一位《医学卷》研究的合作者。上海中医药大学的马伯英教授被庞朴推荐给李约瑟，参与到该书《医学卷》的研究和编撰工作中。后来，马伯英先生创立了英国中医师学会。

1999 年由联合国教科文组织和国际科联发起在布达佩斯召开的世界科学大会上开辟了李约瑟专题论坛。2001 年 7 月在墨西哥城召开的第 21 届国际科学史大会的主题就是“科学与文化多样性”（Science and Cultural Diversity）。

现在中医遇到的挑战

发生于 2008 年以美国华尔街雷曼兄弟集团破产倒闭引发的全球金融风暴，对于以金融为支柱产业的英国是首当其冲，对英国经济政治和社会生活各方面的打击都是沉重而深远的。2009 年以前，主要由资本经营的英国连锁中医公司诊所遍布英国各地，为 2000 年以来中医在英国的普及、很多中医大夫来到英国的主要推动因素之一。

但是金融风暴以来，因为英国对于非欧盟国家签证政策改变，导致一些以经营盈利为目的、由商业资本经营的大连锁中医公司，难以继续从中国招聘持有工作签证的中医医师，而获得永久居住权和入籍英国的中医师大多离开这些大公司自己开业。尤其是 2014 年 4 月欧盟草药法的实施，中成药销售的彻底禁止对临床和营业额的影响，大量连锁经营的中医公司纷纷宣布破产。

近些年英国经济逐渐恢复元气、但是物价上涨，普通英国家庭收入相比之前缩水，家庭开支趋于节俭，来看中医的大多数是在 NHS 难以解决的问题。现在留下来的中医师，都是靠真实的中医水平和纯中医诊断和治疗的临床能力生存。

在英国执业中医需要的条件

在英国（欧美国家应该差不多）做中医，大抵需要：

（1）中医药、针灸都擅长。

（2）有丰富的临床各科疾病诊治经验，能够完全以中医方法有效治疗内、外、妇、儿、皮肤科等一般西医治疗疗效不够满意的疾病，这应该是执业海外尤其当今英国的最重要的知识技术结构。

（3）良好的当地语言水平，在当今执业英国，应该也是很重要的条件。

（4）要具有合法的允许工作的签证身份。现在英国对欧盟外国家的签证政策，并不是能够来到英国就可以有工作的权利。必须充分了解签证的种类，是否具有合法工作的资格；如持旅游、探亲等签证，工作就是违法的。近些年英国移民政策愈益紧收，工作签证要求更高，包括留学英国，一般也很难获得留下来的工作签证。

由于受到中国中医长期海外执业的影响，很多人真切感受到针灸卓越的临床疗效，从而寻求针灸课程；近些年接受英国本土针灸课程毕业的本土针灸执业者愈益增多，英国中医特别是针灸市场也比较饱和。

也可以说，从英国中医业经营状况来看，英国中医现在实际上是步入了一个较为健康稳定发展的时期。

英国中医立法问题

《欧盟传统草药制品法令》（European Directive on Traditional Herbal Medicinal Products）2001年起草，在2004年4月公布实施，2011年正式实施，在过渡缓冲期后，于2014年4月底开始完全禁止中成药进口和使用。

按照法令规定，在欧盟地区使用15年以上没有安全问题的草药制品可以申请市场准入证，继续在市场零售。欧盟外国家进口的草药制品，除了必须提供在欧盟国家使用满15年外，还必须在欧盟外国家使用达30年以上没有安全问题的证据，才可以申请市场准入证。不符合上述两个条件的新研发的草药制品，必须提供药理、临床等试验的证明，经过欧盟认可的药检机构通过，才能申请批准进入市场零售。

现在，大洋洲的澳大利亚和新西兰，欧洲的匈牙利，亚洲的中国、泰国、新加坡等均已完成了中医药作为一个整体的国家立法。针灸也在美国的45个州、加拿大的大部分省和欧洲的瑞士、葡萄牙等国立法。

英国中医界自2002年以来，也一直追求中医的立法管理，但是中间有支持因素与阻力同存，几经波折。2010年英国保守党上台后，对于工党执政期间推动的已经进行了公众咨询的英国中医立法，也给搁置起来。新的政府保守党卫生大臣2011年宣布不再为中医立法，直到2014年重新启动。但是在后续的工作中，卫生部则宣布对中医执“没有证据表明中医药不安全，因此没有必要进行立法管理”的观点。但是对于英国中医界来说，不立法，则难以确立中医师的地位，中医师的头衔则得不到法律的保障。

所以，追求中医立法，是我们的长远目标。在英国脱欧后，情况发生了新的变化。由于英国政府近几年忙于脱欧等事务，短期内追求立法管理，难以得到政府的支持。个人认为，近几年应该是英国中医业业内加强自我调整，为今后争取立法管理的一个重要的过渡时期。

新冠疫情对中医在英国发展的影响

2020年以来的新冠疫情遍及全球，改变了整个世界。2020年3月，随着检测增加，英国疫情骤然严峻。特别是在疫情封锁期间，由于医疗资源有限，医院只收治重症患者。大量轻中症患者得不到检测和治疗，多在家休息隔离。一些症状严重的患者，常常寻求中医治疗。我们中医界同仁通过在线问诊，快递中药，帮助到很多临床症状明显的轻中症和部分重症患者，使轻症患者得到很好的治疗，逆转了病情，避免了轻中症转重、重症转危，这其中还有不少是医务工作者；使很多民众和医学界增加了对中医药不可替代的临床作用的认识，是中医药发展中的一件大事。

作者简介：袁炳胜主任中医师，临床30余年，旅英执业17年，曾经师承已故全国著名老中医药专家李孔定主任中医师及著名针灸学家杨介宾教授、著名医史学家马伯英教授等，发表中医药针灸学术文章80余篇，主张学宗经典，旁参历代各家临床之长，辨病、辨证、辨时、处方、用药或施针灸治疗各科疑难病及急症。现为英国中医师学会常务副会长，欧洲经方中医学会常务副会长，全欧洲中医药专家联合会常务理事，世界中医药学会联合会常务理事。

中医在俄罗斯，逐渐取得民众与政府信任

吴继华　俄罗斯莫斯科 AMIDI 医疗中心

现代俄罗斯“非常规医学”传播的问题，通常与民间医学在该国不同民族之间的原始存在状态有关（BromLey，Voronov，1976；Kharitonova，2014），其中包括精神医学、巫术、萨满教传统疗法。近年来在各种健康调理，预防和治疗服务中，传统医疗系统（tms）脱颖而出，来自各个东方国家（中国、印度、越南、韩国等）也不断前往俄罗斯。

因此，长期以来，一直试图讨论整合医学系统，实践和方法的主题近年来大量存在于俄罗斯（参见，例如：Kharitonova，2009），但到目前为止，国家卫生系统在解决这些问题方面进展缓慢，在立法发面 2015 年以来曾有所努力，从目前整合医学情况看起来，更像是一个在不稳定的市场中自发发展的商业项目（Kharitonova2018）。

从某种意义上说，中国传统医学，以针灸的形式在当地发展是我们所熟知的，它在很久以前就被引入了俄罗斯。早在 20 世纪 70 年代，针灸只是使用了一种私下的方法在俄罗斯开展工作。

现在俄罗斯卫生部正在讨论，开始积极和富有成效地与中方就培训俄罗斯医学专家学习针灸和中医，在传统中医（CTM）领域的问题进行互动，邀请中国专家到俄罗斯，同时为他们的正式工作创造一个立法平台。俄罗斯正在讨论各个领域的中医联合教育和科研活动，不仅是预防和治疗，还有中医药理学。2001 年、2013 年对此都有类似的探索。俄罗斯的有关部门与莫斯科 CTM 中医药开发和应用中心的代表进行过交谈，该中心的顾问柳德米拉·阿纳托利耶夫娜·帕夫洛娃（俄罗斯公民）和该中心的中国助理李香梅（Xiangmei Li），参与了这个过程。

传统中医（TCM）是基于易经的古代哲学思想的医学实践系统，已知超过五千年。经验表明，其涉及医学的所有领域，如疾病预防、紧急护理、慢性疾病的治疗。在东方，治疗艺术的最内在的知识被保存在其原有形式中，代代相传。今天，中医现象不仅是中国和东方国家的财产，也是全人类的财产。

我们目睹了不同民族和文明的医学思想的同化和综合的必然过程。目前，中医药体系已传播到 196 个国家和地区。然而，中医的方法在俄罗斯被正式立法认可还需要很长时间。

传统中医仅在十七世纪末在俄罗斯获得了第一个“注册”。在 1689 签署 Nerchinsk 条约后，俄罗斯医学界的第一批特使开始抵达中国，其主要任务是研究疫苗接种的原则和提高针灸技能。18 世纪末，俄罗斯专家编写了一篇关于药物的基本论文，其中还包括许多中国药物。

中医与俄罗斯医疗体系融合的历史，虽然与两国交往的密切程度相关，但俄罗斯居民对东方医学始终有兴趣。在这方面，有必要建立一个合法适用这些做法的法律框架，以保护合法执业。

因此，在 1998，俄罗斯联邦卫生部发布了“第 337 号命令”关于俄罗斯联邦医疗保健机构专业名称。根据这项命令，已经存在的医疗专业的一般名单首次由反射学家和脊椎指压按摩师等专业补充。

原世界中医药学会联合会创会副主席兼秘书长李振吉教授说：“在俄罗斯联邦卫生部发布《关于俄罗斯联邦医疗机构专业名称的命令》后，我们与俄罗斯在中医药领域的合作终于形成了我们长久以来所希望的形式，我们当然可以为此感到自豪。”

从 20 世纪初到现在，我们在医学领域的合作

一直在稳步发展。 由于俄罗斯和中国医生的共同工作，各种疾病的治疗，正在出现根本性的新技术。它们是基于祖先遗留下来的医学领域的遗产。

目前，在俄罗斯的一所国立和 30 多所非营利性医学院校开展了中医技术培训。中医药的学时逐年增加，在高等和研究生教育中，中医药课程的主题也在扩大。

通常，接受反射医师或脊椎指压按摩师专业的医生需求量很大。他们被邀请不仅在私人专业诊所工作，而且在多学科公共医疗机构工作。

俄罗斯和中国医学专家之间的经验交流不断进行是很重要的。 中医的智慧开辟了关于疾病和健康规律的新视野。 这有助于俄罗斯专家更深入地了解人性、各种疾病的根源及诊断疾病的方法。 就像锁的钥匙一样，选择一个切实有效的治疗方案。

对于在工作中使用中医方法的医生来说，最重要的活动是世界中医药大会。近年来，中国与俄罗斯的传统医学合作不断取得新的进展，在后新冠疫情时代，必将有更多的成果呈现给大家。

2024

国医年鉴

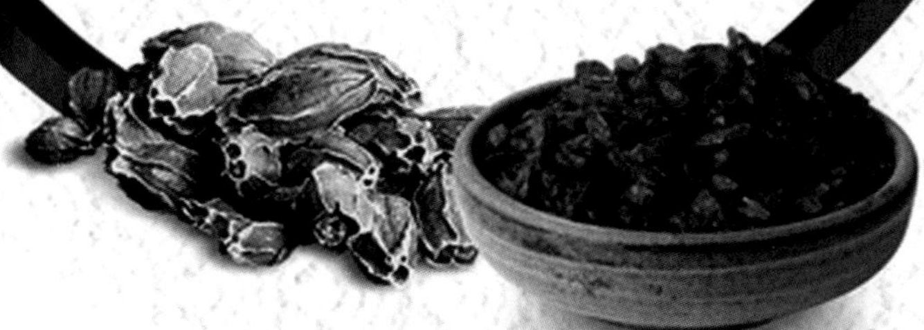

大医精诚　医者仁心

警示台

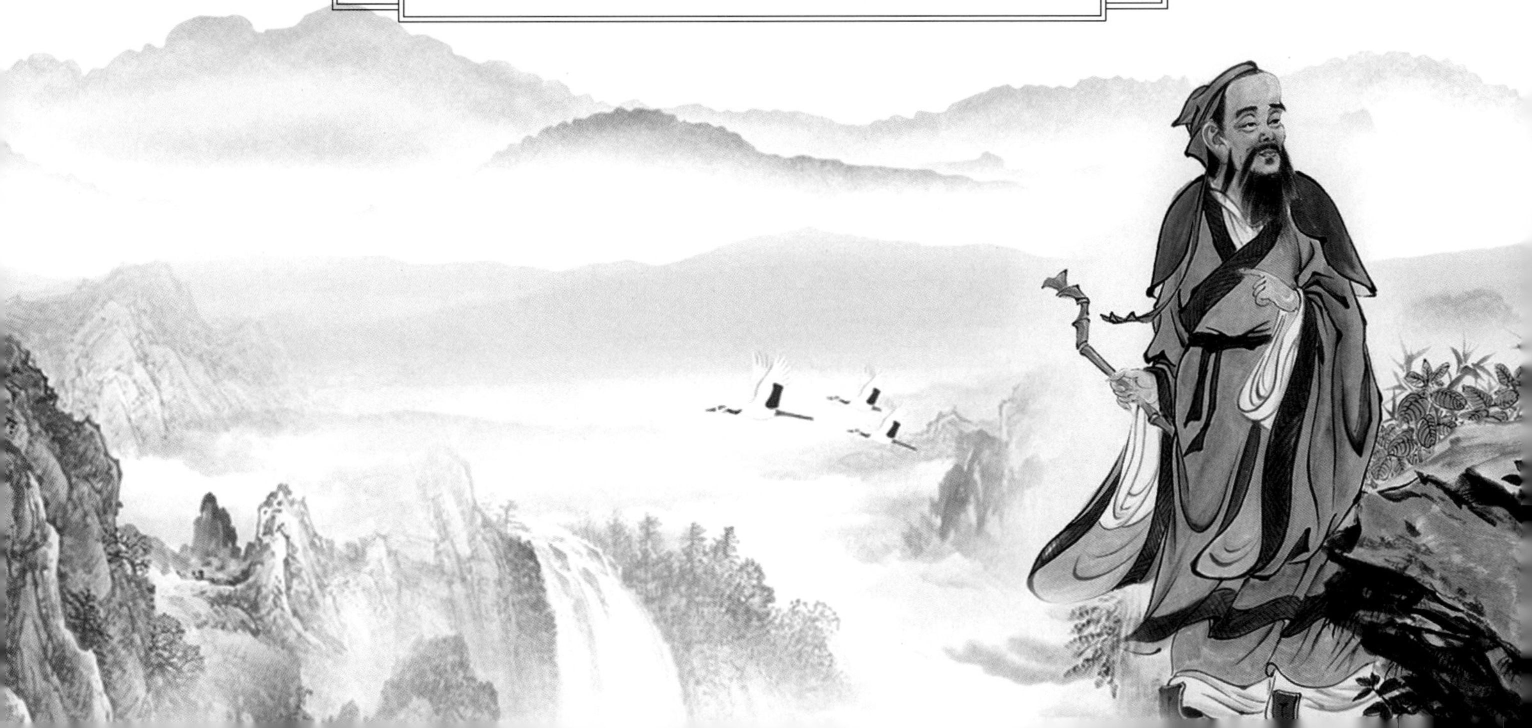

山东济南法院发布2022年十大知识产权典型案件：

“宏济堂”商标及不正当竞争案入列

2023年4月23日，山东省济南市中级人民法院召开知识产权司法保护新闻通报会，发布2022年知识产权审判十大典型案例，其中包括“宏济堂”商标及不正当竞争案。

据介绍，山东宏济堂制药集团股份有限公司（简称宏济堂公司）系“宏济堂”“宏济堂1907”注册商标权人。济南泓济平民大药房有限公司（简称泓济大药房）在其店铺门头突出使用“泓济”二字，以及在企业名称中使用“泓济”字号。宏济堂公司认为泓济大药房侵犯其商标权并构成不正当竞争，请求法院判令停止侵权并赔偿损失。

法院经审理认为，泓济大药房名称中“泓济”二字与“宏济堂”“宏济堂1907”商标中“宏济”读音相同，“宏济”二字属于区别于其他商标并具有显著意义的主体内容。泓济大药房于其店铺门头突出使用“泓济”二字，属于商标性使用，容易使相关公众对商品、服务来源产生误认，并导致混淆，侵犯了宏济堂公司的注册商标专用权。同时，“宏济堂”为“有一定影响的企业字号”。泓济大药房作为同业竞争者，使用“泓济”二字作为企业字号，明显具有攀附宏济堂公司商誉的主观意图，客观上会造成相关公众误认为二者之间存在特定联系，其行为构成不正当竞争。法院判决泓济大药房停止商标侵权并赔偿损失。

据了解，该案系对中医药领域知名品牌保护的典型案例。作为同一地域范围内的同业竞争者，对于领域内的知名企业、老字号企业，应履行合理的注意义务。案件的裁判切实维护了中医药老字号企业的合法权益。（田洪顺）

附录一

2023 年度百项亚健康中医调理技术一栏表

序号	入选技术名称	申报单位
1	康唯美氢罐结合体质康复辅助亚健康中医调理技术	山东康唯美科技有限公司
2	康唯美氢水温热体质康复辅助亚健康中医调理技术	山东康唯美科技有限公司
3	贝纳维营养矫正体质康复辅助亚健康中医调理技术	山东康唯美科技有限公司
4	康唯美波动按摩体质康复辅助亚健康中医调理技术	山东康唯美科技有限公司
5	岐济轩生殖亚健康中医调理技术	广东岐济轩健康管理服务有限公司
6	子懿堂百草灸亚健康中医调理技术	沈阳德仁子懿堂健康咨询有限公司
7	理视康百草舒润眼精华乳亚健康中医调理技术	陕西三八妇乐理视健康管理有限公司
8	纵贤纯石墨烯亚健康中医调理技术	纵贤医疗科技（广州）有限公司
9	健康新干线中药植物精油关节亚健康中医调理技术	新干线健康管理（深圳）股份有限公司
10	健康新干线中药植物精油女性亚健康中医调理技术	新干线健康管理（深圳）股份有限公司
11	健康新干线中药植物精油四高前期亚健康中医调理技术	新干线健康管理（深圳）股份有限公司
12	健康新干线中药植物精油脏腑亚健康中医调理技术	新干线健康管理（深圳）股份有限公司
13	健康新干线中药植物精油特色亚健康中医调理技术	新干线健康管理（深圳）股份有限公司
14	经穴开阖疗法亚健康中医调理技术	河南中科医药研究院
15	透皮蒸疗亚健康中医调理技术	上海膳颐堂健康服务有限公司
16	鲈鱼蛋白肽饮品亚健康中医调理技术	青岛中大寰球生物科技有限公司
17	御兰淳.蜂灸亚健康中医调理技术	四川欧蔓绮美容服务有限公司
18	御兰淳.肩颈舒缓.健康蜂灸亚健康中医调理技术	四川欧蔓绮美容服务有限公司
19	董氏奇穴艾灸亚健康中医调理技术	易水医方职业技能培训学校
20	古法针灸点穴疗法亚健康中医调理技术	易水医方职业技能培训学校
21	少儿推拿亚健康中医调理技术	易水医方职业技能培训学校
22	舒氏针灸艾灸调理亚健康中医调理技术	易水医方职业技能培训学校
23	雨生红球藻虾青素亚健康中医调理技术	青岛红色奇迹健康产业有限公司
24	AI 生物电共振细胞修复舱亚健康中医调理技术	十倍好医疗科技（佛山）有限公司
25	植物精粹膜骨科修复亚健康中医调理技术	天津道圣和国际贸易有限公司
26	汉唐子苏复合营养素营养细胞亚健康中医调理技术	南京汉唐子苏品牌管理有限公司
27	温怀养圣铁棍山药颗粒脾肺肾亚健康中医调理技术	南京社赞网络科技有限公司
28	综合望诊加中医干预亚健康中医调理技术	易水医方职业技能培训学校

29	男士干爽抑菌护理垫亚健康中医调理技术	海南劳恩博生物科技有限公司
30	亘颐中医可视化红外检测亚健康中医调理技术	亘颐（苏州）科技有限公司
31	梨园雪硅素水亚健康中医调理技术	山东泰山梨园雪饮品有限公司
32	暖小宝能量灸亚健康中医调理技术	北京汗医堂健康科技有限公司
33	椹肽元液植物饮品亚健康中医调理技术	青岛中大寰球生物科技有限公司
34	唐泰德护肺调鼻炎亚健康中医调理技术	河北华芝康健康科技有限公司
35	科康千康莱酒亚健康中医调理技术	广西陆川科康食品科技开发有限公司
36	科康青稻夫地龙蛋白复合多肽压片亚健康中医调理技术	广西陆川科康食品科技开发有限公司
37	唐泰德舌下溶栓口腔抑菌喷剂亚健康中医调理技术	河北华芝康健康科技有限公司
38	纤溶美拴通片（压片糖果）亚健康中医调理技术	陕西三八妇乐理视健康管理有限公司
39	中医红外热疗亚健康中医调理技术	馨葆康(苏州)智能科技有限公司
40	电动拔罐器亚健康中医调理技术	永康市双锦保健器材厂
41	五行通窍雾化亚健康中医调理技术	北京商国鉴电子技术研究院（普通合伙）
42	顿氏挑羊毛疔正骨亚健康中医调理技术	易水医方职业技能培训学校
43	汉传针雕刮痧术亚健康中医调理技术	易水医方职业技能培训学校
44	柔性正骨亚健康中医调理技术	易水医方职业技能培训学校
45	邹氏妇科中医干预调理亚健康中医调理技术	易水医方职业技能培训学校
46	眼哈哈眼部护理液亚健康中医调理技术	河北精明健康管理有限公司
47	眼哈哈视力防控通排补三维度疗法亚健康中医调理技术	河北精明健康管理有限公司
48	灵芝多肽提取亚健康中医调理技术	圣原健康产业有限公司广州分公司
49	墨圣医一松烟墨负离子祛疼保健灸贴亚健康中医调理技术	上海方颐电子商务有限公司
50	氢氧气机亚健康中医调理技术	江门国氢能源科技有限公司
51	超饱和纳米富氢水机亚健康中医调理技术	江门国氢能源科技有限公司
52	脊柱医学之小儿康养术亚健康中医调理技术	上海膳颐堂健康服务有限公司
53	脊柱医学之八面筋亚健康中医调理技术	上海膳颐堂健康服务有限公司
54	脊柱医学之生殖养护亚健康中医调理技术	上海膳颐堂健康服务有限公司
55	玄力能量五行水亚健康中医调理技术	广东泽能量健康研究中心
56	律动养疗亚健康中医调理技术	南通觅睡方睡眠产业科技有限公司
57	体感波骨传导亚健康中医调理技术	南通觅睡方睡眠产业科技有限公司
58	音药疗愈亚健康中医调理技术	南通觅睡方睡眠产业科技有限公司
59	玄力能量八方水亚健康中医调理技术	广东泽能量健康研究中心
60	玄力非药物能量新疗法亚健康中医调理技术	广东泽能量健康研究中心

61	佑尔堂内经筋骨疗法亚健康中医调理技术	临沂鑫瑞化妆品有限公司
62	海龙府王氏五法同调睡眠障碍亚健康中医调理技术	北京道然堂健康科技有限公司
63	海龙府王氏贫血症亚健康中医调理技术	北京道然堂健康科技有限公司
64	卿雅堂鼻腔养护亚健康中医调理技术	天津卿雅堂亚健康咨询有限公司
65	卿雅堂五行膏摩亚健康中医调理技术	天津卿雅堂亚健康咨询有限公司
66	卿雅堂热敷亚健康中医调理技术	天津卿雅堂亚健康咨询有限公司
67	卿雅堂焫疗亚健康中医调理技术	天津卿雅堂亚健康咨询有限公司
68	血糖平复与综合管理亚健康中医调理技术	山东江源医疗科技有限公司
69	H&H 莱福汉斯浓缩液饮品亚健康中医调理技术	福莱国际管理咨询（广州）有限公司
70	御榀臻选（怀山药肽粉）特殊膳食亚健康中医调理技术	河南御品臻选品牌管理有限公司
71	NSKSD（纳司通）日本纳豆制品亚健康中医调理技术	日生研功能食品（浙江）有限公司

附录二

2023 年度亚健康专业调理机构一栏表

机构名称	机构编码
乐山齐达医疗器械有限公司	YJK-51-0833-60
北京鼎盛日高科技发展有限公司	YJK-11-010-62
浦口区蔡磊科技工作室	YJK-32-025-63
凌源市娇婵美容养生会馆	YJK-21-0421-64
智慧心境界文化发展(北京)有限公司	YJK-11-010-65
北京银珠明泰科技有限公司	YJK-11-010-66
北京康复辅助器具科技产业园区有限公司	YJK-11-010-67
山西圣道沐度健康管理有限公司	YJK-14-0359-68
保靖县琦彩亚健康调理中心	YJK-43-0743-69
古桑桑黄(山东)健康管理集团有限公司	YJK-37-0531-78
黄岛区馨雅轩经络养生店	YJK-37-0532-79
中军国祥(辽宁)科技有限公司	YJK-21-0412-81
桥西尚氢养道商贸店	YJK-13-0313-83
北京悦慈科技有限公司	YJK-11-010-85
涿州市博盈中农蜂产品销售店	YJK-13-0312-86
连山区化机街健福保健食品经销处	YJK-21-0429-90
新吴区汉唐子苏品牌管理中心	YJK-32-0510-91
海陵区粞粮世家食品经营部	YJK-32-0523-92
滁州市琅琊区全家康纺织品经营部	YJK-34-0550-94
北京妙璐美容美体有限公司	YJK-11-010-95
威海南海新区康华养生馆	YJK-37-0631-96
昆明尧康医院管理有限公司	YJK-53-0871-97
世明健康管理(辽宁)有限公司	YJK-21-0411-98
樟树市菲玺美容店	YJK-36-0795-99
新干县琪雅美容中心	YJK-36-0796-100
库尔勒丽景美容服务中心	YJK-65-0996-104
昆明市西山区金碧东陆社区卫生服务中心	JK-53-0871-105
揭阳市榕城区于春女子美容生活馆	YJK-44-0663-106
汕头市潮阳区文光燕莎女士美学馆	YJK-44-0754-107
汕头市澄海区平芳美发店	YJK-44-0754-108
圣原健康产业有限公司广州分公司	YJK-44-020-109

广州佰福道健康管理有限公司	YJK-44-020-110
北京华夏华医医药有限公司	YJK-11-010-111
上海堡善堂健康管理咨询有限公司	YJK-31-021-112
厦门市思明区贤泽居健康咨询工作室	YJK-35-0592-113
随州市曾都区柏荟美容养生会所	YJK-42-0722-114
浙江鸿泰健康管理有限公司	YJK-33-0570-115
厦门朴真阁健康管理有限公司	YJK-35-0592-116
淮北市雪芹女士护肤部	YJK-34-0561-117
昆明大滇医院有限公司	YJK-53-0871-118
西昌市玉素美容会所	YJK-51-0834-121
中昶医养产业（青岛）有限公司	YJK-37-0532-123
大连瑞恒健康管理有限公司	YJK-21-0411-124
上海仙沄健康管理有限公司	YJK-31-021-125
青岛汇泽泓聚健康管理有限公司	YJK-37-0532-126
百色市右江区圣之韵养生美容馆	YJK-45-0776-127
江阴市长泾镇金手指健康养生调理馆	YJK-32-0510-128
苗大桶（浙江）生物科技有限公司	YJK-33-0575-129
铭德堂(天津)健康产业有限公司	YJK-12-022-130
中金泰康(武汉)健康管理有限公司	YJK-42-027-131
福州市鼓楼区洁兮康养汇健康咨询中心	YJK-35-0591-133
中翰康晟(辽宁)生命科学有限公司	YJK-21-024-134
合肥妈咪地带健康咨询管理有限公司	YJK-34-0551-142

附录三

2023 年度《蒲公英民族医药特色诊疗技术推广工程》信息一览表

一、2023 年度“蒲公英民族医药特色诊疗技术推广单位”一览表

单位名称：广东弘康健康科技有限公司
机构编码：TGDW20001
机构简介：广东弘康健康科技有限公司隶属广东家安集团，是一家以大健康产业为发展方向，依托家安集团平台，打造将传统民族医药与现代科技相结合的养生文化单位，致力挖掘民族医药特色诊疗技术并进行推广。
机构地址：广州市白云区鹤龙街道军民东路云尚中心 10 楼
联系方式：13751744654

单位名称：广州市伊贝堂生物科技有限公司
机构编码：PGYGC0004
机构简介：伊贝堂集团以“打造百年民族品牌，为做强中国美业”为己任，用专业专注的态度，确保产品质量，不断地提升服务，打造民族品牌，传承与推广民族医药特色诊疗技术。
机构地址：广州市白云区石沙路石井工业区三横路 5 号 106 室
联系方式：15194329333

单位名称：北京木瑶医生生物科技有限公司
机构编码：PGYGC0005
机构简介：瑶医瑶药是千百年积累起来的宝贵经验，有独到的诊断原则和特殊疗法用药，具备较高的有效性。木瑶医生以传承和发扬瑶医瑶药为己任，立志将民族医药特色诊疗技术推向世界。
机构地址：北京市朝阳区小庄 6 号 3 号楼 1 层 101A
联系方式：13969988388

单位名称：贵州梦莎莉莎咨询管理有限责任公司
机构编码：TGDW10016
机构简介：梦莎莉莎是一家以美容美体，推广民族医药特色诊疗技术为主的连锁门店经营公司，目前有 50 多家实体门店，遍布贵阳、都匀、凯里、红果、水城、遵义、铜仁、花溪、安顺等地市区。
机构地址：贵州省贵阳市白云区云峰大道博泰世界岛 B 栋 13-14
联系方式：15286673330

单位名称：贵州爱娜莉莎咨询管理有限公司
机构编码：TGDW10018
机构简介：爱娜莉莎总部现坐落于贵州贵阳，是一家集产品研发、加盟连锁、整店解决方案输出为一体的高端美业养生企业，开展直播孵化基地、品牌策划中心、店面管理孵化中心，专注科技护肤与民族医药特色诊疗技术推广等经营项目。
机构地址：贵州省贵阳市白云区泉湖街道中京博泰办公塔楼 B 栋 1 单元 13 楼 15 号
联系方式：13667314865

单位名称：江苏佰年康肽生物科技有限公司
机构编码：TGDW130001
机构简介：江苏佰年康肽生物科技有限公司，积极开展中医健康养生服务，顺应自然为导向，充分发挥“治未病”的特色和优势，实施“治未病”健康工程，以科技时尚为产品基础，将顺应自然健康理念和民族医药特色诊疗技术，导入“五行规律、祛邪扶正”特色疗法，结合中医理论与临床实践，致力于改善亚健康状态。
机构地址：无锡市梁溪区南湖大道 855 号扬名科创中心 2101 室
联系方式：051082728686

单位名称：河北汝美生物科技有限公司

机构编码：TGDW40001

机构简介：河北汝美生物科技有限公司成立于 2016 年，秉承传承民族医药特色诊疗技术的品牌理念，不断精进产品品质，不断完善产品架构，并针对中国女性普遍私密保养观念较弱，私密保养措施薄弱的特性，研发了汝蜜尔六脉神剑工程，结合多套独家私密手法，效果显著。

机构地址：河北省石家庄市桥西区胜利南大街 118 号塔坛国际商贸城 6 号写字楼 704 室

联系方式：18826243419

单位名称：广州云帆健康科技有限公司

机构编码：TGDW20011

机构简介：广州云帆健康科技有限公司成立于 2019 年，是一家从事健康信息咨询，健身服务企业，集化妆品、养生产品、消毒卫生用品、保健食品开发、销售为一体的综合性新技术企业公司。

机构地址：广州市白云区夏茅松园横路 12 号 202 房

联系方式：15013113081

单位名称：云南秘之蜜生物科技有限公司

机构编码：TGDW30001

机构简介：云南秘之蜜生物科技有限公司是一家中医世家传承型科技企业，致力于女性私密健康产品的传承研发与推广。公司的系列产品均来自创始人的中医世家传承、深信草本植物能同时赐予人类美丽与健康。

机构地址：中国(云南)自由贸易试验区昆明片区经开区洛羊街道办事处春漫社区拓翔路思兰雅苑 28a 幢 2 楼 201 号

联系方式：13266172613

二、2023 年度“蒲公英民族医药特色诊疗技术”一览表

技术名称：华元天健疼痛管理民族医药特色诊疗技术

技术编号：TSJS2001

技术简介：来自马王堆帛书《养生方》，结合现代科技萃取和生产工艺，配合专业亚健康调理技术和仪器，专门为慢性疼痛和肌肉劳损人群亚健康调理而研发的服务项目。具有缓解各类慢性疼痛，肌肉酸痛症状，同时改善阳虚体质，增强体质的效果。

隶属单位：广州家安化妆品有限公司

技术名称：华元天健美臀抗衰民族医药特色诊疗技术

技术编号：TSJS2002

技术简介：传承千年苗医苗药，挖掘苗医养生技术和配方，结合现代科技萃取和生产工艺，配合美臀抗衰技术和养生仪器，专注臀部调理和抗衰，塑造臀型、提高臀温，改善臀部和盆腔亚健康症状。

隶属单位：广州家安化妆品有限公司

技术名称：华元天健润肺补气民族医药特色诊疗技术

技术编号：TSJS2003

技术简介：传承基诺族民族医药特色药材和养生智慧，结合现代科技萃取和生产工艺，配合肺部和咽喉调理技术和养生仪器，改善呼吸道亚健康症状，提高免疫力。

隶属单位：广州家安化妆品有限公司

技术名称：华元天健扶阳驱寒民族医药特色诊疗技术

技术编号：TSJS2004

技术简介：传承土家族民族医药特色诊疗技术，集泡浴、身体按摩、养生仪器为一体的亚健康调理技术，针对阳虚体质、湿热体质而研发的特色调理项目，从根本调理寒、湿、瘀等邪气，改善体质，提高体温，增强体质。

隶属单位：广州家安化妆品有限公司

技术名称：品康庄咽喉腺体氧疗民族医药特色诊疗技术

技术编号：TSJS130001

技术简介：传承基诺族民族医药特色药材和养生智慧，结合现代科技萃取和生产工艺，配合咽喉腺体氧疗技术和养生仪器，内调症状，外塑形状，调理颈纹脖子粗、结节、富贵包、咽喉和上呼吸道亚健康症状。

隶属单位：江苏佰年康肽生物科技有限公司

三、2023年度《蒲公英民族医药特色诊疗技术推广工程》推广大使一览表

推广大使姓名：何家娜
推广大使编号：TGDS20003
推广隶属单位：广州家安化妆品有限公司

推广大使姓名：李小娜
推广大使编号：TGDS20004
推广隶属单位：广州家安化妆品有限公司

推广大使姓名：苏志珍
推广大使编号：TGDS20005
推广隶属单位：广州家安化妆品有限公司

推广大使姓名：律苏桐
推广大使编号：TGDS20007
推广隶属单位：广州家安化妆品有限公司

推广大使姓名：吴娜
推广大使编号：TGDS20006
推广隶属单位：广州家安化妆品有限公司

推广大使姓名：李雪
推广大使编号：TGDS50001
推广隶属单位：沈阳圣妍国际生物科技有限公司

推广大使姓名：王烨
推广大使编号：TGDS20001
推广隶属单位：广州腾辰生物科技有限公司

推广大使姓名：李小换
推广大使编号：TGDS60001
隶属单位：河南省创未良品生物科技有限公司

推广大使姓名：刘静
推广大使编号：TGDS60001
推广隶属单位：威海火炬高技术产业开发区静颜俏专业减肥中心

推广大使姓名：孙喧翔
推广大使编号：TGDS80001
推广隶属单位：广州如益生物科技有限公司

推广大使姓名：刘君兰
推广大使编号：TGDS90001
推广隶属单位：北京君子兰子科技有限公司

推广大使姓名：侯幂蜜
推广大使编号：TGDS100001
推广隶属单位：上海原极美化妆品有限公司

推广大使姓名：张琪苗
编号：TGDS20002
推广隶属单位：伊米娜产后康复

推广大使姓名：蒋玉娟
推广大使编号：TGDS-SD02109
推广隶属单位：济南颐威商贸有限公司

推广大使姓名：陈娟
推广大使编号：TGDS-SD02111
推广隶属单位：济南颐威商贸有限公司

推广大使姓名：孙喧翔
推广大使编号：TGDS80001
推广隶属单位：广州如益生物科技有限公司

推广大使姓名：向春如
推广大使编号：TGDS120001
推广隶属单位：圣梵生物科技有限公司

附件四：

中华中医药学会发布
新时代中医药标志性科技成果（2012-2022）

一、中医药新学说新学科形成

（一）中医脉络学说构建推动微血管病变防治

络病理论是中医学独特组成部分，《黄帝内经》奠定络病理论基础，汉代张仲景首创通络方药，清代叶天士丰富发展络病治疗药物，成为络病发展史上三个里程碑。由于中医发展史上重经轻络现象，始终未能形成系统络病理论。中医药学者经过 40 余年研究，在中医学术发展史上首次系统构建络病理论体系，创立中医络病学新学科并建立两大学科分支——脉络学说和气络学说，被路志正国医大师评价为“中医络病研究史上的第四个里程碑”。

近 10 年来，络病研究与创新中药国家重点实验室团队围绕微血管病变的国际难题，首次系统构建脉络学说指导血管病变防治，提出核心内容——营卫理论。提出“孙络—微血管”是中西医结合治疗微血管病变的理论结合点和治疗突破口，揭示心脑血管重大疾病治疗的关键机制是微血管保护，微血管保护的核心机制是内皮细胞保护，成为中医基础理论的重大原创性成果。循证研究证实通络药物解决国际心血管领域重大难题：显著降低了心肌梗死溶栓或介入术后患者心肌无再流的发生率，缩小心肌梗死的面积、改善心功能，疗效提高 20%；为室性早搏伴心功能不全、窦性心动过缓伴室性早搏国际临床难题提供新的药物，填补了快慢兼治、整合调律药物治疗的空白；慢性心力衰竭临床疗效在西医国际标准化治疗基础上提高 16%。研究成果发表于 *Journal of the American College of Cardiology*、*Nature Reviews Cardiology*、*Circulation Research* 等国际权威杂志，通心络胶囊等通络药物被列入中华医学会多项指南。基础研究揭示了通络药物保护微血管治疗心、脑、（糖）肾重大疾病的共性作用机制，开辟了防治新途径，获 2019 年国家科学技术进步奖一等奖。

中医脉络学说指导微血管病变防治相关研究，开辟了中西医结合防治微血管病变新领域，形成指导微血管病变性重大疾病防治的新理论，取得中医药治疗微血管病变新突破。

（二）中医体质学说构建与现代科学内涵阐释

中医学对人体体质的认识可追溯至《黄帝内经》，经历代医家不断充实发展，但始终未形成理论体系。1978 年，中国学者第一次明确了“中医体质学说”的概念，经过 40 余年研究，逐步构建了中医体质学的理论体系，形成中医体质学新的学科分支。

近 10 年，北京中医药大学团队先后开展全国 129963 例样本调查，发现并证实中国人群存在平和质、气虚质、阳虚质、阴虚质、痰湿质、湿热质、血瘀质、气郁质、特禀质九种体质类型；创建体质辨识法，制定我国首部体质辨识标准，并被作为一项中医药技术纳入《国家基本公共卫生服务项目》，推广覆盖全国 34 个省级行政区；发现不同体质类型具有独特的单核苷酸多态性、mRNA 表达谱特征、能量代谢及肠道菌群结构特征，为不同体质的微观特征和体病相关性提供现代生物学诠释；创立全生命周期体质健康管理适宜技术并提供体质调理方案，降低相关疾病发病率及门诊均次费用；《中医体质量表》被译成 16 种语言，推广到全球多个国家和地区，形成广泛国际影响。

2021 年，中医体质学研究团队发起“九体医学健康中国计划”，旨在破解我国慢性病、重大病、疑难病的防控难题，应对人口老龄化带来的健康问题，为推进健康中国战略贡献智慧。

（三）经穴效应特异性研究推进针灸理论创新

经穴效应特异性是指经穴与非穴、不同经脉穴位之间存在相对特异的治疗效应。经穴效应存在特异性是针灸理论的核心和临床实践的基础，是备受国际学术界争议的重大科学问题。经过近 20 年的研究，肯定了经穴效应存在特异性并深入阐释了其生物学基础，证实了针灸理论的科学性，为针灸学在生命科学和医学领域的原始创新研究奠定了基础。

成都中医药大学、中国中医科学院针灸研究所、复旦大学、北京中医药大学等团队，聚焦经穴效应特异性的循证评价及其生物学基础开展了系列研究。一方面，通过 25 项多中心、大样本的临床研究，以消化系统、神经系统、心血管系统等的 11 种疾病为载体，证实了经穴效应存在特异性。另一方面，通过靶标代谢组学、脑连接组学、表观遗传学等多学科技术手段，从局部启动、中枢整合和靶器官响应三个关键环节，深入揭示了穴位效应的生物学基础。上述研究科学回答了国际学术界对穴位效应是否存在特异性的质疑，发现了经穴效应特异性的基本规律。“经穴效应特异性循证评价及生物学基础研究”获 2012 年国家科学技术进步奖二等奖。

为进一步明确经穴效应特异性生物学机制，哈佛大学联合中国中医科学院针灸所、复旦大学等团队，采用脂多糖诱导内毒素血症模型，证实针刺的抗炎作用受到刺激部位、层次、强度以及干预时机的影响，证明了PROKR2-Cre神经纤维在躯体不同部位和层次的差异性分布是低强度电针刺激激活“迷走-肾上腺轴”产生抗炎效应的关键，为不同穴位局部组织结构的相对特异性提供了解剖学证据，研究成果分别发表于 2020 年 *Neuron* 与 2021 年 *Nature*。

经穴效应特异性及其生物学机制的系列研究阐明了“穴位是否存在及其特异性效应规律”这一关系针灸学科发展的关键科学问题，丰富和发展了针灸腧穴理论，影响了针灸临床实践，引领了国际针灸研究方向。

（四）分子生药学推动中药资源创新开发利用

20 世纪 90 年代，“分子生药学”概念被首次提出。经过近 30 年的发展，分子生药学理论体系不断发展完善，先后提出了道地药材形成的生物学本质及其 3 个模式假说、中药分子鉴定的使用原则、珍稀濒危常用中药资源五种保护模式、基于一个系统的“功能基因挖掘-合成途径解析-生物合成生产”的中药活性成分合成生物学研究模式等，推动了中药资源的创新开发利用。

分子生药学阐述了道地药材形成的科学内涵，提出道地性表型可表现为药材的“优形”和“优质”，并体现出药材使用上的“优效”，扩宽了传统药材辨状的范畴；围绕濒危药用植物资源短缺的问题，中国中医科学院中药研究所等团队提出了植物细胞与不定根定向诱导创新理论，开展濒危中药资源保护工作，建成了国内品种数量最多的珍稀濒危资源细胞库，实现药用植物细胞或不定根的全链条生产及产品产业化，获 2019 年国家科学技术进步奖二等奖。针对千百年来中药材物种真伪鉴定的难题，中国医学科学院等团队提出并验证核基因组序列 ITS2 序列作为植物通用 DNA 条形码，创建了全新中草药 DNA 条形码鉴定技术体系并被纳入《中国药典》，获 2016 年国家科学进步奖二等奖。

分子生药学学科的发展已经走过了萌芽期、形成期、快速发展期，正在进入成熟期。它的形成和发展推动了中药研究的现代化和国际化，为中药资源的深入挖掘和应用提供了技术基础和开发平台。

（五）中医药循证医学开拓临床疗效评价新范式

中医药优势在于临床疗效，传统的中医药临床疗效评价主要依靠案例的经验总结，缺少符合现代科学研究通则的评价方法学体系。从 1999 年起，经王永炎院士、陈可冀院士、张伯礼院士、李幼平教授、赖世隆教授等学者倡导推动，循证医学与中医药学从碰撞走向融合。2004 年张伯礼院士组织开展中医药界牵头的第一个中医药大规模循证评价项目，经过 20 余年的发展，形成了中医药循证医学交叉新兴学科。

中医药循证医学发展取得突出成效：以随机对照试验为主的临床有效性研究快速增长；以真实世界研究为主的安全性评价得到发展；以系统评价/Meta 分析为主的二次研究广泛开展；以质量控制为主的方法学研究不断深入；以报告规范为主的国际化研究取得突破；以临床指南、诊疗规范为主的标准化研究成果丰硕；以复合型和跨学科合作为特征的人才队伍不断壮大。“中医药循证研究‘四证’方法学体系创建及应用”获2020年国家科学技术进步奖二等奖。

一批高质量中医药循证评价研究成果在国际知名期刊上发表，提供中医药临床有效性和安全性证据，服务临床科学决策。证实了传统中药汤剂（麻杏石甘汤与银翘散加减方）能缓解甲型H1N1流感引起的发热症状，中成药治疗慢性心衰、重症肺炎脓毒症、辅助治疗急性心肌梗死的临床价值，研究成果发表在*the Journal of the American Medical Association*、*Journal of the American College of Cardiology*、*Annals of Internal Medicine*等国际知名期刊；证实了针灸治疗慢性难治性功能性便秘、女性压力性尿失禁、偏头痛、慢性稳定型心绞痛、功能性消化不良、术后肠麻痹、抑郁症失眠、慢性紧张型头痛、慢性前列腺炎/慢性盆底疼痛综合征（CP/CPPS）、药物不响应的轻中度活动性克罗恩病等疾病的有效性与安全性，研究成果发表于*the Journal of the American Medical Association*、*Annals of Internal Medicine*、*eClinicalMedicine*等权威期刊。“灸法治疗肠腑病症的技术与临床应用”获2013年国家科学技术进步奖二等奖。

中医药循证医学研究以国际通用的研究方法证实了中医药的临床价值，形成了中医药临床疗效评价研究新范式，促进了中医药的现代化与国际化发展。

二、中医药临床疗效优势发挥

（六）青蒿素的发现开创疟疾治疗新方法

疟疾是全球危害严重的寄生虫病，特别是在热带和亚热带地区。20世纪末，每年有近百个国家受累、近3亿人感染、近百万人因此死亡。20世纪60年代，因恶性耐药性疟疾肆虐，氯喹等特效药失灵，研制新型抗疟药成为当时国际社会迫切需求。

我国先后组建全军和全国疟疾防治药物研究工作领导小组（简称“523”小组），组织协调军民研发新药任务。屠呦呦及其研究组在对中药进行大量研究基础上，受中医典籍《肘后备急方》的启迪，创建了青蒿提取方法，获得青蒿抗疟活性化学部位，从中发现青蒿素。青蒿素是与已知抗疟药在化学结构、作用机制方面完全不同的新型抗疟药，临床疗效接近100%，具有速效、高效和低毒等特点。

目前，青蒿素及其衍生物是世界上治疗疟疾最有效的药物。青蒿素联合疗法已广泛应用于几乎所有国家和地区的疟疾治疗，每年治疗的病例超过一亿例，降低了全球疟疾的发生率和死亡率，已挽救了数百万人的生命。屠呦呦因青蒿素发现获得2015年诺贝尔生理学或医学奖和2016年国家最高科学技术奖。

面向新时代的青蒿素研究，中国中医科学院等团队从机理机制解析出发，不断拓展新的临床适应证，解释了青蒿素高效且特异性杀伤疟原虫的机制，系统开发了青蒿素类药物在抗炎、抗感染、抗肿瘤等领域的应用，成果发表于*Lancet*、*New England Journal of Medicine*、*Nature Communications*、*Lancet Infectious Diseases*等国际权威期刊。

青蒿素源于中医药、发现和启迪于中医药，它是中医药学和现代科技紧密结合、融合多学科和行业的系统创新工程，凝聚着中国科学家的智慧，是中医药对人类健康事业作出的一项巨大贡献。

（七）口服复方砷剂开创M3型白血病治疗新方案

急性早幼粒细胞白血病（APL），又称M3型白血病，在前维甲酸时代被认为是一种致死性疾病，化疗后完全缓解率仅为30%。自20世纪70年代，我国学者先后创制三氧化二砷（ATO）联合全反式维甲酸（ATRA）双诱导治疗方案，使APL患者临床治愈率达到90%以上，使其成为第一种可基本治愈的白血病，并广泛应用于全球。然而，ATO为静脉注射制剂，不便于患者长期维持治疗，因此口服砷剂成为临床重大需求。

20世纪80年代，解放军联勤保障部队第967医院团队以驱邪扶正为治则，解毒活血、益气生血为治法，组方研制了中药复方黄黛片（RIF）口服砷制剂，发现RIF和ATO治疗APL疗效相当。上海市血液学研究所的基础研究揭示了RIF治疗APL多成分多靶点的作用机理以及RIF提取物促进癌蛋白降解的机制，阐释了RIF治疗APL的“君、臣、佐、使”配伍原则与砒霜“以毒攻毒”的科学内涵，研究论文发表于 *Proceedings of the National Academy of Sciences of the United States of America*、*Science* 等国际权威期刊，陈竺院士获 2018 年舍贝里奖。

近 10 年，北京大学人民医院血液病研究所团队的研究证实，RIF 联合 ATRA 治疗 APL 患者临床疗效及安全性与 ATO 联合 ATRA 相当。RIF 联合 ATRA 的去化疗完全口服方案可成为替代 ATO 联合 ATRA 的静脉治疗方案，成为 APL 患者首选治疗方案。研究发表于 *Journal of Clinical Oncology*、*New England Journal of Medicine*、*Lancet Oncology*、*Blood* 等权威期刊。2018 年 RIF 纳入《中国急性早幼粒细胞白血病诊疗指南》，2019 年 RIF 进入世界卫生组织基本药物标准清单，2021 年 RIF 纳入中国临床肿瘤学会（CSCO）《恶性血液病诊疗指南》。

口服 RIF 联合 ATRA 的去化疗完全口服给药模式替代了静脉 ATO 联合 ATRA 的静脉给药模式，成为 APL 新一线治疗方案，开创了 APL 的居家治疗模式，大幅减少患者住院时间和治疗费用，树立了中医药转化医学研究的成功典范。

（八）抗疫实践形成中西医结合救治新型冠状病毒感染中国方案

2019 年 12 月至 2023 年 5 月，人类遭遇百年来最严重的传染病全球大流行——新型冠状病毒感染，这是新中国成立以来我国遭遇的传播速度最快、感染范围最广、防控难度最大的重大突发公共卫生事件。

自 2020 年 1 月起，中医药治疗纳入国家《新型冠状病毒感染的肺炎诊疗方案（试行第三至九版）》以及《新型冠状病毒感染诊疗方案（试行第十版）》。中医药深度介入新型冠状病毒感染预防、治疗、康复的全过程，与西医优势互补、相互协作，形成了新型冠状病毒感染防治中西医结合、中西药并用的中国方案。一方面在新型冠状病毒流行期间，中药的可及性减轻了医疗机构、医疗资源的挤兑风险和压力；另一方面发挥了中医药在治疗中的独特优势，可以缩短病毒清除时间和住院时间，缓解临床症状、降低转重率和病死率。

2020 年 4 月，抗疫“三药”获批新增新冠肺炎治疗适应证；2021 年 3 月，抗疫“三方”新药获批上市；2022 年 10 月，散寒化湿颗粒获批上市；2022 年 3 月，世界卫生组织发布《世界卫生组织中医药救治感染新型冠状病毒肺炎专家评估会报告》，明确肯定了中医药救治新冠肺炎的有效性和安全性，鼓励世界卫生组织会员国在其卫生保健系统和监管框架内考虑使用中医药治疗新冠的可能性；2022 年 8 月，清肺排毒汤复方专利获中国专利奖银奖；源于化湿败毒方治疗新冠的抗病毒和抗炎活性成分相关研究成果在《美国科学院院刊》（*Proceedings of the National Academy of Sciences of the United States of America*）在线发表，这是首次有中药复方治疗新冠研究成果在这一国际学术期刊在线发表，展示了中药复方“多成分、多靶点、多途径”整体作用特点及独特优势，为说明白、讲清楚中药复方治疗疾病的作用机理提供了研究范式，为中医药理论驱动的药物研发提供了理论与实践依据。

中西医结合救治新型冠状病毒感染中国方案的形成彰显了中医药在保障人民生命健康中的重大作用，体现了中医药在中国式现代化征程中的重要价值。

（九）高水平中医药及中西医结合研究成果改变临床决策

中医药学是中华民族的伟大创造和中国古代科学的瑰宝。充分发挥中医药在治未病中的主导作用、在治疗重大疾病中的协同作用、在疾病康复过程中的核心作用，构建全周期全过程健康促进体系，是实现健康中国战略的重要支撑。

近 10 年来，中日友好医院联合国内外团队，根据《黄帝内经》“督脉贯脊”理论，提出“脊髓减压，疏通督脉”的新观点，制定了寰枢椎脱位的诊断标准、TOI 分型方案、诊疗策略、手术适应证、技术操作标准，为该病的诊疗提供了科学依据，规范了临床治疗方案，显著提高了临床疗效。研究成果被国际学术组织 AOSpine 推荐为寰枢椎稳定性重建核心“换代技术”，纳入 2018 年《成人急性寰椎骨折循证临床指南》，获 2017 年国家科学技术进步奖二等奖。中国中医科学院望京医院团队采用扳动类手法治疗发病率及复发率高的骨与关节退行性疾病，相关成果纳入美国物理治疗学会发布的《颈痛治疗国际循证临床实践指南》，获 2017 年国家科学技术进步奖二等奖。

血脂康胶囊通过抗炎和降脂机制保护冠心病患者的内皮功能作用获得证实，研究成果在权威杂志 *Circulation* 发表，并进入美国心脏病学会和美国心脏病协会（ACC/AHA）联合发布的《2013 年治疗血胆固醇降低成人动脉粥样硬化性心血管风险指南》、欧洲心脏病学会/欧洲动脉粥样硬化学会（ESC/EAS）联合发布的《2019 年血脂异常管理指南》。芍麻止痉颗粒疗效与抽动障碍指南一线药物泰必利片等效，安全性更好，研究结果在国际权威杂志 *Journal of Child Psychology and Psychiatry* 发表，并进入 2021 年欧洲 Tourette 综合征研究学会（ESSTS）发布的《欧洲妥瑞氏综合征和其他抽动障碍临床指南》。芪苈强心胶囊治疗慢性心力衰竭获得高水平临床证据，研究成果在权威杂志 *Journal of the American College of Cardiology* 发表，其用于心衰治疗被纳入中华医学会心血管病分会发布的《中国心力衰竭诊断和治疗指南 2018》。中国人民解放军总医院、江苏省中医院联合法国巴黎公立医院团队分别获得了黄葵胶囊治疗 IgA 肾病、糖尿病肾病的高质量循证医学证据，研究论文在 *American Journal of Kidney Diseases*、*Diabetes Care* 杂志发表，黄葵胶囊用于治疗糖尿病肾病已被纳入《中国 2 型糖尿病防治指南（2020 年版）》。“IgA 肾病中西医结合证治规律与诊疗关键技术的创研及应用”获 2016 年国家科学技术进步奖一等奖。

部分中医药及中西医结合技术方法开展高水平研究，获得高质量临床证据，入选国际/国内权威指南，满足了人民的用药需求，改变了临床决策，彰显了中医药在疾病治疗中的优势。

三、中药现代化关键技术突破

（十）天然麝香等濒危中药替代与人工合成技术取得突破

随着物种濒危、条件改变等原因，珍稀濒危动植物中药材日益枯竭的蕴藏量与上涨的需求量之间的矛盾日益凸显。濒危药材资源供给不足和利用方式不善，已成为我国中药资源保护与可持续发展面临的关键问题。

中国医学科学院药物研究所攻克了天然麝香替代与人工合成技术，研发我国拥有自主知识产权的人工合成濒危动物药材替代品——人工麝香，并实现规模化生产，开创了濒危药材人工替代的先河，获 2015 年国家科学技术进步奖一等奖。中国医学科学院药用植物研究所发明了白木香“通体结香技术”，实现沉香高效、稳定、优质生产，在东南亚多个国家示范推广，获 2015 年中国专利优秀奖。北京中医药大学和日本富山大学合作，揭示沉香特有成分苯乙基色酮的生物合成机制，研究结果可为利用合成生物学手段组合生产沉香苯乙基色酮类成分和精准调控白木香提供理论指导，相关研究发表在 *Nature Communications*。中国医学科学院药物研究所联合企业协同攻关，全面揭示了野生熊胆和引流熊胆粉的成分构成，阐明活性品质比例与药效的关系，创制出濒危动物药材熊胆的高技术代用品——人工熊胆粉，已获得临床批件。

珍稀濒危中药材资源保护关键技术的突破在解决濒危药材资源不足，临床疗效稳定性难以保证等方面发挥了重要作用。

（十一）生态种植技术创新实现中药材提质增效

快速发展的中药农业栽培模式，因盲目追求产量，生产中大肥大水、大量使用农药，造成环境污染、土壤质量退化、连作障碍严重以及中药材外源污染物超标等问题，严重威胁临床用药安全。

针对化学农业带来的中药材质量安全及环境安全问题，中国中医科学院中药研究所/中药资源中心团队在全国率先开展了中药材生态种植研究与实践，首次提出并丰富了基于“逆境效应”的中药材“拟境栽培”生态种植理论，构建了 120 种中药材生态种植模式和配套技术，筛选出了以油菜素内酯为代表的农药增效剂，可减少三唑类农药残留 65.52%以上；建立药用植物有机、无机和微量元素土壤改良综合技术体系，可使以三七轮作周期由10年以上缩短至5年以内，产量比传统栽培增产30%以上，农药和肥料用量减少20%。发布中药材生态种植技术规范、规范化种植技术团体标准175项，指导全国中药生态种植200多万亩，对中药材助力脱贫攻坚，起到了重要的支撑作用。相关研究成果获2014年国家科学技术进步奖二等奖。

中药材“拟境栽培”生态种植关键技术从根本上改变了中药材模仿化学农业的种植模式，对实现中药材优质和安全生产，解决栽培土壤连作障碍和环境污染，确保临床质量和疗效，保障中药产业可持续发展发挥了重要作用。

（十二）中药新药审评理念革新推动一批代表性新药获批

为推动中医药理论、人用经验和临床试验相结合的中药注册审评证据体系构建，在国家相关管理部门的整体统筹部署下，经充分凝聚学术共识，2022年相关部门发布了《中药注册专门规定（征求意见稿）》《基于人用经验的中药复方制剂新药临床研发指导原则（试行）》《基于“三结合”注册审评证据体系下的沟通交流指导原则（试行）》《基于人用经验的中药复方制剂新药药学研究技术指导原则》等文件和技术标准，基本形成了“三结合”中药注册审评证据体系。

2012年，治疗缺血性脑卒中的中药新药银杏二萜内酯葡胺注射液获批上市（中药5类新药），这是国际上首个以PAFR为靶点研发上市的创新药物，2014年被评为“国家重点新产品”，获2018年国家技术发明二等奖，2020年中国专利金奖；2014年，治疗类风湿关节炎的天然降多吉胶囊获批上市（中药6.1类新药），该药是迄今为止国家药品监督管理局批准上市的唯一一个藏药新药；2016年，治疗流行性感冒的金花清感颗粒获批上市（中药6.1类新药），并于2020年获批新增新冠肺炎治疗适应证，该药品上市充分体现了传统中药在突发卫生事件和重大公共卫生事件中的积极作用；2020年，治疗2型糖尿病的桑枝总生物碱片获批上市（中药5类新药），该药是国内首个降血糖原创天然药物；2022年，苓桂术甘颗粒获批上市（中药3.1类新药），这是首个按古代经典名方目录管理的中药复方制剂，是推进古代经典名方向新药转化的一次生动实践。

一批代表性新药获批，是中药现代化的标志性科技成果。中药审评理念革新促进了中药新药研发，为推动中药产业的高质量发展提供了关键的科技支撑。

（十三）中药二次开发与智能制造推动中药产业高质量发展

针对制约中成药做大做强的关键问题，天津中医药大学团队率先提出了中成药二次开发研究策略，构建了中成药临床准确定位、药效物质整体系统辨析、网络药理学、工艺品质调优和数字化全程质控等五大核心技术体系，形成了中成药二次开发模式，有力推动了中药产业技术升级换代，使中药大品种不断涌现。项目完成的32个中成药品种二次开发，销售额过亿元品种由3个增加到12个，2013年销售额达50亿元，累计销售额超过200亿元。项目技术已在全国19个省市推广，应用于近百家中药企业，培育了中药大品种群，提高了中药行业集中度。中成药二次开发推动了中药产业技术升级换代，迈向高质量发展，研究成果获2014年国家科学技术进步奖一等奖。

用不稳定药材生产质量均一可控的中药，关键靠制造技术升级。近10年，江西中医药大学、浙江大学等多个创新团队推动中药智能制造技术进步，发布了《“中国智慧制药2025”杭州宣言》，建成了多个中药智能工厂，推动了中药制造进入新阶段。相关成果获2019年国家科学技术进步奖二等奖。中国医学科学院药用植物研究所创建基于系统生物学原理的集植物育种、栽培、化学物质发现、药效机制破解、工艺过程自动化及循证医学研究为一体的中药大品种全产业链关键技术，并围绕三七产品，在“中西药”合用产生重要临床价值研究方面取得新的突破，研发了治疗心、脑血管性疾病的血塞通系列原始新药，获2017年国家科学技术进步奖二等奖。

（十四）中药复杂体系解析与标准化研究取得突破

中药复杂体系作用模式解析涉及化学物质、体内过程、作用机制三个核心环节，揭示物质实体与生命活动的交互规律，是中医药发展的重要科学问题。近年来，随着组学技术的发展，开始从生物系统中所有组成成分（基因、mRNA、蛋白质等）认识机体的生命活动规律，为解析中药对机体调节机制提供了强大支撑。中药复杂体系活性成分的系统分析方法突破，解决了制约中药标准制定的关键基础科学问题，逐步构建了适合中药复杂体系特点的质量标准体系，引领了中药质量标准的发展方向。

中国科学院上海药物所、北京大学等团队建立了符合中药复杂体系特点的中药整体质量标准体系和中药活性成分分析方法，并形成系列技术指导原则，解决了中药整体质量标准控制的方法学问题，制定的丹参、灵芝、三七等 7 种中药的药材、粉末、提取物等 26 个标准被《美国药典》收录，桔梗、钩藤两个中药标准载入《欧洲药典》，用中药标准化开拓了中药国际化之路，研究成果分别获得 2012 年国家自然科学奖二等奖、2013 年国家自然科学奖二等奖、2016 年国家科学技术进步奖二等奖。清华大学和北京大学等团队围绕中药注射剂和药材的质量控制和标准化，建立了符合中药复杂体系的质量控制方法，提升了中药质控水平，促进了中药标准体系建设和相关产业发展，研究成果分别获得 2014 年、2015 年国家科学技术进步奖二等奖。

海军军医大学、上海中医药大学等团队建立中药方剂有效成分群辨识方法，明确了药效物质，采用系统生物学与网络生物学相结合的技术解析了 30 余种中药方剂的整体作用机制，引入生产链全过程自动化控制的手段保障了中药质量，相关研究揭示了以麝香保心丸、胆宁片为代表的中成药药效内涵，促进了相关产品升级，系列研究成果获 2018 年国家科学技术进步奖二等奖。中药制药过程控制与智能制造技术全国重点实验室和清华大学等团队构建了基于网络靶标的中药复杂系统解析关键技术，以桂枝茯苓胶囊等为示范，构建复方中药功效物质辨识关键技术，实现了以“功效物质与临床疗效一致性”为质控目标的生产全过程质量控制，达到了 FDA 对植物药“质量稳定均一”的要求，并完成美国 II 期临床研究，研究成果获 2015 年国家科学技术进步奖二等奖。

（十五）中药安全性关键技术突破与应用

随着时代的发展，人们对高质量中药产品的需求不断增长，中药安全性问题已经成为中医药行业发展的瓶颈，是制约中药现代化和国际化的关键问题之一。深入开展中药安全性研究，阐释中药毒性原理，构建中药临床安全风险评控系统，促进临床用药安全是中药现代化的核心任务之一。

军事医学研究院、中国中医科学院创建了从早期毒性预测、毒性物质分析到毒性机制探寻的中药安全性研究新技术体系，揭示 7 大类常见不良反应中药产生毒性的物质基础、代谢特征、配伍禁忌和毒性机制，研究提供了 5 味有毒中药外用功能，被《中国药典》采纳；阐明了中药配伍理论的现代生物学机制，实证了“十八反”、寒热配伍、甘草“调和诸药”等中医经典理论；确认了鱼腥草等 9 种中药注射剂的过敏性特点（类过敏）及其致敏物质；在中药安全性关键技术领域取得了突破性进展，指导了系列中药注射液的二次开发和临床合理应用，获 2013 年国家科学技术进步奖一等奖。成都中医药大学等团队以含有毒中药附片的参附注射液为示范，明确了参附注射液的药效和毒性物质基础，阐明了作用机制、毒效关系和控毒机制，攻克了生产过程中的关键技术，创建了中药注射剂“品质制性用”研究模式，实现了参附注射液的安全性控制，获 2013 年国家科技进步奖二等奖。解放军第五医学中心等团队制定国际首部《中草药肝损伤临床评价与防控指南》，达成国际医学科学组织理事会（WHO CIOMS）国际共识，为国际传统药物肝损伤评价与防控贡献了方案。

中药安全性关键技术创建与应用加快了众多创新药物的研发进程，促进了中药现代化与国际化，为中药造福人类开辟了更加广阔的前景。当前，中药高质量发展仍需要不断科技创新与技术突破，以更高的水平确保安全、有效与质量可控。

附件五：

2020—2023 年度中医药传播影响力十佳作品

1. 中医药动漫形象“灸童”

作品单位：中华中医药学会、中国动漫集团

2. 《科学的中医药》

作品单位：天津津云新媒体集团

3. 中医药文化 IP“河洛”

作品单位：福建中医药大学

4. 《中医中国》

作品单位：国医时代文化发展（北京）有限公司

5. 《野狼 Disco》改编 MV（内含两组作品）

《成中医版野狼 Disco》

作品单位：成都中医药大学

《二十四节气 Disco》

作品单位：江苏省中医院

6. 《医圣》

作品单位：深圳大宅门影业有限公司、仲景宛西制药股份有限公司

7. 《秦药》《长安医学》

作品单位：陕西省中医药管理局

8. 《后浪》

作品单位：上海耀客文化股份有限公司

9. 《本草纲目》改编 MV（内含两组作品）

惠州市中医医院《本草纲目 · Pro》

作品单位：惠州市中医医院

《本草纲目》

作品单位：陕西中医药大学

10. 中医药动漫《本草药灵》

作品单位：广东省中医药局

附件六：

2022 年度中医医院学科（专科）学术影响力榜单

中华中医药学会与中国中医科学院共同发布26个学科（专科）排名榜单

一、中医心病学（中医心血管病）

1. 中国中医科学院西苑医院
2. 中国中医科学院广安门医院
3. 天津中医药大学第一附属医院
4. 江苏省中医院
5. 广东省中医院
6. 北京中医药大学东直门医院
7. 辽宁中医药大学附属医院
8. 河南中医药大学第一附属医院
9. 首都医科大学附属北京中医医院
10. 山东中医药大学附属医院

二、中医肺病学

1. 广东省中医院
2. 河南中医药大学第一附属医院
3. 中国中医科学院广安门医院
4. 浙江省中医院
5. 上海中医药大学附属龙华医院
6. 安徽中医药大学第一附属医院
7. 江苏省中医院
8. 中国中医科学院西苑医院
9. 北京中医药大学东方医院
10. 天津中医药大学第二附属医院

三、中医脾胃病学

1. 中国中医科学院西苑医院
2. 江苏省中医院
3. 首都医科大学附属北京中医医院
4. 河北省中医院
5. 浙江省中医院
6. 广州中医药大学第一附属医院
7. 上海中医药大学附属曙光医院
8. 辽宁中医药大学附属医院
9. 上海中医药大学附属龙华医院
10. 中国中医科学院望京医院

四、中医肝胆病学

1. 上海中医药大学附属曙光医院
2. 湖北省中医院
3. 中国中医科学院广安门医院
4. 河南中医药大学第一附属医院
5. 深圳市中医院
6. 北京中医药大学东直门医院
7. 广西中医药大学第一附属医院
8. 上海中医药大学附属龙华医院
9. 湖南中医药大学第一附属医院
10. 天津市中西医结合医院

五、中医肾病学

1. 江苏省中医院
2. 北京中医药大学东直门医院
3. 杭州市中医院
4. 广东省中医院
5. 天津中医药大学第一附属医院
6. 上海中医药大学附属曙光医院
7. 黑龙江省中医医院
8. 湖北省中医院
9. 陕西省中医医院
10. 上海中医药大学附属龙华医院

六、中医内分泌病学

1. 中国中医科学院广安门医院
2. 成都中医药大学附属医院
3. 上海中医药大学附属曙光医院
4. 北京中医药大学东直门医院
5. 中国中医科学院西苑医院
6. 长春中医药大学附属医院

7. 广州中医药大学第一附属医院
8. 安徽中医药大学第一附属医院
9. 广东省中医院
10. 黑龙江中医药大学附属第一医院

七、中医脑病学

1. 北京中医药大学东直门医院
2. 广东省中医院
3. 河南中医药大学第一附属医院
4. 北京中医药大学东方医院
5. 中国中医科学院西苑医院
6. 天津中医药大学第一附属医院
7. 安徽中医药大学第一附属医院
8. 长春中医药大学附属医院
9. 成都中医药大学附属医院
10. 江苏省中医院

八、中医肿瘤病学

1. 上海中医药大学附属龙华医院
2. 中国中医科学院广安门医院
3. 江苏省中医院
4. 广州中医药大学第一附属医院
5. 广东省中医院
6. 首都医科大学附属北京中医医院
7. 上海中医药大学附属曙光医院
8. 中国中医科学院西苑医院
9. 湖南省中医药研究院附属医院
10. 浙江省中医院

九、中医血液病学

1. 中国中医科学院西苑医院
2. 浙江省中医院
3. 北京中医药大学东直门医院
4. 上海中医药大学附属岳阳中西医结合医院
5. 江苏省中医院
6. 黑龙江中医药大学附属第一医院
7. 内蒙古民族大学附属医院
8. 廊坊市中医医院
9. 山东中医药大学附属医院
10. 广州中医药大学第一附属医院
10. 天津中医药大学第一附属医院

十、中医老年病学

1. 中国中医科学院西苑医院
2. 北京中医药大学东直门医院
3. 上海中医药大学附属龙华医院
4. 广东省中医院
5. 江苏省中医院
6. 成都中医药大学附属医院
7. 湖南省中医药研究院附属医院
8. 安徽中医药大学第一附属医院
9. 吉林省中医药科学院第一临床医院
10. 山东中医药大学附属医院

十一、中医痹病学（中医风湿病）

1. 中国中医科学院广安门医院
2. 天津中医药大学第一附属医院
3. 江苏省中医院
4. 广东省中医院
5. 安徽中医药大学第一附属医院
6. 河南省洛阳正骨医院
7. 上海中医药大学附属龙华医院
8. 云南省中医医院
9. 中国中医科学院西苑医院
10. 上海市光华中西医结合医院

十二、中医外科学

1. 首都医科大学附属北京中医医院
2. 上海中医药大学附属曙光医院
3. 天津中医药大学第二附属医院
4. 上海中医药大学附属龙华医院
5. 上海市中西医结合医院
6. 河南省中医院
7. 天津中医药大学第一附属医院
8. 北京中医药大学东直门医院
9. 黑龙江中医药大学附属第一医院
10. 贵州省中医医院

十三、中医皮肤病学

1. 广东省中医院
2. 首都医科大学附属北京中医医院
3. 上海中医药大学附属岳阳中西医结合医院
4. 武汉市中西医结合医院

5. 中国中医科学院广安门医院
6. 重庆市中医院
7. 湖南中医药大学第二附属医院
8. 新疆维吾尔自治区中医医院
9. 中国中医科学院西苑医院
10. 江苏省中医院

十四、中医乳腺病学

1. 广东省中医院
2. 首都医科大学附属北京中医医院
3. 上海中医药大学附属龙华医院
4. 上海中医药大学附属曙光医院
5. 江苏省中医院
6. 广州中医药大学第一附属医院
7. 浙江省中医院
8. 北京中医药大学东直门医院
9. 上海中医药大学附属岳阳中西医结合医院
10. 北京中医药大学第三附属医院

十五、中医肛肠病学

1. 上海中医药大学附属曙光医院
2. 上海中医药大学附属龙华医院
3. 中国中医科学院广安门医院
4. 江苏省中医院
5. 南京市中医院
6. 辽宁中医药大学附属第三医院
7. 福建中医药大学附属人民医院
8. 贵州省中医医院
9. 成都中医药大学附属医院
10. 西安市中医医院

十六、中医骨伤科学

1. 中国中医科学院望京医院
2. 上海中医药大学附属龙华医院
3. 河南省洛阳正骨医院
4. 广州中医药大学第一附属医院
5. 山东省文登整骨医院
6. 广东省中医院
7. 中国中医科学院广安门医院
8. 甘肃省中医院
9. 长春中医药大学附属医院
10. 浙江省中医院

十七、针灸学

1. 天津中医药大学第一附属医院
2. 黑龙江省中医医院
3. 中国中医科学院广安门医院
4. 上海中医药大学附属岳阳中西医结合医院
5. 首都医科大学附属北京中医医院
6. 广东省中医院
7. 浙江中医药大学附属第三医院
8. 江苏省中医院
9. 黑龙江中医药大学附属第二医院
10. 江西中医药大学附属医院

十八、中医妇科学

1. 黑龙江中医药大学附属第一医院
2. 江苏省中医院
3. 广州中医药大学第一附属医院
4. 广东省中医院
5. 中国中医科学院广安门医院
6. 山东中医药大学附属医院
7. 成都中医药大学附属医院
8. 上海中医药大学附属岳阳中西医结合医院
9. 河南省中医院
10. 北京中医药大学东直门医院

十九、中医儿科学

1. 河南中医药大学第一附属医院
2. 江苏省中医院
3. 天津中医药大学第一附属医院
4. 辽宁中医药大学附属医院
5. 长春中医药大学附属医院
6. 上海市中医医院
7. 北京中医药大学东方医院
8. 广州中医药大学第一附属医院
9. 广西中医药大学第一附属医院
10. 广东省中医院

二十、中医眼科学

1. 中国中医科学院眼科医院
2. 成都中医药大学附属医院
3. 中国中医科学院广安门医院

4. 湖南中医药大学第一附属医院
5. 上海中医药大学附属岳阳中西医结合医院
5. 北京中医药大学东方医院
7. 上海中医药大学附属龙华医院
8. 江苏省中医院
9. 黑龙江中医药大学附属第一医院
10. 国中医科学院西苑医院

二十一、中医耳鼻喉科学

1. 广州中医药大学第一附属医院
2. 广东省中医院
3. 成都中医药大学附属医院
4. 北京中医药大学东直门医院
5. 江苏省中医院
6. 辽宁中医药大学附属医院
7. 北京中医药大学东方医院
8. 中国中医科学院广安门医院
9. 上海中医药大学附属岳阳中西医结合医院
10. 长春中医药大学附属医院

二十二、中医男科学

1. 北京中医药大学东直门医院
2. 江苏省中医院
3. 广东省中医院
4. 中国中医科学院西苑医院
5. 中国中医科学院广安门医院
6. 云南省中医医院
7. 上海中医药大学附属龙华医院
8. 成都中医药大学附属医院
9. 湖南中医药大学第一附属医院
10. 河南省中医院

二十三、中医护理学

1. 广东省中医院
2. 河南省中医院
3. 中国中医科学院广安门医院
4. 江苏省中医院
5. 上海中医药大学附属曙光医院
6. 山东中医药大学附属医院
7. 上海中医药大学附属龙华医院
8. 首都医科大学附属北京中医医院
9. 北京中医药大学东直门医院
10. 武汉市中西医结合医院

二十四、中医周围血管病学

1. 上海中医药大学附属曙光医院
2. 江苏省中医院
3. 中国中医科学院西苑医院
4. 北京中医药大学东方医院
5. 上海市中西医结合医院
6. 中国中医科学院广安门医院
7. 上海中医药大学附属龙华医院
8. 山东中医药大学附属医院
9. 广东省中医院
10. 北京中医药大学东直门医院

二十五、中医康复学

1. 上海中医药大学附属岳阳中西医结合医院
2. 中国中医科学院望京医院
3. 广东省第二中医院
4. 河南中医药大学第一附属医院
5. 广东省中医院
6. 浙江中医药大学附属第三医院
7. 四川省骨科医院
8. 河南省洛阳正骨医院
9. 福建中医药大学附属康复医院
10. 河南省中医院

二十六、中医推拿学

1. 天津中医药大学第一附属医院
2. 上海中医药大学附属岳阳中西医结合医院
3. 中国中医科学院望京医院
4. 广东省中医院
5. 云南省中医医院
6. 成都中医药大学附属医院
7. 长春中医药大学附属医院
8. 岳阳市中医医院
9. 河南省中医院
10. 福建中医药大学附属康复医院

生命与疾病

中医秉承了中华民族认识自然的天人合一思想，形成了对生命认识的整体观，运用阴阳平衡和五行生克制化的观念阐释生命的机理，采用比类取象、由表及里的方法把握生命与疾病的文化规律，创造了以藏象、经络、精气神等为核心的生命观。产生于两千年前的《黄帝内经》奠定了中医理论的基础，经过世代传承、创造和发展，相继产生了《伤寒杂病论》、《脉经》等经典文献。

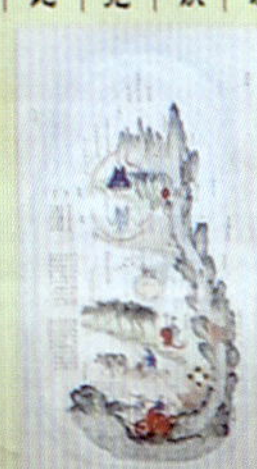

• 内景图

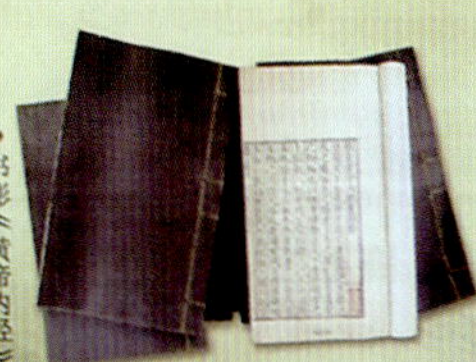

• 书影《黄帝内经》

中和亚健康服务中心

中心理念

弘扬“治未病”思想　合力亚健康事业

平台与标准齐抓　产业携学术共赢

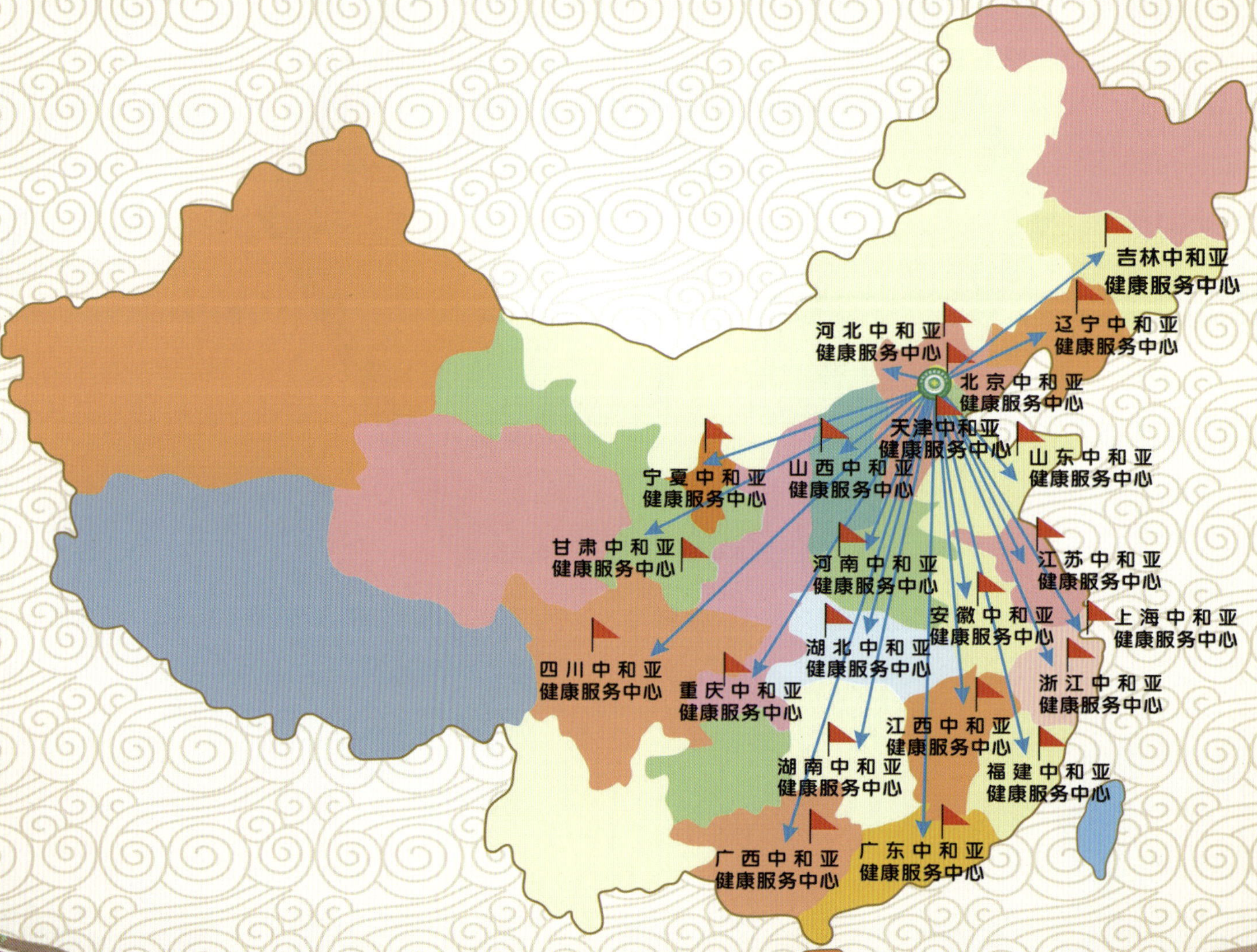

中和亚健康服务中心介绍

中和亚健康服务中心（以下简称中心）是经民政部批准，并在国家中医药管理局的业务指导和监督管理下，具有独立法人资格的社会组织。中心是国家批准的惟一的从事亚健康研究、服务、管理，并构建亚健康服务体系，培养亚健康专业人才的一级专业组织。

中心秉承以产业拉动学术，学术推进产业的理念，以传播中医药文化为先导，以推广中医常用养生保健方法为主要手段，以预防保健专业服务人才培养为突破点，联合有志于亚健康服务的各类机构和企业，共同发展亚健康产业、服务全民健康。构建一个集学术、产业推广；第三方权威质量监督；标准、规范制定；专业人才培训；新产品、新技术研发为一体的产业平台。中心将联合社会各界人士，从以下几个方面共同构建和发展我国的亚健康事业：

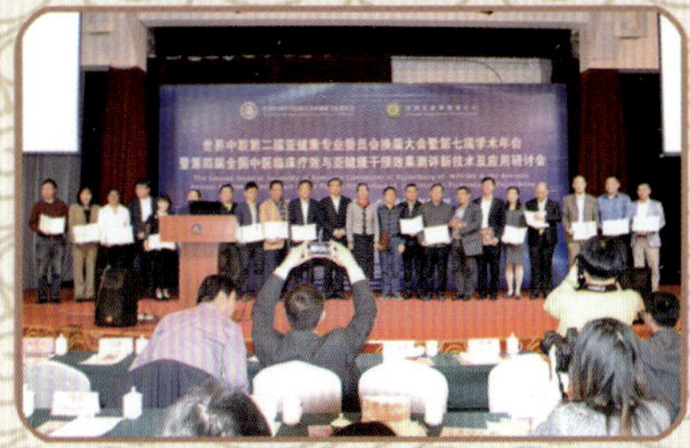

【政策/规范】

(1) 在国家中医药管理局等上级主管部门的正确指导下，从事亚健康产业各个环节相关规范的制定。

(2) 积极参与并推进亚健康产业管理的规范化进程。

(3) 经主管部门同意或授权进行相关行业统计，收集、分析、发布相关行业信息。

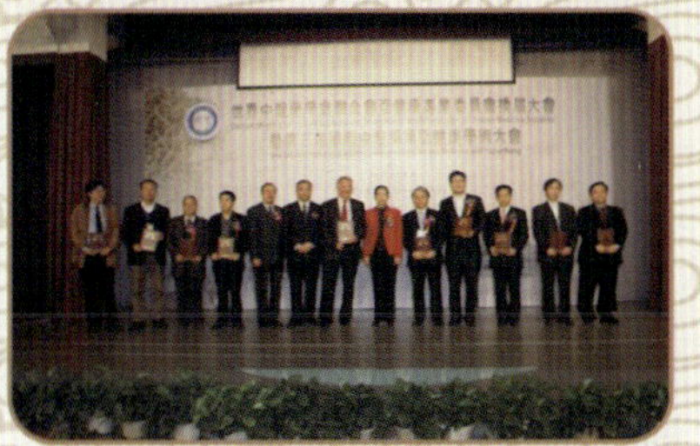

【学术/标准】

(1) 开展各种形式的学术活动，组织重点学术课题的研究和考察活动。

(2) 编辑出版有关亚健康方面的学术专著、最新科研成果信息、科普期刊、科普图书及音像制品。

(3) 研究并制定亚健康临床干预指南等标准。

(4) 建立和推广亚健康检测、干预、管理体系。

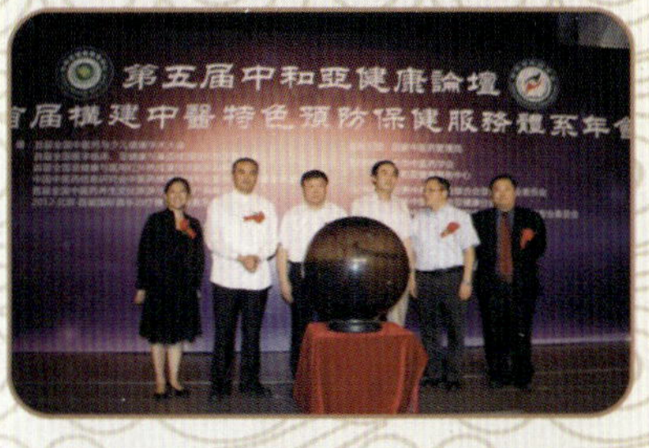

【人才/教育】

(1) 开发亚健康咨询师等新的职业。开展亚健康咨询师等的培训、认证、考评、管理等各项工作。

(2) 编撰亚健康专业系列教材，构建亚健康学科体系。

【交流/合作】

(1) 联系政府和社会公益资源，展开整合传播与推广。

(2) 举办各种学术会议和论坛，普及和宣传亚健康知识。

(3) 通过培训、咨询、市场调查、技术推广、展览展示、组织文化艺术交流活动等方式，拓展亚健康产业的宽度和内涵。

(4) 通过接受企业或个人捐赠、组织成立基金会组织，为亚健康产业的发展贡献力量。

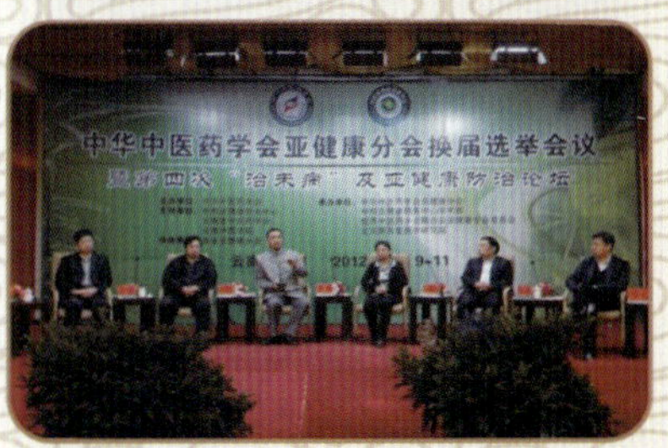

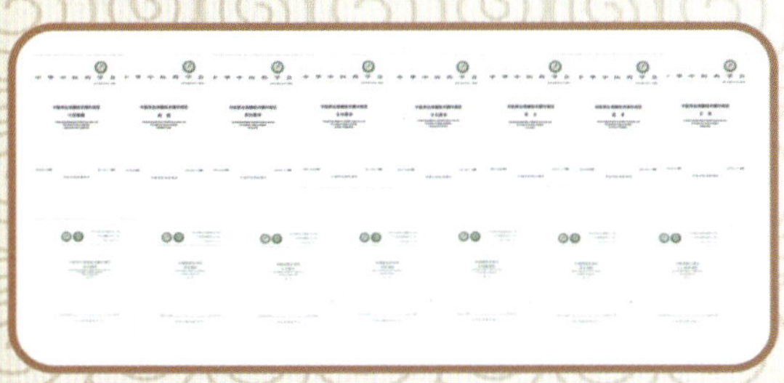

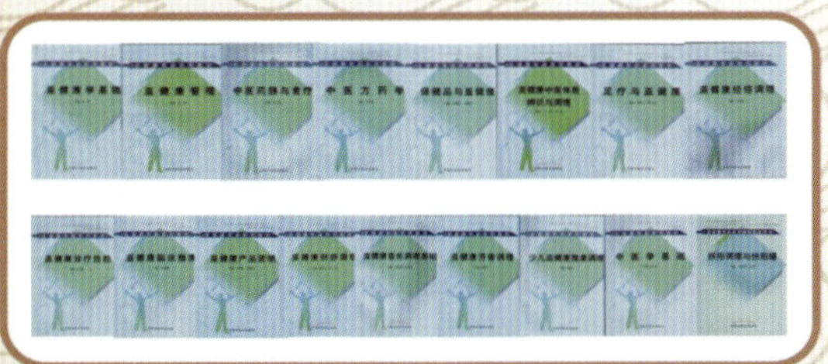

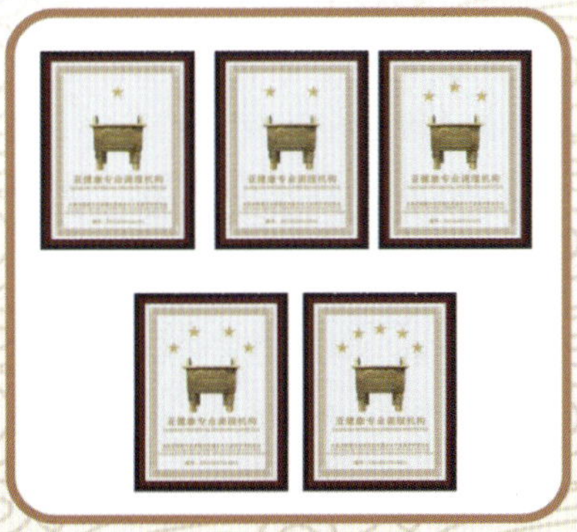

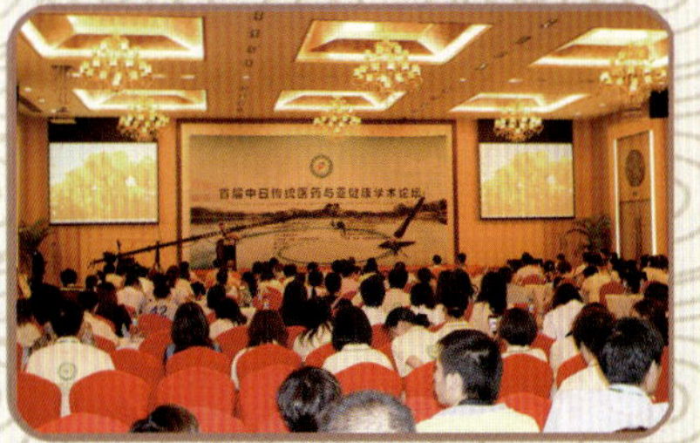

地址：北京市朝阳区幸福一村55号办公楼402室
联系电话：010-64128672　　邮编：100027
网址：www.zhsh.org.cn

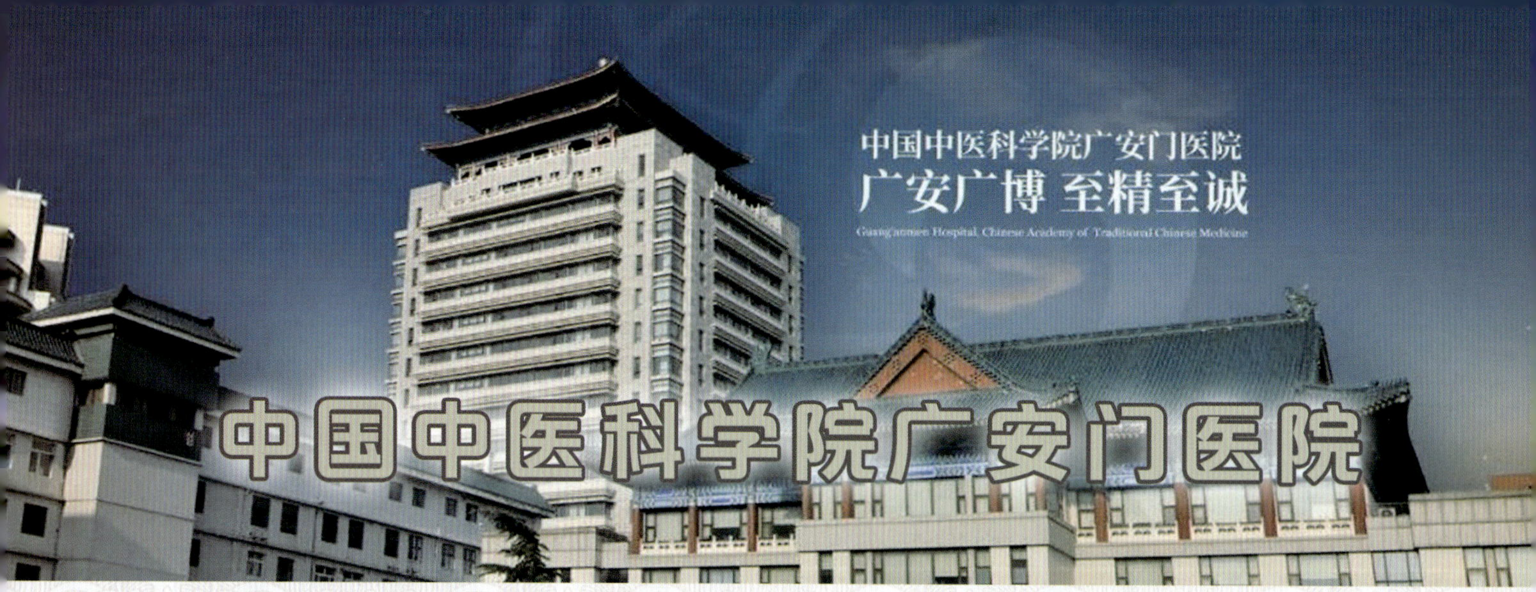

中国中医科学院广安门医院

中国中医科学院广安门医院（中国中医科学院第二临床医药研究所）是一所集医疗、教学、科研和预防保健为一体的三级中医医院，位于北京市宣武区北线阁，南区位于北京市大兴区黄村。

医院设有风湿病科、心血管科、肾病科、呼吸科、内分泌科、泌尿科、脾胃病科、老年病科、综合科、血液病科、肿瘤科、外科、骨科、妇科、儿科、皮肤科、眼科、耳鼻喉科、口腔科、肛肠科、男科、心理科（睡眠医学科）、针灸科、推拿科、麻醉科、止痛门诊、心身医学科、急诊科、感染疾病科、国际医疗部、预防保健科、核医学科、超声科、放射科、功能科、检验科、病理科、药剂科等临床和医技科室。风湿病科、心血管科、内分泌科、肿瘤科、肛肠科、中医心理学、中医痹病学是国家中医药管理局中医药重点学科。

医 生 介 绍

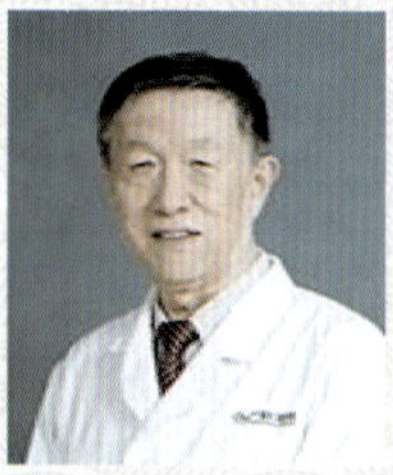

冯兴华，职务与职称：主任医师，教授，博士生导师，国家中医药管理局著名中医药专家学术经验传承博士后导师，第四批全国老中医药专家学术经验继承导师，国家中医药管理局风湿病重点学科学术带头人。诊治范围：类风湿关节炎、强直性脊柱炎、干燥综合征、系统性红斑狼疮、痛风等。

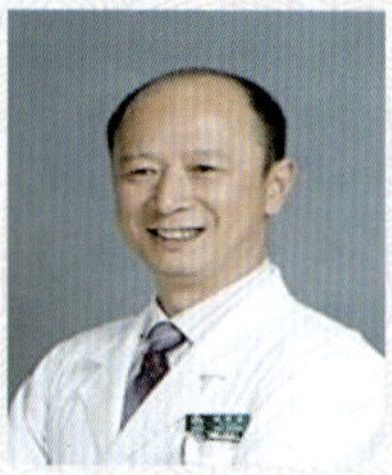

张华东，职务与职称：主任医师，教授，硕士生导师，风湿病科副主任，教授，世界中医药联合会风湿病专业委员会副秘书长，中华中医药学会风湿病分会秘书长，北京中医药学会风湿病专业委员会秘书长，民族中医药学会风湿病专业委员会常委。诊治范围：类风湿关节炎、干燥综合征、强直性脊柱炎、皮肌炎、头痛等内科疾病。

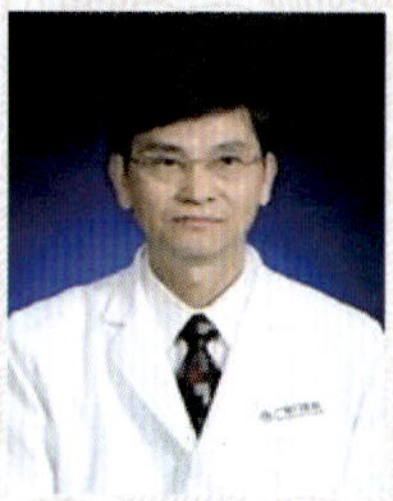

殷海波，职务与职称：主任医师，教授，博士生导师，教授，中华中医药学会风湿病分会副主任委员，世界中医药学会联合会风湿病专业委员会副会长、医学伦理委员会常委，国家自然科学基金项目评议专家，国家新药审评专家。诊治范围：红斑狼疮、结蹄组织病、痛风、白塞病、干燥综合征、类风湿、脊柱炎等。

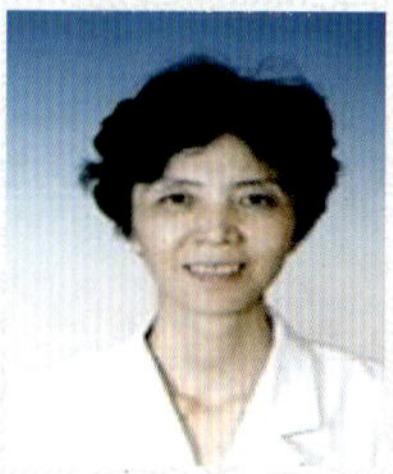

高齐健，职务与职称：主任医师，博士生导师，内分泌科主任，北京市中医学会糖尿病专业委员会委员，北京市中西医结合糖尿病学会委员，国家自然科学基金会专家家成员。诊治范围：糖尿病及其并发症、甲亢、甲减、高尿酸血症等。

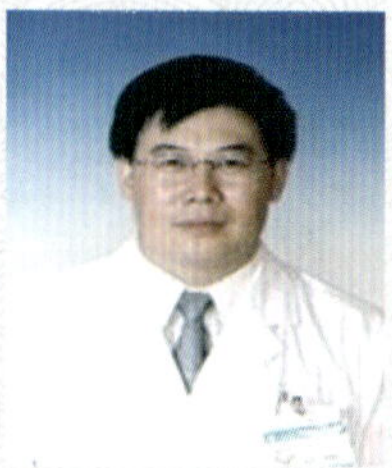

倪青，职务与职称：主任医师，硕士生导师，内分泌科主任，中国中西医结合学会内分泌专业委员会常委兼秘书，中华中医药学会糖尿病分会常委，中华中医药学会甲状腺专业委员会委员，中华中医药学会学术流派专家委员会副主任委员。诊治范围：糖尿病及神经病变、甲亢、甲减、甲结、痛风等。

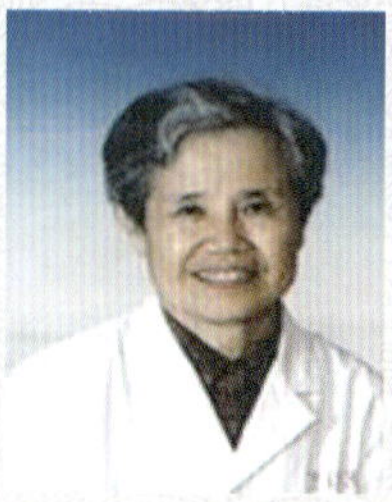

张大荣，职务与职称：主任医师，中国中医研究院卫生技术系列正高级专业技术职务评委会委员，广安门医院高级专业技术职务评委会委员，广安门医院专家委员会委员。诊治范围：冠心病、高血压病、心律失常、心肌病、脑梗死等。

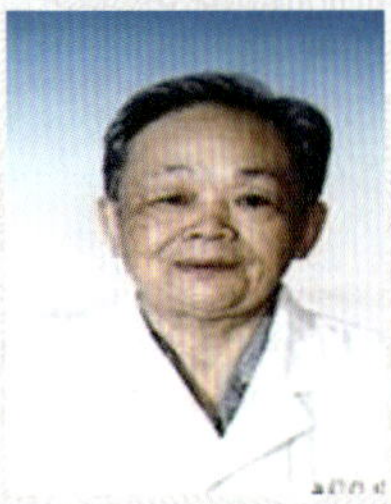

徐承秋，职务与职称：主任医师，研究员，硕士生导师，专家咨询委员会委员，全国中西医结合心血管疾病防治委员会委员，北京市中西医结合心血管委员会副主任，全国胸痹心痛协作组顾问。诊治范围：高血压、高脂血症、房颤、冠心病、脑梗死等。

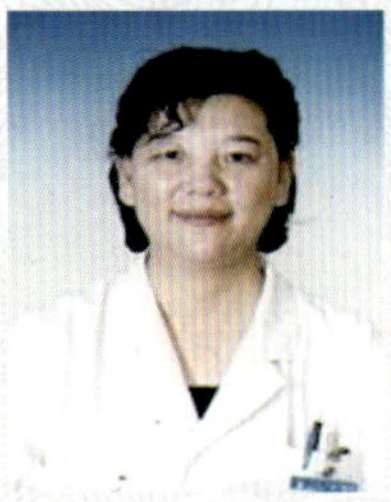

林洪生，职务与职称：主任医师，肿瘤科主任，全国中医肿瘤医疗中心副主任，国家中医药管理局重点研究室（肿瘤）主任，中华中医药学会肿瘤专业委员会副主任委员，中国中西医结合学会肿瘤专业委员会副主任委员，中国抗癌学会肿瘤传统医学委员会副主任委员，中国癌症研究基金会中医药肿瘤委员会副主任委员兼秘书长。诊治范围：肺癌、乳腺癌、淋巴瘤、卵巢癌、宫颈癌等。

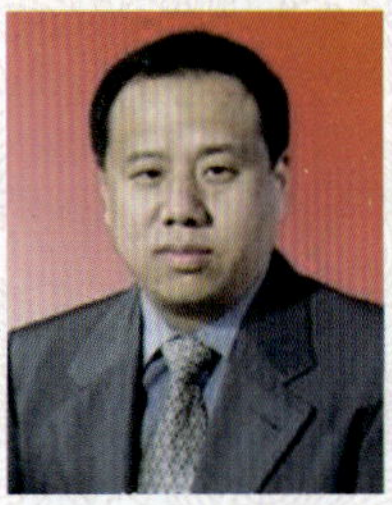

王健，职务与职称：主任医师，教授，硕士生导师，心理科（睡眠科）主任， 世界中医药学会联合会中医心理学专业委员会常务副会长，国家中医药管理局人才交流中心中医心理职业技能规范化培训专家委员会副主任委员，中国中医药研究促进会心身医学分会副主任委员、精神卫生分会常务委员兼副秘书长，北京神经内科学会 BNA 神经精神与临床心理专业委员会委员，中国心理学会科普专业委员会委员诊治范围：抑郁症、焦虑症、强迫症、进食障碍等。

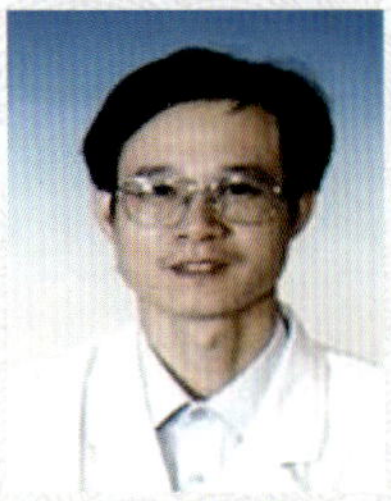

刘绍能，职务与职称：主任医师，博士生导师，消化科主任，世界中医药学会肝病专业委员会委员，中华中医药学会中医内科学会委员，中华中医药学会肝胆病学会委员，中华中西医结合学会消化病专业委员会委员，中华中医药学会脾胃病分会委员，北京市脾胃病专业委员会委员。诊治范围：胃溃疡、食管炎、便秘、肝硬化、结肠炎等。

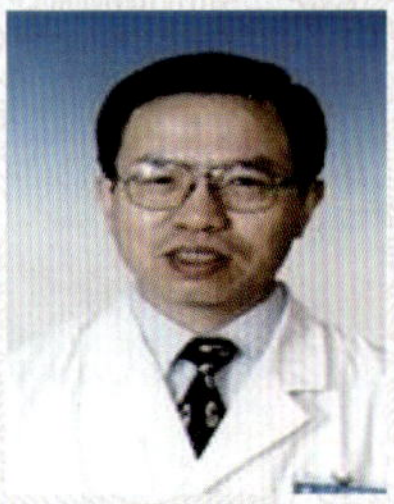

李国栋，职务与职称：主任医师，副研究员，博士生导师，肛肠科主任，全国肛肠学会副主任委员，北京市肛肠学会主任委员，全国青年科技工作者协会理事。诊治范围：结肠炎、肠癌、便秘、肛瘘、直肠脱垂、痔疮等。

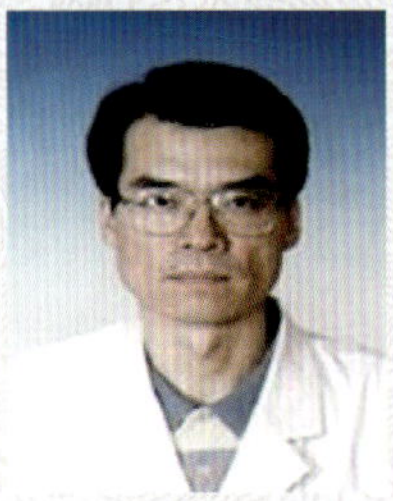

寇玉明，职务与职称：主任医师，硕士生导师，肛肠科行政副主任，中华中医药学会肛肠专业委员会理事，全国中医药高等教育学会临床教育研究会肛肠分会常务理事，北京市中医药学会肛肠专业委员会委员。诊治范围：痔、肛裂、复杂肛瘘、直肠脱垂、肛周皮肤病等。

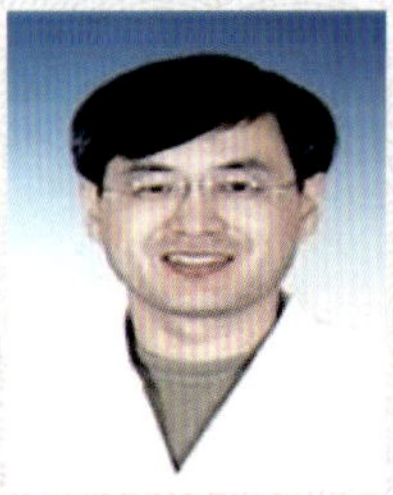

张培彤，职务与职称：主任医师，博士生导师，肿瘤科副主任，教授，中国中医科学院肿瘤学科带头人，世界中医药学会联合会肿瘤专业委员会常委兼副秘书长，中国中西医结合学会肿瘤专业委员会委员，中国老年学学会老年肿瘤专业委员会委员。诊治范围：肺癌、消化道肿瘤等。

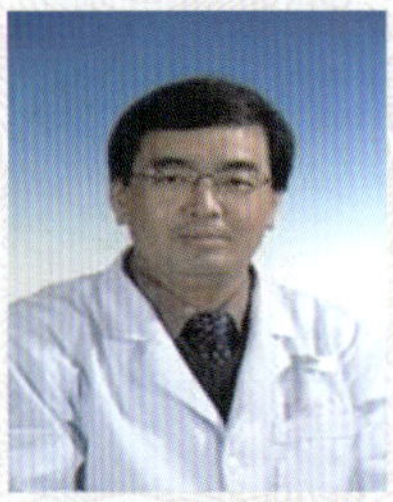

侯炜，职务与职称：主任医师，肿瘤科副主任。诊治范围：肺癌、头颈肿瘤、骨脑转移等。

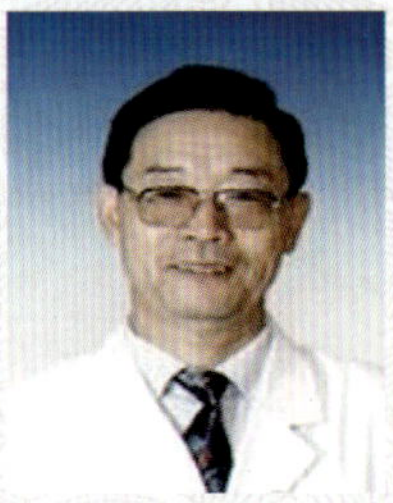

任俊杰，职务与职称：主任医师，消化内科主任，中华中医内科脾胃病专业委员会第二届委员。诊治范围：食管炎、咽炎、胃炎、胃溃疡、肠易激综合征等。

快速崛起的天津北部地区医疗中心

—天津中医药大学第二附属医院

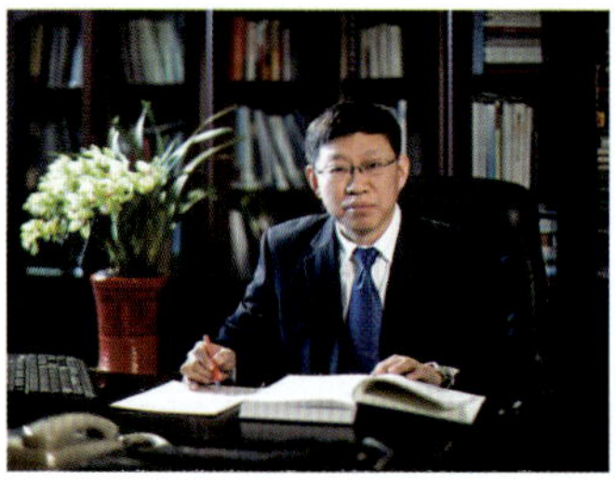

院长 孙增涛

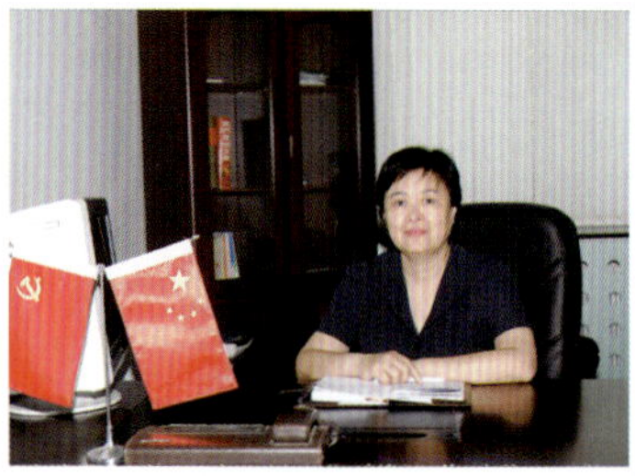

党委书记 宋津

天津中医药大学第二附属医院始建于1964年，是以中医、中西医结合治疗为特色的综合性三级甲等中医医院，是全国百姓放心示范医院；医院坐落于海河北岸，主要承担天津市东北部地区的医疗救治任务；医院以“国粹、医粹、仁和、仁术”为院训，秉承“承担社会责任，一切服务病人，打造一流学科，培养卓越人才”的办院宗旨，在传统中医药的沃土上深耕细作，形成了以一批重点学科、专科为代表的医院品牌，逐步成为天津北部地区的医疗中心。

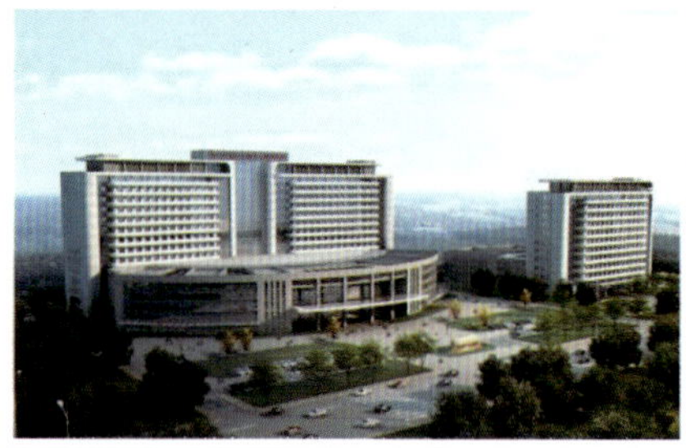

医院设有肺病科、脑病针灸科、心血管科、妇科、内分泌科等近三十个临床科室。拥有教育部重点学科1个——中医内科学；国家临床重点专科3个——肺病科、脑病科、妇科；国家中医药管理局重点学科6个——中医妇科学、中医肺病学、中医疮疡病学、中医心病学、临床中药学、中医“治未病”学；国家中管局重点专科8个——肺病科、脑病科、妇科、心血管病科、脾胃病科、外科、重症医学科、临床药学；天津市重点专科专病9个——肺病科、脑病科、妇科、心血管科、儿科专科、骨伤专科、肿瘤科专科、外科专科、糖尿病足专病。

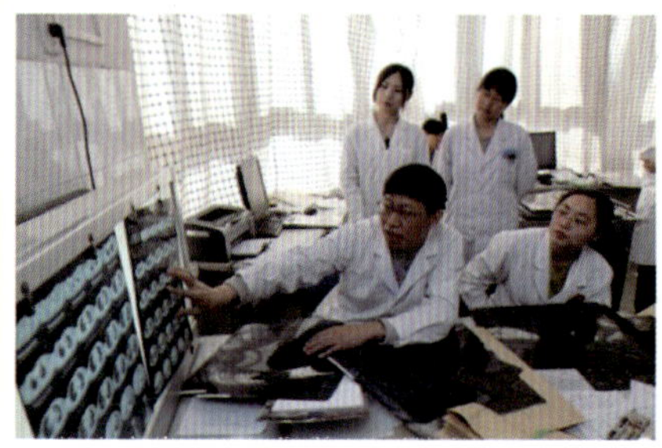

院长查房

治未病中心为国家中医药管理局重点学科，国家中医药管理局“治未病”试点单位，提供健康咨询与指导教育，提供中医特色医疗服务，开展“九种体质辨识”，中医预防保健技术如针刺、艾灸、药灸、推拿、拔罐、穴位敷贴、中药熏蒸、刮痧、穴位注射、磁热疗法、中药涂擦治疗等数十项；开展膏方调理，探索对“糖尿病”等专病的干预方法，展现中医治疗特色。

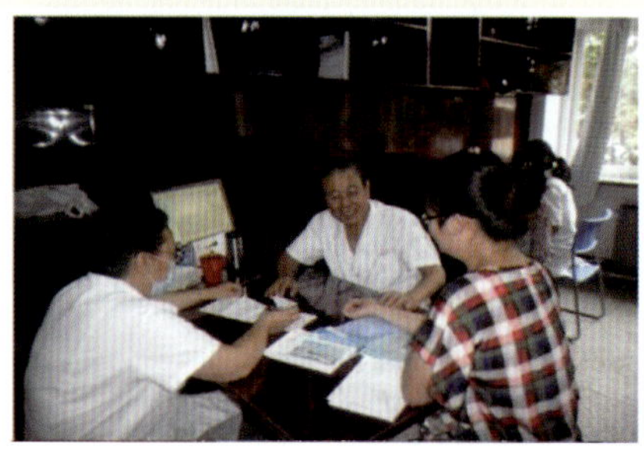

名老中医工作室

近年来医院主持参与国家重大科技专项4项，科技部国际合作项目1项，“973”计划课题3项、“863”计划1项，承担国家自然基金课题46项、省部级及横向课题项目近100项，近五年间获各级科研奖项及成果30余项，获科研经费支持6000余万元。

医院迁址新建项目是天津市“十二五”卫生资源调整规划重要项目之一，是天津市民心工程的重点建设项目。一期工程设计包括医疗综合楼、中西医结合儿童病院、医疗保障系统等，设置床位1000张；二期工程设计包括教学科研楼、康复中心、“治未病”中心，设置床位500张。目前项目处于内部精装阶段，预计2015年年底竣工，2016年中旬开诊运行。医院将继续秉承“承担社会责任，一切服务病人，打造一流学科，培养卓越人才”的办院宗旨，坚持中医为主，中西医结合优势，努力建设群众满意、患者信赖的现代化综合性医院，带动区域医疗协同发展。

国粹　医粹　仁和　仁术

中国中医科学院江苏分院 江苏省中医药研究院 江苏省中西医结合医院

中国中医科学院江苏分院、江苏省中医药研究院暨江苏省中西医结合医院，是省属从事中医药研究的专业研究机构，综合性的三级甲等中西医结合医院、南京中医药大学附属医院、全国重点中西医结合医院、国家药物临床试验机构和国家住院医师规范化培训基地，江苏省文明单位，2006年通过ISO9001质量管理体系认证。

始建于1958年，前身为江苏省中医药研究所，首任所长为著名中医药学家叶桔泉学部委员（院士）。先后研制出中药新药30余个，如脉络宁注射液、月月舒（痛经宝）冲剂等。全院占地面积78亩，建筑面积87500平方米，职工1218人；正、副教授、主任医师、研究员237名；博士、硕士生导师34名；全国名老中医、省名中医、省名中西医结合专家26名；12位专家享受国务院及省政府特殊津贴；拥有3个国家、2个省名老中医工作室；江苏省杰出青年基金获得者1名，省“333工程”、省“135工程”重点人才、省“领军人才”等30余名；拥有全国五一劳动奖章、全国医德标兵、全国巾帼岗位明星、省勤廉标兵、省市级我最喜爱的健康卫士、十佳健康卫士、省市级巾帼示范岗、青年文明号、行风建设先进单位等一批先进集体和模范人物。

医院核定床位730张，规划床位1500张，临床学科较为齐全，设有内科、外科、妇产科、儿科、急诊科等16个一级学科，肾科、心胸外科等32个二级学科。其中，消化科、骨伤科、心血管科、重症医学科为国家级重点专科，妇产科、呼吸科、肿瘤科、内分泌科、普外科等8个专科为江苏省重点专科。

现有专业设备总值2.5亿，拥有一批先进的进口设备，如核磁共振、DSA、64排CT、数字化胃肠机、电子内窥镜、彩色超声波诊断仪、液质联用仪、高效液相色谱仪、超细胃镜、双能X线骨密度仪、骨关节镜、腹腔镜等。常规开展各种断层摄片与造影、细菌培养、免疫组化、基因扩增、微创介入、冠心病介入诊疗、血液净化、ERCP、四级腔镜手术、颈椎前路、后路椎间孔镜技术微创治疗颈椎病、经输尿管气压弹道碎石术、保胆取石术、甲状腺弹性超声等先进的诊疗项目。检验科2009年通过ISO15189认证，为中医药临床和研究提供相应的质量保障。

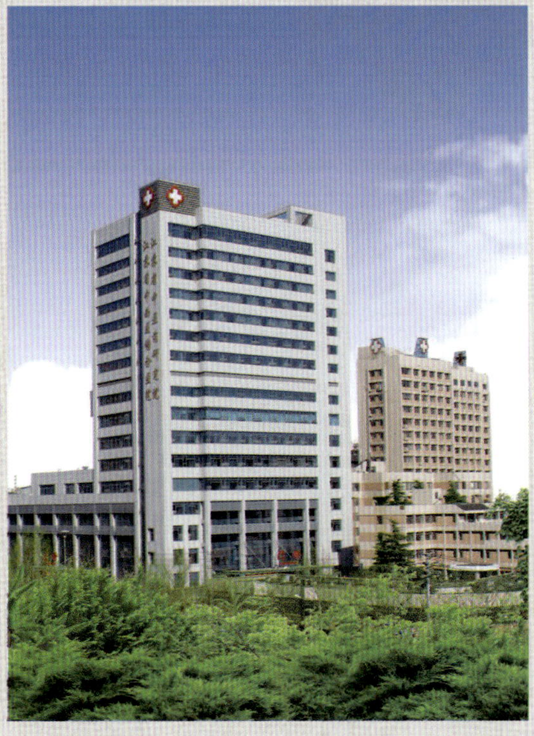

研究院拥有一批较为成熟的科研工作平台，包括中药口服制剂释药系统、瘿病证治2个国家重点研究室，江苏省现代中药制剂工程技术研究中心及中试放大平台、省天然药物研究与创制实验室和国家专利产业化江苏中医药试点基地，细胞与分子生物学实验室、消化病研究室、中医药抗动脉粥样硬化实验室、辅助生殖实验室、肺动力学实验室、肿瘤免疫药理实验室，及传统中药资源、化学、制剂、分析、药理毒理、临床药学与代谢实验室和一个SPF级动物实验中心。近5年来，中标科研项目162项，获厅局级以上科技进步奖19项，获发明专利37项，取得新药证书、临床批件等4个，发表论文1547篇，其中SCI/ISTP收载169篇。

我院本着“仁心、仁术、前沿、前驱”的院训精神，以“中西医结合、医药教研相融”为特点，以“中西合璧、德艺双馨”为核心价值观，以“演绎医学的艺术与非凡、呵护患者的健康与尊严”为使命。目前已形成了中西医结合特色突出、医药相长优势显著，集医、药、教、研为一体的大型医疗、研究、教学机构。

西藏自治区藏医院

བོད་རང་སྐྱོང་ལྗོངས་སྨན་རྩིས་ཁང་།

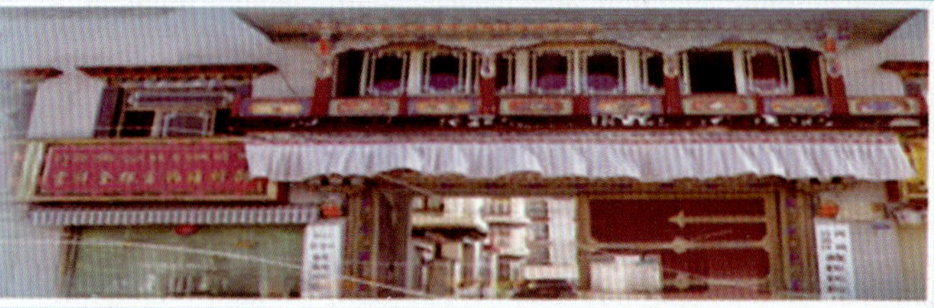

西藏自治区藏医院是全区唯一的自治区级藏医医疗机构，也是至今在全区、全国唯一被国家卫生部和国家中医药管理局通过评审达标后获得自治区级“三级甲等”藏医医院殊荣的一所综合性医院。现位于拉萨市娘热路26号，前身为拉萨“门孜康”（藏医星算学院），始建于1916年。

1959年西藏民主改革后，自治区筹委会将“门孜康”（藏医星算学院）改名为藏医院并和“药王山利众医学院”合并成为拉萨市军管会第二门诊部，由军代表负责管理。1978年党和政府为积极扶持藏医药事业的发展，拨出50万元兴建了第一所藏医门诊大楼，建筑面积达2871平方米。1980年根据中共中央对西藏工作做出的决定（31号文件）精神，大力发展藏医及天文历算，把藏医院变成全区藏医药医、教、研中心的精神，从9月1日起，将原来的拉萨藏医院正式更名为西藏自治区藏医院，隶属自治区卫生厅直属单位。

西藏自治区藏医院组织结构

藏医院现有建筑面积5万多平方米，内设2个研究所、一个药厂、9个职能部门、11个临床科室、5个医技科室、15个专利诊断室、开设260张床位。半自动化的藏药厂，年生产藏药最高指标达到万斤，医院在继承、发展藏医药学的同时，积极主动地吸收现代医学科技成果，不断拓展业务范围。形成了功能齐全、手段先进的影像、功能检验中心。在继承保持藏医诊断方法的基础上，积极引进现代科学技术，更新设备，先后引进了2台大型X光机、彩超、电子内窥镜、双螺旋“CT”诊断仪、全自动生化仪、血液流变学检查全套血液粘度仪及心电和手提X光机、CPM系列功能康复器、心电监护器等现代科技产品。

医疗走向规范化管理

近年来，随着医院的发展和医疗改革的不断深入，藏医院在医院的管理中紧紧围绕卫生厅制定的《藏医医院分级管理标准》和《藏医护理操作规程》的同时，进一步理顺原有的各项规章制度，废除不适应现代医院管理制度，制定了完善的规章制度，逐步开展分级管理达标和综合目标管理责任制，努力指导由传统的管理模式逐步向现代科学管理转变。特别是1991年，藏医院被国家中医药管理局列入“杏林”计划后，国家和自治区共投入400万元进行了重点建设，1996年被正式批准为全国示范藏医医院。在此基础上，于1998年藏医院提出争创“三级甲等”藏医医院的目标，在创建活动中，牢固树立“质量第一、服务第一、病人第一”的思想，以“病人为中心，实现病人利益最大化”作为医院的服务宗旨和经营理念，加强管理。确立了“临床一线为病人谋利益，后勤为临床一线服务”的运作机制。为保证医疗质量，为广大患者提供安全、优质的服务，建立了以院长为主任委员的医疗质量控制委员会、药事管理委员会、院内感染管理委员会和病案管理委员会等监督管理体系，制定了工作职责和实施细则及有关知识手册，加强了医疗文件的书写质量，补充完善了医疗各项规章制度和操作规范，医疗、护理业务技术评价标准。

坚持继承和发挥藏医药优势，提高藏医药学术水平和治疗能力，积极利用现代科学技术，促进藏医药理论与实践的发展，加快藏医医院的现代建设。坚持以专科为“龙头”，以医院为主体，两个研究所和藏药厂为两的发展思路，为人民群众提供价格低廉、质量优良的藏医药服务。使藏医院的管理水平、医疗质量、学术水平、医德医风、医疗环境有了大幅度的提高，成为集藏医医疗、教学、科研、预防保健和藏药生产为一体的具有民族特色的综合性藏医现代化医院。

地址:拉萨市娘热路26
联系电话:
住院部 (0891)6322351
门诊部 (0891)6323231

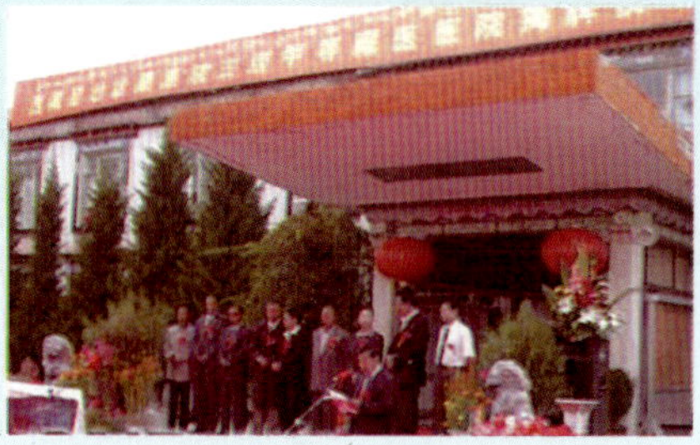

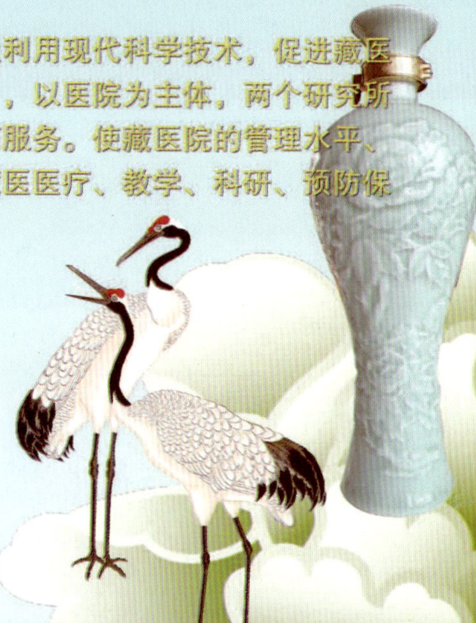

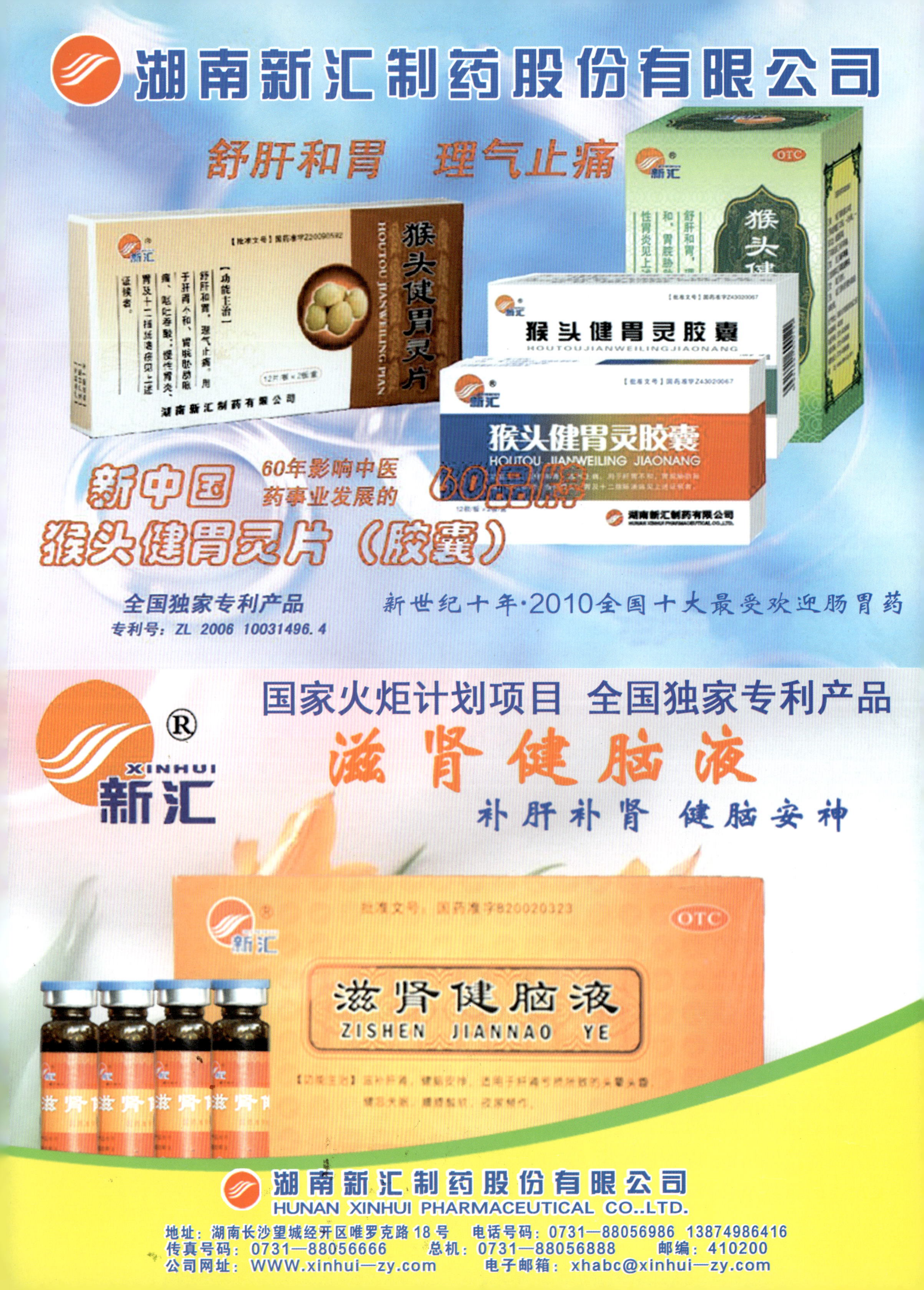
湖南新汇制药股份有限公司
舒肝和胃 理气止痛
猴头健胃灵片
HOUTOU JIANWEILING PIAN
湖南新汇制药有限公司
猴头健胃灵胶囊
HOUTOUJIANWEILINGJIAONANG
猴头健胃灵胶囊
HOUTOU JIANWEILING JIAONANG
湖南新汇制药有限公司
新中国
60年影响中医药事业发展的
60品牌
猴头健胃灵片（胶囊）
全国独家专利产品
专利号：ZL 2006 10031496.4
新世纪十年·2010全国十大最受欢迎肠胃药
国家火炬计划项目 全国独家专利产品
XINHUI
新汇
滋肾健脑液
补肝补肾 健脑安神
OTC
滋肾健脑液
ZISHEN JIANNAO YE
湖南新汇制药股份有限公司
HUNAN XINHUI PHARMACEUTICAL CO.,LTD.
地址：湖南长沙望城经开区唯罗克路18号 电话号码：0731—88056986 13874986416
传真号码：0731—88056666 总机：0731—88056888 邮编：410200
公司网址：WWW.xinhui—zy.com 电子邮箱：xhabc@xinhui—zy.com

海南省中醫院

廣州中醫藥大學附屬海南中醫院

傳承中醫文化 服務大衆健康

Inheritance Chinese medicine culture
Serves the populace health

海南省中医院位于海南省省会海口市，是一所集医疗、科研、教学、预防、保健、康复于一体的大型综合性三级甲等中医医院，也是全省六家三级甲等医院中唯一一家以中医为特色的公益医疗机构。医院始建于 1954 年，半个多世纪以来，医院经历了曲折的发展道路，改革开放特别是在海南建省办经济特区之后，医院的发展走上了快车道。近年来，医院又抓住海南建设国际旅游岛的历史性契机，在海南省委、省政府，国家和省医疗卫生主管部门以及社会各界的支持下，实现了历史性跨越。

目前，医院设有门诊部 3 个，住院部 1 个，职能管理部门 15 个，临床一级学科 18 个，二级学科 14 个，医技科室 10 个,住院病区 18 个。其中骨伤科、脾胃—肝病入等 8 个专科为国家级重点专科，以及海南地区中风病症治研究室等一批国家中医药管理局确定的重点研究室。医院的老年病科、神经内科、妇产科、肿瘤科、消化内科等多个专科均为省级重点专科，初步形成“九大”中医专病专科品牌优势。医院坚持“中”字特色，坚持“院有专科、科有专长”发展战略，以“抓好重点专科建设，带动其他专科发展”的方针，充分发挥中医药的传统优势，培育出一批特色突出、优势明显、疗效显著的中医名科，形成独具中医药优势的专科集群。

医院拥有一支技术力量雄厚、技术水平精湛的中医、中西医人才队伍，有一批享受国务院特贴专家、省优专家、全国名老中医药学术经验继承指导老师和医学博士。医院在推进管理创新、制度创新和体制创新过程中，着力推行“引才引智”工程，先后“硬引进”人才 30 名、“软引进”人才包括石学敏院士在内的国内外享有盛誉的权威中医名家达 15 名。目前，医院形成科班队伍、中医师承队伍、中西医结合队伍、中西医急救队伍等“四支”人才队伍，构成了较为合理的人才梯队。为进一步提高核心竞争力和综合能力，医院着力建设新的人才培训基地，抓紧实施“领军人才工程”“学科带头人工程”“专病专家培训工程”和“后备人才工程”等多个人才项目。

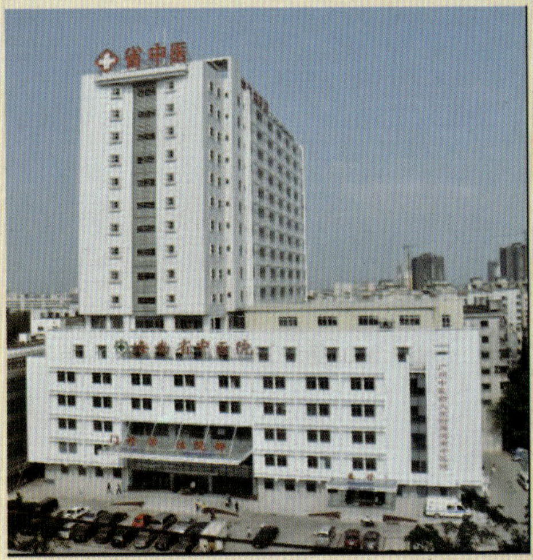

医院是国家有关部门认定的国家药品临床研究机构和药物临床试验基地，也是国家中医药管理局确定的全国信息化建设示范单位和电子病历试点单位。医院作为大型中医医疗机构，是唯一一家省级海南省中西医结合医院，也是广州中医药大学附属海南中医院（非直属）、广东省中医院协作医院、河南省洛阳正骨医院协作医院和美国亚利桑那州东方医学针灸学院以及海南医学院等院校的临床教学基地。医院是海南省首批定点医疗保险单位，首批新型农村合作医疗及城镇居民医疗保险定点单位，是海口市公共卫生应急救援指挥中心和 120 指挥中心重点网络医院。近年来，医院先后获得“全国卫生系统先进集体”“全国环境优美十佳医院”“爱婴医院”“社会公认满意医院”“海南省最佳企业创新奖”等多项殊荣，被业内和社会各界誉为“南国杏林奇葩”。

地址：海南省海口市和平北路 47 号　邮　编：570203

电话：0898-66222705（院办）　传　真：0898-66203833

网址：http://www.hizyy.com　电子邮箱：66232981@163.com

黑龍江省五大連池工人疗養院

黑龙江省五大连池工人疗养院位于黑龙江北部，坐落于五大连池世界地质公园。这里有独特的矿泉资源和火山风光，是我国著名的疗养旅游胜地。我院于1979年由中华全国总工会投资兴建，隶属于黑龙江省总工会，是经省卫生厅批准的医疗机构。疗养院占地12万平方米、建筑面积3万平方米，拥有床位1320张，员工500余人（高级职称16人、中级职称65人、初级128人），是一所集疗养医疗、康复保健、矿泉科研、养生度假为一体的多功能疗养院。1989年，我院开始接待俄罗斯疗养员，到目前已经25年时间。最近几年，由于影响不断扩大，人数逐年增加，每年接待人数达20000人左右。我院主要是充分挖掘祖国传统医学的宝库，使中医中药、针灸、按摩等疗法发扬光大，结合现代医疗技术和矿泉饮、浴、泥疗等方法，推出具有中西医结合特色的康复医疗服务。收到明显的治疗效果，使许多慢性病患者得以康复，受到俄罗斯朋友的欢迎和信赖，树立了五大连池工人疗养院对俄服务的品牌，同时也促进了当地康疗产业和旅游经济的发展。

具体做法：一是发挥中医中药特色结合矿泉疗法治疗多种疾病。针对俄罗斯人喜欢中国的中医中药的特点，我院大力开展中医中药项目，发挥中医中药的优势结合当地的矿泉饮、浴、泥疗等治疗多种慢性病，取得了显著的疗效。被俄罗斯朋友称为“无创伤、无痛苦、无不良反应、人人愿意接受”的绿色疗法。二是打造特色服务品牌。为了更好地为俄罗斯朋友服务，多年来我们始终遵循“一切以患者为中心，以质量为核心”，涉外工作无小事的服务理念，为每位患者提供高效、安全、便捷、温馨的服务，让他们高兴而来，满意而归。我们根据俄罗斯人在院时间短而渴望尽快得到治疗的心理，入住的当天起，就由专职医护人员负责其全程的医疗服务，及时为每位俄罗斯患者制定详细的治疗康复方案，科学安排时间治疗，合理安排治疗项目，使他们在短短的十几天里尽可能的收到好的治疗效果。三是开展综合服务。在餐饮服务方面，我们按照俄罗斯的习惯，以西餐为主、辅以中餐，每餐均是自助餐，荤素搭配、主副食齐全、饮品多样，每天更新主副食种类，避免重复。建立每个俄罗斯朋友入住档案，对多次来院的老游客给予优惠奖励，给每位在入住期间过生日的俄罗斯患者送生日蛋糕等，让他们时刻感到家的温馨。另外院内设有娱乐场所：健身房，台球室、乒乓球室、排球场、篮球场，卡拉OK厅、室外游乐场、日光浴场，为俄罗斯朋友提供丰富多彩的文化娱乐场所和健身场所。

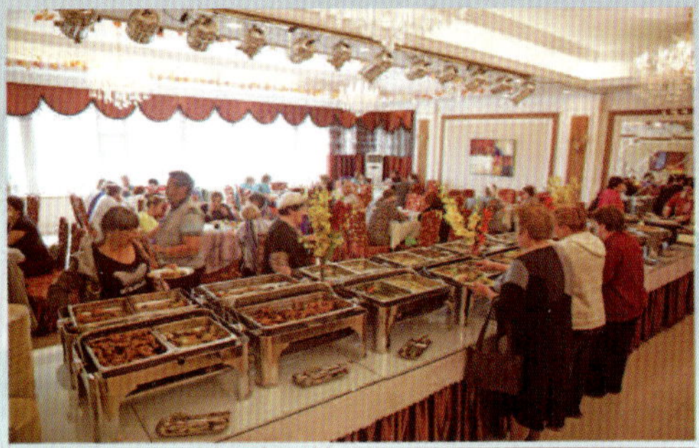

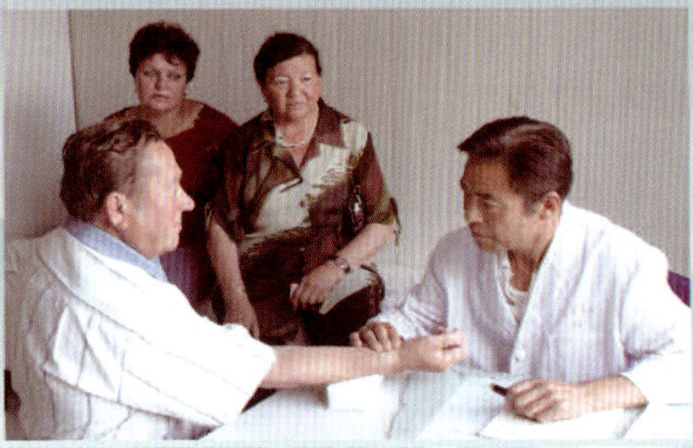

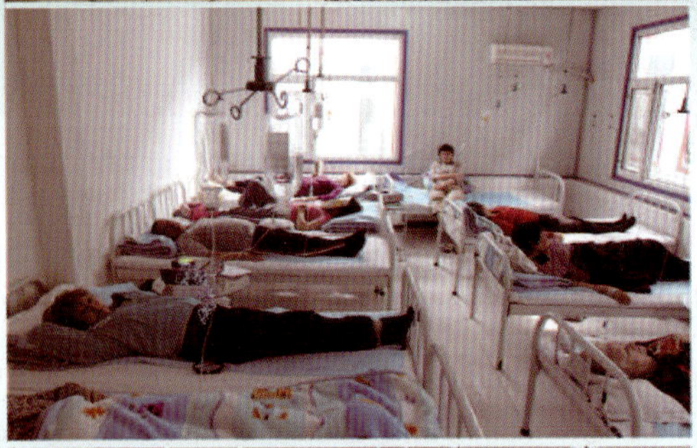

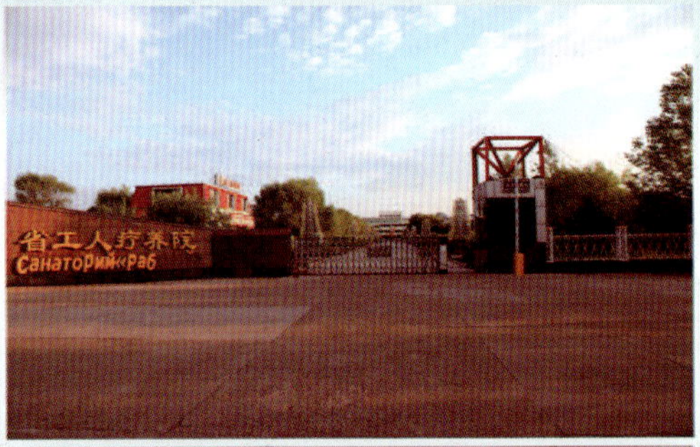

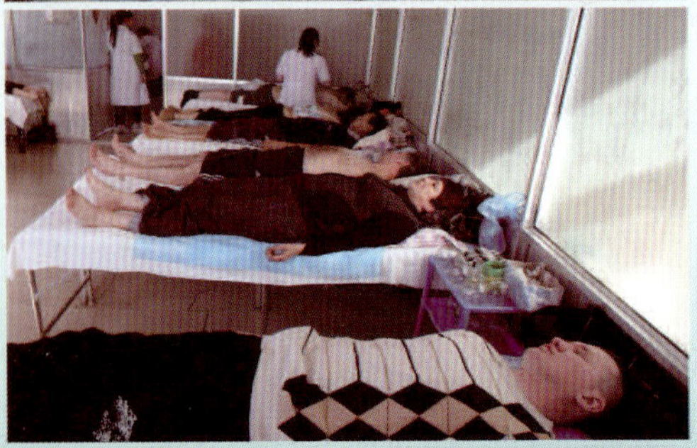

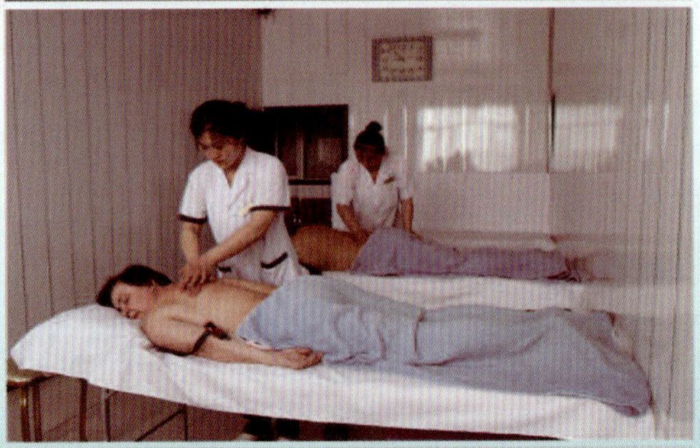

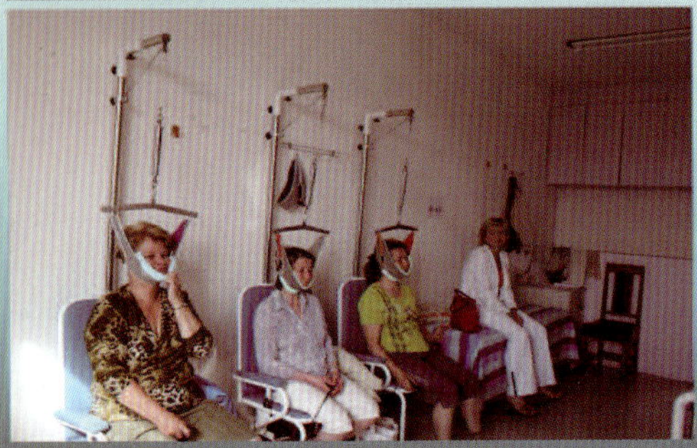

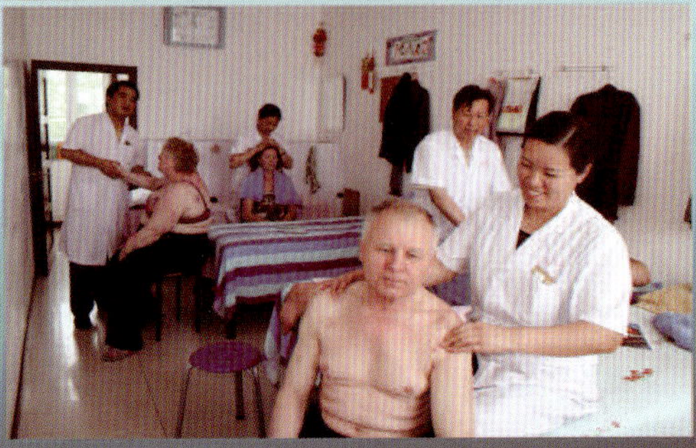

康瞳
KANTON

康瞳眼部按摩护理膏

作为一款适用于多年龄段人群使用的护眼产品，康瞳眼部按摩护理膏受到古时护眼方法的启发，并在其基础之上，沿用草本植物提取物作为主材，将现代提取、催化等新型技术融入其中，历时多年，最终研发而成。因其温和、可靠的特性，备受消费者喜爱及追捧！

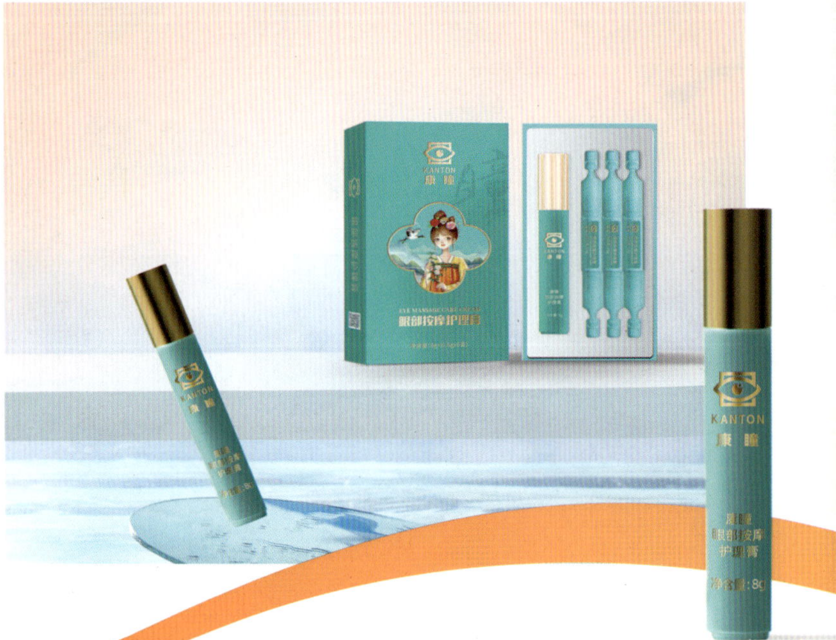

产品亮点

作为一款专注于草本精研，以草本提取物为核心成分的眼膏产品，康瞳眼部按摩护理膏通过眼周通路,渗透吸收多种植物精华，清凉舒润眼部肌肤，可配合眼部按摩使用。

经典传承 科技精研

在技术上，康瞳的研发由国内外科学团队联手，灵活运用原料提取、催化等多个国际专利技术；在配方上，康瞳通过对多个记载的护眼配方进行多形式的对比及组合，旨在研发出更温和的产品。

- 20多种草本萃取精华
- 13种进口成分
- 5大专利加持

官方电话:400 156 1616

严控质量 匠心独运

为了保持成分的高活性，康瞳在原料提取上，运用了多种科研技术，更好的保障原料特点的同时，提升产品品质。

原料提取技术

1. 恒温破壁磨粉技术
2. 超临界萃取技术

原料加工技术

1. 生物酶催化技术
2. 小分子提取技术
3. 生物发酵技术

五大专利证书 安心之选

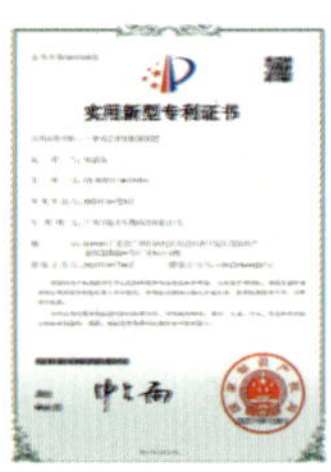
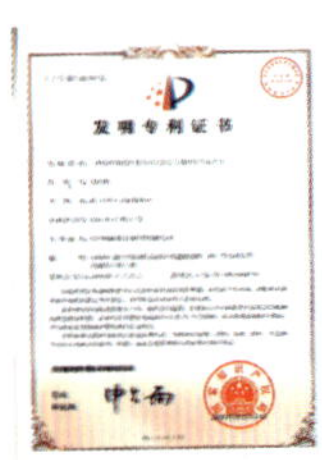
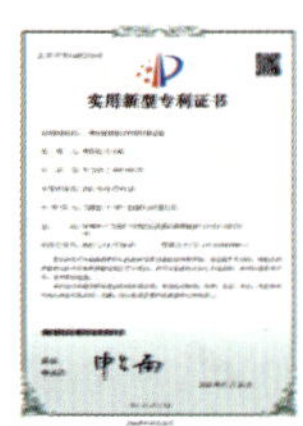
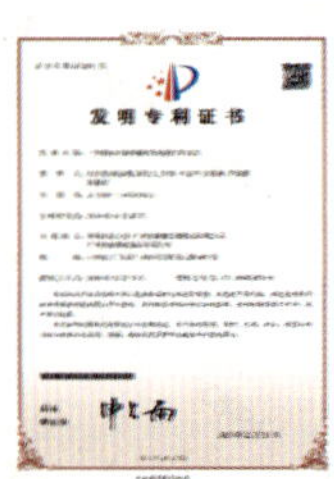
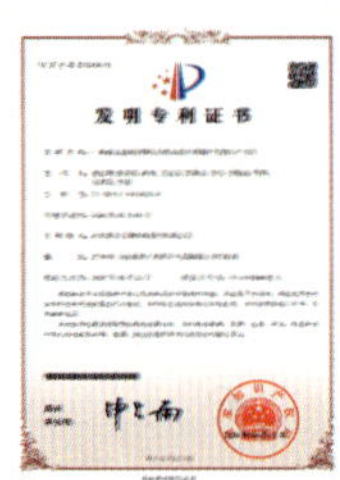

康瞳
KANTON

康瞳
草本舒缓眼膜

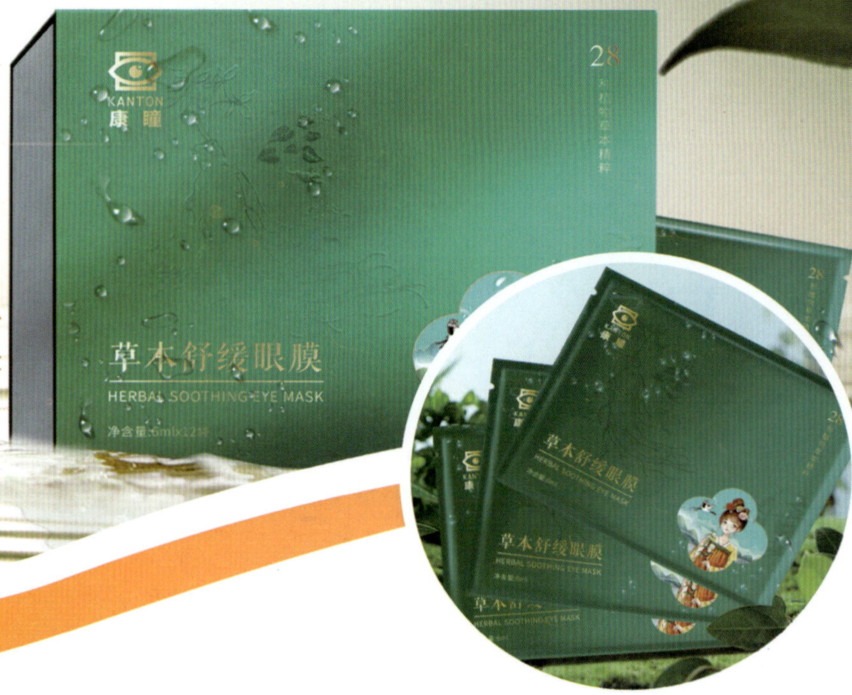

作为一款全新研发的眼贴产品,草本舒缓眼膜的诞生，源于康瞳对护眼市场的深耕和积累以及对大家多元护眼体验、需求的洞察。为此，我们精选了多种草本精粹，沿用多重科研技术，最终成功打造了这款敷贴产品——草本舒缓眼膜。

28种草本精粹 四大亮点成分

在配方上，为了能够更好的贴切消费者的使用需求，康瞳草本舒缓护理眼贴秉承传统养护精髓，将传统养生与现代技术结合，添加28种草本植物精粹，其中更有四大亮点成分加持，让其更加温和。

- 28种草本植物精粹
- 六大甄选进口成分
- 4大亮点成分加持

三大科研技术 开启眼部呵护模式

在技术上，康瞳草本舒缓眼膜充分发挥自身优势，运用三大科研技术，使成分层层穿透，到达深层。

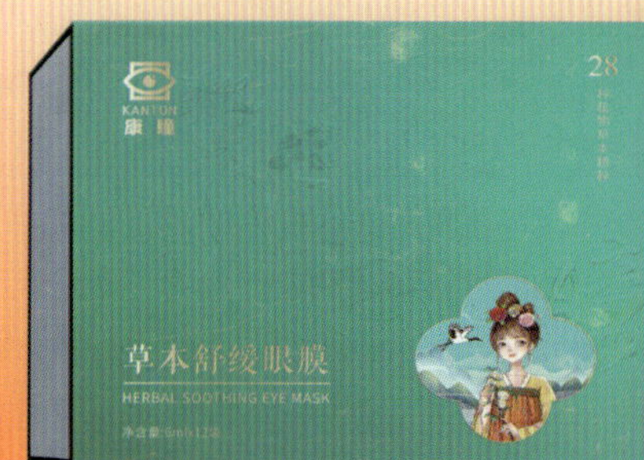

辅助呵护

保湿

舒缓

四大专利证书 匠心之选

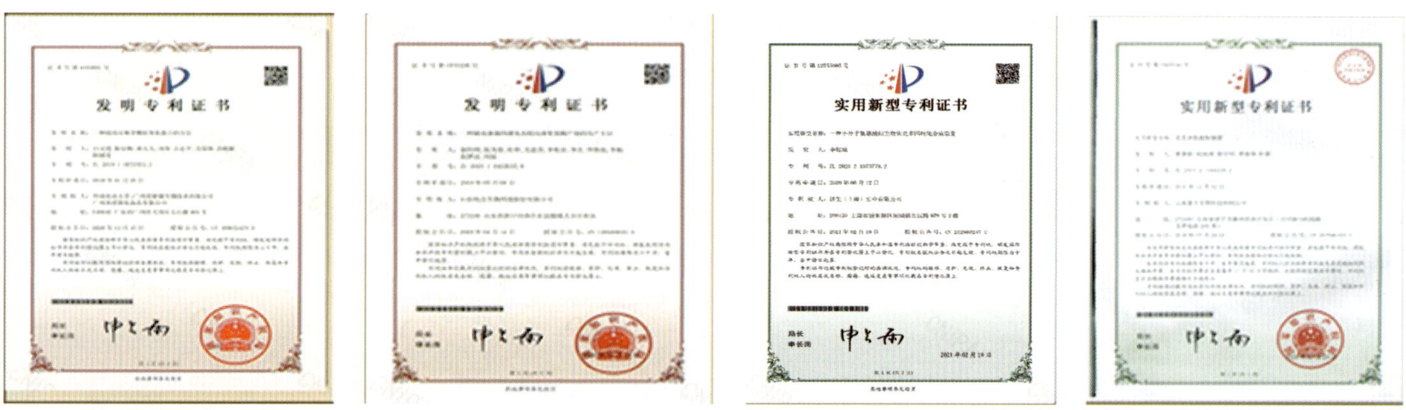

籽为康®

籽为康
亚麻籽奶脆

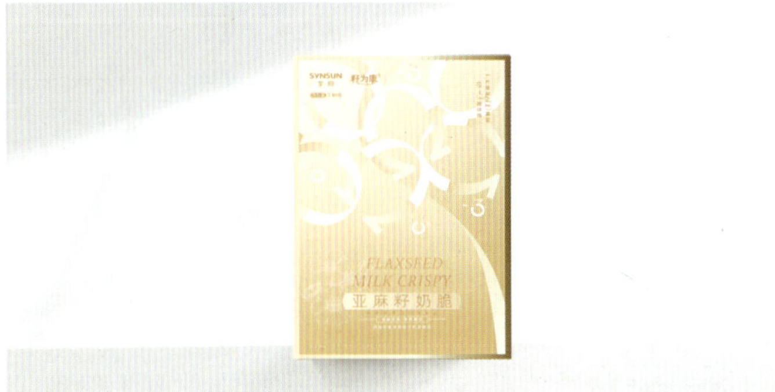

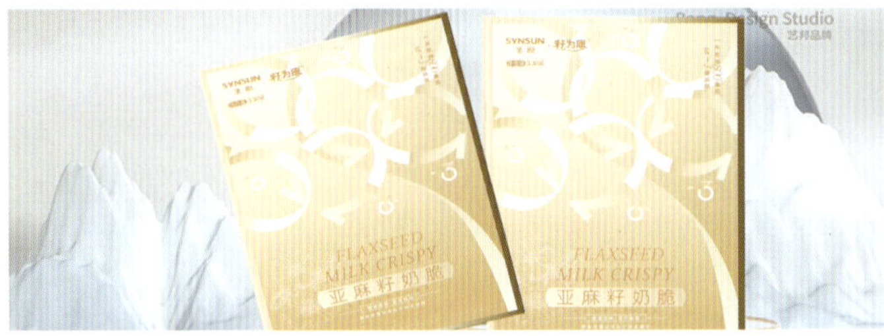

为了满足大众对于低卡的零食需求，籽为康特地研发了一款，饱腹感强、美味便捷、男女老少皆宜的低卡零食——籽为康亚麻籽奶脆。从零食解馋到科学控卡，籽为康新概念零食——亚麻籽奶脆的诞生，不仅满足了不同年龄消费者对低卡零食的需求，也为零食行业提供了多元化赛道及全新机遇。

三大核心优势 酥脆轻负担

低摄入
低温烘烤工艺 低热控卡

高饱腹
丰富膳食纤维 低卡饱腹

少负担
无添加蔗糖

优质亚麻籽 七大核心成分

从选材到加工，籽为康始终追求匠心制作，为了能够更好的满足消费者的需求，籽为康亚麻籽奶脆精选亚麻籽作为主原材，把营养物质装进奶脆，看似薄薄一片，内含约800mg欧米伽-3。

- α-亚麻酸
- 维生素
- 亚麻籽蛋白
- 矿物质
- 膳食纤维
- 亚麻籽胶
- 木酚素

精选配料 科学配比

在配方上，籽为康还特地甄选搭配了栗子粉、麦芽糖醇、椰子油及浓缩牛奶蛋白等多种营养物质，能够提升饱腹感，补充微量元素及膳食纤维，为低能量、均衡营养物质摄入提供有利条件。

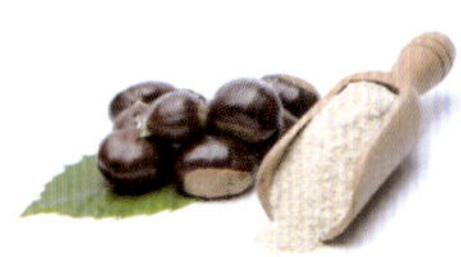
栗子粉

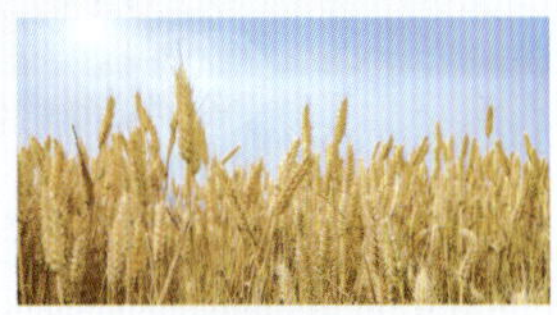
麦芽糖醇

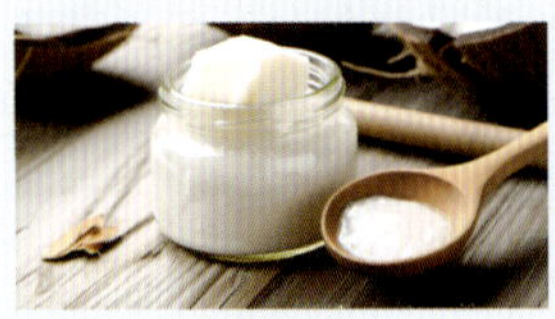
椰子油

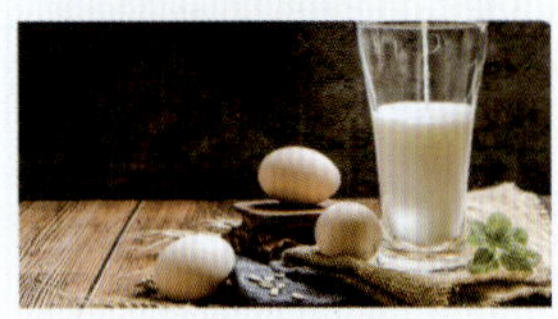
浓缩牛奶蛋白

慢工细活 造就匠心

工艺上，籽为康亚麻籽奶脆坚持采用非油炸、非膨化的低温烘烤工艺，0蔗糖、0防腐剂、0香精，从而减少多余热量摄入，同时让奶脆口感更佳，达到低热、控卡的效果，为多年龄阶段人群提供零食新选择。

非油炸

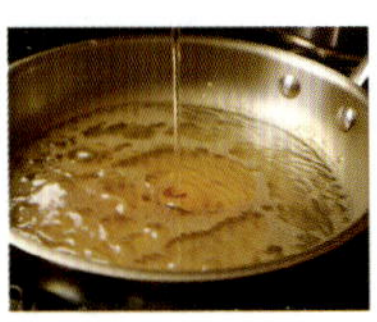

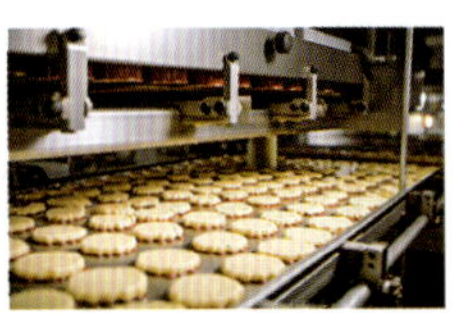
低温烘烤工艺

0防腐剂

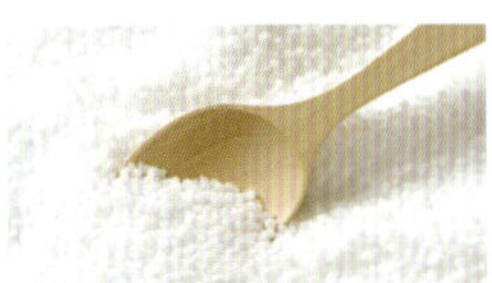

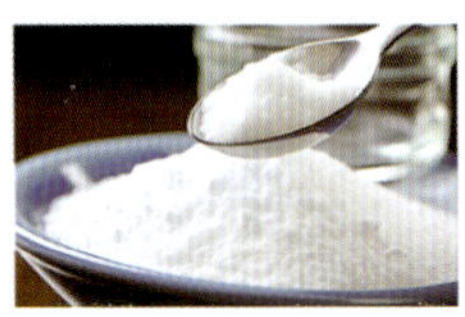
非膨化

0蔗糖

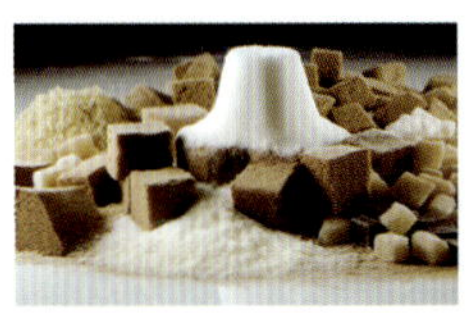

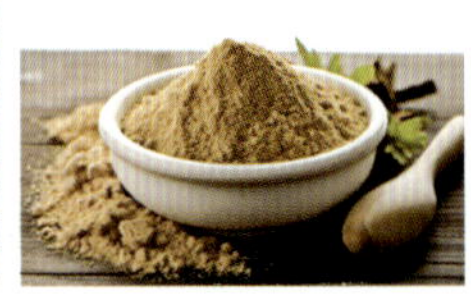
0香精

官方电话:400 156 1616

籽为康®

籽为康
亚麻籽膳食餐

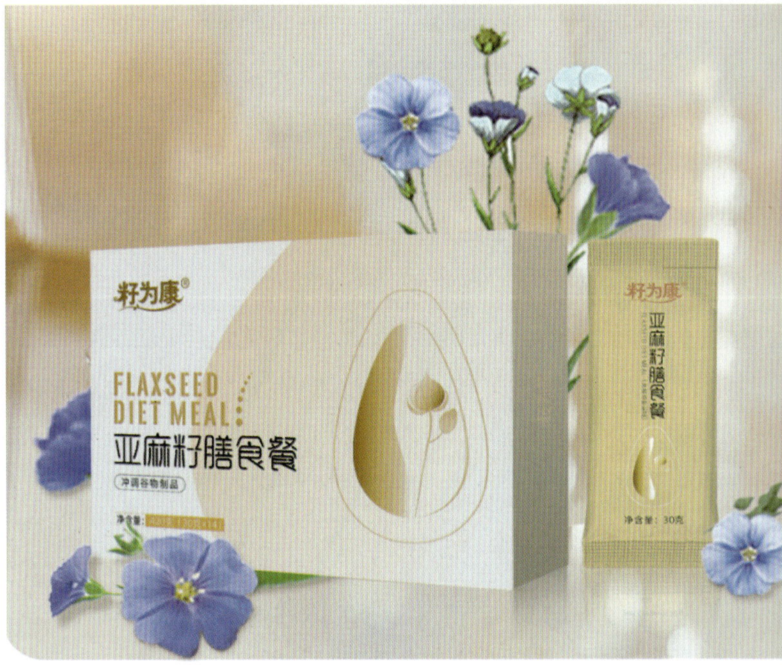

作为一款轻食冲调谷物制品，籽为康亚麻籽膳食餐凭借含有欧米伽-3及丰富的亚麻籽营养物质，为不同年龄阶段人群创造优质的膳食环境，提供系统的科学健康饮食管理方案。

- 早起代餐
- 熬夜学习
- 长途旅行
- 午后加餐

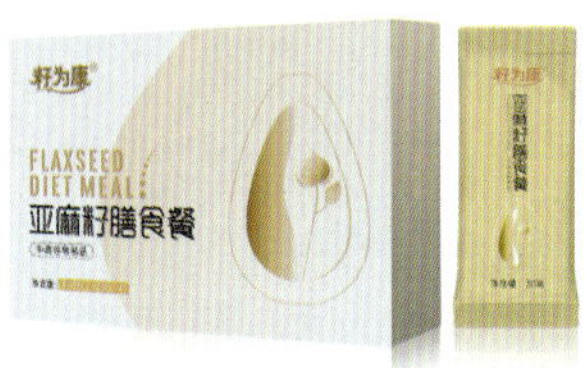

三大核心成分

籽为康亚麻籽膳食餐将现代技术与传统养生精髓紧密结合，添加熟化亚麻籽粉、亚麻籽油微囊粉、亚麻籽肽三大核心成分，辅以多种优质谷物。

亚麻籽粉（熟化技术）

熟化亚麻籽粉拥有5000多年食用历史，不仅饱腹感高，还蕴含多种对人体有益的营养元素，其中的欧米伽-3的含量相较于三文鱼更高。

亚麻籽油微囊 ——乳化包埋

国家发明专利一乳化包埋技术，进一步锁定亚麻籽油核心营养物质，通过“化油为奶”技术让小分子肽吸收率更高,实验表明：水溶植物欧米伽-3比油溶欧米伽-3的吸收率提高5~8倍!

七项专利技术

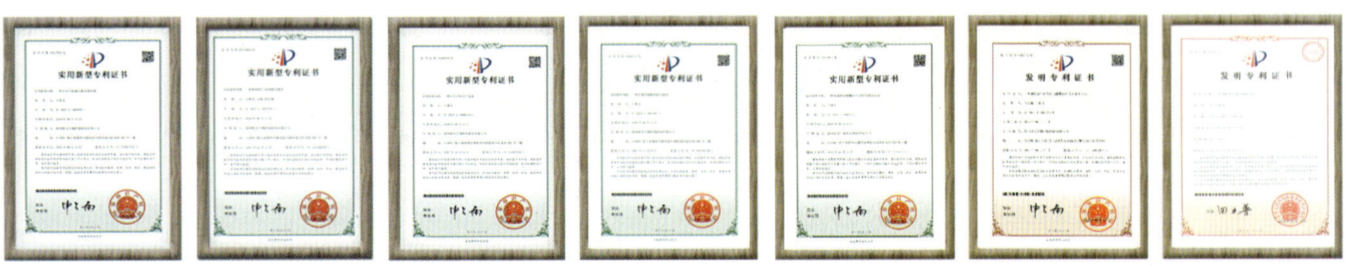

官方电话:400 156 1616

籽为康®

籽为康
欧米伽-3植物乳茶

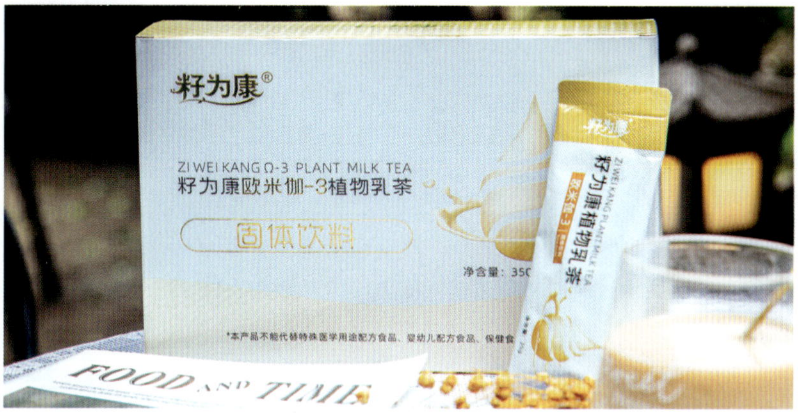

籽为康欧米伽-3植物乳茶是一款以低热控卡为核心的产品，以低能量、均衡营养元素摄入为原则，提高饱腹感，适合多年龄段健身人士。

欧米伽-3亚麻籽油微囊粉+MCT(中链脂肪酸)

亚麻籽油乳化包埋专利技术，成分中的亚麻籽油微囊粉及中链甘油三酯微囊粉(MCT)取代植脂末(奶精)，减少过多糖分的摄入，提高饱腹感的同时，为身体补充油脂及多种营养物质。不添加蔗糖，不含反式脂肪酸。

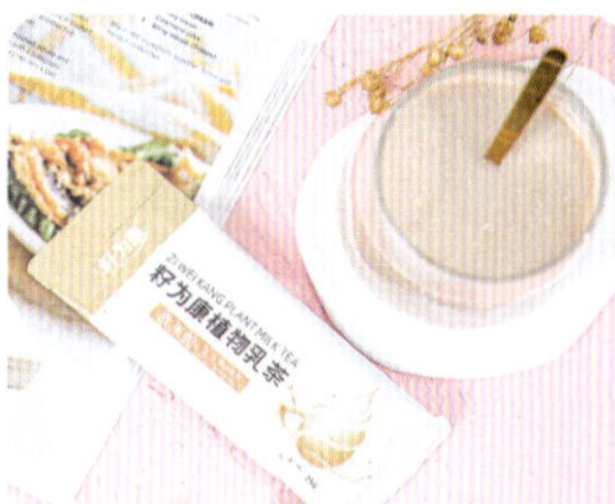

绿咖啡提取物+白芸豆提取物+共轭亚油酸微囊粉+抗性糊精

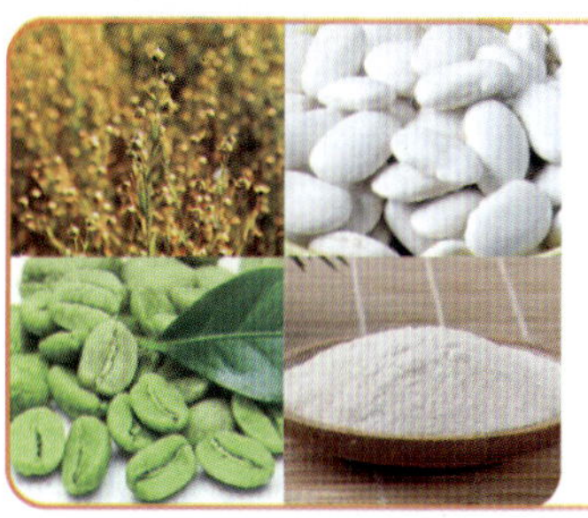

- 绿咖啡提取物
- 白芸豆提取物
- 共轭亚油酸微囊粉
- 抗性糊精

胶原蛋白燕窝肽

添加胶原蛋白肽、燕窝肽等活性物质，为身体补充营养物质。

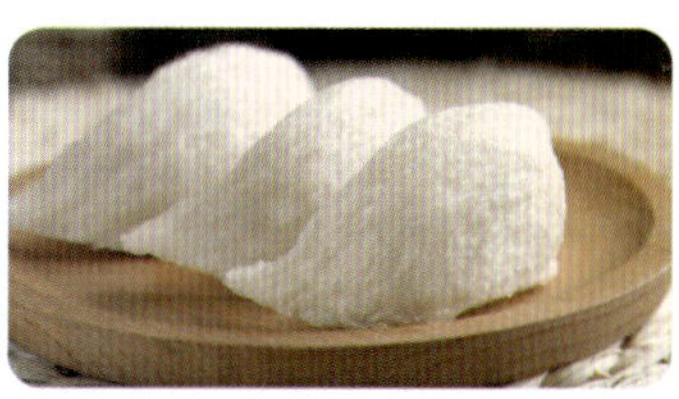

官方电话:400 156 1616

基底原料

高品质红茶：红茶粉经由多道工序研磨而成，入口醇香。

脱脂乳粉：含丰富的维生素A和维生素C，营养价值高、脂肪含量低。

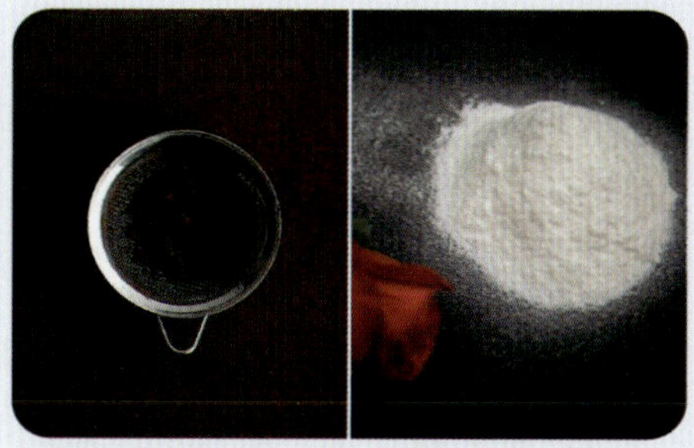

美味古香 低热控卡

快速充电

科学配方

美味饱腹

优质原料

口感满足

适合人群

食量大

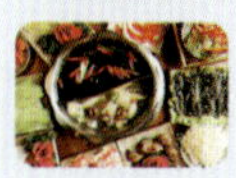

爱吃甜食

轻食计划中

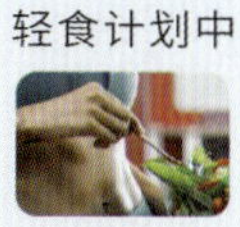

健身人群

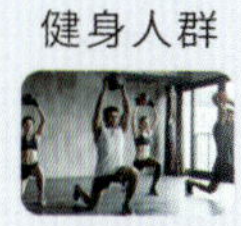

专利展示

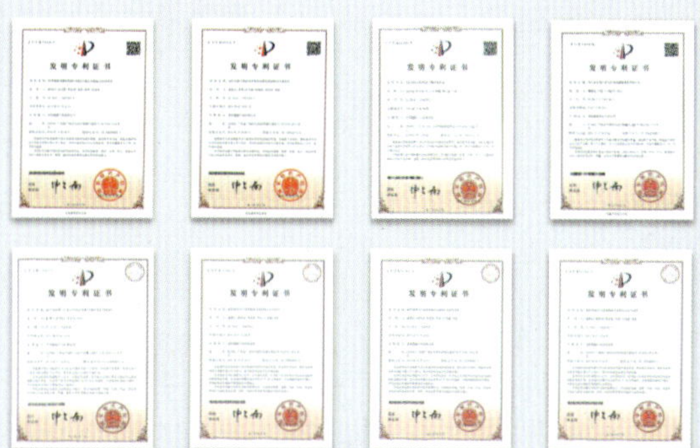

籽为康®

她与美多维逆龄双抗弹润面膜

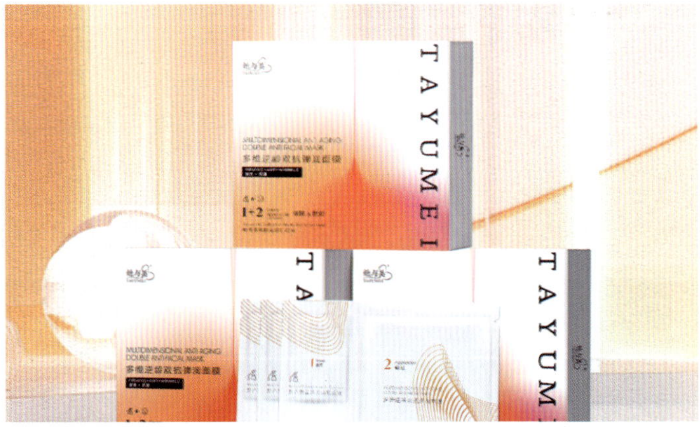

以千年东方文化的滋养
传承水润的奥秘

为了满足和适应消费者多样化、细分化的护肤需求，她与美品牌自主研发了一款集保湿、补水、紧致等于一体的创新膜液分离设计面膜——她与美多维逆龄双抗弹润面膜。从缓和刺激到舒缓温护，从密集补水到水润紧致，她与美多维逆龄双抗弹润面膜与她与美虾青素黄精光感肌底液以更专业的方式满足进阶护肤需求，同时也为消费者提供更方便,更温和的护肤体验。

她与美多维逆龄双抗弹润面膜

补水炸弹 状态满满

水润紧致　舒润补水　植物精粹　三层膜布

她与美虾青素黄精光感肌底液

密润舒缓 改善皮肤刺激

沁润亲肤　缓和刺激　舒缓温护

强强联手 为肌肤提供源动力

为了精简配方，满足护肤需求,为消费者提供更温和的护肤体验，她与美多维逆龄双抗弹润面膜在经过成分筛选、功能研究，成分复配等技术开发应用后，最终选定五大高山植物精粹、四因矩阵、三大净颜补水因子及复配基团等多种保湿、紧致的护肤成分，深入肌底，注入精华，安抚燥肌皮让肌肤从内而外加倍滋养。

五大高山植物精粹

海茴香　龙　胆　雪莲花　疗伤花　积雪草

四因矩阵

安诺因　玻色因　麦角硫因　依克多因

三大净颜因子

烟酰胺　α-熊果苷　薤肤晶

复配基团组合

十肽-4　沙苷多糖　角鲨烷+泛醇B5

多重水润保湿因子，敷出嘭·紧·润

她与美虾青素黄精光感肌底液采用全新舒缓沁养配方，融入虾青素、VA、肌肽、黄精等多种珍贵美肤精华及保湿成分，外锁内补，层层舒缓，优能润养直触肌底，协同呵护肌肤，让肌肤满载舒缓力，释放本源活力。

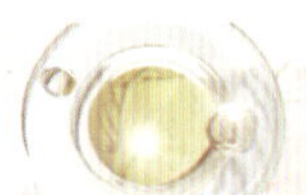

肌肽&VA

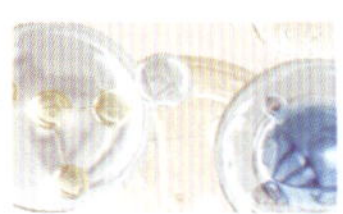

虾青素&黄精

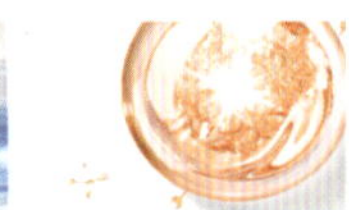

8D透明质酸钠

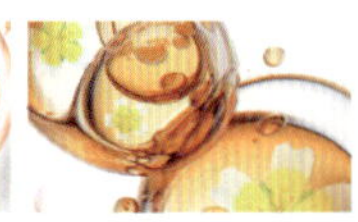

白池花籽油

“三明治”创新三层膜布科技——玻尿酸海葡萄膜布

在膜布材质上,她与美多维逆龄双抗弹润面膜采用“三明治”创新三层膜布科技一玻尿酸海葡萄膜布,创新性改变普通膜布的纤维分子结构,大幅度提升膜布亲水性，将玻尿酸和蓝藻因子融入膜布纤维，与精华液相融合,先洁净、深补水、沁补水。

深入三大肌层

补水层　锁水层　保湿层

1片=1次精华+1贴面膜

外锁内补，才是真正补水保湿

备注:此部分内容可以参考详情页

官方电话:400 156 1616

她与美虾青素黄精光感肌底液

一抹

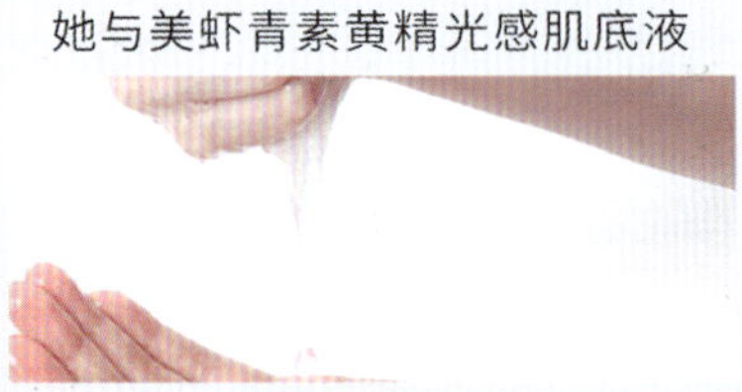

抹出稳·缓·护

她与美多维逆龄双抗弹润面膜

二敷

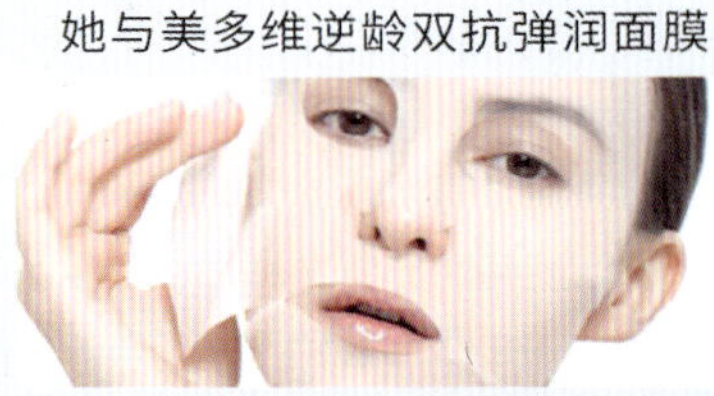

敷出嘭·紧·润

瞳先生 Dr.Tong ®

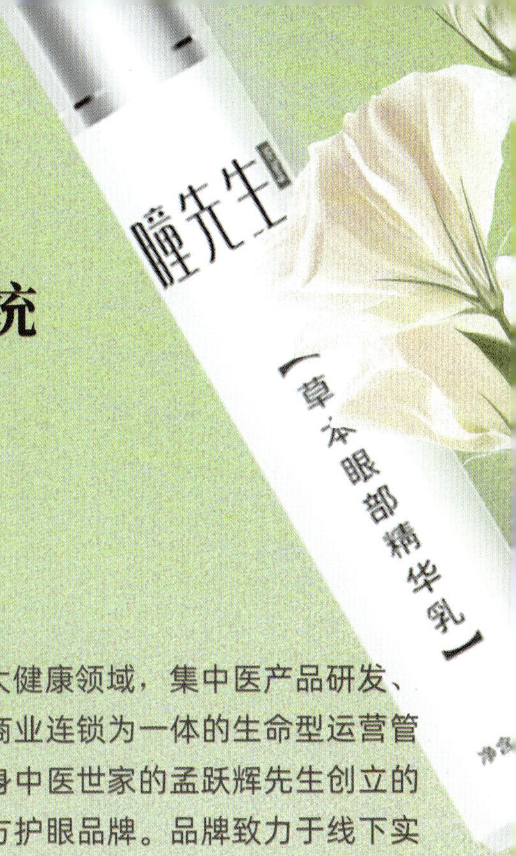

瞳先生融招养三位一体招商运营系统

超级门店

千城万店启动中

使命

让天下没有难受的眼睛

致力于用中医方法解决国人视康问题

愿景

共创中医护眼民族品牌

让护眼像刷牙一样成为习惯

理念

让分享更有价值

让创业更有乐趣

瞳先生是一家深耕大健康领域，集中医产品研发、产品销售、品牌管理与商业连锁为一体的生命型运营管理公司。瞳先生是由出身中医世家的孟跃辉先生创立的专注眼康领域的草本配方护眼品牌。品牌致力于线下实体转型与引流，并为个人创业赋能，让创业者轻资产创业，让消费者真正享受货真价实的产品。

目前瞳先生旗下主要包含两个项目，分别是镇店之宝小黑瓶与爆款产品瞳先生眼部草本精华乳。小黑瓶是为线下门店定制的锁客项目，高浓度精华搭配生物理疗仪与专业穴位按摩手法，超强体验感与效果，可以满足店面提升客户转化的需求；眼部草本精华乳则是为大众定制的适合店面引流并可以随身携带的爆款护眼项目产品自带流量，适用人群广。

咨询热线

400-699-8786

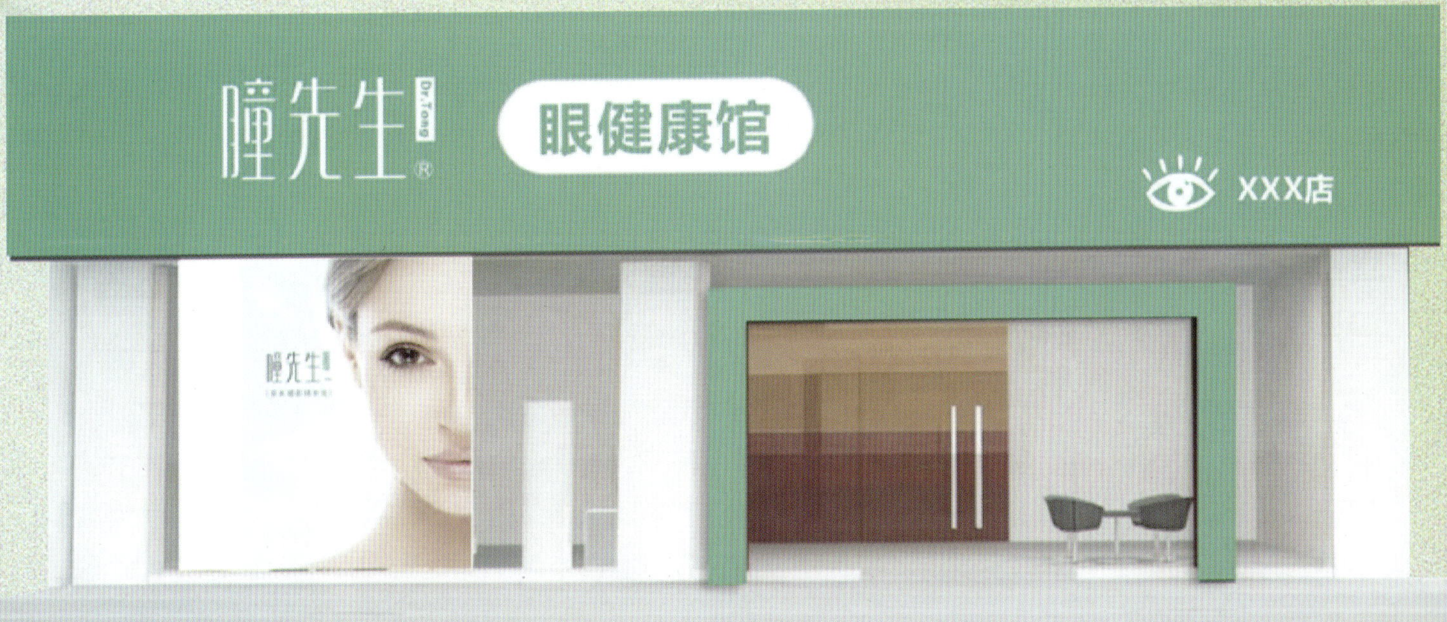

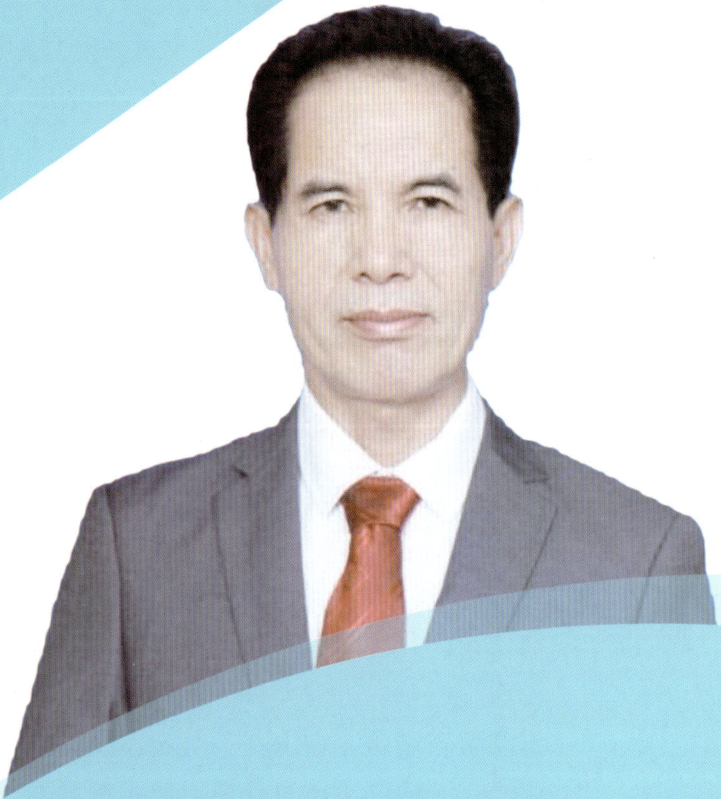

李志威

李志威出生于中医之家，在充满药香的环境下成长，16岁高中毕业，就拜师老中医，步入杏林。从入师门至今四十多年，一直坚守在基层临床一线救死扶伤。

李志威心怀仁慈，大部分时间奔波于穷乡僻壤、缺医少药的山村。农民生活困苦，一旦患病，只能望医院而兴叹。为解救患者疾苦，李志威精勤敬业，博采众长，搜集简便验廉的中医疗法，力求使农民少花钱而治大病。又因求医者病种繁多，贫病交困，情极可悯。推出去于心不忍，只好急用先学，白天诊病，夜晚挑灯翻拣资料，读书明理，辨识病机，寻求有效治法，以解患者燃眉之急。

李志威几十年如一日，应患者之需，内、外、儿、妇、五官、皮肤各科均有涉猎，练就中医全科，锻炼、造就了攻克多种重病大病，以及疑难杂病的能力。他殚心竭虑探索张仲景圣医四诊合参，六经八纲辩证论治的理、法、方、药；借鉴后世百家的成功经验，亲阅古籍医书2000多册，以及新中国成立后的大量中医专业书籍，搜集了大量的救急要方，结合自己积累的临床经验，不断创新治疗方法，已成功救治了无数的各种危重急症和慢性病。

李志威秉承“未病先防”的理念，坚持为中医爱好者，提供日常养生，中医药膳，饮食调理脾胃等，深受众人尊敬。

由于几十年来亲历中医药简、验、便、廉的实用价值，李志威认为中医不是“慢郎中”。李志威不忘传承中医初心，牢记治病救人使命，他不遗余力在青少年中宣传、推广中医，出钱、出力、捐书，践行国家“中医药文化进校园”的倡议，让中医文化从小就在孩子们的心中落地生根，助力这国之瑰宝传承发展。

王昌典，中医世家第四代传人；扬州昌典中医养生堂创建人；北京昕御堂康复中心创始人。曾任中华中医药学会亚健康分会常务委员；曾任世界中医药学会联合会亚健康专业委员会常务理事。于1990年，跟着父亲王乃培学习“中医摸骨法”。在随父临床诊症的同时，刻苦攻读中医经典著作，如《黄帝内经》《伤寒论》《正体类要》《伤科补要》等，打下了坚实的中医理论的基础。王昌典深知养骨就是养命，注重强调针对病因调理，实现人体阴阳平衡，气血通畅，让患者的身体能够应对内在和外在的各种问题，激发人体骨骼的自我修复潜能。为发挥中医摸骨法的绿色疗法特色，王昌典举办线上、线下大型公益讲学、游学等活动，累计超百万人次受益。

学术成绩：

1.传承中医摸骨法。

2.王昌典参与起草中华中医药学会中医养生保健服务（非医疗）技术操作规范，并实施了技能培训，他负责培训的235名学员全部通过考试，获得证书。

3.王昌典2023年出版电子出版物《中医正骨学》由中国国家图书馆收藏。

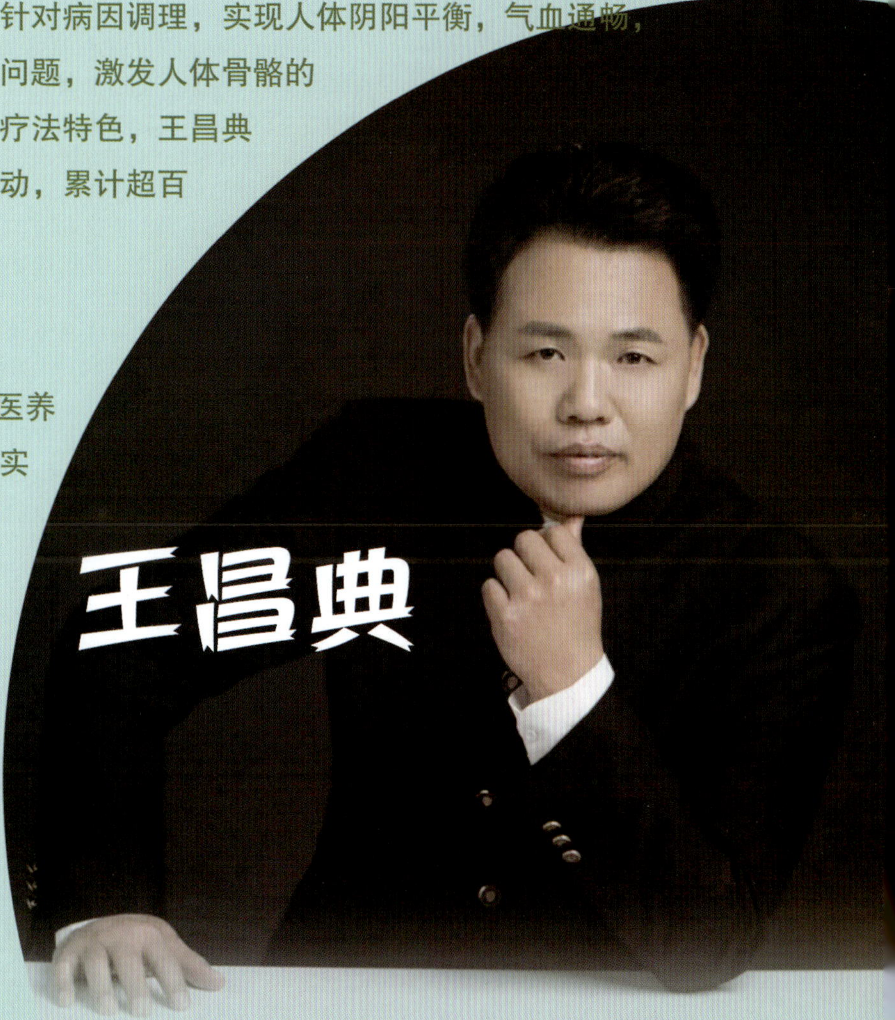

扬州广陵昌典中医保健养生有限公司

王昌典负责的扬州广陵昌典中医保健养生有限公司，是中医养生保健服务（非医疗)操作规范起草单位。2024年5月，正式成为2023年中国城市商业网点建设管理联合会，两岸工商业交流工作委员会会员单位。

瞻望未来，扬州广陵昌典中医保健养生有限公司将一如既往地开拓创新，以“人民要富裕，国家要强大”为奋斗目标，在传承发扬中医文化之路上稳步前行，积极推广中医养生保健服务（非医疗）技术，培养更多的中医人才，为祖国的繁荣昌盛添砖加瓦！

亚健康调理机构

纵贤温度空间

社区康养服务中心

NO.00001

中心服务热线：4008 832 909

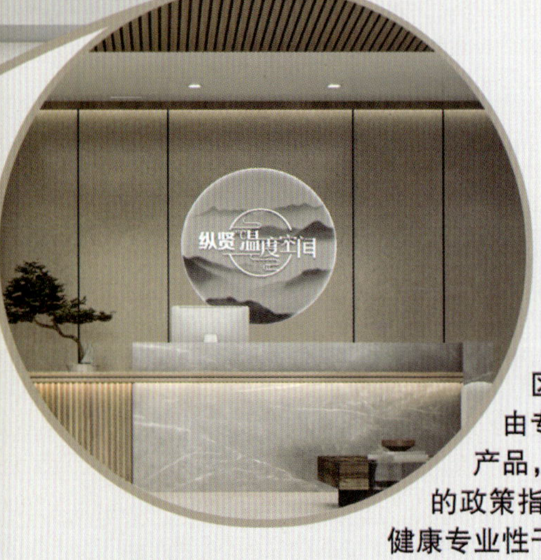

纵贤温度空间社区康养服务中心是纵贤大健康产业联盟自2014年成立以来，一直秉承着“唤醒世人对生命的尊重，守护家族健康”为使命，以中医“治未病”及亚健康学科体系等理论为基础，通过专业的亚健康检测和干预设备、技术和方法，由专业人员对亚健康人群进行辨识、分类、评估、调理、咨询和管理的一种新型亚健康专业调理机构社区康养服务的新模式。

纵贤温度空间社区康养服务中心，环境优雅，开设光子坐垫体验区、光子床调理区、石墨烯能量房调理区等传统高科技物理养生疗法。纵贤温度空间社区康养服务中心由专业人员组成，依托国内顶尖大学和科研机构的研究成果，将科技转化为系列医疗器械产品，致力于人类的亚健康干预和慢性疾病的康复调理。在国家中医药管理局中和服务中心的政策指导下，依托“黄十字”亚健康调理机构，常年面向社会开展亚健康体检评估，提供亚健康专业性干预调理解决方案、干预调理服务、亚健康科普教育服务等。

纵贤温度空间社区康养服务中心自成立以来，在健康服务领域面向社会，为社区群众提供服务。先后得到了有关部门和社会的充分肯定和一致好评。其优美的内外部环境，便捷的服务流程，一站式的优质服务，旨在全国牵头开展社区康养中心的建设和推广工作，愿为人民健康献一份心，为健康从业者开辟一份事业!

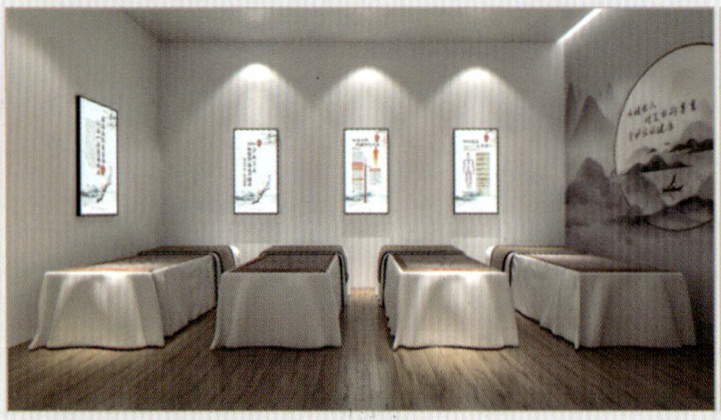

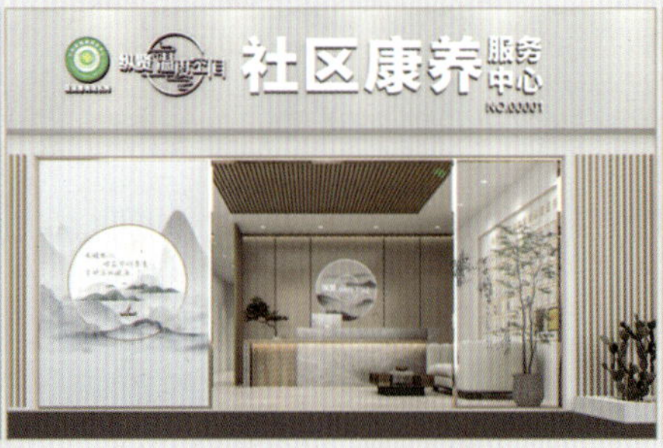

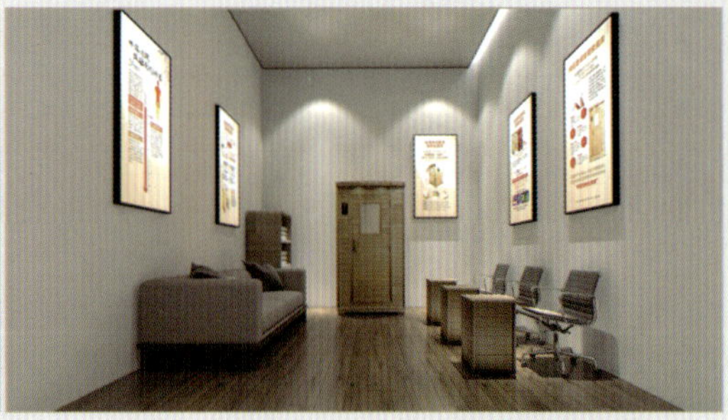

河南区域：纵贤温度空间社区康养服务中心
联系方式：李红艳 18153003683
联系地址：河南省商丘市永城区东方大道157号

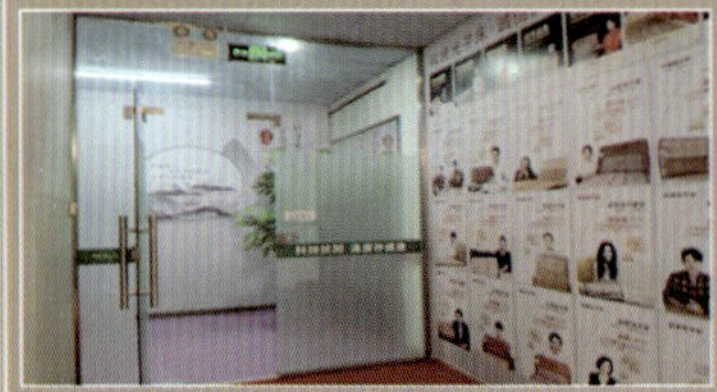

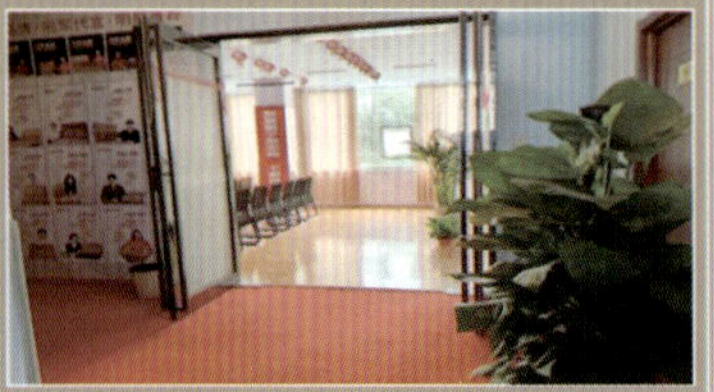

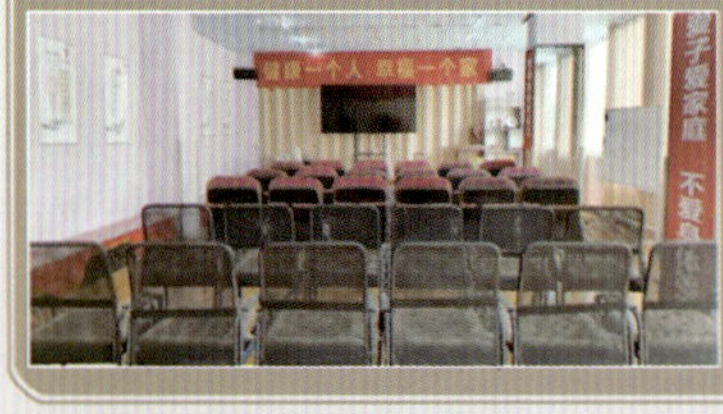

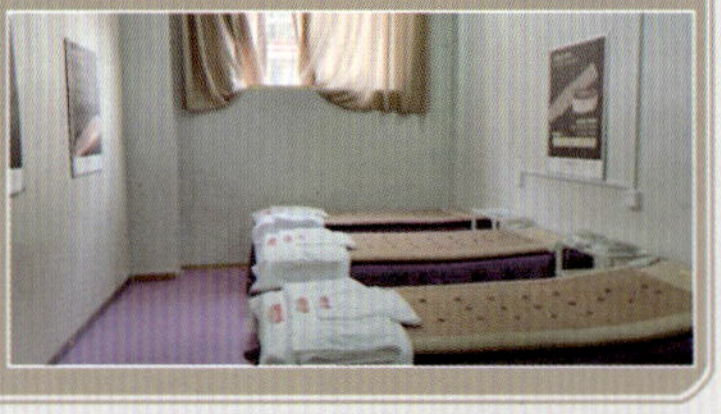

福建区域：纵贤温度空间典雅社区康养服务中心
联系方式：吴爱梅13950638183
联系地址：福建省南平市延平区滨江路442号

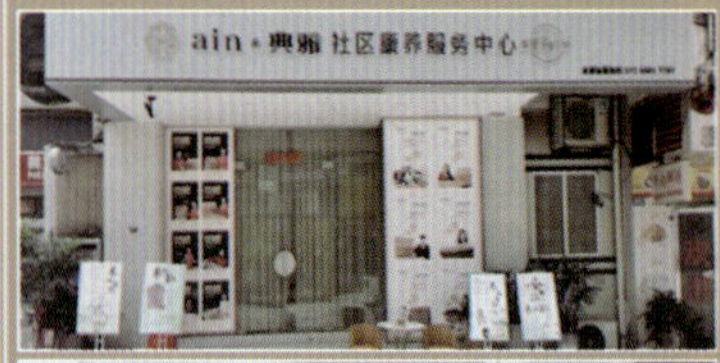

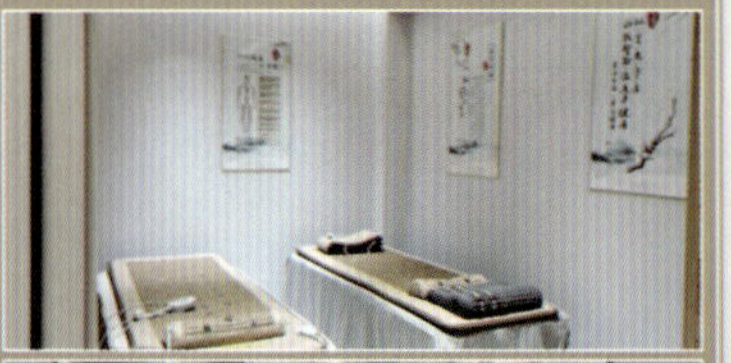

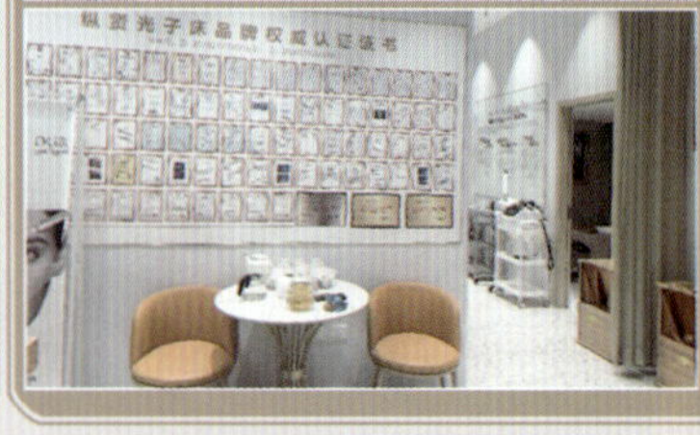

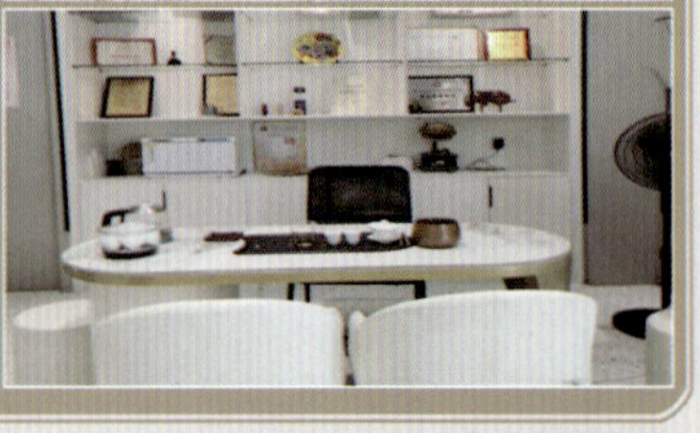

河北区域：纵贤温度空间莱美温养调理社区服务中心
联系方式：景 华15630719968
联系地址：河北省沧州市东光区东星街18号楼30号

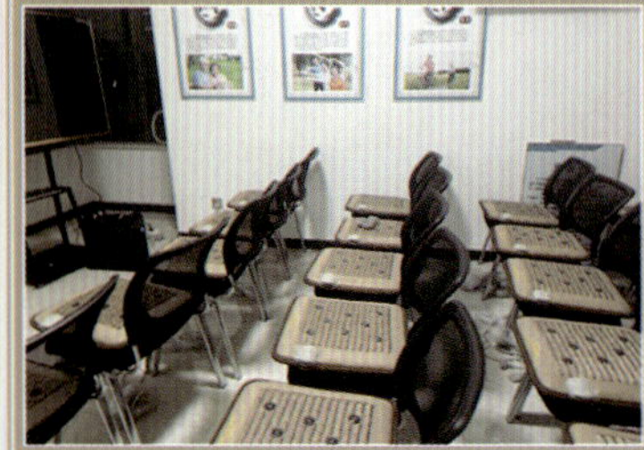

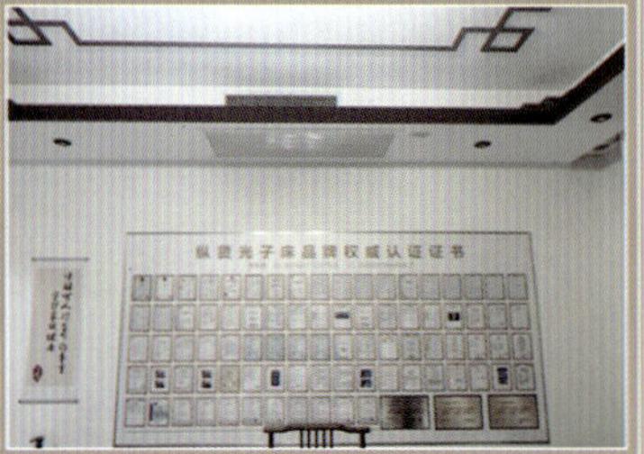

河北区域：纵贤温度空间社区康养服务中心邯郸店
联系方式：王新英19930855698
联系地址：河北省邯郸市曲周县公仆路82号

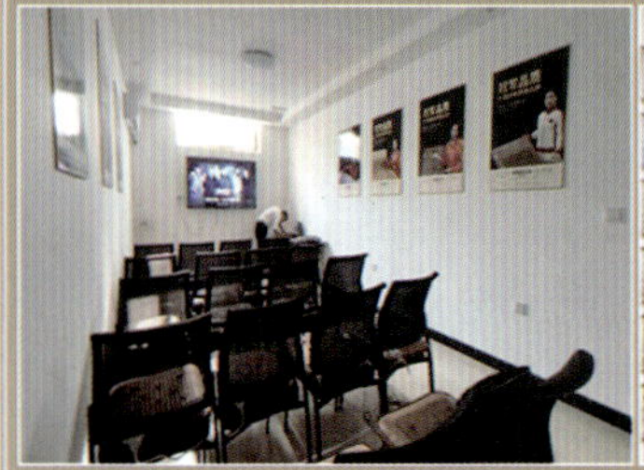

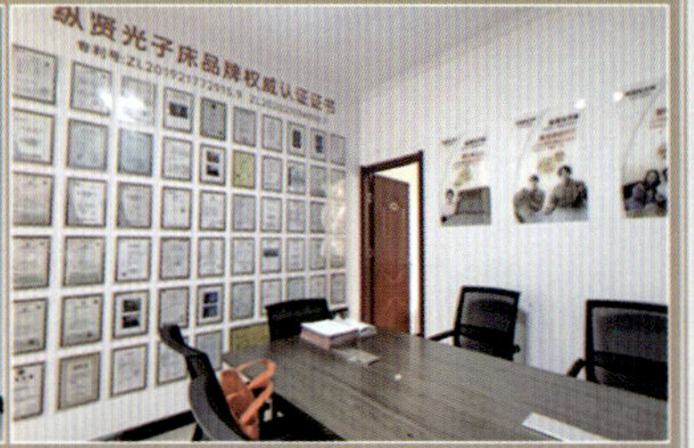

iDermax 艾德美

SYNSUN HERBAGE
IDERMAX

艾德美
焕活康氧仪

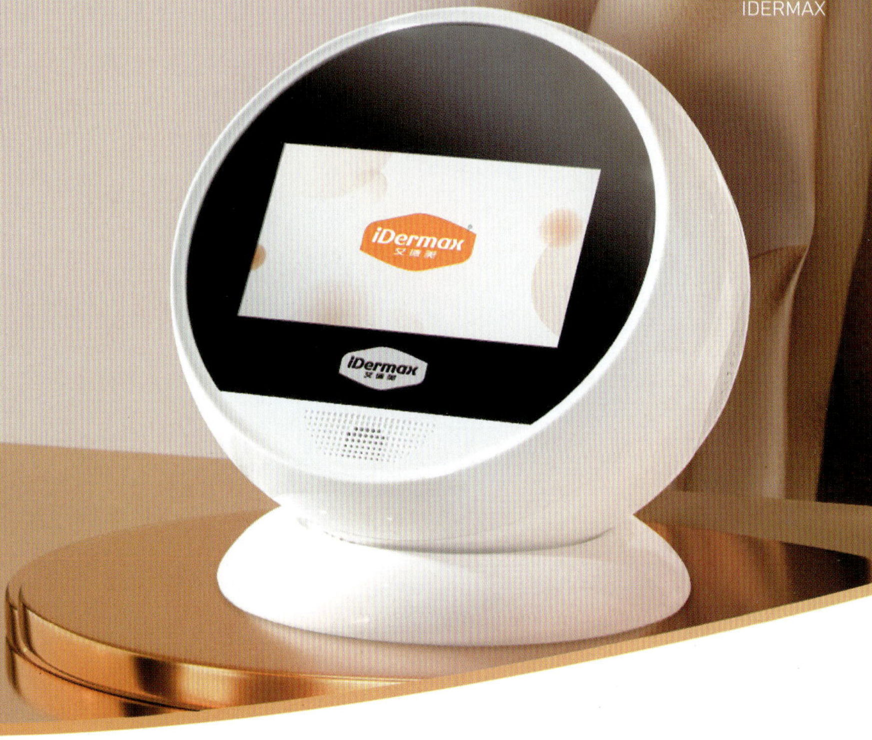

健康生活　焕活美好

艾德美焕活康氧仪是一款兼具科学性和实用性的科技产品，它致力于为人们带来全新的生活体验。艾德美焕活康氧仪运用先进的技术，结合人体工程学原理，通过按摩、温热等方式，帮助人们提升生活品质。

一机多用　舒适享受

多种模式灵活选择，体验精准的按压与舒适的享受，为您带来高质量的生活体验。

面部模式	前腹模式
后背模式	胸部模式

多种档位　灵活调节

多种档位设置，可调节相应的能量、温度和时间满足不同需求。

放松肌肉　舒适按摩　暖身享受

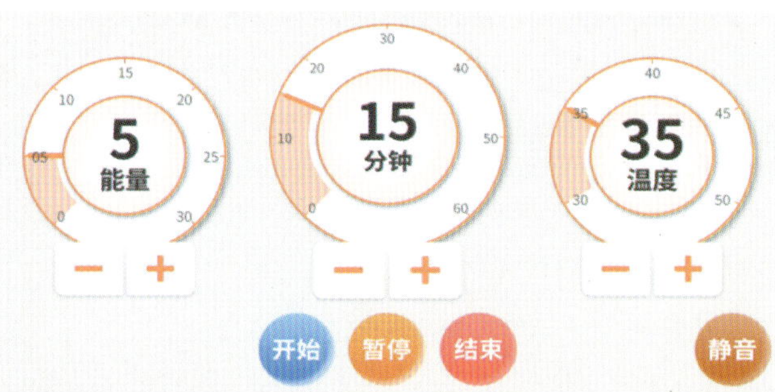

产品基本参数

1、产品名称：艾德美焕活康氧仪　2、产品型号：MLJ100
3、额定电压：AC100-240V　4、额定频率：50/60Hz
5、额定功率：15W

3 款量子活磁能量波锤

通过量子活磁能量波作用于人体皮肤，多角度多方位体验，愉悦按摩触手可及。

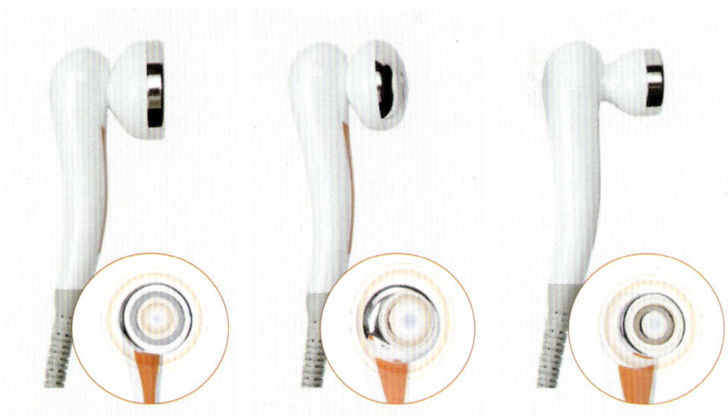

大锤　中锤　小锤

智能语音小助手

同步提示轻松上手，触控开启 / 切换模式等操作时，响起语音播报轻松操作不盲按。

操作简单　轻松上手

界面清晰易懂，让您轻松上手，随时随地享受生活乐趣。

智能控制　省时省力　方便快捷

SYNSUN HERBAGE
SU TIAN LI

素添力
SUTIANLI

素添力
益生菌固体饮料

添加精选益生元 5大专利菌株

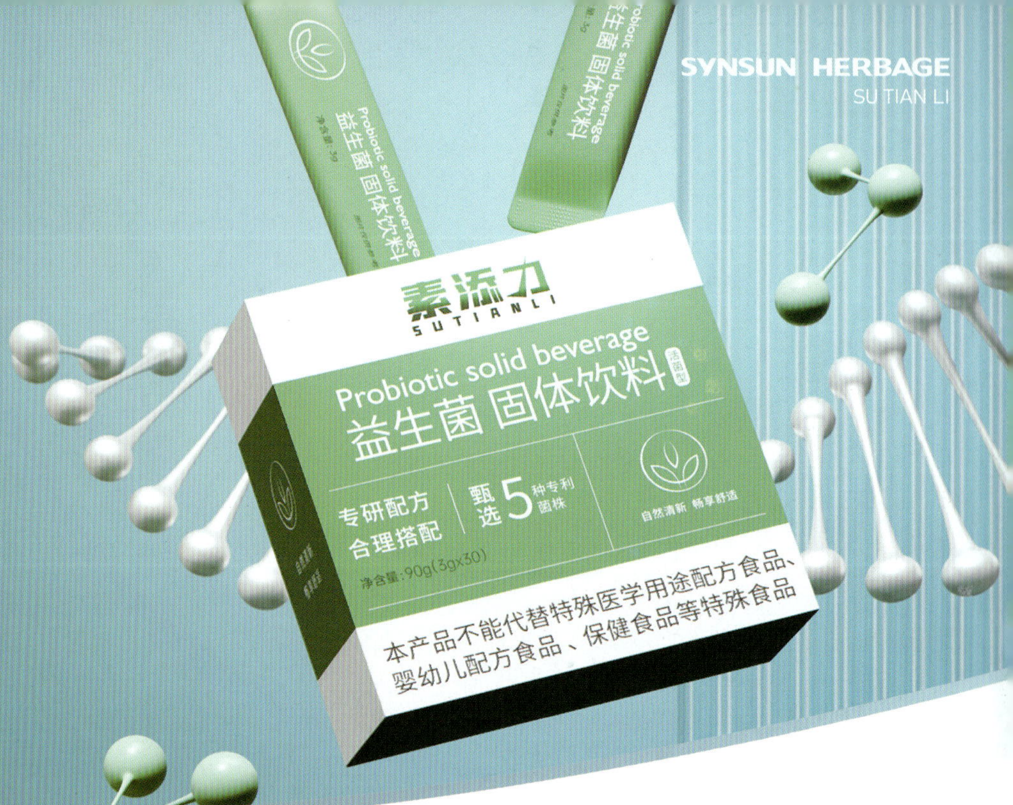

素添力益生菌固体饮料是一款富含益生菌的饮品，它采用先进的生产工艺，融合了多种益生菌，这款固体饮料携带方便，冲泡简单，无论是在家中、工作场所还是旅途中，都是您补充益生菌的理想选择。

多样益生菌　高活呵护

5大专利菌株　　甄选益生元　　红茶风味

5种专利高活菌　畅享菌活力

嗜热链球菌　专利号：ZL202110803578.0
本发明提供了一种嗜热链球菌 STN26、菌粉及在降尿酸产品中的应用。

干酪乳杆菌　专利号：ZL202110242478.5
本发明干酪乳杆菌 L.Casei21 所制成的产品经服用后，菌体可通过消化道进入肠道内，并定植肠道，呵护菌群环境。

副干酪乳杆菌　专利号：ZL202110066239.9
本发明使用的副干酪乳杆菌 JLPF 176 具有强的胃酸存活率。

植物乳杆菌　专利号：ZL 201810629862.9
采用保藏菌株植物乳杆菌 JYLP 002，制成外用和内服产品联合使用。

鼠李糖乳杆菌　专利号：ZL201811081566.6
本发明公开了一种鼠李糖乳杆菌 JYLR 005 及其降血糖制品和应用。该菌种有较强的胃肠道存活率和肠道定植能力。

以上内容仅按照专利文件阐述，不代表产品具备此功效。

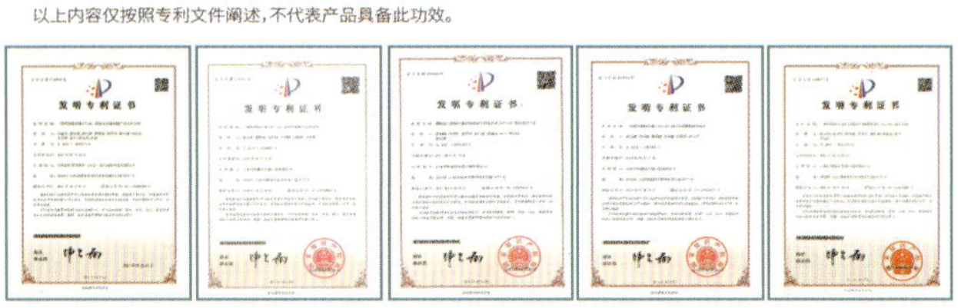

甄选16种明星菌株

素添力益生菌固体饮料甄选益菌 + 益生元科学配比，口感清爽宜人，助力美好生活。

两岐双歧杆菌BB-20	干酪乳酪杆菌LC-12	长双歧杆菌长亚种JBLG-19	嗜酸乳杆菌JYLA-191
植物乳植杆菌JYLP-002	干酪乳酪杆菌JYLC-374	长双歧杆菌长亚种JBLC-141	乳酸乳球菌乳亚种JYLL-60
植物乳植杆菌JYLP-326	干酪乳酪杆菌L.Casei21	唾液链球菌嗜热亚种STN26	罗伊氏黏液乳杆菌JYLB-291
鼠李糖乳酪杆菌JYLR-005	副干酪乳酪杆菌JLPF-176	动物双歧杆菌乳亚种JYBR-190	动物双歧杆菌乳亚种JYBR-390

16种菌株

选择益生菌产品，其实就是在选择菌株，素添力益生菌固体饮料研发团队在经过层层筛选、应用技术开发后，精选更适合中国人肠道的16种菌株。

添加益生元

益生元是益生菌的食物，促进益生菌的生长。素添力益生菌固体饮料添加低聚果糖作为益生元，促进菌体自我增殖。

精研工艺　专业机制

1 原料·冻干锁住活性

冷冻干燥科技 + 水活度控制技术保留益生菌活性。

2 储运·隔离水氧

水氧阻隔包装帮助菌群保持活性稳定。

3 添加耐胃酸耐胆汁菌株

冷冻干燥耐胃酸、耐胆盐菌株，助力更多益生菌保持高“活”性。

素添力
SUTIANLI

SYNSUN HERBAGE
SU TIAN LI

素 添 力
茶固体饮料

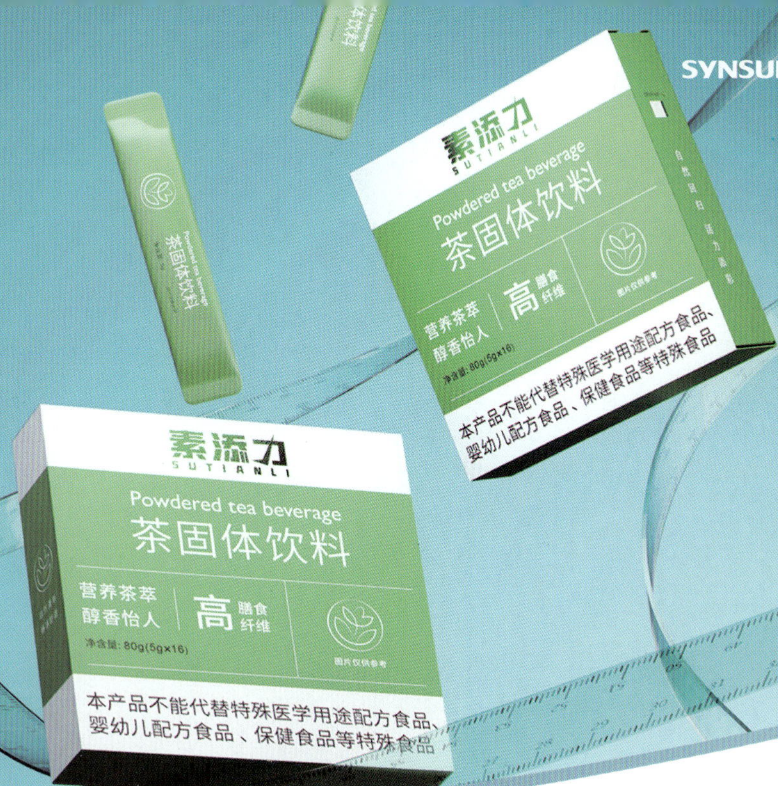

馥郁醇香 温润呵护

素添力茶固体饮料，精选原产地原叶真茶萃取，科学配比，依托于原萃工艺，突破传统的茶饮冲调方式，为用户提供便捷、美味的茶饮体验。

精选好茶　随享茶香

草本　清新　悠然

高科技原叶真茶萃取工艺

萃取精华，摒除杂质茶渣，保留浓郁茶香，还原茶叶风味。

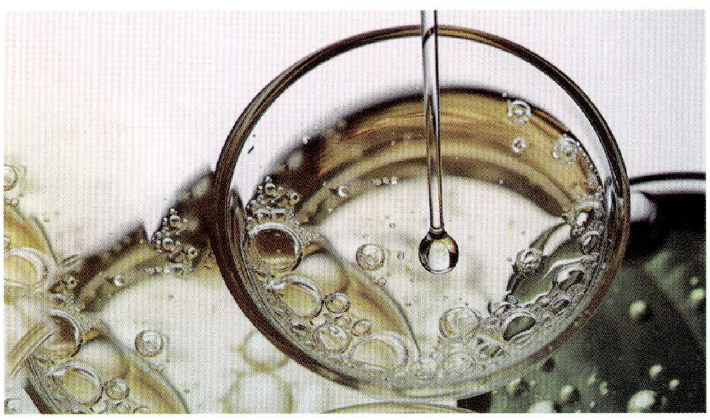

4 项核心萃取技术

恒低温萃取 — 纯化 — 浓缩 — 瞬时干燥

科学搭配　自然清新

以新工艺、新配方、新方式，打造科学新茶饮，兼具营养元素和醇香口感。

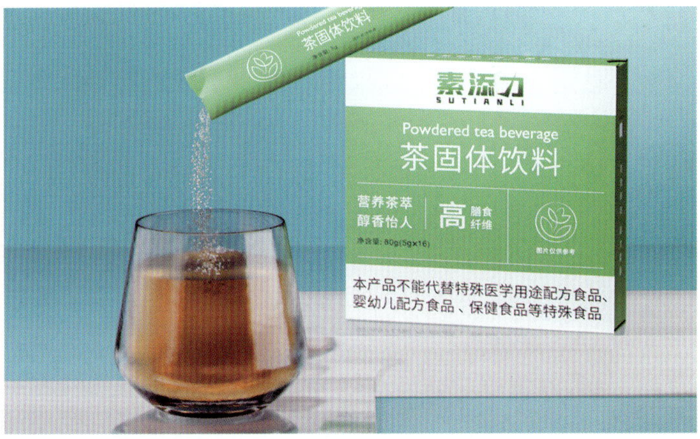

甄选配方

γ—氨基丁酸、透明质酸钠

添加多种维生素

维生素 A、维生素 E、维生素 C、维生素 B1、维生素 B2、维生素 B6、烟酰胺、泛酸

精选 3 大营养物质成分

红茶粉、香蕉粉、菠菜粉

中草宣言

SYNSUN HERBAGE
ZHONG CAO XUAN YAN

中草宣言

紧致弹润精华面霜

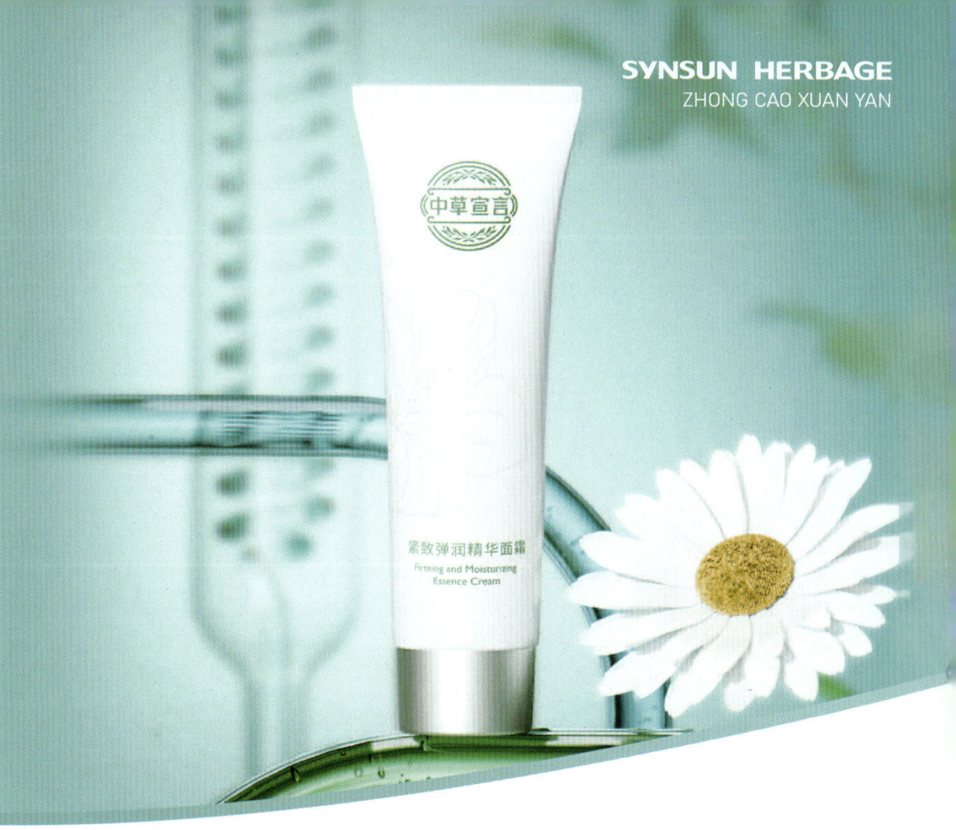

细腻弹滑 紧致充盈

中草宣言紧致弹润精华面霜是一款集植物精华与现代护肤科技于一体的面霜，其质地如乳酪般柔软丝滑，一抹即化，让肌肤感受到水润与清爽。可以帮助提升肌肤的紧致度和弹性，展现自信魅力。

多维成分 呵护你的肌肤

中草宣言紧致弹润精华面霜，添加二裂酵母发酵产物滤液、麦角硫因、胶原蛋白、角鲨烷，呵护肌肤。

复配草本 清新舒爽

植物精华对人的肌肤有着很好的亲和力和相容性，中草宣言紧致弹润精华面霜，复配多种草本成分，每一滴精华，都承载着我们对美的执着追求。

虎杖根提取物
白花春黄菊花提取物
茶叶提取物
光果甘草提取物
迷迭香提取物

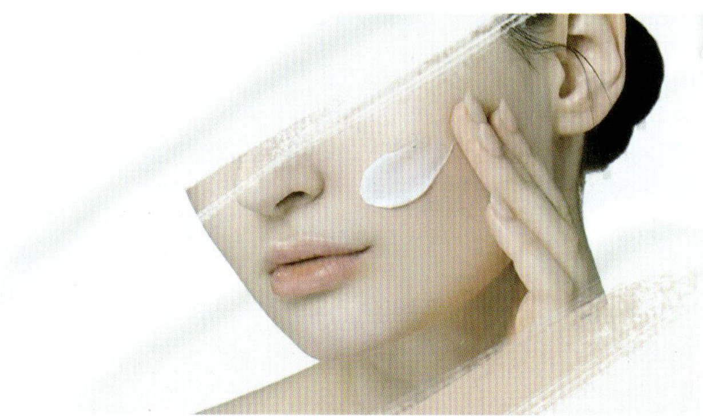

亮点成分 用配方说话

烟酰胺
透明质酸钠

双重机制加持 焕启紧实力

中草宣言紧致弹润精华面霜充分发挥自身优势，运用两大科研机制，使成分稳定吸收。

垂直渗透

帮助成分渗透，触达皮下组织，同时具有温和性。

载体渗透

精华渗透肌肤，通过将精华负载在运载工具上，到达肌肤。

专利加持 信赖之选

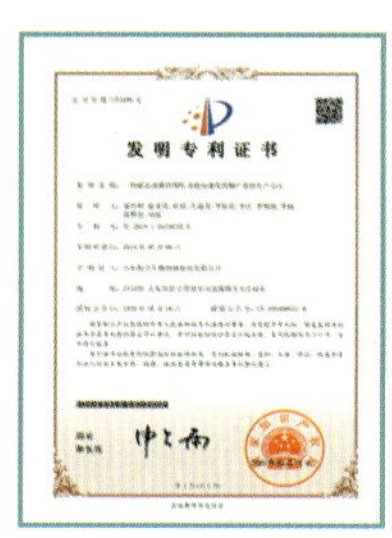

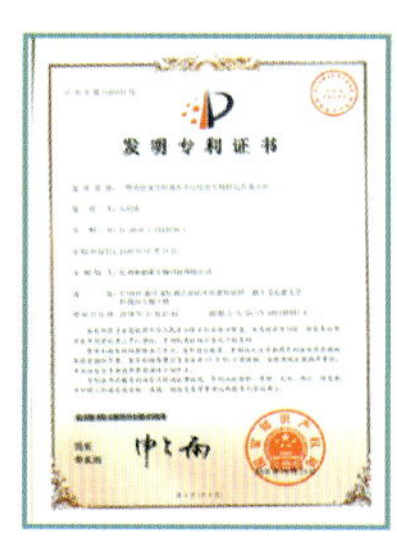

SYNSUN HERBAGE
ZHONG CAO XUAN YAN

中草宣言
奢护舒体乳

按摩吸收 滋润肌肤

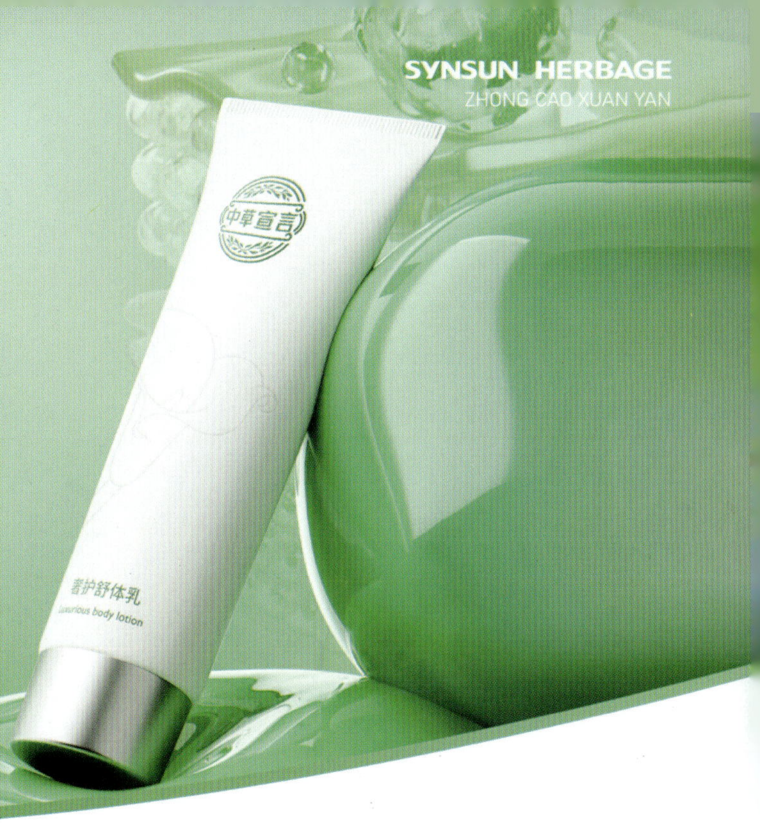

中草宣言奢护舒体乳，是一款结合传统草本智慧与现代科技，为呵护肌肤而研发的产品。它采用精选的草本植物精华，经过科学配方与精细工艺，形成了一款既具有滋润效果又易于吸收的舒体乳。

汇聚草本精萃　专注舒爽按摩

中草宣言奢护舒体乳，添加赤芝、铁皮石斛、人参、何首乌、雪莲花等多种草本植物精华，润泽舒爽，开启精致生活。

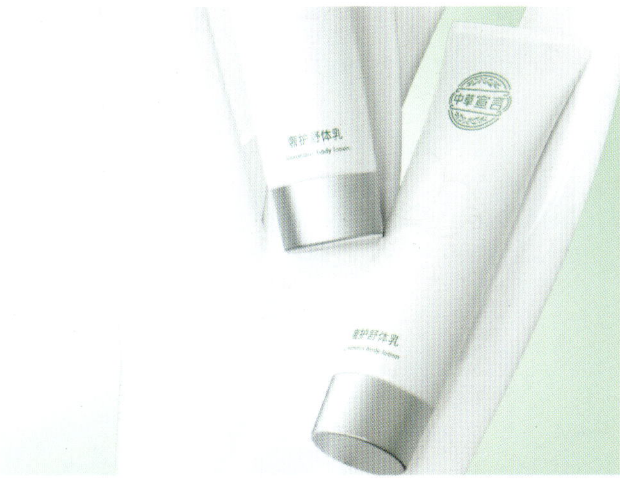

草本萃取提炼

利用流体的溶解性，使得草本核心成分不易失活、产品质量高、萃取分离同步完成。

“两大”透皮吸收机制

亲水渗入：支撑角质层细胞，提升角蛋白水合力，方便亲水成分渗入。

透皮短肽：利用生物学选择机制，透皮肽利于肌肤吸收大分子核心成分。

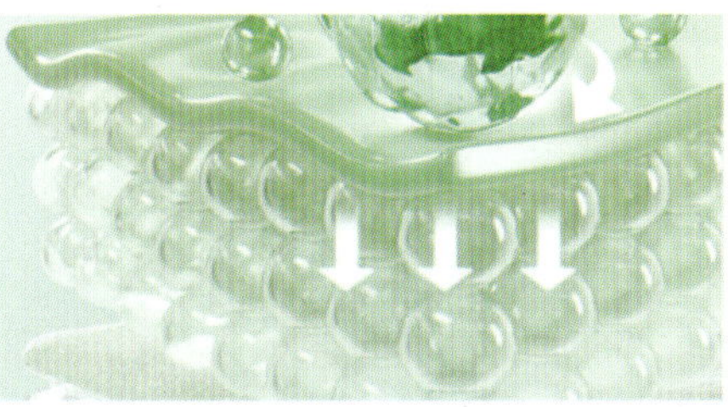

一支多用　满足多种需求

按摩吸收，滋润肌肤，给您舒心的使用体验。

腿部　腹部　手臂

推背　刮按　肩颈

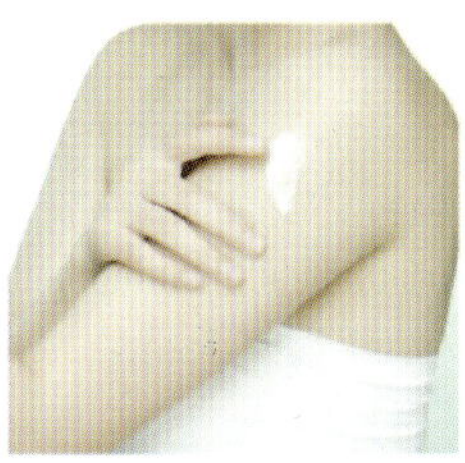

专利加持　信赖之选

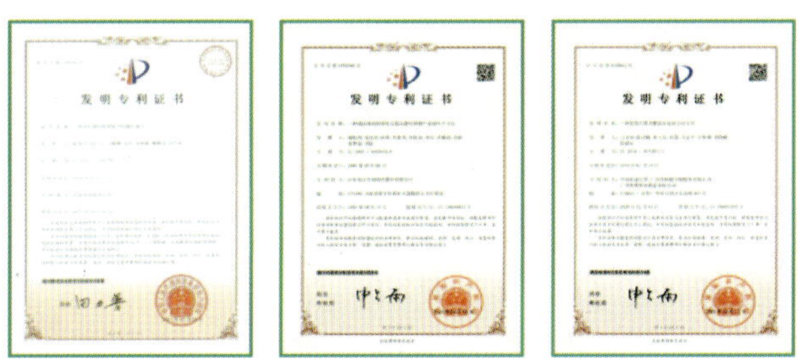

SYNSUN HERBAGE
ZHONG CAO XUAN YAN

中草宣言
舒润精油

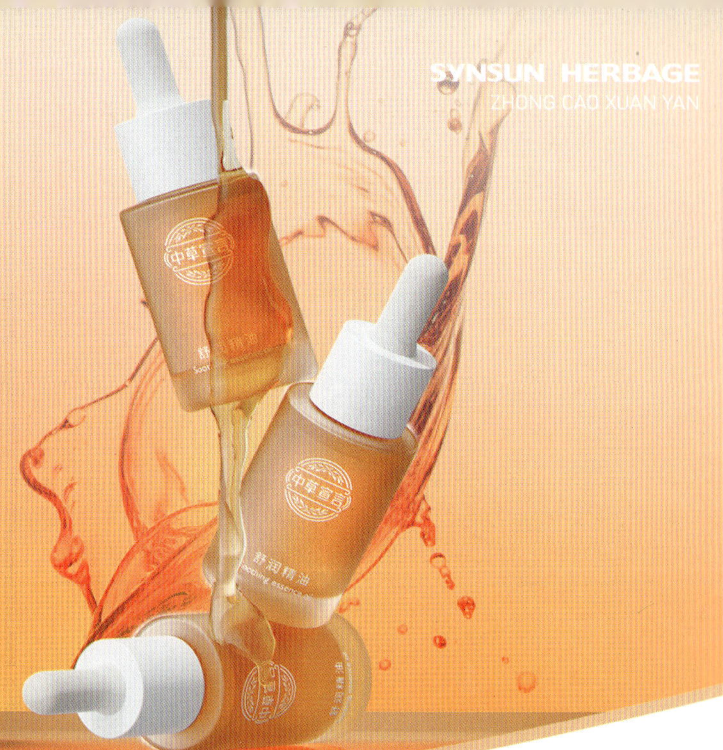

身体按摩 滋润舒适

中草宣言舒润精油，是一款结合传统草本智慧、融合现代科技的护肤产品。它以草本植物提取物作为主材，结合先进的提取技术，使得每一滴精油都充满了精华，可以深层滋润肌肤，享受精油带给你的片刻放松。

10 种草本精萃配伍 6 大植物油

在配方上，中草宣言舒润精油添加 10 种草本植物精萃，更有六大甄选植物油成分加持，让其温和、润泽舒爽。

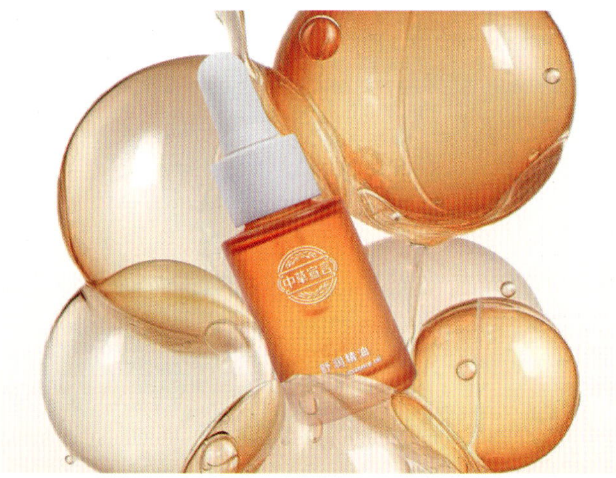

三大核心机制

中草宣言舒润精油充分发挥自身优势，运用三大科研机制，使成分稳定吸收。

提炼草本精粹

将不同的物质进行分解、转化和合成，生成酶、菌体，萃取草本精华成分。

二氧化碳分离和萃取

在接近室温（35--40 度）下进行提取，热敏性物质的氧化和逸散，保持着植物的核心成分。

透皮吸收机制

利用生物学选择机制，透皮肽将大分子核心成分带入肌肤。

专利加持 匠心之选

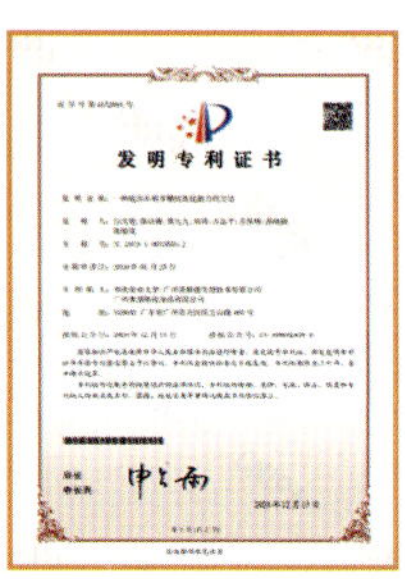

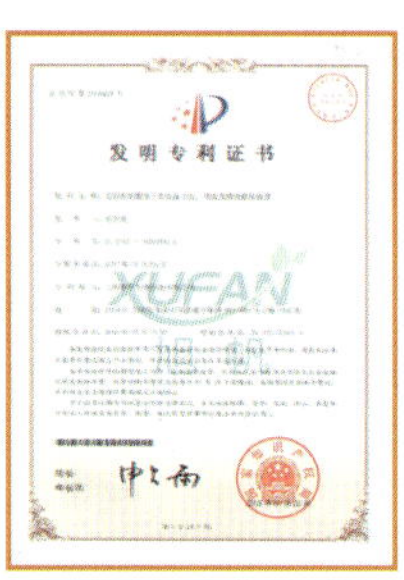

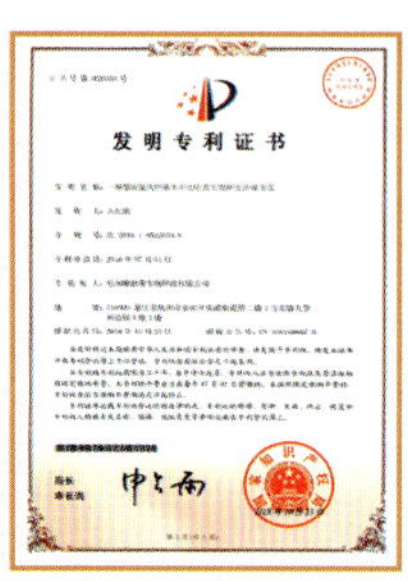

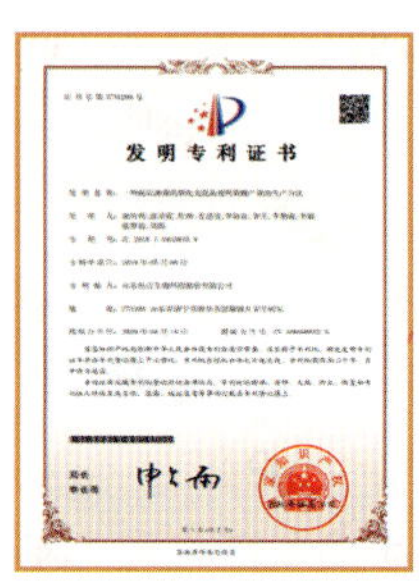

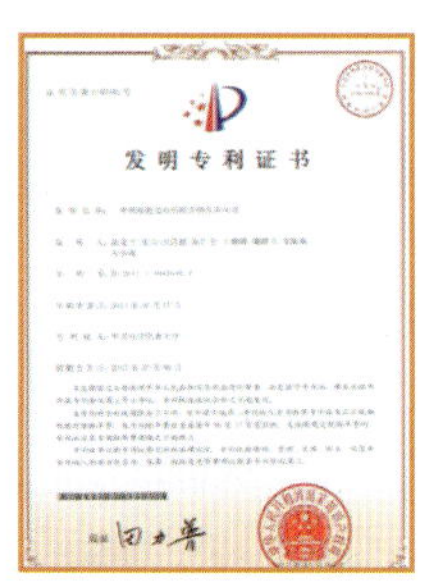

中草宣言

SYNSUN HERBAGE
ZHONG CAO XUAN YAN

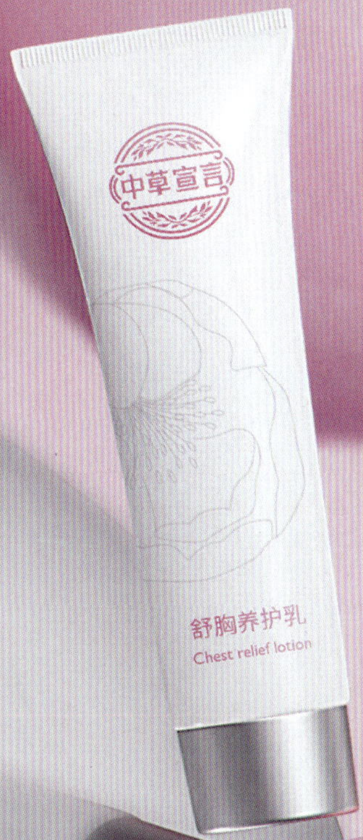

中草宣言
舒胸养护乳

质地温和 保湿亲肤

中草宣言舒胸养护乳是一款结合传统草本智慧与现代科技，专为肌肤研发的产品，质地清爽易涂抹，滋润肌肤，呵护肌肤，让肌肤细腻嫩滑。

温和植萃 呵护胸部

中草宣言舒胸养护乳精炼萃取植物提取物，复刻强大锁水力，滋润胸部肌肤。

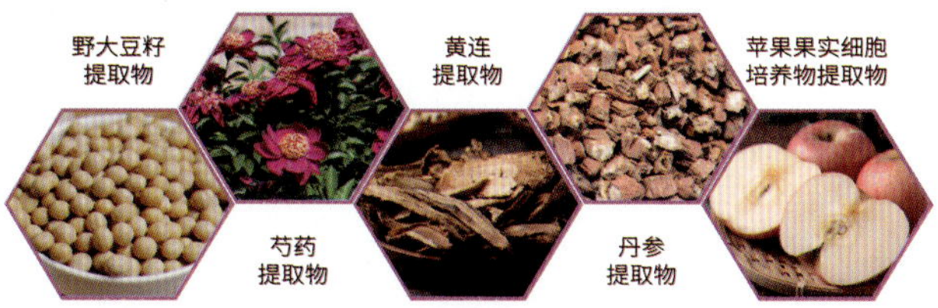

滋润肌肤 细腻嫩滑

亲和肌肤，质地清爽易涂抹。

轻盈易吸收，柔嫩美肌看得见。

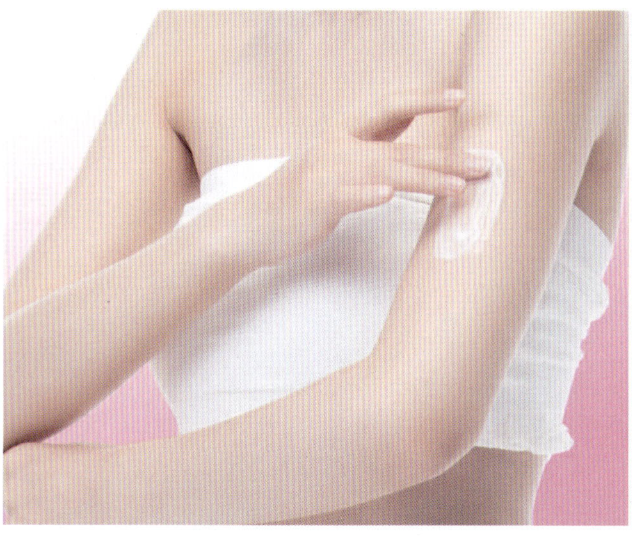

专研机制加持

中草宣言舒胸养护乳充分发挥自身优势，运用两大科研机制，使成分稳定吸收。

精粹透皮

突破性渗透肌肤，将多重精粹负载在运载工具上，帮助精华深入肌肤。

萃取植物精华

通过萃取，结合分离，把植物活性成分萃取出精油，并获得植物活性精华。

专利加持 实力验证

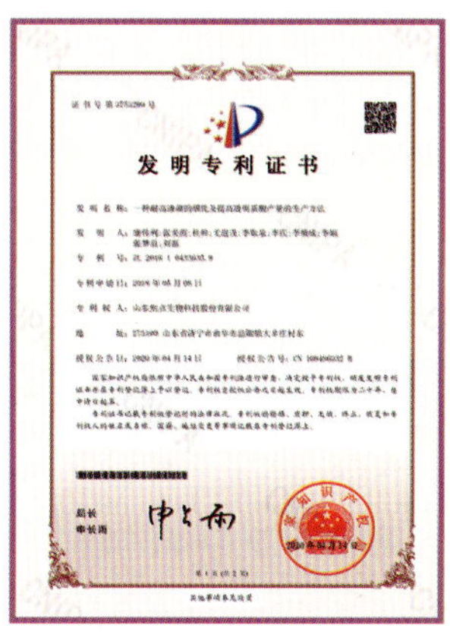

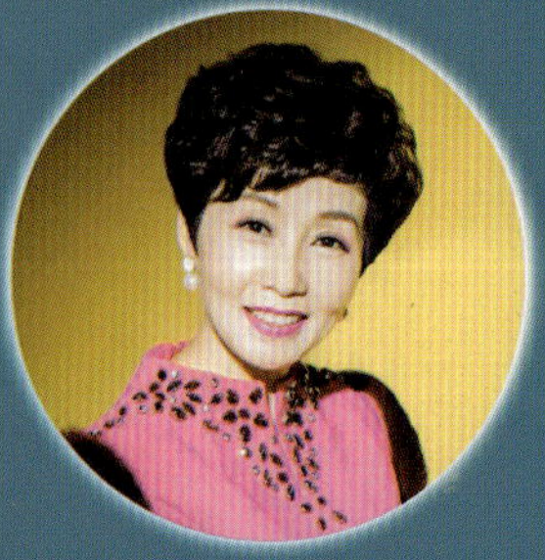

李福荣

江苏芙蓉健康管理有限公司董事长李福荣，女，汉族，1970年4月出生于江苏省徐州市中医之家，自幼受母亲的熏陶和影响，酷爱中医养生。1992年进入食品行业，20多年潜心研究食疗养生，预防医学和自然医学，发明了颠覆传统认知的饮食方法——果蔬饮疗法。她是果蔬饮疗法创始人、国家高级营养保健师、中国医药教育协会常务委员、国家社区经济发展建设产业技术创新战略联盟果蔬饮疗法专业委员会秘书长。果蔬饮疗法是由江苏芙蓉健康管理有限公司自主研发，二十多年来经营的产品在同行业中不断得到广大消费者的肯定和认可。

江苏芙蓉健康管理有限公司董事长李福荣，作为果蔬饮疗法的创始人，2021年参与起草了中国社会福利与养老服务协会发表的《社区中医健康驿站功能性食品规范》团体标准。她带领团队累计为上百万人进行了养生和保健知识的讲座，号召人们树立健康的生活方式，其足迹遍布国内外，帮助无数人摆脱了亚健康状态，果蔬饮疗法受到了无数人的喜爱。《果蔬饮疗法》经中国版权保护中心审核其作品予以登记。2024年2月1日中港澳国际新闻报对果蔬饮疗法进行了报道。李福荣认为：中医古老，但不落后，我们应守正创新。

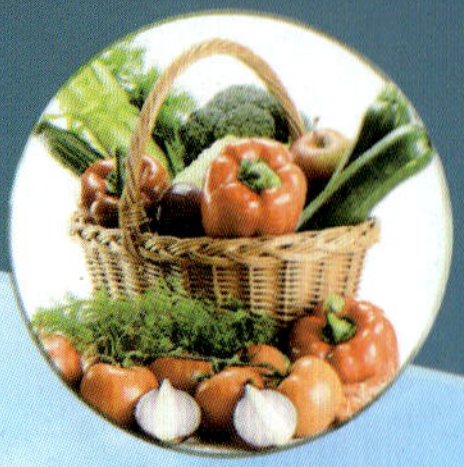

果蔬饮疗法亚健康中医调理技术

基本原理

中药和食物的来源基本是相同的，遵循中医阴阳五行原理辩证施食，五脏六腑皆有所对应的食物。水果蔬菜的营养成分、属性、形状、颜色也对应人体五脏六腑。根据每个人的身体情况按药食同源搭配达到调理身体的作用。科学研究表明，动物蛋白尤其是牛奶蛋白能显著增加人体患上癌症、高血压、高血脂、老年痴呆等疾病的患病机率，而植物蛋白则相反，可以有效地改善人体的亚健康状态，因此，以植物性食物预防和改善人体亚健康状态为首选。果蔬饮疗法是中医“药食同源”的完美体现，蔬菜水果都有其归经属性，尤其是一些蔬菜水果的根、茎、皮、叶、籽部分，有非常重要的药用价值。果蔬饮疗法根据中医理论，辨证论治、结合药食同源原理因人而异、定量搭配，补充人体所需营养素，提高人体免疫力，从而达到养生保健的效果。

主要功效

果蔬饮疗法根据药食同源原理，定量搭配，针对性调理身体，补充人体所需营养，增强各脏腑机能，从而达到调理身体、养生保健的效果，并且适合所有人群，没有任何副作用。

萃取方法

根据人体不同亚健康状态，取材配伍。操作方法：只需将选取的果蔬清洗干净，连皮带籽，通过专业设备果蔬营养萃取机萃取成果蔬汁，10分钟内饮用完即可。所有配方均根据个人身体情况，辩证取材取量，定制搭配制作。目前，已研究搭配出200多种调理饮品配方。

惠众方舟(北京)科技发展有限公司

老人体质扁鹊渗融泥灸亚健康中医调理技术

【原　　理】老人体质扁鹊渗融泥灸亚健康中医调理技术主要是运用敷贴疗法，在中老年体表特定的部位或穴位敷贴，使其温通经络，提升人体能量，达到益气活血，调和阴阳，预防中风、痹症的目的。

【适宜人群】体质虚弱，瘀滞经常引起头晕，颈肩腰腿痛的老人。

【功　　效】益气活血，调和阴阳，预防头晕，颈肩腰腿痛。

【选取穴位】调理选取穴位：大椎，心俞，至阳，命门，足三里，涌泉。

【注意事项】

1. 施术者双手要保持清洁；
2. 调理环境安静，室温适宜，调理床松软；
3. 调理一般在饭前进行，调理完后避风寒；
4. 调理体位：选择体位以便于贴敷操作和使老人舒适为原则。施术者端坐，受术者，根据选穴不同，采用仰卧位和俯卧位；
5. 疗程和时间：选取穴位每天各一次，10天为1疗程，每次敷贴约45分钟。一疗程结束后可休息2~3天，观察并评价其疗效。

系列扁鹊渗融泥灸

扁鹊渗融泥灸1号

【成　　份】黄芪、当归、川芎、红花、桃仁、牛膝、天麻、钩藤等。

【功能及作用】益气养血，化瘀通络。本品用于老人心脑血管的辅助调理。

【用法用量】取本品适量用于老人相应的颈部、心后区部位或大椎、心腧、至阳穴位即可。

【不良反应】暂无不良反应。

【注意事项】本品为外用品，皮肤非常敏感者慎用，皮肤溃烂者禁用。

【贮　　存】密封置于阴凉干燥处，避免孩童接触。

【保质期】三年(请于标注日期前使用)

扁鹊渗融泥灸2号

【成　　份】桂枝、杜仲、络石藤、没药、续断、威灵仙、川椒、干姜等。

【功能及作用】散寒行湿，舒筋止痛。本品用于老人筋骨疼痛的辅助调理。

【用法用量】取本品适量用于老人腰部、膝关节部、脚心部位或命门、足三里、涌泉穴位即可。

【不良反应】暂无不良反应。

【注意事项】本品为外用品，皮肤非常敏感者慎用，皮肤溃烂者禁用。

【贮　　存】密封置于阴凉干燥处，避免孩童接触。

【保质期】三年(请于标注日期前使用)

《国医年鉴》编撰委员会办公室

关于招募《国医年鉴》地方工作站的通知

各有关单位、专家：

《国医年鉴》至今已成功出版十六卷，以其发行范围广，发行量大，可读性强等优势获得了业内一致好评。《国医年鉴》以传承、传播中医药文化为主线、以服务中医药事业为己任、以政府方针政策为导向，倡导学术争鸣，关注特色技术，宣传优秀品牌，促进学术与中医药产业相对接。邀请了多位中国工程院院士、国医大师出任《国医年鉴》顾问；编委由诸多中医药领域知名教授和专家担纲。

《国医年鉴》发行主要面向的群体：第一是各级医药卫生行政管理机构、医院、广大中医药专业人士、专家、教授、学者；第二是社会健康产业单位和医疗保健服务机构等；第三是中医药文化爱好者和各界人士。

为了更好地组织编撰2025卷《国医年鉴》，编委会本着开放、开明、海纳百川的编撰态度，紧密团结全国中医界同仁，在全国范围内设立《国医年鉴》工作站，负责中医药文化推广中心的招募、组建工作。希望各相关单位、专家予以积极配合，积极参与。

《国医年鉴》编撰委员会办公室

联系方式：北京市朝阳区幸福一村 55 号办公楼406室

联 系 人：史老师

电　　话：010-64150586/13439951630

邮　　箱：guoyinj@163.com